关节炎

基础与临床

GUANJIEYAN

JICHU YU LINCHUANG

主　审　王勇平　陈根元

主　编　陈国华　舍　炜

副主编　姜海峰　石海峰　贾生理

　　　　赵　军　李博鑫

四川大学出版社

责任编辑:曾　鑫
责任校对:许　奕
封面设计:墨创文化
责任印制:王　炜

图书在版编目(CIP)数据

关节炎基础与临床 / 陈国华,舍炜主编. —成都:
四川大学出版社,2017.6
ISBN 978-7-5690-0698-8

Ⅰ.①关…　Ⅱ.①陈…　②舍…　Ⅲ.①关节炎-诊疗
Ⅳ.①R684.3

中国版本图书馆 CIP 数据核字(2017)第 144126 号

书　名	关节炎基础与临床	
主　编	陈国华　舍　炜	
出　版	四川大学出版社	
地　址	成都市一环路南一段24号 (610065)	
发　行	四川大学出版社	
书　号	ISBN 978-7-5690-0698-8	
印　刷	成都金龙印务有限责任公司	
成品尺寸	185 mm×260 mm	
印　张	24	
字　数	585 千字	
版　次	2019 年 1 月第 1 版	
印　次	2019 年 1 月第 1 次印刷	
定　价	79.00 元	

◆读者邮购本书,请与本社发行科联系。
电话:(028)85408408/(028)85401670/
(028)85408023　邮政编码:610065
◆本社图书如有印装质量问题,请
寄回出版社调换。
◆网址:http://press.scu.edu.cn

自　序

在科技迅猛发展的今天，骨科学已得到全方位的发展，其分科也越来越细。关节炎是严重危害人体健康的一大类疾病。它牵涉范围广泛，包括从基础医学到临床医学的许多学科，早已引起了国内外学者的广泛注意及研究。1998 年 4 月，为了改善全世界范围内受骨骼肌肉病变所困扰的人们的生活质量，一项"骨与关节十年（2000—2010 年）"的全球性运动在瑞典启动。我国卫生部于 2002 年 10 月在人民大会堂代表我国政府正式宣布参加"骨与关节十年"运动，并将时间定为 2002—2012年。随后我国政府拨出大量经费用于关节炎的研究，其目的是改善关节炎患者预后，提高生活质量。

骨性关节炎是一种以关节软骨的变性、破坏及骨质增生为特征的慢性关节病。本病以中老年患者多见，女性多于男性。60 岁以上的人群中患病率可达 50%，75岁的人群则达 80%，该病的致残率可高达 53%，本病好发于负重大、活动多的关节，如膝关节、脊柱（颈椎和腰椎）、髋关节、踝关节、手关节等。危险因素包括女性、年龄、肥胖、遗传、外伤、关节承重等，但具体发病机制尚不清楚。目前治疗的主要手段为缓解疼痛，尚无有效根治方法。可以预见，随着人口老龄化程度的加重，骨关节炎患者的数量也将随之明显增多。近年来，随着研究的深入，认识的提高，诊断和治疗方法的不断改进及国内外学者的广泛交流，我国骨关节炎的诊治已达到了一个新水平，但由于骨关节炎所涉及学科多、包含内容广，目前能够涉及分子生物学、临床、影像学、药物治疗以及研究进展等覆盖内容比较全面的骨关节炎著作鲜见。

为此，我们组织了骨科、风湿病学、流行病学、影像学领域的专家编写了这本《关节炎的基础与临床》。编者具有丰富的现场流行病学及临床实践经验，均是活跃在关节炎相关领域的一线专家，并且正在承担或开展着该领域或相关领域的科研活动。全书从关节的解剖、功能和分子生物学讲起，内容覆盖非感染性骨关节炎和感染性骨关节炎，以及与关节炎相关的软组织损伤性疾病。在关节炎诊疗中常用的影像学技术、关节镜技术、药物治疗、手术方式以及如今已渐臻成熟的关节置换技术均有较为详细的论述。值得一提的是，本书对于关节炎分子生物学的研究进展、治疗药物的研发现状和进展、关节功能评价的新进展、骨关节炎健康促进技术的新进展，以及其相关领域的研究热点均有涉及。本书虽然大而全，但深而精，既可使从事骨关节炎诊治的临床医师掌握骨关节炎的诊治技能和最新研究动态，又有益于广大的关节炎患者和基层群众了解关节炎，帮助他们做好疾病预防、病情控制、用药指导，树立治疗的信心。

该书若能在缓解患者痛苦中起到些许作用，乃是编者惟感甚幸之处。

编　者

2017 年 3 月 19 日

目　录

第三篇　非化脓性关节炎

第四篇　感染性关节炎

第五篇　地方性关节炎

第六篇　关节炎及其并发症的药物治疗

第一篇　关节炎基础

第一章　关节解剖学

全身骨结缔组织以一定的形式相连结。连结的形式有两类，即直接连结和间接连结。直接连结是指骨与骨之间借韧带、软骨或骨直接相连，中间不留有空隙，一般运动幅度较小。有的借致密结缔组织相连称纤维连结，如椎弓间韧带连结、前臂骨间的骨间膜和颅骨间的缝等。借软骨连接相邻的两骨称软骨连结，如椎体间的椎间盘、第1肋与胸骨之间的软骨连结等。由骨组织将相邻的骨紧密相连称骨性结合，如颅盖骨之间的缝。间接连结（关节）是指骨与骨之间借结缔组织囊相连结，中间留有空隙，因而能进行较广泛的运动，这种骨连结又称滑膜关节或关节，主要分布于四肢。关节的构造分为基本结构和辅助结构两部分。

第一节　关节的基本构成

关节包括关节面、关节囊和关节腔。

一、关节面

关节面是构成关节的两骨相互接触的面，关节面上覆盖有薄层的关节软骨。光滑的关节软骨可减少运动时的摩擦，同时关节软骨富有弹性，可以缓冲运动时的震荡和冲击。每个关节至少包括两个关节面，凸者称为关节头，凹者称为关节窝。

二、关节囊

关节囊及韧带是维持关节完整性的附加结构。韧带由致密结缔组织构成，呈扁带状、圆束状或膜状，一般多与关节囊相连，形成关节囊局部特别增厚的部分，有的则独立存在。韧带的附着部与骨膜或关节囊相编织。韧带的主要功能是限制关节的运动幅度，增强关节的稳固性。其次是为肌肉或肌腱提供附着点，有的韧带如膝关节的髌韧带本身就是由肌腱延续而成的。此外尚有一些韧带位于关节内，叫关节（囊）内韧带，如股骨头圆韧带、膝交叉韧带等，它们的周围都包围着滑膜层。

关节囊包在关节的周围，两端附着于与关节面周缘相邻的骨面上。关节囊可分为外表的纤维层和内面的滑膜层。纤维层由致密结缔组织构成，其厚薄、松紧随关节的部位和运动的情况而不同，此层有丰富的血管、神经和淋巴管分布。滑膜层薄而柔润，其构成以薄层疏松结缔组织为基础，内面衬以单层扁平上皮——间皮，周缘与关节软骨相连续。滑膜上皮可分泌滑液，滑液是透明蛋清样液体，略呈碱性，除具润滑作用外，还是关节软骨和关节盘等进行物质代谢的媒介。

关节囊及周围韧带的组织学形态、化学成分以及组织结构是一致的，主要由平行的胶原纤维束组成，中间散有稀少的纤维细胞。胶原纤维束间有血管通过，血管周围偶见神经纤维。胶原纤维直径为 150～1500nm，偶见弹力纤维点缀其间。关节囊和韧带的胶原大部分是Ⅰ型胶原。

韧带与关节囊的水分较多，约占 70%。余下大部分为胶原及弹力硬蛋白。还有少量的重要成分是蛋白多糖。弹力硬蛋白与胶原纤维的比例在某些韧带中为 1：4，比肌腱（1：50）高得多。

三、关节腔

关节腔为滑膜和关节软骨之间共同围成的密闭腔隙，除含有少量滑液外，不存在其他结构；呈负压，具有维持关节稳固性的作用。

第二节　关节的辅助结构

关节的主要结构为韧带、关节囊、关节周围的肌肉和肌腱、关节软骨、滑膜襞、滑膜囊、半月板以及软骨下骨等。

一、肌肉与肌腱

肌腱在骨骼和肌肉之间起桥梁作用。正如 Canoso 所言，肌腱既能将大块肌肉力量集中到骨骼的局部地区，又能通过不同骨骼上的许多止点，将一块肌肉的力量转移到不同的骨骼上。肌腱由纵向排列的Ⅰ型胶原纤维束组成，其间有细小的Ⅲ型胶原纤维网、小血管、淋巴，可能还有成纤维细胞的细小突起。附着于骨骼的肌腱是一个过渡的复合物，它通过胶原纤维与纤维软骨混为一体，然后纤维软骨又与骨融为一体。

许多能运动的肌腱要通过有血管的胶原纤维鞘。鞘内衬有滑膜样的间充质细胞，提供了滑动功能，衬里细胞分泌的透明质酸能够加强这一功能。长期制动后发炎或手术疤痕可使肌腱与腱鞘发生纤维粘连，滑动功能丧失，关节运动受损。肌腱起端的疼痛、肌腱钙化及断裂是复杂的病理生理过程。原因有：肌腱老化、创伤导致肌腱局部缺血；医源性因素，如肌腱内注射肾上腺皮质激素；钙的羟磷灰石结晶的沉淀等。

二、滑膜及滑液

1. 滑膜

滑膜是衬在关节囊里面的、有血管的结缔组织。它并不覆盖关节软骨以及纤维软骨半月板的中央。滑膜的结构分3层：①滑膜衬里层或内膜；②滑膜下组织；③关节囊。

滑膜衬里层高度细胞化。衬里层外的细胞与衬里细胞相似，但有更多的结缔组织。继续向外，出现更多的与成纤维细胞类似的细胞，脂肪细胞数量增加。有大血管及致密的胶原纤维跨越关节。维持关节稳定性的韧带与关节囊外层相连。滑膜衬里层是不连续的。关节内的脂肪垫通常由单层滑膜细胞覆盖，而其他部位常有3～4层滑膜细胞。根据超微结构和细胞化学特征，滑膜细胞主要分为两种类型（A型和B型）。A型细胞类似巨噬细胞，B型细胞类似成纤维细胞。二者根据细胞浆内所含的物质来鉴别。简单地将吞噬作用归于A型细胞的巨噬细胞样功能，将合成作用归功于B型细胞的成纤维细胞样功能是不合适的。因为一种细胞可能有多种功能，而且对不同的刺激，细胞可调整其内部结构而出现相应的功能改变。形态上类似成纤维细胞的滑膜细胞，对一定的刺激具有巨噬细胞样功能的反应。实验表明：家兔成纤维细胞样的B型细胞，能积极地吞噬乳酸粒子；而巨噬细胞样的A型细胞，可合成及分泌透明质酸。因此，普遍认为滑膜细胞是一种具有多种表现型的细胞。A型和B型细胞的不同形态只是反映了它们在瞬间的不同功能。滑膜细胞可分泌纤维结合素，这些糖蛋白帮助细胞附着于下面的基质上，细胞培养中可见滑膜细胞合成Ⅰ型、Ⅲ型胶原，潜在的胶原酶、蛋白酶，胶原酶的促进因子，金属蛋白酶的抑制剂，透明质酸以及许多其他小的未确定的基质成分。正常的滑膜能诱导产生IL-1，刺激软骨细胞释放降解软骨中蛋白聚糖的酶。在类风湿关节炎的滑膜中，已发现了相同的诱导因子——IL-1，它由滑膜巨噬细胞合成。在组织培养及发炎的关节中，IL-1刺激产生前列腺素E、纤维结合素及Ⅰ型、Ⅲ型胶原。

滑膜的血液供应来自于关节纤维囊的微小动脉支。经过血管反复分支，在滑膜内层下靠近滑膜表面形成血管丛。血管丛与关节腔之间隔有滑膜细胞或胶原纤维。由于滑膜血管丛表浅，因此临床上常见关节腔内出血或出现渗出液，而且渗出液又易于吸收。

2. 滑液

人体膝关节中约有1～4ml滑膜液，在较小的关节中更少。正常关节内这些少量的滑膜液足以分布在各个滑膜皱袭上，少量的滑膜液集中在关节隐窝。

正常滑膜液是清亮的、黄白色的黏性液体，是血浆的滤出液。它们通过滑膜下毛细血管的细孔，进入细胞外间隙，在此与滑膜细胞分泌的透明质酸接触，并与关节腔内游离液体达到平衡。滑膜液的黏性是因为含有透明质酸盐以及一些蛋白性质的物质，这些物质对关节的润滑作用是相当重要的。

滑膜液的pH值为7.3～7.5，比重在1.009～1.012，平均为1.010。滑膜液中总蛋白浓度1%～2%，白蛋白与球蛋白比值为20∶1，主要原因是滑膜液中蛋白的浓度与分子大小成反比，白蛋白分子较球蛋白小，因此易于扩散，这样选择性地阻止大分子进入滑膜液；部分原因是受到滑膜细胞外基质的调节，透明质酸在组织间隙中可能起着一个分子滤过器的作用，它使大分子不易进入滑膜液。所以像 α2 巨球蛋白（血浆中主要的蛋白酶抑制剂）、纤维蛋白原以及 IgM 这样的大分子在滑膜液中是少量的，故正常关节很少发生粘连性强直。然而，外伤或炎症增加了关节内皮细胞开窗的大小，或者组织间隙中的透明质酸盐与蛋白的复合物被炎症过程中出现的酶分裂成碎片，使较大分子的蛋白质进入滑膜液，血液内的纤维蛋白原进入关节腔内，形成纤维蛋白凝块，关节发生粘连、僵硬。

小分子用渗透的方法通过滑膜组织间隙，滑膜液中电解质、葡萄糖的浓度同血浆。然而在不稳定的状态下，葡萄糖进入关节腔的速度比正常快。正常滑膜液内非蛋白氮及尿酸浓度较血浆中的稍低，无胆固醇及脂肪酸，细胞数量差异很大。

三、半月板（纤维软骨）

正常时半月板仅见于膝关节、颞下颌关节远端挠尺关节等。它们由扁平的、三角形的或某些不规则形状的纤维软骨组成，并牢固地附着在纤维囊上，还常附着于邻近的骨质。

半月板同关节软骨一样大部分无血管，仅在骨骼的附着部有血管，且无神经、淋巴组织。通过滑液及邻近半月板附着处的软组织中的血管丛渗出液来取得营养。偏光镜及光学显微镜的检查表明胶原纤维成圆周状排列以承受负荷的张力。纤维软骨的生化成分与关节软骨不同，水的含量约 70%～78%，无机物的含量约占湿重的 3%，胶原占有机物的 60%～90%. 弹性硬蛋白浓度小于 1%，蛋白聚糖小于干重的 10%。主要的氨基葡聚糖是硫酸软骨素，少量的是具有硫酸角质素的硫酸皮肤素。

半月板的纤维软骨比关节的透明软骨代谢慢得多。纤维软骨损伤时，虽能修复，但仅局限于邻近骨质附着处的血管区，并且修复的是成纤维细胞，并非原来的成软骨细胞。

四、关节软骨

关节软骨是覆盖在关节面上的一层透明组织。它的厚薄因年龄及部位差别而有所不同。在人体生长发育期，关节软骨逐渐增厚，使得关节不断发育、增大，以适应人体生长、发育的需要。因此，出生后关节软骨损伤会导致关节发育障碍。

成年后关节软骨的作用主要是：

（1）关节软骨表面非常光滑，它与关节液使关节面几乎无摩擦力，这样，关节运动时不易磨损，并且活动灵活、自如。

（2）在压力作用下，软骨被压缩，解除压力后，软骨又可伸展，这类似于弹性垫的作用，可以保护软骨下的骨骼不受破坏，或者仅发生轻微的损伤。对于青年人，这种弹性作用较强，缓冲效果好；而老年人关节软骨的弹性减弱，再加上他们的关节液减少，使关节软骨变得干燥，因此老年人的关节软骨易受损伤，经常发生退行性骨关节病。人在老年时，关节软骨的厚度随年龄的增长而变薄，主要是由于软骨细胞活性降低，软骨基质产生减少和比例失调。另外，水分的含量逐渐减少也是一个原因。

许多关节疾病会出现关节软骨的损伤，如痛风时，持续的高尿酸会结晶形成痛风石，沉积在关节软骨上，导致关节软骨的破坏。

五、软骨下骨

软骨下骨的超微结构及生化组成与其他部位的骨质难以区别，但有其特殊性。软骨的钙化线比大部分的骨皮质薄，可能含有不同数量的成熟的哈佛系统。它们平行于关节走行而非平行于骨的长轴。关节软骨钙化层下骨板的显微结构对其上方的软骨影响颇大。下骨板的排列与应力方向垂直，其可变性约为皮质骨骨干的十几倍。在骨关节炎中，软骨下骨变硬，对关节的功能及关节软骨的健康都是有害的。

六、滑囊

滑囊的功能是促进滑动，如肌腱在腱鞘中的运动一样。滑囊使一个组织在另一个组织上产生低摩擦力。

滑囊是闭合囊，里面散在衬有滑膜细胞样的间充质细胞。大部分滑囊在胚胎发育过程中与滑膜关节同时分化。不过在一生中可产生新的滑囊，而以前的滑囊会变得肥大。由于炎症或创伤，深部滑囊常与关节相通。如髂腰肌的滑囊与髋关节相通、肩峰下滑囊与盂肱关节相通、腓肠肌或半膜肌滑囊与膝关节相通，但是皮下滑囊很少通关节，如髌前滑囊或鹰嘴滑囊。即使在滑囊感染或患有痛风的情况下，滑囊液很少像关节液那样产生炎症反应，原因可能是滑囊内血管化程度较低。

第三节 关节软骨

一、关节软骨的发育

人类关节发育始于胚胎第 6 周、第 10 周形成关节，出生后关节软骨有两个增生层：①深层是骨骺的一部分。②浅层在关节面下，供给关节软骨细胞，出生后第 1 年关节软骨最厚，以后则浅层停止增生，幼儿关节软骨呈无色半透明状，富于细胞且肥厚，含有大量水分与黏多糖。到第 6 个月时蛋白合成率降低，软骨成熟的标志是潮线（tide mark）的出现，说明软骨内骨化停止，血管不再穿入关节软骨，潮线下的软骨钙化，形成软骨下骨板。

二、关节软骨的结构

关节软骨为透明软骨，透明呈蓝白色，位于长骨端形成关节面，随着年龄增长而色泽变暗，软骨质坚而具韧性，受压时变形，去压后可恢复原形。关节软骨中没有神经血管，但具有大量的细胞外基质，软骨细胞位于陷窝之中，稀疏散在。

关节软骨可分为如下层次，自关节表面向骨端依次为滑动带、过渡带、放射带、钙化带和软骨下骨性终板（图 1-1-1）。

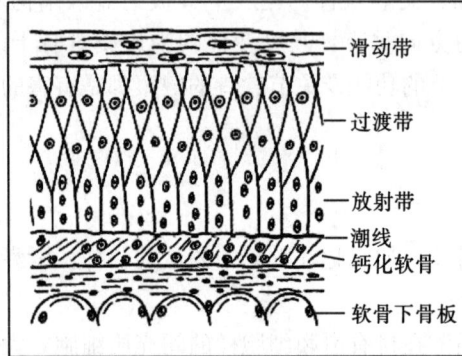

图 1-1-1　关节软骨的分层

1. 滑动带

滑动带（gliding zone）位于域表层，厚度约 200mm，主要为胶原纤维、软骨细胞与胶原纤维之排列，与关节面平行，直径为 30mn，基本不含黏多糖，除与关节平行的纤维外，还常形成直角关节软骨的分层互相交叉，软骨细胞呈细长状在陷窝内.细胞陷窝之间隙非常小，滑动带在关节的表面有功能性孔或开口，以利营养物质及低分子摄物质从孔出人软骨。

2. 过渡带

过渡带（transitional zone）位于滑动带切线层下，软骨细胞较小，散在于富含胶原与糖蛋白的基质内，胶原纤维的走向由表面层的与关节面平行，逐渐变为斜行。

3. 放射带

放射带（radial zone）在过渡带之下，厚度占关节软骨下半部的 1/3，特点是软骨细胞呈垂直放射状，细胞排列为柱形，胶原纤维变为垂直方向，有时见拱形状，在放射带的基底，纤维成粗束状，固定于潮线、放射带的基质更为质密。

4. 潮线

潮线在 HE 染色时呈波浪状嗜碱性线，包含排列紊乱的原纤维，平行的、垂直的原纤维、胶原纤维等。潮线下的钙化带含有大小不等的但较小的软骨的胶原细胞，可表现为变性及坏死。潮线的作用是牢固地连接软骨的胶原纤维和软骨下骨板。软骨下骨板含骨小梁，厚薄不等，由骨皮质与哈佛系统所组成。

三、关节软骨的组成

（一）软骨细胞

关节软骨中软骨细胞与基质相比，细胞很少，故代谢活性低，软骨中含有高浓度乳酸和糖酵解代谢的各种酶，含氧低，故采取厌氧代谢途径，使软骨在低氧张力下发挥作用。营养分子可经滑液或骨核弥散到关节软骨。在骨发育成熟后，滑液成为营养唯一来源，经基质弥散来营养软骨细胞。各种营养物质经软骨基质的弥散系数等于水的一半，而且这种弥散是被动过程，即在滑液流动时，软骨能得到充分营养。关节制动时滑液停滞，增加了分子弥散的阻力，则影响深部软骨细胞获得营养。由于滑液可以营养软骨，故脱落的软骨和死骨表面的软骨可以存活。在关节反复负载的情况下，才能保持正常软骨的代谢，关节软骨的非负荷部位容易出现变性，反复负荷可刺激软骨细胞合成软骨基质，软骨细胞的变性坏死与退变，主要先见于第 2、3 带。

除了这些关节表面至骨之间各层的不同特性之外，根据基质与软骨细胞的接近程度分为细胞周、细胞领域与细胞领域间。这些区域的内容物（胶原、蛋白多糖和其他基质成分）各不同，胶原纤维的粗细和排列方式也不同。胞周基质是靠近细胞膜并完全包围软骨细胞的极薄的一层，主要由蛋白多糖与其他非胶原成分组成，几乎没有胶原纤维。围绕胞周基质的细胞领域，由于其边界纤细胶原纤维网状结构而与领域间基质区别开来。关节软骨基质中细胞领域间基质占的比例最大，决定了关节软骨的主要特性。它包括了细胞领域间基质里单个细胞和细胞簇间的基质，含有大分子的胶原纤维与大部分蛋白多糖。

关节软骨的形成与维持依赖于软骨细胞。它们来源于间充质细胞，在骨骼的生长过程中，这些细胞可以增加基质的体积。在成熟组织中，软骨细胞占总组织体积的 10% 以下，负责维持基质。软骨细胞代谢活跃，可以对许多环境刺激产生反应，包括可溶性调节因子，如生长因子、白细胞介素、药物、基质分子、机械负重、流体压力的变化。虽然软骨细胞一般处于稳定状态，但其对一些因子（如白细胞介素-1）的反应可以导致基质的退变。但关节软骨的软骨细胞对于另外一些通常调节人体生理活动信号的反应是有限的。关节软骨无神经支配，所以，不依赖神经冲动传递信息。而且，由于不含单核与蛋白质共价结合区域共同组成，这种分子会加强胶原纤维与蛋白多糖间的相互连接。细胞或免疫球蛋白，故关节软骨中没有免疫反应（细胞或体液免疫）。

（二）软骨细胞外基质

由于软骨细胞只占关节软骨总体积的一小部分，其组成成分以基质为主。水分占正常关节软湿重的 65%～80%（图 1-1-2），其余组织的湿重由两种大分子结构组成：胶原和蛋白多糖。其他成分还包括脂肪、磷脂、蛋白质及糖蛋白，然而它们在总基质中的具体作用还不明确，但必须认识到它们是除了胶原与蛋白多糖之外的重要成分。例如，K 型胶原是杂合的，即由胶原和糖胺聚糖与蛋白质共价结合区域共同组成，这种分子会加强胶原纤维与蛋白多糖间的相互连接。

虽然这些成分总体数量少，但也可能与 U 型胶原或大分子聚合物有相同的摩尔当量（如连接蛋白），而且也在基质中发挥重要的作用。

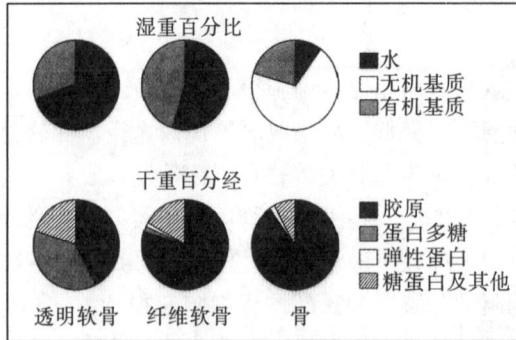

图 1-1-2　透明软骨、纤维软骨和骨的内容物比较

透明软骨的水分和蛋白多糖的含量最高。

1. 水分

水分是正常关节软骨最丰富的成分，占湿重的 65%～80%。骨关节炎的早期，组织分解以前水分的含量可以达到 90% 以上。少量水分位于细胞间隙，30% 位于胶原中的纤维间隙，剩余的位于基质中的分子间隙。组织水分中溶解有无机盐，如钠、钙、氯、钾。整个关节软骨中水分的含量不尽相同，软骨表面为 80%，深层只 65%。当固体基质受到挤压或存在压力梯度时，水分可以在基质中流动。流经基质分子孔隙的摩擦阻力非常高，而组织的渗透性非常低。基质中水分的摩擦阻力和耐压基于两个基本机制，使得关节软骨能支持非常高的负荷。通过组织和关节表面的水分流动，可以促进输送营养物质，润滑关节。软骨中水分流动的流体力学机制遵循流体力学与物理化学定律。

关节软骨对水的亲和力主要源自蛋白多糖的亲水特性，胶原蛋白影响较小。纯胶原蛋白构成的物质通过毛细管现象与表面张力被水湿化，这是一个相对较弱的物理机制。蛋白多糖吸收水分的能力取决于两方面的物理化学机制：Dorman 渗透压，由组织间隙中可以自由移动的对流离子（如 Ca^{2+}，Na^+）所形成，而离子是为了中和蛋白多糖的电荷所产生；或者同样地产生于分布在蛋白多糖分子上的固定的负电荷之间的静电排斥力，蛋白多糖在溶液中存在体积膨胀的趋势。对于关节软骨，水合的程度取决于蛋白多糖产生总的膨胀力与包绕蛋白多糖的粗大胶原网络所产生的约束力之间的平衡。因此，当水分一旦与任何一种大分子接触，就形成黏稠稳定的间态基质，使组织与水分紧密结合。

2. 胶原

胶原是基质的主要结构大分子，至少有 15 种不同的胶原种类，它们由至少 29 种遗传性状不同的链组成。所有的胶原家族成员均有特定的三螺旋结构，组成其分子的大部分长度，或者被 1 个或几个非螺旋形的结构域中断。胶原蛋白占关节软骨干重的 50% 以上，其中，90%～95% 是 Ⅱ 型胶原。关节软骨的胶原蛋白使组织具有张力与抗压力特性，固定基质中的蛋白多糖。软骨中的胶原纤维一般比肌腱或骨组织中的要纤细，部分原因也许与其在组织中与相对多的蛋白多糖相互作用的功能有关。虽然胶原的宽度可以随年龄或疾病增加，但在 10～100nm 变化，胶原纤维并不十分有序排列，特别是软骨的中间层呈随机分布（如图 1-1-3 所示）。

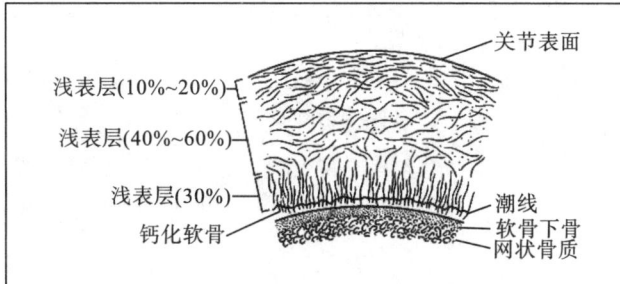

图 1-1-3　关节软骨胶原纤维结构

所有胶原具有三螺旋结构，由 3 条多肽链（a 链）组成（图 1-1-4）。链中 33％ 的氨基酸是甘氨酸，25％ 是脯氨酸。由于脯氨酸的存在，每一条多肽链都呈现特征性的左手螺旋构象，并且在三螺旋结构中绕共同的轴右旋，编织成独特的具有抗拉伸应力的结构。胶原蛋白还含有羟脯氨酸、羟赖氨酸、糖基化（半乳糖基或半乳糖葡萄糖基）羟赖氨酸。胶原三螺旋结构的氨基酸序列可以表示为（Gly-Xaa-Yaa）n，除甘氨酸以外，Xaa 与 Yaa 处可以是任何一种氨基酸，主要是脯氨酸与羟脯氨酸。铋酸是构成三螺旋空间结构中必需的分子量较小的氨基酸，因为每三个残基的功能组构成螺旋内部结构。因羟脯氨酸能使分子内氢键沿着分子的长度形成，故对于维持胶原的稳定性是必需的。羟赖氨酸参与共价结合以维持胶原纤维集合的稳定性（表 1-1-1）。

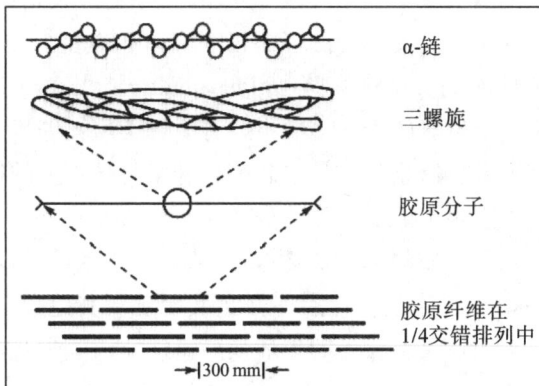

图 1-1-4　胶原纤维形成

组成胶原子的三条 α 链形成三螺旋结构。细胞外，α 链的 N 端和 C 端球形结构域被分开以利于纤维在特殊的 1/4 交错排列中形成。

表 1-1-1　胶原的类型

类型	组织	聚合方式
1 类胶原（300 三螺旋）		
Ⅰ 型	皮肤，骨骼等	连接纤维
Ⅱ 型	软骨，椎间盘	连接纤维
Ⅲ 型	皮肤，血管	连接纤维
Ⅴ 型	伴随 Ⅰ 型胶原	连接纤维
Ⅺ（1a，2a，3a）	伴随 Ⅱ 型胶原	连接纤维
2 类胶原（基底膜）		
Ⅳ 型	基底层	三维网状结构
Ⅶ 型	上皮基底膜	固定纤维
Ⅷ 型	内皮基底膜	未知
3 类胶原（短链）		
Ⅵ	广泛存在	微丝，110nm 连接的集聚体
Ⅳ	软骨（伴 Ⅱ 型胶原）	交叉连接 Ⅱ 型胶原
Ⅹ	肥大软骨	不明
Ⅻ	肌腱或其他	不明
Ⅷ	内皮细胞	不明

3. 蛋白多糖

蛋白多糖是一种杂的大分子，从名字上看，由核心蛋白共价结合多糖链（糖胺聚糖）（以前的名称为黏多糖）组成。蛋白多糖正规应该叫做蛋白质核心多糖或黏多糖，后者仍被用来描述遗传性疾病。糖胺聚糖（glyeosamin-oglycaruGAG）由长链的、未分叉的重复二糖单位组成。软骨的蛋白多糖主要有 3 种类型：即 4-6-硫酸软骨素同分异构体、硫酸角质素和硫酸皮肤素。软骨中硫酸软廾索是战主要的糖胺聚糖，占总量的 55%～90%，主要根据个体的年龄或骨关节炎的情况而定。每一条链由 25～30 个重复二糖单位组成，平均相对分子质量为 15～20ku。关节软骨素的硫酸角质素主要存在于大的蛋白多糖聚合体中，不像硫酸软骨素一样定义明确。其组成与硫酸化的程度因个体、年龄的不同而变化。人类关节软骨的硫酸角质素链比硫酸软骨素链要短，平均分子量为 5～10ku。透明质酸也是一种糖胺聚糖，但与上述不同，是非硫酸化的，而且，不与核心蛋白共价结合，因此，不是蛋白多糖的一部分。在溶液中这些基团离子化（coo 和 sor），在生理环境中需要阳性对流离子如 Ca2、Naf 等来保持其电中性。在间质水分中，这些可以自由移动的离子形成 Donnan 渗透压。同样地，组织里的蛋白多糖被包裹于自身流动液体的 1/5 体积中，所以固定电荷基团的空间距离为 10～15 人，导致很强的电荷与电荷之间的相斥力量，这种电荷间相互排斥的力量大小也取决于组织中对流离子的浓度。

关节软骨中 80％～90％ 的蛋白多糖形成大的聚合体，称之为可聚蛋白聚糖（aggrecan）。它们包括一个长的伸展的核心蛋白，与多达 100 个硫酸软骨素链和 50 个硫酸角质素的糖胺聚糖链以共价结合。在年轻人，硫酸角质素的浓度相对较低，4－硫酸软骨素是硫酸软骨素的主要形式。随年龄增长，硫酸角质素的含量增加，6－硫酸软骨素成为硫酸软骨素的主要形式。可聚蛋白聚糖的核心蛋白大而复杂（相对分子质量 2ku 或更大），形成几个球状或伸展结构域。一个伸展结构域含有大多数的硫酸角质素糖胺聚糖链，邻近最长伸展区域的是由硫酸软骨素与一些散在分布的硫酸角质素链结合的区域。小的寡糖与核心蛋白相连。核心蛋白的 N－末端，一个球状结构域有特殊的功能，能与透明质酸相结合。

可聚蛋白聚糖其他球状结构域的功能未明，一个孤立的、较小分子的连接蛋白与可聚蛋白聚糖的 G 结构域和透明质酸结合，稳定连接以形成可聚蛋白聚糖－透明质酸－连接蛋白复合体，即所谓的蛋白多糖集聚体。它们间以非共价键结合。但是，该复合体间的非共价结合力很强大。如果没有蛋白水解酶的降解这种连接是不可逆转的。基质中，聚合作用可以稳定可聚蛋白聚糖，而且由于每条透明质酸链都是无分叉的长链，许多可聚蛋白聚糖分子可以与单一透明质酸链结合形成大的蛋白多糖集聚。集聚体的大小因年龄和疾病状态而变化，随年龄增加，软骨退行性变时，集聚体变小。胎儿关节软骨中含有的集聚体大于 300ku 可聚蛋白聚糖，而大部分成熟关节软骨的集聚体只是其部分片段。

关节软骨中蛋白多糖的分布随组织深度而改变，呈不均匀分布。浅表层富含胶原，蛋白多糖较少。在移行层，蛋白多糖的含量增加，分布趋于均一。在深层，分布的变化更大。每一个软骨细胞的胞周基质所聚集的蛋白多糖的量，是远离细胞的基质中的 2 倍。

人膝关节软骨糖蛋白的平均半衰期在 300d 以上，而髋关节软骨是 800d，硫酸角质素的转换率低于硫酸软骨素。老年软骨氨基多糖中硫酸角质素占有较大部分，虽然关节软骨的大部分糖蛋白的寿命约为 600d，但部分糖蛋白迅速降解并再合成。

关节软骨表面的糖蛋白丢失，可能是由于滑膜的透明质酸对蛋白合成的抑制，营养物与分子可经软骨基质孔扩散，而大分子如免疫球蛋白，酶则不可。软骨基质中的糖蛋白丢失后，关节软骨随即破坏，使滑液中蛋白溶酶侵入软骨基质。

4. 其他

（1）非胶原蛋白与糖蛋白：在关节软骨中有很多非胶原蛋白与糖蛋白，但目前研究甚少。一般主要由蛋白质组成，含有少量的附着单糖或寡糖，至少，这些分子显然有助于组成与维持基质的大分子结构。锚定蛋白是一种胶原连接软骨细胞表面蛋白，可以帮助将软骨细胞固定在基质的胶原纤维上。然而，这种相互作用的具体方式不详。软骨寡聚蛋白（COMP）是一种酸性蛋白质，主要聚集在软骨细胞领域的基质中。其只在软骨中出现，并且有联结软骨细胞的能力。此分子可以作为软骨更新与骨关节炎病人软骨退变持续的标记。纤维接合素与韧黏素是可以在多种组织中找到的非胶原基质蛋白，也已经在软骨中找到。其在关节软骨中的作用目前未明，也许在基质结构、细胞－基质相互作用、骨关节炎或炎性关节炎的组织反应中发挥作用。

（2）脂质：占成人关节软骨湿重的 1%或更少，存在于软骨细胞与基质中。确切功能不明，但随年龄与骨关节炎的出现而变化，磷脂酶 A2 是在过去几年里引起多方关注的一种酶，也许在花生四烯酸代谢与退变过程中发挥重要的作用。在放射层（深层）中可以发现胞周基质嗜锇小泡，大小为 50～250nm，含有碟灰石耗化结节。这些小泡随年龄增加而增加，可能在骨关节炎的发病中发挥重要作用。

四、关节软骨的特性

关节软骨内的液体运输与其物理特性有关。基质蛋白多糖富含负电荷的硫酸醋及羧基，这些使水性基质具有膨胀性压力，是软骨渗透性功能及蛋白多糖固定电荷集团的表现。蛋白多糖阻止水从负重软骨表面孔隙中流失，对水流失的阻止能力与其浓度相关，蛋白多糖浓度降低，关节软骨蠕变率增加，抗压强度降低，使软骨负重后容易变形。受压后，蛋白多糖构型发生改变，使蛋白多糖内的分子水流入胶原纤维的纤维间隙或从表面丢失。pH 值降低或增加盐浓度也可破坏蛋白多糖的结构，使水流失。蛋白多糖大分子结构破坏后，使胶原纤维的张力降低，并向外膨胀，使分子间隙增大。当胶原纤维肿胀时，水分子更易于分子间流动，使关节软骨内可交换的游离水增加。休息时，关节软骨内的胶原纤维网处于张应变（tensilestrain）状态。

五、滑膜关节的润滑作用

限制关节运动的主要因素是关节面之间的摩擦以及关节周围软组织的张力，Radin 等的研究表明，克服关节周围软组织牵拉所需的能量是关节面间摩擦阻力的 100 倍。那么，关节僵硬的主要因素应该是软组织张力的增加（肌肉痉挛、韧带挛缩或软骨间粘连），而不是关节面润滑作用的改变。

经典的润滑理论基于非生物学系统：两个受压接触面之间的不平整引起摩擦与损耗。产生的摩擦系数与接触点的剪力强度有关。两粗糙面间的液体通过两种方式降低摩擦系数：一种是液体膜润滑作用，即于两粗糙面间产生一层薄而连续的液体膜，而液体膜可能通过外部压力（静水润滑作用）、内积液体产生的压力（挤压膜润滑作用）以及持续的相对运动使接触面间出现楔状的润滑作用（动水润滑作用）来维持；另外一种是边界润滑作用，即两接触面表面吸附一层可以防止粗糙接触的分子，这些分子的自然特性是分子间的滑动比磨切更容易。在大多数润滑表面，两种机制并存的程度主要有赖于接触面间的角度及速度。弹性动水润滑作用则是负重后变形、粗糙面间的液体膜被挤出后的另一润滑机制。

不同实验条件下，对关节润滑生物系统的研究尚未得到一个能够解释低摩擦系数的理论。关节面与非生物接触面不同，湿润而具有粘弹性，并有不连续的多平面的滑动面。对滑液在关节内的润滑功能研究者众说不一。正常无炎症反应的人膝关节内滑液量不超过 0.50ml。滑液膜层因负重而有所改变，膜层越厚，滑液膜黏性降低摩擦系数的能力也越大。关节软骨受压后，将间质内的液体挤入关节表面，产生一种自压形式的静水润滑作用。滑液中透明质酸的含量直接影响它的黏性，但对关节润滑影响甚小。虽然已证明透明质酸是滑膜的润滑剂，但它不是关节的润滑剂。当液体聚集于接触面的凹陷内以后，也增加了润滑分子的浓度。

Radin，Swann 等用透明质酸酶消化滑液，虽然改变了黏性，但并未影响摩擦系数，说明摩擦系数不是单纯透明质酸酶浓度的体现，但蛋白溶解消化，确实明显降低了润滑作用。Swann 等发现了一种糖蛋白，称之为润滑素，认为是关节润滑的一个主要因素。在牛和人的正常及病理状态下滑液内均发现有此糖蛋白，它与关节软骨表面结合，起边界润滑剂的作用。显然在游离的和与关节软骨连接的润滑素分子之间存在一种动态平衡，蛋白溶解消化滑液以及机械性去除均破坏了润滑作用。

关节软骨损伤的修复与其组织结构特点及损伤的方式有关，而修复的持久性以及良好的负重关节面的维持则有赖于愈合组织的质量，但实际上，修复常不完善，使损伤的关节面后期发生退行性改变。

表浅损伤的修复愈合依赖于关节软骨细胞的代谢活性，但其精确重建结构的能力有限。即使关节软骨细胞能够合成蛋白多糖和胶原分子，并能够释放入基质，这些新合成的分子并不能相互结合形成络合物，因此构建的结构并不完美，愈合组织的功能也较差。软骨无血供以及软骨细胞不能复制，限制了其修复的能力，修复过程也无炎性反应阶段。活动关节在体内修复，因糖蛋白的丢失或浅表性撕裂，使得存留外露的胶原纤维网遭到进一步的破坏。与之相对比，如感染或创伤累及深部骨组织，使炎性反应产物及间充质细胞外渗，其修复机制又有所不同。最终所生成的软骨基质的种类及数量决定功能修复是否完全。软骨细胞复制比较局限，但其对修复过程的作用尚不清楚。在退行性关节病中可见软骨细胞群增殖克隆合成糖胺聚糖。这些增殖的软骨细胞可能具有在修复过程中消化细胞周围基质的活性，也可能参与新产物的合成。在有炎性改变的软骨破坏中，从关节内分离出多种炎性介质及蛋白酶。前列腺素 E2（Prostaglandin E2，PGE2）改变炎性过程，抑制软骨细胞（兔）合成糖胺聚糖；人退行性关节中分离出的 IL－1（interleukin－1）具有化学趋化及淋巴细胞激活作用，并刺激软骨细胞释放中性蛋白酶；在骨关节炎中也存在有淋巴细胞激活因子、单核细胞因子及分解代谢产物等。这些因子并无内在的降解活性，但可激活软骨细胞酶。其他一些诱发骨关节炎软骨病理变化的原因包括关节内羟基磷灰石及焦磷酸钙结晶的沉积。

化脓性关节炎中，细菌毒素可能参与了软骨的破坏。在风湿性疾病 90％ 的受累关节中，发现导致破坏性改变的软骨胶原组织内有免疫球蛋白、补体以及免疫复合物存在。血友病中，软骨细胞内以及软骨下骨髓内有含铁血黄素。外渗红细胞被滑膜表皮细胞吞噬，释放破坏关节软骨的酶，另外，高铁离子对软骨可能有直接毒性作用。

六、机械创伤后修复

关节的钝性损伤较常见，体外低于 20％ 的应变对关节软骨没有任何显微性破坏。长期重复性的负重可导致在体软骨基质裂解，细胞破坏，最终软骨下骨增厚。离体髋关节重复性负重可引起负重区蛋白多糖基质含量下降，软骨细胞合成活性增加。细胞死亡与胶原纤维裂解随负重频率及负重幅度的改变而变化。超过临界值的单次冲击伤或多次大幅度但小于临界值的钝性损伤均可导致软骨不可逆性损害。小负荷冲击伤使基质降解，但无软骨细胞坏死，其修复过程的主要特征是基质蛋白合成增加，但仅限于紧邻软骨细胞群部位，不包括炎性反应或介质以及未分化的成纤维细胞成分的生成。

撕裂伤破坏了胶原纤维网，使胶原纤维暴露于降解酶类，并有可能使局部细胞死亡。缺损区一般不愈合，但也不扩大。许多动物实验研究发现，受损部位软骨细胞群状增殖，基质合成增加，在伤后 6 周最为活跃，但不久即停止，使修复过程不完全。Ghadially 等在超微结构水平对切线伤的愈合过程观察两年后发现：损伤后 1 周，光镜下局部细胞坏死，邻近蛋白多糖丢失，存活软骨细胞的透射电镜观察表明代谢活性增加；伤后 6 个月，缺损区覆盖一层细胶原纤维网，其排列方向与表面平行，但表面的不平整依然存在。Mankin 等认为受损软骨的基质蛋白多糖抑制血小板的附着及纤维网架的形成，使成纤维细胞不能桥接间隙。在实验中，关节内注射蛋白多糖溶解酶可促进动物关节软骨表浅撕裂伤的愈合，水杨酸盐也可促进浅表缺损的愈合。

深达软骨下骨质的损伤引起血肿形成及纤维蛋白凝集，在修复过程中起网架作用。与浅表损伤不同的是，骨软骨损伤可以进行软骨组织愈合，但其性质（纤维软骨或透明软骨）以及软骨下肉芽组织（外源性转化细胞）和软骨细胞的作用目前意见尚不一致。

Campbell 认为，在修复早期，胶原纤维的走行和分布与纤维组织相似，主要细胞与成纤维细胞类似，大部分胶原为 Ⅰ 型胶原，仅有少量的 Ⅱ 型胶原，3 个月后，则以 Ⅱ 型胶原为主。所形成的透明软骨不规则，并有部分基质区域缺乏细胞，受损部位的组织切片也难以再现关节软骨的层状区域性分布。随着时间的延长，修复组织更似纤维软骨，并有退行性纤维化倾向。蛋白多糖的丢失可能伴随着透明软骨逐渐向纤维软骨的转化。

成年兔股骨远端软骨内骨折复位不完全或复位后未加压，常以纤维软骨修复。复位完全、加压并行骨折块间固定，关节软骨表面的修复组织外观则与透明软骨相似。加压固定可能改变了关节面的机械微环境，促使透明软骨的形成，阻止干扰浅表透明化的肉芽组织的长入。在负重的软骨可以记录到电位，关节软骨及生长板软骨显示电极化，生长活跃的部位更趋向于阴极。机械力有可能转化为软骨细胞或大分子敏感的生物电。Hall 认为电磁与生长、形态发生及修复与再生过程有关，这也可能是加压固定后修复效果较好的原因。

在兔的动物实验中，持续被动活动促进透明软骨修复关节软骨全层缺损，而完全制动及间断性主动活动对照组则较差。持续被动活动可以促进关节内自体骨膜游离移植的新生软骨形成。关节制动破坏了实验动物的关节软骨，即使制动不完全，6 周后所产生的软骨显微性破坏在 6~8 个月后仍然存在。而坚固的固定制动 30 天，即可引起 30 天后仍难以逆转的改变。制动破坏了基质及细胞所需的正常机械刺激，也使为软骨细胞提供营养的滑液泵作用失去功能。

第四节　躯干骨连结

一、脊柱

构成人体的中轴，由 24 块椎骨、1 块骶骨和 1 块尾骨及其连结构成，具有承托颅部、支持体重、保护脊髓和运动躯干的功能。

1. 椎骨间连结分为椎体间连结和椎弓间连结

椎间盘 23 个，薄厚不一，外部为纤维环，由无数层趁呈同心圆排列的纤维软骨构成，坚韧且富有弹性；内部为髓核，呈白色富有弹性的胶状物，可牢固连结相邻的椎体。椎间盘可承受压力、减缓冲击以保护脊髓，有利于脊柱的运动。由于纤维环的后份最薄，当其破裂时髓核可脱出并突向椎管或椎间孔，产生脊神经压迫症状。

韧带分为连结相邻两个椎骨的短韧带和纵贯脊柱全长的长韧带。短韧带有黄韧带、棘间韧带和横突间韧带，黄韧带连结相邻椎弓板，由黄色弹性纤维构成，坚韧且富有弹性；棘间韧带连结相邻棘突；横突间韧带连结相邻横突。长韧带有前纵韧带、后纵韧带和棘上韧带，前纵韧带为人体最长的韧带；后纵韧带位于椎体后面；棘上韧带细长、坚韧，连结各椎骨棘突的尖端，向上至颈部延续为前后径较宽的项韧带。

关节突关节由相邻椎骨的上、下关节突构成，可做轻微的运动。

寰枕关节为两侧枕髁与寰椎侧块的上关节面构成的联合关节，属双轴椭圆关节，由关节囊和寰枕前、后膜相连结，可使头部做俯仰和侧屈运动。寰枢关节包括三个滑膜关节，即寰枢正中关节和成对的寰枢外侧关节。寰枢正中关节由枢椎齿突与寰椎前弓后面的关节面和寰椎横韧带构成，寰枢外侧关节由寰椎侧块的下关节面与枢椎的上关节面构成，可做旋转运动，与寰枕关节联合运动可使头部做俯仰、侧屈和旋转运动。

2. 脊柱整体观及运动

成人脊柱长约 70cm，女性和老年人略短。全部椎间盘的厚度约占脊柱全长的 1/4。观察脊柱前面时，可见椎骨宽度自第 2 颈椎至第 2 骶椎显著增大，与重力的增加有关。观察脊柱后面时，可见各部椎骨棘突的形态及倾斜度不相同。侧面观察脊柱时，可见脊柱有 4 个生理性弯曲，即颈曲、胸曲、腰曲和骶曲，脊柱弯曲与维持重心和吸收震荡有关。胸曲和骶曲凸向后，在胚胎时已形成，并在出生后继续存在；颈曲和腰曲凸向前，为出生后的代偿性弯曲。脊柱可沿冠状轴做屈伸运动，沿矢状轴做侧屈运动，沿垂直轴做旋转运动，也可做环转运动。

二、胸廓

胸廓由 12 块胸椎、12 对肋和胸骨及其连结构成，具有支持、保护胸腹腔器官，并参与呼吸运动的功能。

1. 肋与椎骨的连结　肋后端与胸椎连结称为肋椎关节，可分为肋头关节和肋横突关节。肋头关节由肋头关节面与胸椎肋凹构成，肋横突关节由肋结节关节面与横突肋凹构成。

2. 肋与胸骨的连结　肋前端较低，第1~7肋前端与胸骨相连。其中第1肋与胸骨柄之间为软骨结合，第2~7肋与胸骨分别构成微动的胸肋关节，第8~10肋软骨与上位肋软骨依次相连结形成肋弓。

3. 胸廓整体观及其运动　成人胸廓近似扁圆锥形，前后径较横径短，上窄下宽。有上、下口，胸廓上口较小，由胸骨柄、第1肋和第1胸椎围成，上口平面向前下方倾斜，故胸骨柄上缘平对第2、3胸椎间盘；胸廓下口较大，宽阔且不整齐，由第12胸椎、第12肋、第11肋软和肋弓、剑突构成。胸廓除支持和保护胸腔器官外，主要参与呼吸运动。呼吸时肋上升和下降，使胸腔容积增大和缩小，以协助完成呼吸运动。

第五节　颅骨连结

颅骨之间多数以缝或软骨直接相连结，彼此间结合极为牢固。舌骨以韧带与颅底相连，仅下颌骨与颞骨构成颞下颌关节。

颞下颌关节由下颌骨的下颌头与颞骨的下颌窝、关节结节构成。关节囊薄且松弛，外侧有坚韧的外侧韧带加强。关节腔内有关节盘，盘的周缘附着于关节囊，将关节腔分为上、下两部分。左、右侧颞下颌关节是联合关节，可做上升、下降、前进、后退和侧方运动；如张口过大，下颌头可滑至关节结节前方而不能退回关节窝内，从而造成颞下颌关节脱位。

第六节　上肢骨连结

上肢骨连结包括上肢带骨连结和自由上肢骨连结。

一、上肢带骨连结

（1）胸锁关节上肢骨与躯干骨连结的唯一关节，由锁骨的胸骨端与胸骨的锁切迹及第1肋软骨的上面构成。关节囊坚韧，周围有韧带加强。囊内有纤维软骨构成的关节盘，将关节腔分为外上和内下两部分。

（2）肩锁关节由锁骨的肩峰端与肩峰的关节面构成，是肩胛骨活动的支点，关节的上方有肩锁韧带加强。

（3）喙肩韧带呈三角形的扁韧带，连于肩胛骨的喙突与肩峰之间，与喙突、肩峰共同构成喙肩弓，架于肩关节上方，有防止肱骨头向上脱位的作用。

二、自由上肢骨连结

（1）肩关节 典型的球窝关节，由肱骨头与肩胛骨关节盂构成。关节盂浅、小，周缘有纤维软骨构成的盂唇，使之略微加深，仅可容纳 1/4～1/3 肱骨头，因此肩关节的运动幅度较大。肱二头肌长头腱起自盂上结节，走行于关节囊内，经结节间沟走出关节囊外。关节囊薄、松弛，上壁有喙肱韧带连接喙突至肱骨大结节，部分纤维编织于关节囊的纤维层内；前壁和后壁也有许多肌腱纤维编入关节囊的纤维层内，以增加关节的稳固性。关节囊的下壁没有肌腱和韧带加强，故肩关节脱位时肱骨头常自下壁脱出，从而发生前下脱位。肩关节为全身最灵活的关节，可做屈、伸、收、展、旋内、旋外和环转运动。

（2）肘关节 由肱骨下端与尺、桡骨上端构成，包括三个关节，即肱骨滑车与尺骨滑车切迹构成的肱尺关节，肱骨小头与桡骨头关节凹构成的肱桡关节，桡骨头的环状关节面与尺骨桡切迹构成的桡尺近侧关节，三个关节共同包裹于一个关节囊内。

肘关节囊的前、后壁薄而松弛，两侧壁厚而紧张，并有韧带加强。囊的后壁最薄弱，故常见尺骨向后脱位并移向肱骨后上方。桡侧副韧带位于关节囊桡侧，自肱骨外上髁向下扩展，止于桡骨环状韧带；尺侧副韧带位于关节囊尺侧，自肱骨内上髁向下呈扇形扩展，止于尺骨滑车切迹内侧缘；桡骨环状韧带位于桡骨环状关节面的周围，两端附着于尺骨桡切迹的前、后缘，与尺骨桡切迹共同构成一个上口大、下口小的骨纤维环，容纳桡骨头，防止桡骨头脱出。在幼儿 4 岁以前，桡骨头尚在发育之中，桡骨环状韧带松弛，肘关节伸直位用力牵拉前臂时，桡骨头被桡骨环状韧带卡住，并夹于肱桡关节之间，发生桡骨小头半脱位。肘关节主要沿冠状轴做屈、伸运动。

伸前臂时，前臂偏向外侧，与臂部形成 160°～170° 的外偏角称为提携角。肱骨内、外上髁和尺骨鹰嘴在体表均可触摸到，当肘关节伸直时，此三点位于一条直线上；当肘关节屈至 90° 时，此三点连线形成一尖端朝下的等腰三角形。肘关节发生向后脱位时，鹰嘴向后上方移位，此三点的位置关系发生改变。

（3）前臂骨连结 桡、尺骨借桡尺近侧关节、桡尺远侧关节和前臂骨间膜相连。

前臂骨间膜是连结于尺骨与桡骨骨间缘之间的坚韧纤维膜，自桡骨斜向下内侧到达尺骨。当前臂处于旋前或旋后位时，骨间膜松弛；前臂半旋前时，骨间膜最紧张，也是骨间膜的最大宽度。因此处理前臂骨折时，应将前臂固定于半旋前或半旋后位，以防止骨间膜挛缩，影响前臂的旋转功能。

桡尺远侧关节由尺骨头环状关节面与桡骨尺切迹构成，关节囊松弛，附着于关节面和关节盘周缘。

桡尺近、远侧关节是联合关节，属车轴关节，前臂可沿垂直轴做旋转运动。垂直轴为通过桡骨头中心至尺骨头中心的连线，运动时桡骨头在原位自转，桡骨下端连同关节盘围绕尺骨头旋转。

（4）手关节包括桡腕关节、腕骨间关节、腕掌关节、掌骨间关节、掌指关节和指骨间关节。

桡腕关节又称腕关节，典型的椭圆关节，由桡骨腕关节面、尺骨头下方的关节盘与手舟骨、月骨和三角骨的近侧关节面构成。关节囊松弛，关节腔宽广，关节囊的前、后及两侧均有韧带加强，其中掌侧韧带较坚韧，因而桡腕关节的后伸运动受到限制。桡腕关节可做屈、伸、收、展和环转运动。

腕骨间关节为相邻腕骨之间构成的关节，各骨借韧带连结成一整体，属微动关节。

腕掌关节由远侧列腕骨与5个掌骨底构成。除拇指和小指的腕掌关节外，其余各指腕掌关节的运动范围极小。拇指腕掌关节由大多角骨与第1掌骨底构成，是典型的鞍状关节，为人类所特有，关节囊松弛，可做屈、伸、收、展、环转和对掌运动。

掌骨间关节是第2~5掌骨底相互之间的平面关节，关节腔与腕掌关节腔相交通。

掌指关节共5个，由掌骨头与近节指骨底构成，掌指关节可做屈、伸、收、展和环转运动。手指的收展是以通过中指的正中线为准，向中指靠拢为内收，远离中指为外展。

指骨间关节共9个，由各指相邻两节指骨的指骨底与滑车构成，属典型的滑车关节，除拇指外各指均有近、远侧两个指骨间关节。关节囊松弛，两侧有韧带加强，仅可做屈、伸运动。

第七节　下肢骨连结

下肢骨连结包括下肢带骨连结和自由下肢骨连结。

一、下肢带骨连结

（1）骶髂关节由骶骨和髂骨的耳状面构成，关节面凹凸不平，彼此结合紧密。关节囊紧张，前、后面均有韧带加强，分别称为骶髂前、后韧带。骶髂关节的结构牢固，活动性极小。

（2）髋骨与脊柱之间的韧带连结髋骨与脊柱之间借髂腰韧带、骶结节韧带和骶棘韧带加强。髂腰韧带强韧肥厚，自第5腰椎横突横连于髂嵴后上部，可防止腰椎向下脱位。骶结节韧带位于骨盆后面，起自骶、尾骨侧缘，呈扇形集中附着于坐骨结节内侧缘。骶棘韧带位于骶结节韧带的前方，起自骶、尾骨侧缘，呈三角形止于坐骨棘。骶棘韧带与坐骨大切迹围成坐骨大孔，骶棘韧带、骶结节韧带和坐骨小切迹围成坐骨小孔，有肌、血管、神经等从盆腔经此二孔到达臀部和会阴。

（3）耻骨联合由两侧耻骨联合面借纤维软骨构成的耻骨间盘相连结形成，耻骨间盘中常有一矢状位的裂隙，女性较男性厚，裂隙也较大。

（4）骨盆由左、右侧髋骨和骶骨、尾骨及其连结构成。界线是由骶骨岬向两侧经弓状线、耻骨梳、耻骨结节至耻骨联合上缘形成的环形线，为大、小骨盆的分界线。

骨盆是躯干与自由下肢骨之间的骨性结构，起着传导重力和支持、保护盆腔脏器的作用。人体直立位时，重力由第5腰椎、骶骨经两侧骶髂关节、髋臼传导至两侧的股骨头，再由股骨头向下到达下肢，这种弓形的力传导称为股骶弓；人体坐位时，重力由骶髂关节传导至两侧坐骨结节，这种弓形的力传导称为坐骶弓。为防止上述二弓向两侧分开，在耻骨联合处连结两侧耻骨上支，可防止股骶弓被挤压；由耻骨下支和坐骨支形成的耻骨弓，能约束坐骶弓不被散开。约束弓不如重力弓坚强有力，外伤时约束弓易骨折。

二、自由下肢骨连结

（1）髋关节由髋臼与股骨头构成，是典型的杵臼关节。髋臼的周缘附有纤维软骨构成的髋臼唇，以增加髋臼的深度。髋臼切迹被髋臼横韧带封闭，从而使髋臼内的半月形关节面扩大为环形的关节面，增大了髋臼与股骨头的接触面。

关节囊紧张而坚韧，向上附着于髋臼周缘和髋臼横韧带，向下附着于股骨颈，前面到达转子间线，后面仅包裹股骨颈内侧 2/3，故股骨颈骨折可分为囊内、囊外骨折。关节囊后下部较薄弱，股骨头易向下方脱位。

关节囊周围有韧带加强，其中以前方的髂股韧带最强大。髂股韧带起自髂前下棘，向下呈"人"形，经关节囊前方止于转子间线，此韧带除加强关节囊外，还可限制大腿过伸，具有维持人体直立姿势的作用。关节囊内有股骨头韧带，连结于股骨头凹与髋臼横韧带间，内有营养股骨头的血管。

髋关节可做屈、伸、收、展、旋内、旋外和环转运动。但由于股骨头深藏于髋臼内，关节囊紧张且坚韧，并受各种韧带的限制，故其运动幅度远不及肩关节，具有较好的稳固性，以适应其支持体重和行走的功能。

（2）膝关节人体最大最复杂的关节，由股骨下端、胫骨上端和髌骨构成。

关节囊薄、松弛，附着于关节面周缘，周围有韧带加强，以增加关节的稳固性。关节囊前壁有股四头肌腱、髌韧带和髌骨。髌韧带起自髌骨下缘，止于胫骨粗隆，为股四头肌腱的延续部分。关节囊的外侧有腓侧副韧带；内侧有胫侧副韧带，与关节囊和内侧半月板紧密结合。副韧带在伸膝时紧张，屈膝时松弛，半屈膝时最松弛，因此半屈膝时允许膝关节做少许旋内和旋外运动。关节囊后壁有腘斜韧带，可防止膝关节过度前伸。

关节囊内的交叉韧带有前、后两条。前交叉韧带起自胫骨髁间隆起的前方，斜向后外上方，附着于股骨外侧髁的内侧面；后交叉韧带起自胫骨髁间隆起的后方，斜向前内上方，附着于股骨内侧髁的外侧面。交叉韧带牢固地连结股骨与胫骨，前交叉韧带可防止胫骨前移，后交叉韧带可防止胫骨后移。

在股骨内、外侧髁与胫骨内、外侧髁之间，垫有两块由纤维软骨构成的半月板，分别称为内侧半月板和外侧半月板。半月板下面平坦，上面陷凹，外缘厚，内缘薄；半月板两端借韧带附着于胫骨髁间隆起。内侧半月板较大，呈"C"形；外侧半月板较小，近似"O"形。半月板增大了关节窝的深度，使膝关节稳固，又可连同股骨髁一起对胫骨做旋转运动；半月板可缓冲压力，吸收震荡，起弹性垫作用。由于半月板随着膝关节的运动而移动，故在强力骤然运动时，易造成损伤或撕裂。

关节囊的滑膜层宽阔，附着于各骨关节面周缘，除关节软骨和半月板外，覆盖于关节内所有结构。滑膜在髌骨上缘以上，沿股骨下端的前面，向上突出于股四头肌腱深面约 5cm 左右，形成髌上囊，与关节腔相通。在髌骨下方中线的两侧，部分滑膜层突向关节腔内，形成一对翼状襞，襞内含有脂肪组织，充填于关节腔内的空隙。

膝关节属屈戌关节又名滑车关节，主要做屈、伸运动。膝关节半屈位时，小腿尚可做旋转运动。半月板的位置随膝关节的运动而改变，屈膝时半月板滑向后方，伸膝时半月板滑向前方；屈膝旋转时，一侧半月板滑向前方，另一侧则滑向后方。当急剧伸小腿并作强力旋转时，半月板尚未来得及向前滑动，被膝关节上、下关节面挤压，即可发生半月板挤伤或破裂。由于内侧半月板与关节囊、胫侧副韧带紧密相连，因而内侧半月板损伤的机会较多。

（3）小腿骨连结胫、腓骨连结紧密，上端由胫骨外侧髁的腓关节面与腓骨头构成微动的胫腓关节；骨干之间有坚韧的小腿骨间膜相连结；下端借胫腓前、后韧带构成坚强的韧带连结，因此小腿骨之间的活动度甚小。

（4）足关节包括距小腿关节、跗骨间关节、跗跖关节、跖骨间关节、跖趾关节和趾骨间关节。

距小腿关节又称踝关节，由胫、腓骨下端与距骨滑车构成，关节囊附着于关节面周围，前、后壁薄且松弛，两侧有韧带加强。踝关节属屈戌关节，可做背屈（伸）和跖屈（屈）运动。由于距骨滑车前宽后窄，当背屈时较宽的滑车前部嵌入关节窝内，关节较稳固；跖屈时较窄的滑车后部进入关节窝内，足能做轻微的侧方运动，此时关节不稳固，故踝关节扭伤多生于跖屈状态。

跗骨间关节为跗骨诸骨之间的关节，以距跟关节（距下关节）、距跟舟关节和跟骰关节较为重要。跗骨之间借许多韧带相连结，主要的韧带有跟舟足底韧带和分歧韧带。

跗跖关节由 3 块楔骨、骰骨前端与 5 块跖骨底构成，属平面关节，可做轻微滑动和屈、伸运动。

跖骨间关节由第 2～5 跖骨底相邻面构成，属平面关节，连结紧密，活动甚微。

跖趾关节由跖骨头与近趾骨底构成，可做轻微的屈、伸、收和展运动。

趾骨间关节由各趾相邻的两节趾骨的趾骨底与滑车构成，可做屈、伸运动。

（5）足弓跗骨和跖骨借其连结形成的凸向上的弓形结构，分为前后方向的内、外侧纵弓和内外侧方向的横弓。内侧纵弓由跟骨、距骨、足舟骨、3 块楔骨和内侧 3 块跖骨连结构成，外侧纵弓由跟骨、骰骨和外侧 2 块跖骨连结构成，内侧纵弓较外侧纵弓高；横弓由骰骨、3 块楔骨和跖骨连结构成。

第二章　关节功能

第一节　关节活动度测量

关节的关节面形态、运动轴的多少与方向，决定着关节的运动形式和范围，其运动形式基本上沿三个互相垂直的轴做三组拮抗性的运动。

1. 屈和伸　是关节滑冠状轴进行的运动。运动时，两骨之间的角度发生变化，角度变小称为屈（flexion）；相反，角度增大称为伸（extension）。一般来说，关节的屈指的是向腹侧面成角，而膝关节则相反，小腿向后贴近大腿的运动叫作膝关节的屈，反之则称为伸。在足部，足上抬，足背向小腿前面靠拢为踝关节的伸，亦称背屈；足尖下垂为踝关节的屈，亦称跖屈。

2. 外展是关节　沿矢轴进行的运动。运动时，骨向正中矢状面靠拢，称收或内收（adduction）；反之，远离身体正中矢状面，称展或外展（abduction）。但手指的收展是以中指为准的靠拢、散开运动，足趾的收展是以第二趾为准的靠拢、散开运动。

3. 旋内和旋外　是关节沿垂直轴进行的运动，统称旋转（rotation）。骨向前内侧旋转，称旋内（medial rotation）；反之，向后外侧旋转，称旋外（lateral rotation）。在前臂，桡骨是围绕通过桡骨头和尺骨头的轴线旋转，将手背转向前方的运动，称旋前（pronation）；将手掌恢复到向前而手背转向后方的运动，称旋后（supination）。此外，有些关节还可进行环转运动（circumduction），即关节头在原位转动，骨（肢体）的远侧端做圆周运动，运动时全骨（肢体）描绘出一圆锥形的轨迹。能沿二轴以上运动的关节均可做环转运动，实际为屈、外展、伸和内收的依次连续运动，如肩、髋、桡腕关节等。

一、颈部活动度

颈部活动度如图 1-2-1 所示。

中立位：面向前，眼平视，下颌内收。

颈部活动度为：前屈 35°～45°，后伸 35°～45°，左右侧屈各 45°，左右旋转各 60°～80°。

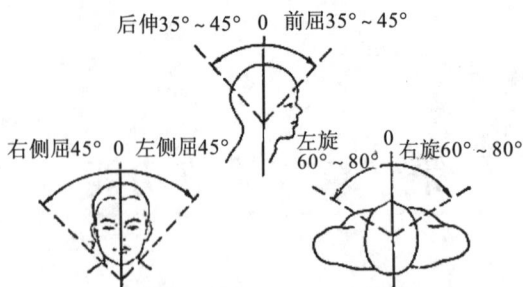

图 1-2-1　颈部活动度

二、腰部活动度

腰部活动度如图 1-2-2 所示。

腰椎中立位不易确定。

前屈：测量数值不易准确，患者直立，向前弯腰，正常时中指尖可达足面，腰椎呈弧形，一般称之为 90°。后伸：30°。

侧屈：左右各 30°。侧旋：固定骨盆后脊柱左右旋转的程度，应依据旋转后两肩连线与骨盆横径所成角度计算。正常为 30°。

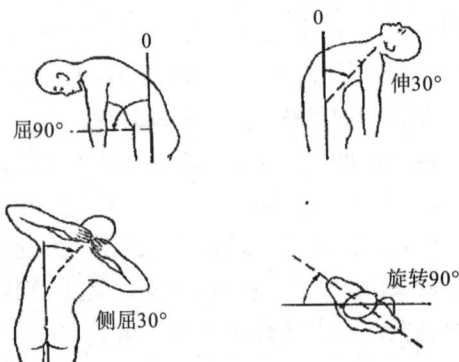

图 1-2-2　腰部活动度

三、肩关节活动度

屈曲：开始位置仰卧位；臂位于躯干侧方手心朝下。

测量方法：矢状面。

避免连带动作：弓背，转动躯干。量角器轴心位于关节侧方肩峰下方。

固定臂平行于躯干腋中线，活动臂平行于肱骨中线，如图 1-2-3 所示。

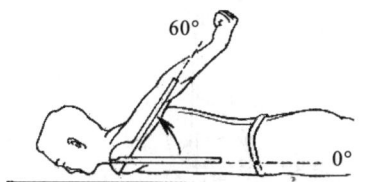

图 1-2-3

伸展：开始位置：俯卧位；臂位于躯干两侧且手心朝下。

测量方法：矢状面。

避免连带动作：肩抬离台面。转动躯干。量角器：轴心位于关节侧方肩峰下方。

固定臂平行于躯干腋中线，活动臂平行于肱骨中线，如图 1-2-4 所示。

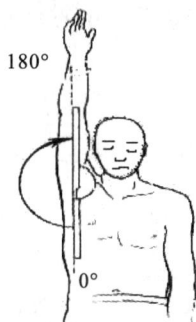

图 1-2-4 肩伸展

外展：开始位置：仰卧位，上肢放在身体两侧。

测量方法：前面观（必须向外侧最大限度地旋转肩关节）。避免连带动作：躯干向侧方运动。转动躯干。量角器：轴心位于肩关节前面，并与肩峰成一直线。

固定臂平行于躯干中线，活动臂平行于肱骨中线。如图 1-2-5 所示。

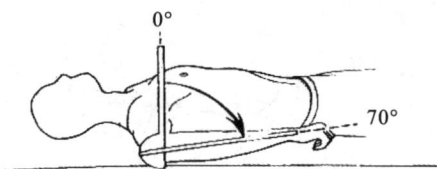

图 1-2-5 肩外展

内旋：开始位置：仰卧位；臂外展至 90°；肘关节屈曲 90°且手心向下；前臂垂直于地面。

测量方法：横断面。避免连带动作：伸展肩关节。旋转躯干。改变肩肘关节初始角度。

量角器：轴心通过肱骨的垂直轴。

固定臂垂直于地面，活动臂平行于前臂中心，如图 1-2-6 所示。

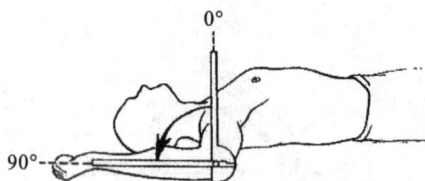

图 1-2-6　肩内旋

外旋：开始位置：仰卧位；臂外展至 90°；肘关节屈曲 90°且手心向下，前臂垂直于地面。

测量方法：横断面。避免连带动作：弓臂，旋转躯干，改变肩、肘关节角度。量角器：轴心通过肱骨的垂直轴。

固定臂垂直于地面，活动臂平行于前臂中心，如图 1-2-7 所示。

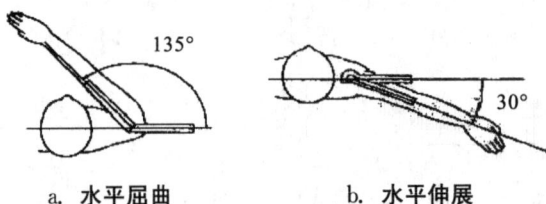

a. 水平屈曲　　　　　　b. 水平伸展

图 1-2-7　肩外旋

水平屈曲、水平伸展：开始位置：坐位，肩关节 90°外展，肘伸展，掌心向下。

固定臂：通过肩峰的冠状轴线。移动臂：通过肩峰的冠状轴线。

四、肘关节活动度

肘关节活动度如图 1-2-8 所示。

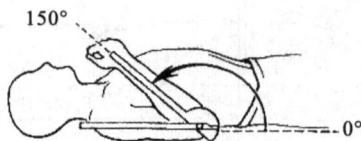

图 1-2-8

屈曲：开始位置：仰卧位；臂位于躯干两侧且肘关节伸直。手心向上握拳状。

测量方法：矢状面。量角器：轴心位于关节侧方并通过肱骨上髁。

固定臂平行于肱骨中线，活动臂平行于前臂中线，如图 1-2-9 所示。

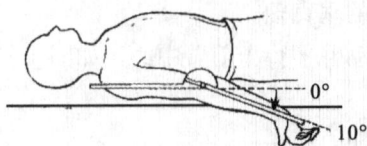

图 1-2-9　肘屈曲

伸展：肘伸展测量方法如图 1-2-10 所示。

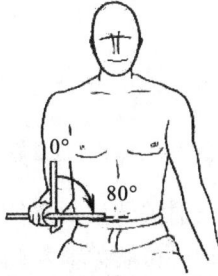

图 1-2-10　肘伸展

旋前：开始位置：坐或站立；臂位于躯干侧方，肘紧靠躯干；肘关节弯曲成 90°；前臂中立位时手心向内侧；腕关节中立位呈握铅笔状。

测量方法：横断面。避免连带动作：旋转躯干、活动臂部、改变肘关节角度、腕关节成角。量角器：轴心通过前臂纵轴。

固定臂平行于肱骨中线，活动臂平行于所握铅笔（拇指侧），如图 1-2-11 所示。

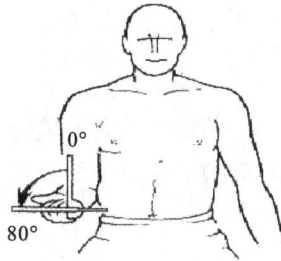

图 1-2-11　肘旋前

旋后：开始位置：坐或站立；臂位于躯干侧方肘紧靠躯干；肘关节弯曲成 90°；前臂中立位时手心向内侧；腕关节中立位呈握铅笔状。

测量方法：横断面。避免连带动作：旋转躯干。活动臂部。改变肘关节角度。腕关节成角。量角器：轴心通过前臂纵轴。

固定臂平行于肱骨中线，活动臂平行于所握铅笔（拇指例）。

五、腕关节活动度

掌屈：开始位置：屈肘；前臂及肘关节呈中立位。

测量方法：矢状面。量角器：轴心位腕关节背侧（与第三掌骨成一线）。

固定臂紧贴前臂背侧中线，活动臂紧贴手背正中，如图 1-2-12 所示。

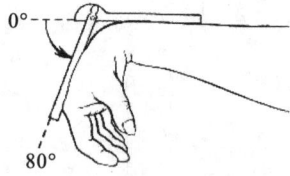

图 1-2-12 腕掌屈

背伸：开始位置：屈肘；前臂及肘关节呈中立位。

测量方法：矢状面。量角器：轴心位腕关节掌侧（与第三掌骨成一线）。

固定臂紧贴前臂掌侧中线，活动臂紧贴掌面正中，如图 1-2-13 所示。

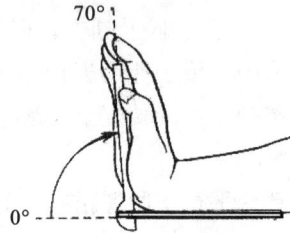

图 1-2-13 腕背伸

桡屈：开始位置：前臂手掌向下；腕关节处中立位。

测量方法：正面。量角器：轴心位腕关节背面腕骨的中点。

固定臂位于前臂的中线，活动臂位于第三掌骨，如图 1-2-14 所示。

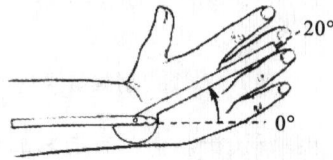

图 1-2-14 腕挠屈

尺屈：开始位置：前臂手掌向下；腕关节处中立位。

测量方法：正面。量角器：轴心位腕关节背面腕骨的中点。

固定臂位于前臂的中线，活动臂位于第三掌骨，如图 1-2-15 所示。

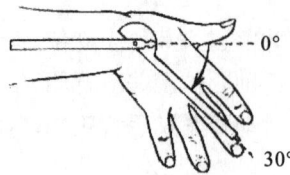

图 1-2-15 腕尺屈

六、髋关节活动度

伸展：开始位置：侧卧或仰卧；大腿下部分弯曲以获支撑。

测量方法：矢状面画一条髂前上棘与髂后上棘的连线（B-A）画一条垂线至股骨（大转子 c-D）。量角器：轴心位于股骨大转子（D）。

固定臂位于垂线（c-D），活动臂位于股骨干，如图 1-2-16 所示。

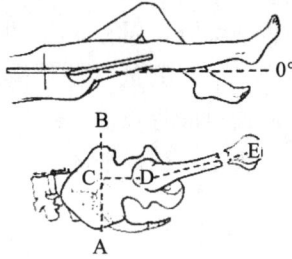

图 1-2-16 髋伸展

前屈：开始位置：侧卧或仰卧（可以轻微屈膝以获支持）。

测量方法：矢状面。重新定位大转子并重画 c—D 线，如图 1-2-17 所示。量角器：放置方法同上图所示。

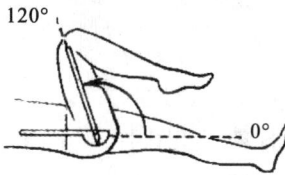

图 1-2-17 髋前屈

外展：开始位置：

侧卧测量方法：矢状面。量角器：轴心位于大转子。

固定臂垂直于地面，活动臂平行于股骨干，如图 1-2-18 所示。

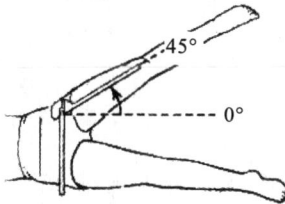

图 1-2-18 髋外展

内收：开始位置：仰卧；大腿伸直并取中立位。

测量方法：前面画一条连双侧髂前上棘之连线。量角器：轴心位于髋关节上。

固定臂平行于双侧髋前上棘之连线，活动臂沿股骨干，如图 1-2-19 所示。

29

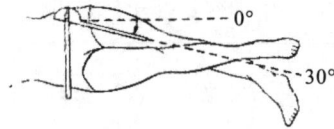

图 1-2-19　髋内收

七、膝关节活动度

内旋：开始位置：俯卧、坐位或仰卧；屈膝 90°。测量方法：横断面。

外旋：开始位置：坐位；屈膝 90°，测量方法：横断面。避免连带动作：旋转躯干。股部抬离台面。量角器：轴心通过股骨长轴。

固定臂平行于台面，活动臂平行于小腿，如图 1-2-20 所示。

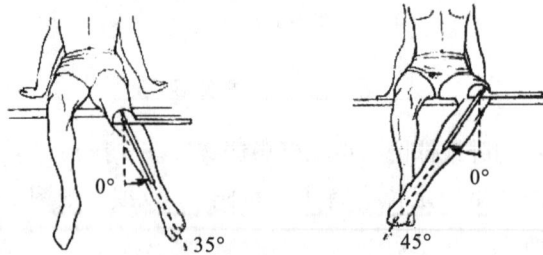

图 1-2-20　膝旋转

屈曲：开始位置：俯卧。

测量方法：矢状面。量角器：轴心通过膝关节。

固定臂沿股中部，活动臂沿腓骨，如图 1-2-21 所示。

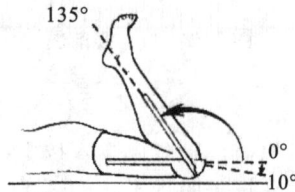

图 1-2-21　膝屈曲

八、踝关节活动度

背屈：开始位置：坐位；屈膝 90°；足与腿呈 90°。

测量方法：矢状面。量角器：轴心紧靠足底。

固定臂沿腓骨，活动臂沿第五跖骨，如图 1-2-22 所示。

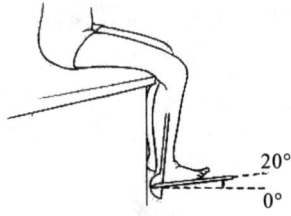

图 1-2-22　踝背屈

跖屈：开始位置：坐位；屈膝 90°；足与腿呈 90°。

测量方法：矢状面。量角器：轴心紧靠足底。

固定臂沿腓骨，活动臂沿第五跖骨，如图 1-2-23 所示。

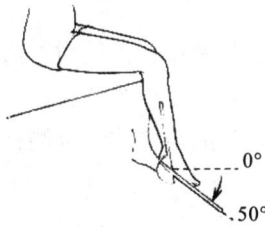

图 1-2-23　踝跖展

九、指关节活动度

第一掌指屈曲：开始位置：肘轻微屈曲；手掌向上；伸五指。

测量方法：前面。量角器：轴心位第一掌指关节侧方。

固定臂平行于第一掌骨中线，活动臂平行于近节指骨中线，如图 1-2-24 所示。

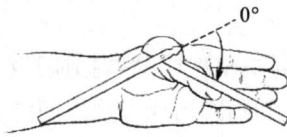

图 1-2-24　第一掌指屈曲

第二、三、四掌指屈曲：开始位置：屈肘；手掌向下；腕关节呈中立位。

量角器：轴心位于掌指关节背侧的中点。

固定臂位于第一掌骨背侧的点，活动臂位于近侧指骨的中点，如图 1-2-25 所示。

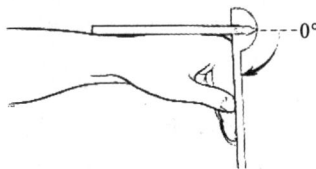

图 1-2-25　第二、三、四掌指屈曲

第一指间关节屈曲：开始位置：屈肘：前臂掌面向上：指间关节伸直。

测量方法：前面量角器：轴心位于指间关节的侧方。

固定臂平行于近节指骨中线，活动臂平行于远侧指间关节中线，如图 1-2-26 所示。

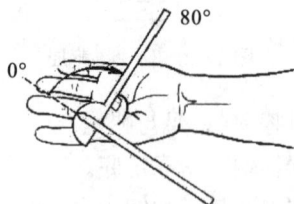

图1-2-26　第一指间关节屈面

第二、三、四指间关节屈曲：开始位置：屈肘：前臂掌面向下：指间关节伸直。

测量方法：矢状面。量角器：轴心位于关节背面。

固定臂位于远例指间关节背侧，活动臂位于近侧指骨的背侧，如图 1-2-27 所示

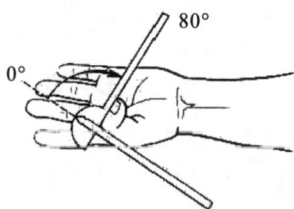

图1-2-27　第二、三、四指间关节屈曲

第二节　关节功能评分

外科医生 Codman 于 1913 年提出医院的数据应该标准化。首先是第一次评估必须标准化，这样可以比较不同医院和不同治疗方法之间的差别，同时强调结果的评价应该以病人的感觉为主。根据使用目的不同，关节的功能评估可以分为全身评价的健康测定系统（Health global system）、关节评估系统（Global joint system）特殊疾病评估系统（Disease specific system）。

一个评估系统必须符合下列标准：有效性（Validity）、可靠性（Reliability）、敏感性（Sensitivity）和反应性（Responsiveness）。

一、膝关节评分

目前国际上常用的膝关节评分标准，包括 Lysholm 评分、美国特种外科医院膝关节评分（hospital for special surgery knee score，简称 HSS 评分）、美国膝关节协会评分（American knee society knee score，简称 KSS 评分）、国际膝关节文献委员会膝关

节评估表（the international knee documentation committee knee uation form，简称 IKDC 评分）、美国西部 Ontario 和 McMaster 大学骨关节炎指数评分（the western Ontario and McMaster universities osteoarthritis index，简称 WOMAC 骨关节炎指数评分）、美国骨科协会膝关节评分（the American academy of orthopaedic surgeons，简称 AAOS 评分）、膝关节损伤和骨关节炎评分（the knee injury and osteoarthritis score，简称 KOOS）、辛辛那提评分系统（the Cincinnati knee rating system）等。

1. Lysholm 评分

由 Lysholm 和 Gillqui 在 1982 年提出，是评价膝关节韧带损伤的条件特异性评分，它也被广泛地运用于其他各种膝关节疾病，如半月板损伤、软骨退变或软化。从评分内容上看，跛行、交锁、疼痛、支持、不稳定、肿胀、上楼困难、下蹲受限都是膝关节相关韧带和半月板损伤以及膝软骨疾病所出现的症状。Lysholm 评分简单、明了、直接、全面地评述了患者的局部功能，而且询问方式简便，占用患者时间短，不具有创伤性，易于被患者所接受。Lysholm 评分不仅能评价患者最为重要的日常活动的功能感知，而且对于患者不同强度的运动功能等级也能做出初步评估。它通过数字式的评分和患者活动级别的联系，对于患者功能障碍的程度做出清楚的划分，从而使评估系统中每一个内容参数都能反映治疗过程。

2. AKS 评分

AKS 评分系统是 1989 年由美国膝关节协会（the American knee society）提出的另一膝关节综合评分标准。从内容上分析，AKS 评分分为膝评分和功能评分两大部分。膝评分分为疼痛、活动度和稳定性的评价；功能评分包括行走能力和上下楼能力的评价。AKSS 评分全面评估了膝关节整体功能和形态，更精确地评价了关节自身条件。自 1989 年提出以来被广泛运用于全膝置换患者术前、术后评分。它还有效地解决了 HSS 评分中年龄相关疾病引起评分下降的问题，在患者长期随访的过程中避免了更大的偏倚。通过 KSS 评分，我们能了解到术后患者长期的恢复情况。有研究表明，患者在术后 10~12 年中，在无并发症的情况下，AKS 评分能非常显著地检测出随着年限的增长人工关节的损耗程度，这无疑为改良人工关节材料和手术方式提供了依据。还有研究表明，连续随访的患者膝关节功能比同年限不连续随访的患者要好，这说明评分在指导患者康复和功能锻炼方面也有一定的作用。因此，AKS 评分在近年已逐渐取代 HSS 评分，成为评估 TKA 最为有效的评分。

3. HSS 评分

1976 年美国特种外科医院（the hospital for special surgery）提出的一个总分为 100 分的评分系统。与 AKS 评分相比，HSS 评分在近年来使用率逐渐下降，也就是说，逐渐被 AKS 评分所取代。即便如此，它在 TKA 手术前后关节功能的恢复及手术前后的比较仍然具有相当高的正确性，尤其是手术后近期的评分，可以全面评价髌股关节及股胫关节的运动情况。HSS 评分内容中，包括了膝关节置换术后局部情况和机体的整体功能，这样对于老年或身体其他部位病变影响整体功能的患者，评分价值会受到影响。这些患者即使术后膝关节无疼痛，但随着年龄的增长或其他疾病的影响而使身体活动功能受到限制时，评分值会自行下降，从而不能反映手术的实际情况（比如类风湿病患者由于是多关节受累，其术后评分相对较低），所以当对手术治疗的患者远期疗效评估偏倚相对较大。而且，HSS评分只能比较术前、术后患者功能恢复情况，不能对手术存在的风险做出正确评估。正是因为存在这些不足，才使HSS评分在近年来逐渐被AKS评分所取代。

4. IKDC评分

目前国际上公认IKDC对于韧带损伤尤其是前交叉韧带损伤、缺损的评估有着比较高的可靠性、有效性和敏感性。为IKDC评分可运用于各种条件的膝关节，它并不是专门针对运动或膝关节不稳定的评分，而是全面评价了膝关节系统的主观症状和客观体征，但是他同时指出，此评分的缺点是不能反映患者的基本生活环境。国际膝关节文献委员会指出目前的IKDC评分还不是最完善的，他们的最终目标是设计出一个简单但是能精确反映各种膝关节功能紊乱包括韧带损伤、髌股关节疾病、半月板疾病和骨关节炎的评估系统。

5. WOMAC骨关节炎指数评分

WOMAC骨关节炎指数评分是由Bellamy等于1988年首先提出，此评分是根据患者相关症状和体征来评价膝关节炎的严重程度及其治疗疗效。从统计资料可以看出，WOMAC评分在OA及RA的文献中使用频率相对较高。从内容上看，此评分从疼痛、僵硬和关节功能三大方面来评价膝关节的结构和功能，覆盖了整个骨关节炎的基本症状和体征。WOMAC评分的有效性体现在能准确地反映出患者治疗前后的一些情况，如患者对治疗的满足程度。相对而言，此评分对于骨关节炎的评估还有着较高的可靠性。但是，它对于韧带和半月板等的损伤，即凡是急性损伤的评估不及Lysholm、IKDC评分来得准确和有效。

二、肩关节功能评分

目前存在很多评分系统，如UCLA评分、NEER评分、Constant-Murley评分以及美国肩肘医师评分（ASES）等。这些评分的设计都是将疼痛、日常功能、活动度以及肌力等方面进行综合评价，但由于各个评分系统对不同方面权重的不同，导致应用不同评分所得到的结果不尽相同，因而不能在不同病例系列之间进行有效地比较。此类评价系统着重于肩关节功能障碍的描述，不局限于某个或某种疾病，可用于各类疾病造成的肩关节功能障碍，肩关节功能障碍分两类，一类是由病人使用的问卷形式评价系统，另一类是由医生使用的包括临床症状、体征与功能的综合评价系统。

（一）问卷系统

1. 肩关节疼痛和功能障碍指数

肩关节疼痛和功能障碍指数（Shoulder Pain and Disability Index，SPADI）。系主观问卷式评分系统，由患者自己完成，有5个疼痛问题和8个功能问题组成。问题的答案是开放式的，例如第1个问题是"你的疼痛有多厉害？"，答案是一条标有两个极端的横线，病人在横线上画出位置。积分从0~100，0分为正常。每个问题均采用10分的

VAS 方式评分，最终通过公式换算，满分为 100 分。分数越高表示肩关节功能越差，0 分为正常。Cook 等在研究中发现 SPADI 评分重复测试可信度差。另外，Placzek 等统计研究表明 SPADI 评分虽然与 ASES 评分有较好的相关性，但其疼痛与功能活动两个子量表的相关性大，疼痛量表中的内容亦包含于功能活动量表之中，造成重复评价。

2. 肩关节病情指数（Shoulder Severity Index）：由法国肩关节外科医师 Patte 最早用于肩关节慢性疼痛和功能障碍。包括疼痛、功能、力量和满意度。是一个比较全面的肩关节问卷式评估系统。可惜由于 Patte 医生的早逝，该系统没能被广泛传播。

3. L'Insalata 肩关节问卷，由纽约特种外科医院运动医学科肩关节组设计。它由 21 个问题组成，其中第 1 个问题是对肩关节的总体评价，第 2～5 个问题是关于疼痛，第 6～11 个问题是关于日常活动，第 12～14 个问题关于业余和体育活动，第 15～19 个问题关于工作，第 20 个问题是对肩关节的功能有多满意，第 21 的问题是选择你最希望得到改进的两个方面，答案分别是疼痛、日常活动、体育活动和工作。该问卷的可能总分数是 17～100 分，其中第 20 个问题和第 21 个问题不计入总分。

SPADI 和 L'Insalata 问卷在发表时就有有效性、可靠性、敏感性及反应性的检验。SST 在后来的应用中有可靠性和敏感性的检验。

（二）症状和体征综合评估系统

1. Constant 肩关节评分系统：1987 年 Constant 发表了一个由医生使用的综合评估系统，该系统是基于 Constant 的外科硕士学位论文研究工作。Constant 在调查了 1 000 位 10～100 岁 10 个年龄组（每组 100 位）的正常人群后提出正常值和随年龄变化的正常值，又名年龄修正 Constant 评分；同时观察了大量的不同年龄组肩部骨折和脱位，以及肩袖疾病的功能参数。该系统是一个简单的百分制系统，不需要换算。主观和客观成分的比例是 35/ 65。其中疼痛 15 分，日常活动 20 分，肩关节活动范围 40 分，力量测试 25 分。该系统被定为欧洲肩关节协会的评分系统。

该系统是目前在全世界使用较为广泛的肩关节功能评分。该评分满分 100 分，分别由疼痛（15 分）、肌力（25 分）、功能活动（20 分）及肩关节活动度（40 分）四个子量表组成。分数越高表明肩关节功能越好。其中客观评价指标包括肩关节活动度和肌力（共 65 分），主观评价指标包括疼痛和功能活动（共 35 分）。Jennifer 和 Timothy 认为 CMS 评分存在以下不足：①疼痛量表只是简单用等级表示，不能够全面反映患者的疼痛状况。②功能活动量表不够具体，只是简单地按照活动平面来划分，比较抽象，患者不易理解。③肌力量表忽视了成年男性、妇女、老年人的个体差异，因而导致不同人群得分有较大差别。Patel 等在随访关节镜治疗肩峰下减压的病例时，将 CMS 评分去除肌力量表，调整为总分 75 分的评分，被称为调整的 CMS 评分（adjusted Constant－Murley score）或缩减的 CMS 评分（abbreviated Constant－Murley score），这样可以避免因肌力评分引起的年龄及性别差异，为多数研究者所认同。

2. 美国肩与肘协会评分系统（American Shoulder and ElbowSurgeons'Form ASES）：该系统是 1993 年美国肩与肘协会研究通过的肩关节功能评价标准。该系统是一个需要换算的百分制系统，病人评估部分的疼痛（占 50%）和累计日常活动（50%）

构成计分部分。病人自己评估部分有疼痛、稳定性、日常活动，医生评估部分有活动度、体征、力量测试、稳定性。该系统是基于 Neer 的工作发展的。历史上曾有过两个版本：早期评分方法是基于患者和医生主客观综合评价。目前评分方法采用基于患者的主观评分，包括疼痛（50%）和生活功能（50%）两部分，满分 100 分，分数越高表示肩关节功能越好。疼痛量表采用 VAS 的方式评价。生活功能量表概括了 10 个日常生活中的活动项目，包括穿衣服、梳头、如厕等。Placzek 等通过统计分析发现 ASES 评分与年龄相关性低，可信度较高。

3. 牛津大学肩关节评分：牛津大学肩关节评分（Oxford shoulder score，OSS）由 12 个问题组成问卷，包括疼痛（1~4 题）及功能活动（5~12 题）等内容。每个问题有 5 个备选答案，情况最好为 1 分，最差为 5 分，总分 12~60 分，分数越高肩关节功能越差。Dawson 等经过长期随访发现，与其他评分比较 OSS 评分有较好的可信度和敏感度。

4. 简明肩关节功能测试：简明肩关节功能测试（simple shoulder test，SST）由 12 个问题组成患者主观评分问卷，内容包括疼痛和功能活动。每题只需要选择回答"是"还是"否"，回答"是"的为 1 分，"否"的为 0 分，总分 12 分，分数越高表示肩关节功能越好。由于该评分系统简易、便捷，所以目前应用较多。但 Roddey 等对 192 例肩关节疾病患者分别进行 SST 评分、美国加州大学肩关节评分（UCLA）、SPADI 评分，比较分析后认为 SST 评分的可信度不高。

5. 加州大学肩关节评分系统（University of California at LosAngeles，UCLA scoring system）有两个评分系统，一个是 Ellman 用于肩袖损伤修复的终检结果（endresult）评分。总分为 35 分，疼痛 10 分，功能 10 分，主动前屈活动度 5 分，前屈力量测试 5 分，和病人满意度 5 分。它可以分为 3 个级别：优（34~35）、良（29~33）、差（<29）。其中疼痛、功能活动及满意度由患者主观评价，前屈活动度和肌力由医生体检来客观评价。另一个是用于肩关节置换的结果评定，合并了活动度和力量测试，去掉了患者满意度一项。但是人们更愿意使用 Ellman 的方法。Placzek 等通过相关系数统计分析发现 UCLA 评分的各子量表之间相关性低，能较好地避免重复评价。但 UCLA 评分存在以下问题：①量表中增加了患者服用止痛药种类及程度的内容，容易与患者实际情况不符，影响评分的效度。②功能活动仅笼统地分成几个等级，评定时患者难以选择。③肌力和活动度仅测量肩关节前屈活动，不能代表整个肩关节的情况。④满意度仅分为满意与不满意两类，较难反映真实情况。

6. Wolfgang 评分系统

这是一个最早的肩关节评分系统，Rowe 的评分系统早 4 年。分为疼痛、活动度（外展）、力量、功能、满意度，共 5 项。前 4 项各分 5 级（0~4），满意度一项分两级分别为 1 和－1，满意加 1 分，不满意减 1 分。这是一个唯一有减分的系统。也是首次应用于患者满意度的系统。

7. 西安大略肩关节不稳指数：西安大略肩关节不稳指数（the western ontario shoulder instability index，WOSI）是 Kirkley 等在 1998 年按照 Juniper 等九步法制定评分系统而制定的评价肩关节不稳的评分（abbreviated Constant－Murley score），这样

可以避免因肌力评分引起的年龄及性别差异，为多数研究者所认同。此后 LO 等又先后于 2001 年发表了西安大略肩关节炎评分指数（the western ontario osteoarthritis of the shoulder index，WOOS）以及 2003 年发表了西安大略肩袖疾病评分指数（the western ontario rotator cuff index，WORC）。这三个评分系统在制定方法及形式上相似。WOSI 评分系统采用患者自评的问卷方式，由 21 个问题组成，分为四部分，分别包括身体症状、工作娱乐、生活方式、情绪满意度，均采用 VAS 方式评价，每题 100 分，总分 2100 分，分数越高表示肩关节功能越差，0 分表示正常。Kirkley 等测试认为 WOSI 评分具有较高的可信度和敏感度。

第三节　关节功能相关的全身健康测定系统

这类评估系统其原始目的都是用来评价全身的功能，包括体力、脑力、社交及幸福感等生活质量评价，都是问卷形式。调查评估可以通过电话或者信函形式进行，也可以用于门诊或病房的病人。目前两个最常用的系统如下。

一、SF-36 简明医疗结果调查问卷

SF-36 表来源于 Rand Corporation of Santa Monica 医疗保险公司用于慢性疾病的医疗结果研究问卷。其原始问卷由 245 条问题组成。Ware 和 Sherbourne 从中选出了 36 条，组成 SF-36。包括一般健康问题、体力功能问题、由于体力而造成的日常生活限制、身体疼痛、社交能力、心理压抑和幸福感以及情绪问题造成的功能限制等方面的问题。SF-36 后来被美国健康研究院（Health Institute）采用，于 1998 年发行了第 2 版。

二、诺丁汉健康描述表

诺丁汉健康描述表由诺丁汉大学的 Hunt 主持的研究小组完成，简要描述生理、社交、及情感方面的健康问题。最初想用于医疗保健的健康评定，也曾用于临床试验。第 1 版 NHP 叫作诺丁汉健康指数（Nottingham Health Index），有 33 个条目，曾经用于康复治疗和人工髋关节置换的健康评估。后来修订时改为现在的名称，分两部分共 45 个问题。第一部分包括生理能力、社交孤立感、情绪反应、活力感，第二部分简要描述职业、家务、个人关系、社交生活、性生活、个人爱好及度假方面的障碍。以上两个健康评估系统的制定都有流行病学家的参与，在发表时都有有效性、可靠性和敏感性的研究。

第四节　目前关节评分存在的主要问题

1. 评分系统内部一致性存在矛盾

完善的评分系统，应尽可能详细、客观，以求全面反映整个肩关节功能情况，同时又要包括患者主观评价内容。但这样的评分系统难免包含过多的评测项目，使得整个评分工作过于复杂、可操作性差（如 CMS 评分）。而简单的纯问卷式评分系统，操作方便，但却无法全面地评价肩关节功能，获得客观数据。如何权衡评分系统的全面性和使用中的可操作性，是制定评分系统的重要问题。

2. 主观评价与客观评价存在矛盾

医生往往从临床体检出发评价肩关节功能状态，从关节活动度、稳定性等方面比较治疗及康复情况，有时会忽略患者主观感受。而患者关注的是症状（如疼痛、功能障碍）是否得到改善。例如，1 例肩关节习惯性脱位的患者术后肩关节活动度，特别是肩关节外展和外旋功能评分较术前下降了许多，但患者对治疗却很满意，因为肩关节不稳得到了纠正。基于患者的主观问卷式评分虽然简单明了，使用方便，易于随访，但一些完全采用 VAS 方式的评分，易受患者的主观影响（如 SPADI、WOSI 评分）。如何分配评分系统中患者主观评价与医生客观评价的比重，是评分合理性的关键。

3. 全面评价和专项评价存在矛盾

目前，肩关节评分系统既包括全面评价整个肩关节功能的评分（如 CMS 评分），又包括针对某种疾病的评分（如 Rowe 评分）。全面评分系统在评价某些疾病时临床意义不大。例如，CMS 评分中肩关节活动度及肌力的评分占 60%，而这些指标对于肩关节不稳患者评价一般得分均较高且比较接近，难有统计学差异，效度和敏感度不佳。专项评分系统对针对性疾病以外的疾患及全面的功能评价效果不理想，如 Dawson 等认为 OSIS 评分虽然简便，易被接受，但该评分仅针对肩关节不稳这一特殊的疾病。因此，作者认为 OSIS 评分可作为全面评分系统的补充，但无法替代。根据病种选择评分系统势必增加麻烦，是否需要制定专项评分系统，或者如何与全面评分系统结合，值得商榷。

4. 统一标准和个体差异之间存在矛盾

Placzek 等研究发现许多评分系统具有年龄相关性，不同年龄组之间评分结果差异较大（如 CMS 评分）。此外，对于经常运动的人，特别是专业运动员，对肩关节活动及功能要求较高，当他们的治疗效果与普通人相同时却不能让他们感到满意；而对于活动要求小的老年人结果相反。针对这样的情况，一些评分制定者考虑到不同患者的实际感受，加入患者对于治疗满意度的评价（如 UCLA 评分）。因此，如何兼顾个体差异，亦是评分系统中需要考虑的问题。

5. 评分系统外部一致性存在矛盾

不同的评分系统分制不统一，如 UCLA35 分制、WOSI 2100 分制、CMS 和 ASES 等为 100 分制，不同的分制造成评分系统之间难以相互参考。有些评分系统得分高的表示功能良好，得分低的表示功能差，而有些评分系统则正好相反。合理的评分系统需要满足的条件：通常我们认为一个理想的评分系统一般符合以下三个特征：可信度（reliability）、效度（validity）、敏感度（responsiveness）。可信度包含可复制性、可重复性、精确性等多方面的意思，是指评分系统在评价同一类患者和同一类疾病时，评价的结果应该一致，不应存在明显的统计学差异，测试的重复性好。效度是指组成评分系统所反映的状况能否符合客观真实情况。敏感度即评分系统检测变化的能力，当有重要的临床变化发生时，评分结果能够有所反映。

第三章 骨与关节的体格检查

各部位检查应与全身检查相辅而行，是否先行局部检查，或在全身检查之后施行，要根据病史及观察，相机而行。骨与关节的局部检查须包括以下各项：

（1）观察患部姿态、体位、颜色，注意有无畸形，且与对侧比较。有无创伤、窦道、疤痕、瘀斑及炎症？有无感染？有无分泌物，其性质与量的多少？例如关节有炎症时，关节常处于其关节腔容量最大且较舒适的体位。

（2）测知局部温度（中指背面温度最敏感，较适宜）、肌肉张力、软组织坚度，局部形状改变，注意有无压痛、肿胀、痉挛、包块、血肿、波动、关节积液及擦声。嘱患者以手指自行指出其疼痛点及范围（指痛试验）。检查循环情况。患肢有无纵轴叩击痛及放射痛。用手捏起患部与对侧相对部位的皮肤及皮下组织时有无显著增厚？如为全关节结核，则皮肤皱襞增厚，捏起时有增厚感。

（3）测定自动及被动运动的范围，活动时有无疼痛？有无异常活动度、肌痉挛、强直或挛缩？检查关节、肌腱及其周围组织，估计关节功能、神经管制、肌力及恢复情况等。

（4）度量及对比肢体长短、大小、轴线，关节动度，骨盆倾度，脊柱弧度，足弓高低等。检查时，两侧肢体须置于相同位置，同处度量。度量时，且须注意其他因素所引致的差别，如患病关节常较健侧为大，其附近肌肉消瘦常使肿大更显著，应予注意。

（5）听诊有无摩擦音、弹响声，或滴嗒声，测定骨的传导音，一般肢体骨折后，传导音每有阻隔，当断端间嵌有软组织时，则传导骨震动的能力更差（Hueter 征）。

（6）特殊体征及试验分别适应于各部分。

（7）检查与局部病变症状有关的部位。

第一节 头颈部检查

检查时，脱去上衣，显露颈、肩及背部，多嘱病人端坐，头部放正，下颌内收，二目平视，双臂下垂。按望、触、动（量）、特殊试验的内容进行检查。

一、望诊

（一）头部

头部有无畸形、活动是否自如、颜面是否对称。先天性斜颈病人，头部向一侧倾斜，五官、颜面多不对称，患侧胸锁乳突肌呈紧张的索条状隆起。寰枢椎关节脱位者，下颌偏向一侧，头部不能转动，感觉沉重，需用手扶持头，加以保护。强直性脊柱炎颈椎强直的病人，垂头驼背，头部旋转障碍，视侧方之物时，须全身转动。患有晚期颈椎结核，椎体破坏者，颈椎不能支撑头部，头部不能自由转动，病人常常用双手托着下颌，以减轻病痛。

（二）颈部

颈椎的生理前凸是否存在，有无平直或后凸、侧弯、扭转等畸形，颈部肌肉有无痉挛或短缩。颈部皮肤有无瘢痕、窦道、脓肿。高位病变，注意观察咽后壁有无脓肿，低位病变则脓肿多在颈部出现，寒性脓肿多为颈椎结核。观察颈部两侧软组织有无局限性肿胀。

二、触诊检查

触诊检查时，使病人颈部略前屈，检查者用左手掌托住病人的前额部，用右手拇指先触到第二颈椎棘突作定位。因为第二颈椎棘突较大，容易触得清楚，且定位准确。然后按顺序向下触摸，第三、四、五棘突比较小，不易触摸清楚。第六、七颈椎棘突常呈分叉状，当患有棘上韧带炎或棘突滑囊炎时，则棘突上有明显的浅压痛。如患有椎体结核、骨折及脱位时则有深压痛。对于颈椎后凸畸形的病例，触诊时不宜用力过重。

触摸时注意检查棘突是否偏歪，压痛点是在棘突的中央区还是在两侧，并由轻而重地测定压痛点是位于浅层或位于深部，一般浅压痛多为棘上韧带、棘间韧带或浅筋膜的疾患，若压痛点在颈椎的横突部位，则表示关节突可能有炎症或损伤（如关节突间关节紊乱，微小错位等）。若在下颈椎棘突旁以及肩胛骨内上角处有压痛，同时向一侧上肢放射性疼痛，多为颈椎病。在棘间韧带或项肌有压痛，可能为扭伤、"落枕"、吻状棘突、项韧带钙化等。若在肌肉或筋膜内有广泛的压痛，则有颈部肌筋膜炎的可能。颈椎棘突连线上若触到硬结或索条，可能为项韧带钙化。

颈肋触诊法颈肋一般不易摸到，触诊时让患者取坐位，头向检查侧倾斜，使肌肉放松。检查者站于侧方，手沿胸锁乳突肌后缘下段，逐步用力深压，触及锁骨下动脉的搏动后，再沿此动脉向内深入到颈根部，沿途寻找硬块，颈肋一般在此动脉之后，或压在此动脉之上。

前斜角肌触诊法患者头部向检查侧倾斜，放松肌肉。检查者一手将胸锁乳突肌向前推开，另一手示、中指两指沿此肌与锁骨的交角处，向内深压触诊。触及示指般粗细、稍硬而有弹性、无移动性的肌肉，即为前斜角肌。叩诊：病人取坐位，用叩诊锤或中指自上而下依次叩打各颈椎棘突，病变部位可出现叩击痛。叩诊检查对深部组织病变的发现，帮助较大。一般浅部组织的病变，压痛比叩击明显；而深部组织病变，叩击痛比压痛明显。

三、运动功能检查

检查时嘱病人坐正，呈中立位，固定住肩部及躯干，防止其在颈椎运动时发生代偿运动，然后再做各方向运动。颈椎正常的运动方式及其活动范围：以中立位为标准，即颈直立位，头向前，下颌内收作为 0°。前屈：35~45°；后伸 35~45°；左、右侧屈：各 45°；左、右旋转：各 60~80°。颈椎各种方向运动时，虽然颈椎各段均参与其间，但仍有主次程度不同。

枕环关节的运动：枕骨与寰椎的两个侧块构成的关节主要是总动运动。检查这种运动的有无或受限程度，就可以判断枕骨与寰椎之间的关节是否正常。

环枢关节的运动，头部向侧方旋转主要靠环枢关节来完成，此关节患病时，头部旋转活动几乎完全丧失。

第二颈椎以下各颈椎的运动：前屈以下颈段为主，后伸以中颈段为主，左右侧屈为全颈椎的功能活动。颈椎间盘突出时，颈部的侧屈及伸屈运动可引起剧烈疼痛，后伸尤为明显。

对怀疑有颈椎骨折或脱位的病人，检查运动功能时应特别小心，最好先临时固定好头颈部，等候 X 线检查证明诊断。

四、特殊检查

特殊检查对于颈部疾病的诊断和鉴别诊断有着很重要的意义。每一种试验都有其独特的意义。颈部常用的特殊检查法有分离试验、挤压试验、屏气收腹试验、吞咽试验、吸气转头试验、臂丛神经牵拉试验等。

(一) 挤压试验 (椎间孔挤压试验)

又称斯鲍林 (Spurling) 试验，原理是侧屈时使椎间孔变小，按压头部使椎间孔更窄，椎间盘突出时使椎间孔变小，神经根受挤压，症状更加明显。对诊断神经根型颈椎病具有很大的帮助 (注意检查时患者头部微向患侧弯而加压)。类似的试验有：

(1) 捷克松 (Jackson) 压头试验：当病人头部处于中立位时，检查者于头顶部依纵轴方向施加压力，若患肢出现放射性疼痛、症状加重者，即为阳性。

(2) 头部叩击试验：又称"铁砧"试验。病人端坐，检查者以一手掌面平置于病人头部，掌心接触头顶。另一手握拳叩击放置于头顶部的手背。若患者感到颈部不适、疼痛或向上肢串痛、酸麻，则该试验为阳性。

（二）臂丛神经牵拉试验：

又称意顿（Eaten）试验。此试验的机理是使神经根受到牵拉，从而使患侧上肢出现或加重放射性窜痛。如在牵拉的同时迫使患肢做内旋动作，称为 Eaten 加强试验。类似的试验有：

（1）直臂抬高试验，病人取坐位或站立位，手臂伸直，检查者站在病人背后，一手扶住患侧肩部，另一手握住患肢腕部向外后上方抬起，以使臂丛神经受到牵拉，若患肢出现放射性疼痛即为阳性，可根据放射疼痛时的抬高程度来判断颈神经根或臂丛神经受损的轻重。它类似于下肢的直腿抬高试验。

（2）肩部下压试验，病人端坐，让其头部偏向健侧。当有神经根粘连时，为了减轻疼痛，患侧肩部会相应抬高。此时检查者握住患肢腕部做纵轴牵引，若患肢有放射痛和麻木加重时，即为阳性。

（3）沃少瓦（Valsalva）试验，此试验能增加椎管内的压力，假如颈椎管内有占位性病变（如突出的间盘或肿瘤），由于压力增加，病人颈部可产生疼痛，疼痛也可能放射到上肢，与颈椎病变的神经平面一致。检查时，让病人屏住呼吸向下用力，好像在大便一样，然后问病人疼痛是否加重。如有疼痛，能否指出准确的部位。

（4）转身看物试验，让病人观看自己肩部或身旁某物，若病人不能或不敢猛然转头，或转动全身观看，即为阳性。说明颈椎或颈肌有疾患。如颈椎结核、颈椎强直、"落枕"等。

（5）头前屈旋转试验，也称凡兹（Fenz）试验。先将病人头部前屈，继而向左右旋转，如颈椎出现疼痛，即为阳性，多揭示有颈椎骨关节病。

（6）挺胸试验，正常肋锁间隙约一横指宽，可让锁骨下动脉通过，如果肋锁间隙过窄，可使锁骨下动脉受压。检查时，病人坐位，两肩外展，两臂后伸，如桡动脉搏动减弱或消失，即为阳性。

（7）拉斯特（Rust）征，病人常用手抱着头固定保护，以免在行动中加剧颈椎病变部位疼痛。颈椎结核病人此征为阳性。

（8）超外展试验，病人取立位或坐位，将患肢被动地从侧方外展高举过肩过头若桡动脉搏动减弱或消失，即为阳性。该试验用于检查锁骨下动脉是否被喙突及胸小肌压迫，即超外展综合征。

（9）压肩试验，检查者用力压迫患侧肩部，若引起或加剧该侧上肢的疼痛或麻木感，则表示臂丛神经受压。该试验主要用于检查肋锁综合征。

（10）间歇波动试验，病人双臂平举外展 90°，外旋位，令手指做快速伸屈动作。记录时间并观察上肢位置的改变，如病人于数秒内出现前臂疼痛，上肢因疲倦不适而逐渐下垂，为阳性。如手指伸屈动作持续 1 分钟以上，保持原平举位，仅有轻度不适，为阴性。该试验用于诊断胸廓出口综合征。

第二节　胸腰背部检查

胸腰背部检查时通常采取立、坐、卧不同的位置，循序进行视诊、触诊、叩诊、运动功能和特殊检查。检查要全面、细致。卧位检查时须在硬板床上进行。最好是让病人脱去衣服，只穿短裤，以免衣服掩盖重要体征。并注意脱衣服时患者弯腰的姿势和程度，能否自己脱鞋袜等。若患者腰痛严重或腰椎等有病变，活动受限，则上述动作困难。

一、望诊

有无后凸及其程度，后凸的形状；脊柱有无侧弯；脊柱有无前凸畸形；行走步态。

二、触诊

（1）自发痛和活动痛：很多疾病均无自发痛。如外伤后遗症、慢性劳损、骨结核一般均无自发痛，而常与局部活动有关，即活动痛。而急性炎症、创伤早期和神经疾病常有自发痛。

（2）疼痛的性质：电击样放射性窜痛，常为根性刺激征，最多见于腰背肌筋膜炎患者。腰痛与咳嗽有关，则是腹腔、盆腔、脑脊液的压力改变而造成局部冲击的结果。

（3）腰痛与动作的关系：一般规律是腰活动时造成挤压的一侧可引起骨和关节的疼痛。造成牵拉的一侧可引起韧带和关节囊的疼痛。根据这个原理，腰前屈时疼痛，在前部疼痛则可能病变在椎体或间盘；在后部疼痛则可能病变在棘间、棘上韧带。相反，后伸时疼痛，同时伴有向腿部的放射痛，而压痛部位较浅，在棘突之间则可能是吻状棘突。劳动后疼痛减轻或消失，多为增生性脊柱炎。

（4）寻找压痛点：确定压痛点是寻找病灶的最直接方法。其方法是自上而下，依序按压棘突、棘间韧带、腰骶关节、关节突关节、横突、椎旁肌、脊肋角、骶髂关节等来寻找并记录压痛点的部位及深浅。

三、运动功能检查

胸腰椎的运动范围，与患者的年龄、职业、体重、肥胖与消瘦、是否经常锻炼以及疾病等多种因素有密切关系。临床检查时应注意区分这些因素的影响，是生理的还是病理的。胸椎运动受胸廓的限制，活动范围相对于腰椎小得很多。故胸、腰椎运动功能检查主要是检查腰椎的运动功能。主动运动检查时，患者取站立位，立正姿势。检查者双手扶持患者的两侧髂嵴，在脊柱各项活动过程中，一旦骨盆参加运动，即表明脊柱该项运动的最大度数。腰椎运动主要有前屈、后伸、侧屈、旋转。

四、特殊检查

（一）胸部的特殊检查法较多

1. 压胸试验

患者取坐位或立位，检查者一手抵住其脊柱，另一手压迫胸骨，轻轻地相对挤压。若在胸壁上某处出现疼痛，提示该处有肋骨骨折或肋间肌损伤。

2. 比弗尔（Beevor）征

患者平卧让其抬头坐起时，观察其肚脐位置有无移动或偏向某一侧。正常人脐眼位置不变。若胸髓 11~12 节段损伤或受压迫等，则下腹壁肌肉无力或瘫痪，在坐起时脐眼向上移动；若一侧腹肌无力，脐向健侧移动。

（二）腰部的特殊检查方法有很多

1. 检查腰部骨与关节的检查法

（1）麻醉试验（普鲁卡因封闭试验、氯乙烷致冷麻醉试验）：用 0.5%~1% 普鲁卡因 10~20ml，做压痛点封闭，有助于对病变作粗略的定位。注射于皮下，疼痛即消失，多为筋膜、韧带疾病；注射于椎板，疼痛消失者，多为肌肉疾病；如果注射后仍疼痛如前，则多为椎管内疾病。

（2）拾物试验（见原文）。

（3）体位改变试验（Amooss）：检查时，让患者从卧位变成坐位，当脊柱有病变疼痛时，患者常用手置于身后床上以支撑身体。

（4）陆温试验：患者仰卧，两腿伸直，做起身动作时，若腰骶关节或下腰部疼痛，即为阳性。

（5）抱膝试验：患者仰卧，两手抱膝使髋关节、膝关节尽量屈曲，如有腰骶关节疼痛即为阳性。

（6）仰卧屈膝屈髋试验（见原文）。

（7）歌德热瓦（Goldthwait）试验：患者仰卧，两下肢伸直，检查者左手触诊患者腰椎棘突，嘱患者作右腿做直腿抬高试验，在抬高过程中，若腰椎未触知运动而患者已感觉疼痛，说明可能有骶髂关节炎或该关节韧带损伤。若疼痛发生于腰椎运动之后，病变可能位于腰骶关节，但以前者可能性为大。若将两侧试验作对比，双侧下肢分别抬高到同样高度，引起同样的疼痛，说明腰骶关节病变的可能性大。

（8）俯卧背伸试验（见原文）。

（9）腰部扭转试验：患者取左侧卧位，左下肢伸直，右下肢屈曲，检查者左手把住患者左肩部向后推，右手把住髂嵴部向前推，两手同时用力，方向相反。用同样方法再行右侧卧位检查，使腰椎扭转，若有疼痛即为阳性。

（10）足－嘴试验（Mcbride法）：患者站立，双手捧起一足并尽力向上举起。若出现腰骶部疼痛并稍偏向抬足侧，说明腰骶关节可能性有疾病；若对侧骶髂关节后部疼痛，可能为对侧骶髂关节疾病。本试验为腰骶关节屈曲和骨盆旋转运动。

2. 检查坐骨神经的特殊检查法

（1）直腿抬高试验（见原文）。

（2）直腿抬高背屈踝试验：又称布瑞嘎（Bragard）附加试验、西卡（Sicads）征、西盖（Cukaps）试验。同上述直腿抬高试验，直腿抬高到最大限度但尚未引起疼痛的一点，在患者不注意的情况下，突然将踝关节背屈，此时坐骨神经受到突然地牵拉更为紧张，而引起患肢后侧放射性的剧痛，即为阳性。借此可区别由于髂胫束、腘绳肌或膝关节后关节囊紧张所造成的直腿抬高受限。因为背屈只加剧坐骨神经及小腿腓肠肌的紧张，对小腿以上的肌筋膜无影响。

（3）屈髋伸膝试验。

（4）坐位伸膝试验（Gaensken）：又称弓弦试验。让患者坐于床缘或凳上，头及腰部保持平直，两小腿自然下垂，然后嘱患者将患肢膝关节逐渐伸直，或检查者用手按压患肢腘窝，再将膝关节逐渐伸直，如有坐骨神经痛即为阳性。

（5）坐位压膝试验：又称别克美皮（Bexmepea）征。嘱患者坐于床上两腿伸直，坐骨神经受累的腿即自然将膝关节屈曲，以减少坐骨神经的紧张度。如果将膝关节向后压被动伸直时，坐骨神经痛加剧即为阳性。

（6）健肢抬高试验。又称法捷兹坦（Fajerztain）试验，患者仰卧，做健肢直腿抬高试验，患侧产生腰痛或伴有下肢放射痛即为阳性。腰椎间盘突出症患者此试验常为阳性。

各检查法均有不同的意义，对临床都有不同的指导意义，临床上应充分应用。

第三节　骨盆检查

骨盆乃是躯干骨骼的基底，它把上面躯干的重要内脏通过体轴上的力线传给下肢。构成骨盆的骨骼，彼此以关节接合而形成圆环，并借大而有力的韧带保持不变的位置，从局部解剖观察点来说，骨盆仍是骨骼、韧带的骨架组织，并在其内外两面覆盖软组织以及骨盆腔内的脏器，下面为肌肉层及隔膜遮盖着，即所谓"隔膜"。隔膜是会阴的底部，位于假骨盆上的器官，属于外科范畴内，骨盆的外部属于髋部范畴内讨论。骨盆内最主要的关节是骶髂关节，是传导重力的枢纽，所以易于招至损伤，容易发生疾病。故在检查时应该引起必要的注意。以防在诊断上造成一些不必要的差误。

一、望诊

骨盆的望诊一般采用立位观察。但骨盆损伤的病人需除外。髂前上棘、髂后上棘、腰骶部的菱形区，以及髂嵴，是骨盆望诊的最好标志。我们常观察下列项目：

（1）力线的改变　骨盆是脊柱的基石，不论任何原因引起骨盆的倾斜，脊柱也会发生改变，骨盆倾斜角的增减，会影响脊柱矢状面的力线。骨盆倾斜角增大，脊柱势必向前倾斜，以保持躯干向前垂直，腰椎势必增加其前倾弧度，逐渐形成腰椎"前胸突畸形"；反之骨盆倾斜角减小，导致腰椎发生代偿性后凸，表现为正常的前突减小，即成为"平背畸形"。

（2）背部及臀部肌肉的改变 需注意两侧髂后上棘有无向后凸畸形，臀肌有无麻痹，脊柱有无侧弯，当骶髂关节脱位时，由于髂肋肌向上牵引，患者的髂骨会向上后移位。

（3）外伤患者，应特别注意其会阴部、腹股沟、大腿近端内侧、臀部、腰部有无肿胀及瘀斑，耻骨骨折此种现象多见。疑有尿道、膀胱损伤者应用导尿管导尿检查。

二、触诊

触诊时必须先令患者自己指出最痛的区域，然后再进行触诊。骶髂关节有韧带损伤、半脱位或炎症疾患（如结核、强直性脊柱炎等）时，骨科三角（两侧骶髂关节和腰骶关节三个腰痛好发部位联合构成一个三角区，称为骨科三角）可有压痛。如有结核性脓肿，且较大者，可于下腹部两侧髂窝内触及肿块及压痛，若疑有骨盆骨折合并直肠损伤或骶尾骨骨折、脱位时，还需进行肛门指诊。

三、运动功能检查

（一）站立位

骶髂关节疾患时，患者常将体重支持在健侧下肢，使患肢松弛，呈髋部屈曲状，腰前屈、旋转活动受限，疼痛加重。而后伸、侧屈活动较少受限。

（二）坐位

骶髂关节疾病患者，坐位时常将患侧臀部抬起，身体向健侧倾斜。做腰前屈时，由于骨盆相对固定，其疼痛及活动限制范围比站立时大为减轻或完全无限制。而腰骶关节疾病患者在坐位时所作的腰部各个方向运动与站立时相同，疼痛与活动幅度均不改变。

骶髂关节劳损、椎间盘突出及腰部疾患，根据活动时所引起的疼痛不同，可作鉴别诊断。

（三）卧位

1. 侧卧位屈伸髋关节时，引起骶髂关节疼痛为阳性

骶髂关节松弛者，检查时将手放于骶髂关节部位，嘱患者屈伸髋关节，这时检查者可听到骶髂关节有响声，严重者在响声出现前有剧痛，响声之后疼痛完全消失，此为不平滑的骶髂关节面摩擦所致。

2. 卧床翻身活动

骶髂关节有病时，患者常喜向健侧卧位，两下肢屈曲，翻身感到困难，甚至需用手

扶持臀部转动。此点对诊断骶髂关节炎有十分重要的意义。

四、特殊检查

骨盆的特殊检查很多，但检查骶髂关节有无病变的主要有骨盆分离试验、"4"字试验（Patrick 试验）、床边试验（Gaenslen 试验）、斜扳试验（唧筒柄试验）、单髋后伸试验（Gillis 试验或 Yeoman 征）等。检查骨盆是否有骨折的有骨盆挤压试验。

另外还有许多试验也可检查骨盆病变。

（一）骶髂关节定位试验

患者仰卧，检查者抱住其两腿膝后部，使髋关节屈曲至 900 位，小腿自然地放在检查者右臂上。检查者左手压住膝部，使骨盆紧贴检查台。患者肌肉放松。然后以双大腿为杠杆，将骨盆向右和向左挤压。一侧受挤压，对侧被拉开，骶髂关节疾患时，向患侧挤压时疼痛较轻，而向对侧挤时患侧被拉开则疼痛较剧烈。

（二）坎贝尔（Compbell）征

嘱患者取站立位或坐位，躯干前倾时，骨盆不动，可能为骶髂关节病变；若骨盆及躯干同时前倾则为腰骶关节病变，主要活动在髋关节。

（三）爱来（Ely）征

病人俯卧，一侧膝关节屈曲，使足跟接近臀部，正常者骨盆前倾，腰前凸增大；若骶髂关节有病变，则骨盆离开床面被提起，表示骶髂关节活动受限。

（四）斯佩（Smirg－Peterson）试验

又称葛征维（Goldthwait）试验。患者仰卧，检查者一手放于病人腰部，做直腿抬高试验，如腰椎部未动即出现疼痛，则病变位于骶髂关节，如果腰椎活动后始出现疼痛，则病变多在腰骶关节。

（五）史密斯－彼特逊（Smith－Peterson）试验

患者直立，将脊柱向左或向右侧倾斜，若一侧骶髂关节有病变，脊柱倾向健侧的动作多有障碍。

（六）拉格尔（Laguere）试验

患者仰卧，髋与膝关节同时屈曲，然后髋关节外展外旋，骶髂关节若有病变，便可出现疼痛，但不影响腰骶关节。

第四节　上肢关节检查

一、肩部

肩部是上肢运动的基础，它是由肩胛骨、锁骨和肱骨共同组成，被韧带、关节和肌肉相互连接，而形成三个关节一连接，即肩肱关节、肩锁关节、胸锁关节和肩胛胸壁连接。在正常肩部运动中，它们的运动彼此协调并有规律性，如果其中一个关节或连接发生运动障碍，就会影响肩部正常的运动功能。

肩部检查时首先观察肩外廓、姿势、轴线，注意有无强直、萎缩、麻痹、肿块、压痛或积液。对比两肩及肩胛骨的高度。测定两肩、胸锁及肩锁关节的稳定度。扣诊肱骨头位置。肩如平坦，常见于脱位、三角肌萎缩。肩关节的积液因局部肌肉肥厚，甚至中度积液，亦不易发觉，反之，肩峰下滑囊积液则易于从后侧及上方察觉，故应注意区分。

（一）望诊

肩部望诊时首先要求病人显露上半身。检查时患者端坐，双手平放在两膝盖上，检查者从前、后、侧方仔细观察，并经常与对侧相同部位作对比。如两侧三角肌的发育及锁骨上、下窝的深浅是否对称，两个肩胛骨的高低是否一致，肩胛骨内缘与脊柱距离是否相等，冈上肌、冈下肌有无萎缩等。

1. 肩部畸形

（1）方肩　肩部丧失正常圆浑的外形，呈扁平或方形。多数由于肱骨头脱位，或者由于腋神经麻痹而引起三角肌萎缩或失用性肌萎缩。

（2）垂肩　患侧肩部与健侧对比，患侧肩部出现明显低落。常见于肩关节脱位、肱骨外科颈骨折、肱骨大结节骨折、锁骨骨折。患者虽然用手托扶患侧，但患肩仍低于健侧。另外，腋神经麻痹和其他肩部疾病，也有垂肩现象。

（3）平肩　斜方肌瘫痪，肩部平坦。

（4）肩锁关节高凸　当肩锁关节发生炎症或挫伤及半脱位时，肩锁关节高凸呈半球状。若锁骨肩峰端高度挑起，则是肩锁关节全脱位，不但肩锁韧带断裂，喙锁韧带也发生断裂。

（5）胸锁关节高凸　当胸锁关节发生炎症、挫伤及半脱位时也可出现高凸，但不十分明显；若有明显高凸，则是胸锁关节脱位，这时受胸锁乳突肌牵拉，锁骨内侧端向前、向上移位。若直接暴力作用于胸锁关节，可发生向后向下脱位，有压迫气管的危险。

（6）锁骨凸起　儿童的弓形高凸，多为不完全骨折，即青枝骨折；成人锁骨骨折，则发生移位，呈孤立形高凸。

（7）其他 如教材上的先天性高肩胛症、翼状肩胛等。

2. 肿胀

由任何外力造成的肩部骨折，如锁骨骨折、肩胛骨骨折、肱骨解剖颈骨折、肱骨外科颈骨折、肱骨大结节骨折等均可出现肩部肿胀，并且皮肤有瘀斑，尤其是锁骨骨折，其病人还表现出特殊姿势，常用健手托住患侧上肢，将头偏向患侧，患肩向下低落，锁骨部向上隆起，儿童的青枝骨折，锁骨中段向前上方高凸畸形。引起肩部急性肿胀最常见的原因是肩关节急性化脓性关节炎，患者往往在全身和局部发热及肩部疼痛，被动活动时疼痛加剧。若肩部肿胀，疼痛轻，起病缓慢，局部不红，不热，则多为肩关节结核。如肩部出现进行性肿块，伴有疼痛，局部组织变硬，有可能是恶性肿瘤，肩部恶性肿瘤以肉瘤居多。

3. 肌肉萎缩

肩部各种骨折中晚期，由于固定时间过长，未能进行有效的功能锻炼，可致使肩部肌肉发生失用性萎缩。肩关节周围炎的特点是肩部活动痛，因疼痛限制了活动则可发生失用性肌萎缩。结核、炎症及肿瘤的晚期都可发生失用性肌萎缩。另外，腋神经损伤所致三角肌麻痹，肩部三角肌也萎缩。失用性肌萎缩与麻痹性肌萎缩均可影响肩部运动功能，或发生肩关节半脱位。

（二）运动检查

肩部的运动往往是肩肱、肩胸、肩锁、胸锁关节的联合运动，任何一个关节病变都能引起肩部运动障碍。因此，肩部运动功能检查必须做到四个关节的鉴别检查。方法：令患者背向站立，检查者一手固定肩胛骨下角，另一手抬起患肢上臂，直到肩胛骨开始向外移动时为止，在肩胛骨开始移动前的最大外展角度为肩肱关节的外展度数（正常为90°）。若上臂继续上举则为肩胛骨与胸壁之间的滑动。肩胸关节无软骨、韧带、关节囊之类的一般关节的构造，肩胸关节活动障碍多为肌肉、筋膜、滑囊的病变，故肩胸关节的病变比肩肱关节的病变少。

1. 肩肱关节

肩肱关节的运动有前屈、后伸、外展、内收、外旋、内旋等，如教材所述。

2. 肩锁关节

此关节有20°活动范围，部分活动显于上臂上举最初30°范围内，部分活动系在上臂抬高135°后发生。

3. 胸锁关节

此关节在上臂抬高时，锁骨有40°抬高范围，锁骨抬高在上臂抬高最初90°范围内完成。

4. 肩胛胸壁连接

肩胛骨在胸臂的旋转活动范围等于胸锁关节（40°）与肩锁关节（20°）活动范围的总和60°。肩胛胸壁连接的运动方式有如下三种：

（1）提肩运动：主要是提肩胛骨向上移动。检查时，病人坐位，医生两手放在其双肩上方，令病人耸肩，可测得运动和肌力。

（2）缩肩运动：主要是两肩胛骨向中线靠近的动作。检查时医生站在病人对面，两手放在肩外部，拇指放在锁骨部，让病人做两肩向后伸运动，医生可拉两肩前测得肌力。

（3）伸肩运动：主要是使肩胛骨向前运动，即伸手取物的最后动作。检查时，病人上臂前屈90度，尽量屈肘，伸手能摸到同侧肩部，这时让病人做向前伸肘动作，如试图用肘部去触的动作，医生可用手扶其肘部给与阻力，测得肌力。

（三）触诊

1. 肩部骨折的触诊特点

（1）锁骨骨折：锁骨就在皮下，沿着锁骨轴线，仔细触摸，可以触摸到连续中断，也能触知骨折端是尖锐还是整齐，有无骨碎片存在；轻轻按压时有无压痛、异常活动和骨擦音。通过触摸可以判断出骨折移位的方向。

（2）肱骨外科颈骨折：压痛点在肱骨大结节下方位置，有移位时可触到骨折端。

（3）肱骨大结节骨折：压痛点位于肩前方三角肌内，在腋下方也可有触痛。

（4）肩胛骨骨折：能触到凸凹不平的骨折边缘，压痛明显。

2. 肩部脱位的触诊特点

（1）肩肱关节脱位：肩峰下触之空虚、凹陷，在肩部的前下方可后下方能触到肱骨头。

（2）肩锁关节脱位：能触到锁骨外端呈半圆状，并有光滑感，压之疼痛，向下按压时有"琴键"样弹跳感。

（3）胸锁关节脱位：多向前脱位，故能触到局部半球形高凸的锁骨内端，按压时疼痛明显，并有松动感。

（4）肩胛胸壁连接松动：触之肩胛骨移动度增大，并有下落，主要是由于肌无力或神经麻痹造成。

3. 肩三角的触诊

骨性标志指肩峰、喙突及肱骨大结节三处，构成一等腰三角形。如有改变，应考虑肩部骨性病变。正常两侧三角形相对称，若肩三角变形，常见于肱骨头脱位、肱骨大结节撕脱骨折。

4. 肩袖破裂的触诊

肩袖位于三角肌深面，关节的外展、急性外伤可造成肩袖的损伤破裂，在尚未肿胀时，肩峰下触之凹陷，局部压痛，同时可见大结节处隆起。

5. 非特异性炎症的触诊

（1）肩周炎：肩关节周围有广泛的压痛点，以结节间沟及肩胛下肌、冈上肌、冈下肌各肌处压痛最为明显，后期触之肩部肌肉萎缩，弹性降低。

（2）肱二头肌长头腱鞘炎：压痛点在肱骨大、小结节之间的结节间沟处。

（3）冈上肌钙化性肌腱炎：压痛点在肩峰下面或冈上肌部。

（4）肩峰下或三角肌下滑囊炎：压痛点在肩峰下方，仔细触摸有肥厚、肿块，及特有的触痛，滑囊增厚时，肩关节运动可伴有摩擦音。

（5）肌肉劳损的触诊：肩背部疼痛，大多为肌肉慢性劳损所致，劳损的肌肉在其附着点处触诊时有压痛。提肩胛肌劳损压痛点分别在肩胛冈的上、下方，而大圆肌劳损则在肩胛骨下角处有压痛。

（6）锁骨上和腋下淋巴结的触诊：分别在锁骨上窝和及腋下仔细触摸，有无淋巴结和其他肿物存在。

（四）特殊检查

肩部特殊检查很多，各有各的适应证和特点。如教材上所述的搭肩试验（Dugas征）、落臂试验、肱二头肌抗阻力试验、肩周径测量、疼痛弧试验、直尺试验、冈上肌腱断裂试验等。另外还有一些如下。

1. 道班（Dawbarn）征

道班（Dawbarn）征用以检查肩峰下滑囊炎。患肢上臂贴近胸壁侧面，肩峰前缘下方可有触痛。如果上臂外展，滑囊移位于肩峰下，触痛消失，则为阳性改变。

2. 肩关节脱位的恐惧试验

检查习惯性肩关节脱位时使上臂外展外旋，处于可能容易脱位的位置。假如肩关节即将脱位，病人的脸上就会有明显的恐惧表情。

3. 布瑞安（Bryant）征

检查时仔细观察病人的双侧腋皱襞是否对称，一般在肩关节脱位时，由于肱骨头下降或移位，可使患侧的腋皱襞比正常降低，即为阳性改变。

4. 肱二头肌如有损伤，则有下述体征

（1）屈肘试验（Hueter征）：屈曲已旋后的前臂时，肩部有疼痛。

（2）肩半脱位（Pagenstecher征）：肱骨头向下、向内半脱位。

（3）肱骨头上升（Cruveilhier征）：肱骨头可能上升。

二、肘部检查

肘关节是由肱骨下端、桡骨头和尺骨鹰嘴组成，分别组成肱尺关节、肱桡关节和上尺桡关节。由于肘关节处肌肉较少，活动范围较肩关节小，因此发生在此处的疾病较肩关节易于诊断。

（一）望诊

1. 畸形

检查时注意局部有无畸形，外观轮廓如何，肘后骨性结构（Hüeter线及三角）有无改变。肘部畸形常见的有：

（1）肘外翻。

（2）肘内翻。

（3）肘反张。肘关节向后过伸超过10°即为肘反张。多数是由于肱骨髁上骨折复位不佳，没有保证正常的前倾角所致。

（4）靴形肘。当肘关节发生后脱位时，屈曲 90°位，肘关节呈靴形，故得此名，有时也见于肱骨髁上骨折。

（5）矿工肘。尺骨鹰嘴突部局限性隆起，犹如半个乒乓球扣在肘部，实为尺骨鹰嘴滑囊炎，因矿工多发生此病而得此名。

（6）肘关节轮廓改变。

1）肘前凹陷消失：可见于外伤性肿胀和桡骨头脱位。

2）肘关节骨性轮廓增大：骨突明显，肌肉萎缩，则是大骨节病的表现。

3）肘部各类骨折都有其不同的局部轮廓的改变。

2. 肿胀

对于肘关节肿胀应区别是关节肿胀还是软组织肿胀，是局部肿胀还是全关节肿胀。另外还要根据具体情况区分是外伤性肿胀还是炎症性、肿瘤性肿胀等。

（1）关节肿胀：表现为尺骨鹰嘴两侧正常凹消失或丰满，因为此处的滑膜腔最为表浅，况且肘后皮肤宽松，故最易发生肿胀。积液量较多时，则肱桡关节出现肿胀。积液量多时肘关节常处于半屈曲姿势，因为此姿势下关节的容量最大。较持久的关节积液，应鉴别是结核性或类风湿性。

（2）软组织肿胀：肘部弥漫性肿胀，不符合肘关节界限，即属于软组织肿胀。在急性损伤中，严重的软组织肿胀，提示有骨折和骨折移位，如肱骨髁上骨折，尺骨鹰嘴骨折等。

（3）局部肿胀：有时局部肿胀不明显而被忽视。在肘关节外翻损伤时，桡骨头与肱骨外髁顶撞，引起肱桡关节局部肿胀，需要仔细检查才能发现。尺骨冠突骨折时，肘前部也有轻微的肿胀。肱骨内上髁撕脱骨折，常伴有肘关节内侧关节囊破裂，局部血肿较大，易被发现。尺骨鹰嘴骨折亦表现有局部血肿。

（二）运动检查

肘关节的运动检查主要检查其屈伸、旋转，如教材所述。

（三）触诊

1. 皮肤温度。

2. 肱桡关节：注意两者的关系，触诊时，一手握住患者的前臂做向前及向后的旋转动作，另一手触摸桡骨头的位置。

3. 触诊肘后三点关系。

4. 压痛点：一般由病变引起的压痛范围常较广泛，而损伤所引起的压痛范围比较局限而固定。肘部常见压痛点：

（1）肱骨外上髁处，常见于肱骨外上髁炎（即网球肘）。

（2）肱骨内上髁处，常见于肱骨内上髁炎（即高尔夫球肘）。

（3）肘外侧副韧带处，常见于肘外侧副韧带损伤等。

（4）尺神经沟处，多见于迟发性尺神经炎、复发性尺神经脱位等。

5. 肿块：如有肿块，应注意肿块的部位、硬度和活动度。鹰嘴突部位囊肿，多为鹰嘴滑囊炎，肘后部有溜圆的肿块多为游离体，肘前部肌肉内形成大小不一的硬块，可能是骨化性肌炎。

（四）特殊检查

除腕伸肌紧张试验（Cozen）、肘关节侧副韧带稳定性试验和替尼（Tinel）征外还有以下方法：

1. 髁干角

正常肱骨长轴与内外上髁连线成直角（B. O. Mapkc 氏髁上线）。如髁上骨折移位或先天性畸形时，此髁干角改变，成锐角或钝角。

2. 伸肘试验

患者取坐位或站位，手掌放在头顶上，然后主动伸肘，若不能主动伸肘，可能为肘关节后脱位、鹰嘴骨折、桡骨头半脱位等。若患者不能主动伸肘，或伸肘时因臂丛神经牵拉出现疼痛，称拜克尔（Bikbles）征阳性。可能为臂丛神经炎或脑膜炎，原因是伸肘时对臂丛神经有明显的牵拉作用。

3. 密勒（Mill）征

嘱患者将肘关节伸直，腕部屈曲，同时将前臂旋前，如果出现肱骨外上髁部疼痛即为阳性，对诊断肱骨外上髁炎有意义。

4. 屈肌紧张试验

让患者握住检查者的手指，强力伸腕握拳，检查者手指与患者握力做对抗，如出现内上髁部疼痛即为阳性，多见于肱骨内上髁炎。

三、腕与手部检查

当进行手部检查时，应暴露整个上肢，进行评估。主动的肩关节，肘关节，肘关节及前臂的旋前与旋后活动很重要。这些关节的功能是手功能正确位置所必须的。在观察手时必须注意手的颜色，以判定其血循环，应注意手有否肿胀、异常的姿势及评估皮肤的润湿度、局部疼痛或压痛以及感觉敏感性，腕关节、腕掌关节、掌指关节及指间关节的主动与被动活动范围。应测量并记录握力和捏力。根据患者用手的不同动作来评定其功能。正确记录手检查所见很重要，简单的手的素描和相应的记号很有帮助，反复检查与初次检查同样重要，每次随访时都要重复一遍。只有在随访期间每周或每月做一系列的检查，才能使检查者了解手功能是否有改善。

（一）望诊

手部的望诊首先要注意患者腕和手的功能，正常的腕和手的活动灵活自然，不应有保护性动作。检查手部时应该显露出整个上肢和颈部，在患者脱上衣时，要观察其腕和手的活动。正常时，其活动灵活自然，各手指的动作同步而协调；异常时，其动作僵直、不协调，有时，患者可能用改变肩部和肘部的方法来补偿腕和手部的功能。在观察手的功能之后，再看一下手的整个结构情况，是否是 5 个手指，特别是新生长儿很重要，因为手指先天性缺如或多指时常被忽视。在望诊时还要注意观察腕和手的休息位与功能位姿势是否正常，皮肤、指甲的形状和颜色，腕与手部有无肿胀、畸形及肌肉有无萎缩等。

（二）运动检查

检查腕与手的运动，主要是检查手与腕的灵活性，腕与手部肌肉、肌腱的功能，有无粘连，肌力如何等。

（三）触诊

触诊主要是触压痛点、肿块。

1. 腕与手部的压痛点

（1）腕关节压痛：全关节压痛多为关节炎（如创伤性、类风湿性或结核性关节炎）。

（2）"鼻烟窝"压痛：多为腕舟骨骨折。检查时将拇指处于伸展位，使桡神经移开"鼻烟窝"底部，检查时就不会因桡神经压痛而与骨折压痛产生混淆。

（3）腕背正中压痛：伴局限性肿块，可能是月骨缺血性坏死或关节囊损伤，或腱鞘囊肿。

（4）腕尺侧压痛：多见于下尺桡关节半脱位、三角软骨损伤、腕尺侧副韧带损伤或尺侧伸腕肌腱鞘炎。

（5）桡骨茎突部压痛：多见于拇长展肌、拇短伸肌腱鞘炎，又名桡骨茎突部狭窄性腱鞘炎。

（6）腕桡侧隆起部压痛：包括舟骨结节和大多角骨结节，多为拇短展肌和拇指对掌肌的起点部有撕裂伤或滑囊炎。

（7）掌指关节掌面压痛：多为屈指肌腱腱鞘炎，多数有硬性结节。

（8）指间关节压痛：侧方压痛多为侧副韧带损伤或关节附近有骨折。各方向都有压痛，说明整个关节囊均有损伤，或为关节炎、类风湿性关节炎。

（9）指残端痛：常为创伤性指神经瘤，残端瘢痕与骨断端粘连，少数由残留的指甲引起。

（10）Heberden 结节：为指骨骨性关节炎的一种特征，多见于示指、中指的中节指骨远端两侧，系软骨边缘的增生。结节伴有疼痛，触之坚硬伴有压痛，表面的软组织不肿胀。结节所在的关节常有屈曲和倾斜畸形，而且屈伸运动受限。

2. 腕与手部的肿块

腕与手部的肿块多数为腱鞘囊肿，少数为肿瘤。肿瘤中以良性居多，如表皮样囊肿、皮脂腺囊肿、黏液囊肿、脂肪瘤、纤维瘤、滑膜瘤、黄色素瘤、血管球瘤、软骨瘤、骨囊肿、骨巨细胞瘤等，恶性肿瘤少见。

（四）特殊检查

腕手部的特殊检查有很多种，除腕三角软骨挤压试验、握拳试验、指浅屈肌试验、指深屈肌试验、屈指试验、压脉试验外，还有以下试验：

（1）直尺试验：正常时，置一尺于小指及肱骨外髁，此尺不接触尺骨茎突，当Colles 骨折时，尺骨茎突与此尺接触。

（2）劳吉尔（Laugier）征：桡骨茎突尖端长于尺骨茎突尖端约 1~1.5cm 为正常解剖关系，若桡骨下端骨折移位，二者尖端可在同一水平线上，甚至相反，这种现象称为劳吉尔征。

（3）屈腕试验：将腕掌屈，同时压迫正中神经 1~2 分钟，若手掌侧麻木感加重，疼痛加剧并放射至示指、中指，即为阳性，提示有腕管综合征。

（4）叩触诊试验：轻叩或压迫腕部掌侧的腕横韧带近侧缘中点，若出现和加剧手指刺痛及麻木等异常感觉时即为阳性，提示有腕管综合征。

（5）举手试验：患者仰卧，将患肢伸直高举，若出现和加剧手指刺痛及麻木等异常感觉时即为阳性，提示有腕管综合征。

（6）压脉带试验：与测量血压的方法相似，仅需将血压升至收缩以上。若出现和加剧手指刺痛及麻木等异常感觉时即为阳性，提示有腕管综合征。

（3）~（6）项用于腕管综合征的检查。

（7）手镯试验：以手握尺桡骨下端时，引起疼痛为阳性，如类风湿性关节炎。

第五节　下肢关节检查

一、髋部检查

（一）髋部疾病

1. 黑尔（Hare）试验：此试验主要用于区别髋关节疾病与坐骨神经痛。患者仰卧，检查者将患肢膝关节屈曲，踝部放于健肢大腿上，再将膝部下压抵至床面，如为坐骨神经痛可放置自如，而髋关节疾病患侧不能抵至床面。

2. 海－特（Hefke-Turner）征：髋关节病变时，X 线显示患侧闭孔变宽。

3. 髋关节撞击试验：关节叩诊时令患者取仰卧位，患肢伸直，检查者一手将患肢稍抬起，另一手握拳叩击患肢足跟部，如髋关节有疾患，可出现明显的传导叩痛，称髋关节撞击试验阳性。

4. 大腿滚动试验：参见股骨粗隆间骨折。

（二）髋关节不稳

1. 望远镜试验：又称套叠征、迪皮特伦（DuiJuytren）征、巴洛夫（Barlove）试验。患者仰卧，助手按住患者骨盆，检查者两手握住其小腿，伸直其髋关节、膝关节，然后上下推拉患肢，若患肢能上下移动 2~3cm，即为阳性。

另一种方法是患者仰卧，检查者一手固定其骨盆，另一手抱住患肢大腿或环抱患肢膝下，使髋关节、膝关节稍屈曲，将大腿上推下拉，反复数次，如有股骨上下过度移动之感，即为阳性，说明髋关节不稳定或有脱位等。

2. 特伦德伦堡（Trendlenburg）试验：又称臀中肌试验、单腿独立试验。嘱患者先用健侧下肢单腿独立，患侧下肢抬起，患侧骨盆向上提起，该侧臀皱上升为阴性。再使患侧下肢独立，健侧下肢抬起，则健侧骨盆及臀皱下降为阳性。此试验检查关节负重，检查关节不稳或臀中、小肌无力，任何臀中肌无力的疾病这一体征均可出现阳性。

3. 巴洛（Barlow）试验：为奥尔托兰尼（Ortolani）试验改良方法，亦用于检查 1 岁以内婴儿有无先天性髋关节脱位。患儿仰卧，检查者首先使患儿双侧髋关节屈曲 90°，双膝关节尽量屈曲。双手握住患儿双下肢，双手拇指分别放在患儿大腿内侧小粗隆部，中指置于大粗隆部位，轻柔地外展双髋关节，同时中指在大粗隆部位向前内推压，如听到响声，表明脱位的髋关节复位，股骨头滑入髋臼。第二步检查是拇指在小粗隆部位向外推压，若听到响声，表明股骨头滑出髋臼，此试验阳性。如果拇指放松压力股骨头即复位，说明髋关节不稳定，以后容易发生脱位。

（三）髋关节脱位

1. 奥尔托兰尼（Ortolani）试验：患儿仰卧，髋、膝屈曲各 90°，检查者手掌扶住患侧膝及大腿，拇指放在腹股沟下方大腿内侧，其余手指放在大粗隆部位，另一手握住对侧下肢以稳定骨盆。检查时先用拇指向外侧推并用掌心由膝部沿股骨纵轴加压，同时将大腿轻度内收。如有先天性髋关节脱位，则股骨头向后上脱出并发出弹响。然后再外展大腿，同时用中指向前内顶压大粗隆，股骨头便复位，当它滑过髋臼后缘时又出现弹响，此试验阳性，适用于 6 个月至 1 岁以内的婴儿先天性髋关节脱位的早期诊断。

2. 蛙式试验：又称双髋外展试验，用于婴儿。患儿仰卧，检查者扶持患者两侧膝部，将双侧髋、膝关节均屈曲 90°，再做双髋外展外旋动作，呈蛙式位，如一侧或双侧大腿不能平落于床面即为阳性，说明髋关节外展受限。先天性髋关节脱位患儿此试验阳性。

3. 直腿屈曲试验：患儿仰卧，检查者一手握住小腿下端，使髋关节尽量屈曲，膝关节伸直。若有先天性髋关节脱位，患肢可与腹胸部接触，其足可与颜面部接触，表明脱位髋关节屈曲活动的范围增大。本试验适用于婴幼儿的检查。

4. 髋咔嗒征：检查新生儿髋关节时，由于关节异常松弛，股骨头弹出臼窝而不复回的瞬间所产生的弹跳称咔嗒征。其检查方法有 Ortolani 试验、Barlow 试验等。

5. 希恩（Chiene）试验：又称两侧大粗隆连线。正常时，此线正对髋关节和耻骨上缘，并且和两侧髂前上棘连线相平行。如一侧大粗隆上移，此两线不平行；如在上移的大粗隆处作一条线垂直于躯干曲线，则该线高于耻骨上缘水平面，见于髋关节脱位、股骨颈骨折等。

6. 髂间及粗隆间连线：正常两者平行，粗隆间距大于髂间距离。先天性髋关节脱位时粗隆间距离增大；脊柱前脱位时骨盆前倾，髂间距离增大。

7. 西蒙（Simmon）线：髂骨外侧缘至髋臼处上缘，然后向下、外沿股骨颈外缘形成一条连贯的弧线。髋关节脱位时，此弧线中断。

8. 布赖恩特（Bryant）三角：其底边是大粗隆与髂前上棘间的水平距离。患者仰卧，自髂前上棘向床面引一垂线，再由大粗隆顶点作一水平线。两线的交点与大粗隆顶点间的距离正常人是 5cm 左右，可与健侧比较，若大粗隆上移或下移，则此距离比健侧缩短或延长。

9. 内拉通（N6laton）线：又称髂骨、坐骨结节连线。患者仰卧，由髂前上棘至坐骨结节画一连线。正常人此线经过大粗隆的顶部，若大粗隆顶部在该线上方或下方，表示有病理变化。记录大粗隆上移的高度，高出此线 1cm 以内者不能视为病理现象。

10. 阿兰多德（Alan-Todd）试验：检查者面向患者做半蹲状，然后将两侧拇指各放在患者一侧髂前上棘上，而中指放在其大粗隆的顶点。将环指放在大粗隆的后方两侧比较，即能测出大粗隆移位情况。

11. 休梅克（Shoemaker）线与卡普兰（Kaplan）交点：这也是一种测量大粗隆是否上升的办法。患者仰卧，两髋伸直放在中立位，两侧髂前上棘在同一水平，分别从两侧大粗隆尖部经过髂前上棘引一直线到腹壁，此线称 Shoemaker 线。正常者两侧延长线应在脐部或脐以上交叉，两线的交点称 Kaplan 交点。如一侧大粗隆向上移位，则此点位于对侧或脐下，说明股骨头、股骨颈有缩短性病变，如股骨颈骨折等。

12. 卡普兰征：在先天性髋关节脱位的 X 线平片上，髋臼缘失锐利，股骨上端与髋臼间空隙增宽，股骨上端离开髋臼窝向侧方移位，即卡普兰征。

13. 冯罗森（Von Rosen）征：双侧大腿外展 45°并内旋，摄包括两侧股骨上段之骨盆正位片，作双侧股骨干中轴线并向近侧延长，此即为冯罗森线。正常时，此线通过髋臼外上角。脱位时，该线通过髂前上棘，即称冯罗森征阳性。这在股骨头骨化中心未出现时可作为诊断参考。

（四）髋关节结核

腰大肌挛缩试验：又称过伸试验。患者取俯卧位，患肢屈膝 90°，检查者一手握住踝部将下肢提起，使髋关节过伸，若骨盆随之抬起，为阳性，说明髋关节后伸活动受限。有腰大肌脓肿及早期髋关节结核时，此试验可出现阳性。

（五）髋前软组织挛缩

1. 托马斯（Thomas）征：又称髋关节屈曲挛缩试验。患者仰卧，尽量屈曲健侧大腿贴近腹壁，使腰部紧贴于床面，克服腰前凸增加的代偿作用，再让患者伸直患肢，如患肢不能伸直平行于床面，即为阳性，说明该髋关节有屈曲挛缩畸形。患肢大腿与床面所形成的角度即髋屈曲畸形的角度。

2. 望远镜试验：见第 54 页。

3. 艾利斯征：见第 57 页。

（六）髂胫束挛缩

奥伯（Ober）试验：又称髂胫束挛缩试验。患者侧卧，健肢在下并屈髋屈膝，减少腰椎前凸。检查者站在患者背后，一手固定骨盆，另一手握患肢踝部，屈膝到 90°，然后将髋关节外展后伸，再放松握踝之手，让患肢自然下落，正常时应落在健肢后侧。若落在健肢前方或保持上举外展姿势，即为阳性。此试验阳性说明髂胫束挛缩或阔筋膜张肌挛缩，并可在大腿外侧摸到挛缩的髂胫束。如脊髓灰质炎后遗症髂胫束挛缩，有此体征。

（七）臀肌挛缩

臀肌挛缩征：站立位，两足、两膝靠拢，嘱屈髋、屈膝下蹲，正常小孩臀部可触及足跟。当臀肌挛缩时，患儿不能完全屈髋、屈膝下蹲，并可在臀部触及紧张束条。

（八）臀中、小肌无力

（1）特伦德伦堡试验：见髋关节不稳部分。

（2）费尔普斯（Phelps）试验：患者取俯卧位，膝关节屈曲，大腿尽量外展，检查者握住其踝部逐渐将其膝关节伸直。若股薄肌有挛缩，在伸膝过程中大腿发生内收，即为阳性。

（九）下肢缩短

艾利斯（Allis）征：又称下肢短缩试验。患者仰卧，双髋、双膝屈曲，两足跟并齐平放于床面上，正常者两膝顶点应该在同一水平。如一侧膝低手对侧膝，即为阳性，说明患肢有短缩（股骨或胫、腓骨短缩）或有髋关节脱位。

二、膝部检查

（一）膝关节积液

浮髌试验：正常膝关节内有约 5ml 的滑液起到润滑关节、缓冲力的作用并营养关节面软骨。当关节内有大量积液时，关节肿胀明显，一望而知。但少量积液或中等积液时，需进行浮髌试验测知。一般积液量 10ml 浮髌试验即可呈阳性。试验方法：

（1）患者取仰卧位，膝关节伸直，股四头肌松弛。检查者一手手掌在髌骨上方压挤髌上囊，并且手指挤压髌骨两侧，使液体流入关节腔，然后用另一手的示指轻轻按压髌骨。若感到髌骨撞击股骨前面，即为阳性，说明积液量较少。若髌骨随着手指的按动而出现浮沉的现象，表示积液量较多。

（2）患者直立时，髌上囊的积液自然流到髌骨后方。如果股四头肌松弛，髌骨自然离开股骨滑车，这时可用两个拇指分别推动两侧髌骨对比两侧感觉。如果髌骨被关节积液浮起，推动时有髌骨和股骨撞击感，即为阳性。

关节内积液的性质：如为急性外伤，可能为关节内积血；如为急性感染，则可能为积液。一般肿胀多为渗出液，通过关节穿刺即可识别。

（二）膝关节慢性炎症

膝上皮肤皱襞试验：膝关节慢性炎症或上石膏后膝上皮肤水肿，用手捏起时，有皱襞增厚感，皱纹不明显，为阳性，需两侧对比。

（三）髌骨脱位

（1）费尔班克征：向外推动髌骨时，患者立即企图保护膝部为阳性，见于外伤性髌骨脱位。

（2）髂胫束牵拉征：患者在伸膝位内收髋关节出现髌骨半脱位，外展时复位。

（3）研磨试验：参见膝半月板损伤。

（4）膝冲撞试验：见第 50 页。

（四）股骨髁剥脱性骨软骨病

威尔逊征：是剥脱性骨软骨病的一种体征。若病灶在股骨外侧髁，当伸膝 150°（邻肢法）时，被动内旋胫骨，诱发疼痛为阳性。若病灶在股骨内侧髁，则表现相反，患者常采取胫骨外旋位行走，以使胫骨棘内侧隆起与股骨内侧髁外侧病灶区不接触。

（五）髌骨软化症

（1）髌骨摩擦试验：又称索—霍（Soto—Hall）试验。让患者自动伸屈膝关节，髌骨与股骨髁间凹部（髌股关节）摩擦而发出摩擦音及疼痛，即为阳性。

（2）单腿半蹲试验：患肢单腿独立，逐渐屈膝下蹲时出现膝软、疼痛即为阳性。若髌下出现摩擦音，亦为阳性。本试验主要用于检查髌骨软化症。

（六）膝侧副韧带损伤

膝关节分离试验：又称侧方挤压试验、侧副韧带紧张试验和博勒尔（Bohler）试验。患者仰卧，膝关节伸直。检查者一手握住患肢小腿端，将小腿外展，另一手按住膝关节外侧，将膝向内侧推压，使内侧副韧带紧张，如出现疼痛和异常的外展摆动，即为阳性，表示内侧副韧带松弛或断裂。必要时先封闭压痛点，然后极度外展使内侧关节间隙加大张开的情况下，X 线透视或拍片做进一步诊断。做此检查时同时挤压外侧关节面，如有外侧半月板损伤，则关节间隙感到疼痛。反之，用同样方法可以检查外侧副韧带的损伤。

（七）膝交叉韧带损伤

1. 前交叉韧带试验（前抽屉试验）：膝关节屈曲 60°～90° 位，患足靠在检查台上，然后将小腿放置在三个不同的旋转位置，即外旋 15° 位、中立位、内旋 30° 位，将胫骨推向前方，以观察有无异常向前活动。胫骨向前移动可分三度：Ⅰ度指向前移动 5mm，Ⅱ度移动 5～10cm，Ⅲ度移动大于 10cm。

（1）小腿外旋 15° 位检查：如胫骨内侧髁比外侧髁有明显的向前移位，表明前内侧结构松弛，则有明显的前内旋转不稳定。

（2）小腿中立位检查：只有当前交叉韧带缺陷，同时伴有前内结构（包括侧副韧带、内侧半月板）松弛时，前抽屉试验阳性。

（3）小腿内旋30°位检查：小腿内旋30°位时，髂胫束、膝外侧结构、后交叉韧带处于紧张状态。在这位置上检查前抽屉试验，如胫骨外侧髁有明显的向前旋转移位，表明上述结构发生松弛，即前外旋转不稳定。Jerk试验即是检查前外旋转不稳定的方法之一。病人仰卧位，膝关节屈曲40°位，检查者一手抓住足踝部并将小腿内旋，另一手在胫骨上端后外侧向前挤压，同时带有膝外翻倾向，当膝关节逐步伸直至10°～20°位时，可出现胫骨外侧髁突然向前移位，同时病人也能感到有一滑动。

2. 后交叉韧带试验：与前交叉韧带试验一样，膝关节屈曲60°～90°，在小腿不同旋转位上检查后抽屉试验，观察胫骨向后移位情况。

（1）小腿外旋15°位检查后抽屉试验：如胫骨向后外移位，胫骨前面出现凹陷，表明膝后外侧结构松弛，即后外旋转不稳定。另一检查方法为外旋反弯试验，两膝伸直，同时抓住两足足趾并向上提，仔细比较两侧小腿。如有后外旋转不稳定，可出现患肢胫骨反弯，胫骨结节呈现外旋。

（2）小腿中立位检查后抽屉试验：若此试验为阳性，表示膝后交叉韧带及膝后外侧结构损伤，此时外旋15°位抽屉试验不会出现阳性体征。膝后外抽屉试验之所以会出现阳性，是因为胫骨是以无损伤的后交叉韧带为轴心线向后外旋转，一旦后交叉韧带断裂，胫骨可产生向后移位，而不再产生后外抽屉试验阳性症状。

（3）小腿内旋30°位检查后抽屉试验：膝后内结构（包括内侧侧副韧带、内侧关节囊、后斜韧带和前交叉韧带）处于紧张状态、结构断裂时，允许膝后内角部位胫骨髁向后移位。这里有一个前提，即膝后交叉韧带必须完整，可作为胫骨后内旋转的轴心线。如果后交叉韧带断裂，整个胫骨向后移位，也即不再发生后内旋转不稳定现象。

3. 拉曼试验：是对前交叉韧带损伤最准确的试验之一。患肢屈膝10°～15°，检查者一手抓住并固定其大腿下段，另一手握其小腿上端，并用力将胫骨拉向前。如前交叉韧带缺损，胫骨将过度前移，髌韧带由正常凹陷变为突出。

4. 洛西试验：检查者一手抓住患侧足踝部，另一手放在髌上，拇指置于腓骨头后方。屈曲膝关节到40°左右，将足内旋，膝外翻、伸直，拇指将腓骨头推向前，在髌上的其余四指压向相反方向。此时感觉或看到胫骨外侧髁向前半脱位即为阳性，提示膝前外侧旋转不稳定。

5. 反轴移试验：当足外旋、膝关节渐伸直时，胫骨外侧髁从后侧位突然复位，即为阳性，提示膝关节后外侧旋转不稳定。

6. 麦克英托试验：属轴移试验的一种。患者平卧，检查者一手置于患者膝外侧，另一手抓住其足部使之内旋，并膝外翻。将膝关节自0°位屈曲，当患膝脱离"扣锁"位后，胫骨外侧髁即逐渐向前半脱位。当屈曲20°～40°位时，胫骨突然复位，出现错动感即为阳性，提示膝前外侧旋转不稳定。

7. 膝外旋过伸试验：检查者抓患侧足趾，将患肢提起，使小腿外旋，如出现膝关节过伸、外旋和内翻，则提示膝后外侧旋转不稳定。

8. 不接触试验：仰卧位，患膝屈曲至 30°～40°之间，大腿下放一硬性支持物，鼓励病人放松，安慰病人检查者不会接触患膝。检查者密切观察膝关节的外侧，要求病人伸展患膝，将足跟提离检查台，然后再将足跟放回检查台上，放松股四头肌，再对另一膝关节进行同样的试验以做对比。当单独交叉韧带撕裂时，外胫骨平台在伸膝开始时将出现轻微半脱位或在股骨髁上向前滑移。更需注意的是，当膝关节放松至屈曲位置时，胫骨外侧平台滑回复位的位置。

9. 膝冲撞试验：与麦金托什（Macintosh）试验基本相似，但从屈膝到伸膝，先造成半脱位，然后屈曲至 20°～40°位时，有"突然一动"感，半脱位自然复位为阳性，提示前交叉韧带失效或外侧关节囊韧带中 1/3 松弛。

（八）膝半月板损伤

1. 麦克默里（McMurray）试验：又称半月板弹响试验、回旋研磨试验。利用膝关节面的旋转和研磨动作来检查半月板有无损伤。本方法有两个动作，每个动作包括三种力量。

操作方法：嘱患者取仰卧位，先使其膝关节最大屈曲，右手固定膝关节，左手握足，尽力使胫骨长轴外旋，左手在腓侧推挤使膝关节外翻，在此外旋外翻的力量继续作用的同时，慢慢伸直膝关节。如果内侧有弹响和疼痛，则证明内侧半月板有破裂。按上述原理做反方向的动作，即在膝关节内旋内翻的同时伸直膝关节，如外侧有弹响和疼痛，则证明外侧半月板有破裂。以上是麦克默里试验的基本检查方法，但实际操作时疼痛和弹响的位置与此相反，否则内翻再加伸直往往是内侧半月板疼痛，反之则是外侧半月板疼痛。但也有时不管向内还是向外，只要关节面有研磨和旋转，其疼痛始终固定于一侧膝关节的间隙。

其他方法：患者仰卧，检查者一手握膝，放在关节间隙内侧或外侧触诊，另一手握足或小腿下端，将膝关节尽量屈曲，然后使小腿内收外旋，同时伸直膝关节，如有弹响，说明内侧半月板有破裂。反之，小腿外展内旋同时伸膝，如有弹响，说明外侧半月板可能有破裂。膝关节极度屈曲时发生弹响，应考虑破裂。至于前角破裂，原则上应在膝关节伸直位时发生弹响，但麦克默里认为本试验只能测知后角中央部破裂，对前角不能测定。应注意鉴别髌骨摩擦或肌腱弹拨所发出的响声。在外伤早期，至少 3 周内做此试验没有意义，因为膝关节伤后周围软组织损伤尚未修复，此时做试验，不管有无半月板损伤，只要膝关节有屈伸和旋转动作，就会产生疼痛。因此，伤后早期做此试验，即使阳性，也很难肯定就是半月板的损伤。

2. 蒂一费征：病人坐在床边，双膝屈曲，足下垂。检查者用拇指压在患者关节间隙的前侧方，相当于半月板处，另一手旋转其小腿，反复活动，如有半月板破裂，可触及指下有物移动并伴疼痛。

3. 夫欧契（Fouche）试验：病人仰卧，患侧髋、膝关节完全屈曲，检查者一手放在关节间隙处做触诊，另一手握住足跟，然后做大幅度环转运动，内旋环转试验内侧半月软骨，外旋环转试验外侧半月软骨，与此同时逐渐伸直膝关节至微屈位为止。如果到一定角度时闻及粗响声，表示后角巨大破碎，低浊声提示为半月软骨内缘薄条撕裂。

4. 斯迈利（Smillie）试验：在上述麦克默里试验中，除响声外还伴有明显疼痛，则为斯迈利试验阳性，意义同麦克默里试验。

5. 卢因（Lewin）试验：患者站立使足跟及足趾紧贴地面，用力屈伸膝部，健肢运动自如，但有半月板损伤的膝关节不能伸直，膝部常呈屈曲位置，伴随或不伴随疼痛，此检查可以主动进行也可以被动进行。

6. 克里斯蒂安尼（Chrestiani）试验：嘱患者膝关节屈曲，同时内旋股骨及骨盆，后伸膝，如有内侧半月板损伤，常可引起疼痛和压痛。

7. 特纳（Turner）征：内侧半月板损伤刺激隐神经的皮下支，在关节内侧产生感觉过敏或痛觉减退区，如有此症状则为阳性。

8. 凯洛格－斯皮德（Kellogg-Speed）试验：患者仰卧，检查者一手拇指压在膝关节内侧或外侧间隙（前角部位），另一手握住患肢小腿下部被动伸屈膝关节，如有固定压痛，为阳性，可能有半月板损伤。

9. 梯布尔－费舍（Timbrill-Fisher）试验：患者仰卧，患膝屈曲，检查者一手拇指压于患膝内侧或外侧关节间隙上，另一手握住小腿下部做内外旋活动，如感到有一个条索状物在拇指下移动（有时伴有疼痛和小的响声）为此征阳性，可能是撕裂的半月板移动。

10. 膝关节过伸试验：又称琼斯（Jones）试验。病人仰卧，检查者一手固定其膝部，另一手握住其小腿下部向上提，将膝关节过度伸展，使半月板前角受到挤压，如有疼痛，可能为半月板前角损伤或肥厚的髌下脂肪垫受到挤压所致。

11. 下蹲试验：又称鸭式摇摆试验。患者站立，然后做中蹲动作，使膝关节极度屈曲，同时患者前后、左右摇摆，挤压半月板后角，如有后角撕裂，即可引起膝关节疼痛和不能完全屈膝，或关节后部有尖细响声和不适感。

12. 侧方挤压试验：又称麦格雷戈（McGregori）征。患者仰卧，患膝伸直，检查者一手固定膝部，另一手握住小腿的远端做内收或外展动作，如膝关节侧方关节面有固定挤压痛，则表示半月板中 1/3 可能有撕裂。

13. 膝研磨试验：又称阿普利（Apley）试验、膝关节旋转提拉或旋转挤压试验。患者俯卧，检查者将膝部放于病人大腿的后侧，两手握持患肢足部，向上提拉膝关节，并向内侧或外侧旋转，如发生疼痛，表示韧带损伤。反之，双手握持患肢足部向下挤压膝关节，再向外侧或内侧旋转，同时屈到最大限度再伸直膝关节，若发生疼痛，则表示内侧或外侧半月板有破裂，并依疼痛发生时膝关节的角度来判定半月板破裂的部位。屈曲最大限度时疼痛，应疑为后角破裂，屈曲呈 90°时疼痛为中央破裂，伸直时疼痛为前角破裂。

14. 重力试验：适于检查盘状软骨，盘状软骨均在外侧。方法有以下两种：第一种方法，侧卧于健侧，患肢外展，自动屈伸患膝；第二种方法，侧卧于患侧，其骨盆下垫一枕，使患腿离开床面，助手扶住健肢，自动屈伸患膝，有弹响或疼痛。

本试验还可能帮助测定半月板损伤的侧别。第一种方法：若患肢膝关节内侧弹响及疼痛，可能为内侧半月板损伤；第二种方法：可能是外侧半月板损伤。

15. 绞锁征：患者活动膝关节时，突然在某一角度有物嵌住，膝关节不能伸屈并感到疼痛，此现象称为关节绞锁。当患者慢慢伸屈膝关节，"咔嚓"一响，绞锁解除又能活动。

（九）膝盘状软骨、髌下脂肪垫肥厚

1. 膝关节过伸试验：参见膝半月板损伤。
2. 弹跳征：患者仰卧，在主动伸屈膝关节时，膝关节发生弹跳，小腿颤动并出现较大的响声，有时伴有疼痛，此为盘状软骨的重要体征。

（十）腘绳肌挛缩

菲一贝试验：本试验是在 Thomas 试验的基础上，保持膝关节、髋关节的屈曲，然后外展髋关节，再伸直膝、髋关节，此时大腿内收，并可触及内腘绳肌挛缩。

三、足与踝部检查

（一）踝关节损伤

跟骨叩击试验：检查者握拳叩击跟骨，如有疼痛发生，说明有踝关节损伤。

（二）踝关节骨折、脱位

基恩（Keen）征：内、外踝横径增大，为此征阳性。如波特（Pott）骨折（踝关节外展型骨折）脱位时，两踝横径增大，基恩征阳性。

（三）足外翻

黑尔宾（Helbing）征：正常站立时，跟腱长轴应与下肢长轴相平行。足外翻时，跟腱长轴向外偏斜，偏斜程度和外翻程度成正比。

（四）扁平足、跖痛病、莫顿病

跖骨头挤压试验：检查者一手握患足跟部，另一手横行挤压 5 个跖骨头，出现前足放射样疼痛为阳性，可能为跖痛病、扁平足、莫顿（Mot。ton）病等。

（五）前足弓炎症

斯特兰斯基克（Strunsky）征：患者仰卧，检查者握患肢足趾，使之迅速屈曲，如前足弓有炎症，可发生疼痛。

（六）踝内、外侧韧带损伤

足内、外翻试验：将足内翻及外翻时如发生疼痛，说明有内侧或外侧韧带的损伤。

（七）跟腱断裂

提踵试验：患足不能提踵 30°（踝跖屈 60°）站立，仅能提踵 60°（踝跖屈 30°）站立，为试验阳性，说明跟腱断裂。因为 30°提踵是跟腱的作用，而 60°站立是胫后肌、腓肠肌的协同作用。

（八）小腿三头肌痉挛

踝背屈试验：检查时，足置于内翻位，锁住距下关节，使所有背屈动作都在踝关节。若膝关节屈至 90°时，踝关节不能背屈，则为比目鱼肌痉挛。若膝关节于伸直位，踝关节不能背屈，则为腓肠肌痉挛。若膝关节屈曲和伸直时，踝关节都不能背屈，则比目鱼肌与腓肠肌均痉挛。

第四章 关节常用的特殊检查

第一节 放射性核医学检查

放射性核素骨扫描是利用亲骨性放射性核素及其标记物注入机体，在骨骼和关节部位浓聚的方法，通过扫描仪或 γ 照相机探测，使骨和关节在体外显影成像，以显示骨骼的形态、血供和代谢情况，这是一种比较新的辅助检查方法。

一、骨的放射性核医学检查

（一）骨显像原理

骨组织主要由有机物、无机物和水组成。有机物主要是胶原纤维。无机盐中 45% 是无定形的磷酸钙，其余均为羟磷灰石结晶。每克晶体的总面积可达 $300m^2$，成年人全身骨骼的晶体总面积可达 $3×10^6m^2$，它犹如一个巨大的离子交换柱结构，能与组织液中可交换的离子进行交换。目前认为，放射性核素进入骨组织的途径有：

1. 离子交换。
2. 化学吸附。
3. 与有机成分结合。

（二）骨显像方法

可用扫描机或 γ 照相机。受检病人无须特殊准备，成人静脉注射骨显像剂，间隔一定时间后显像，由于骨显像剂的不同，间隔和时间也长短不一。检查取合适的体位，应包括相对的健侧或健段，以便与患侧或患段相比较。骨动态显像时需要相应的特殊器械设备。

（三）骨显像剂

放射性核素是显像的必要药物，理想的骨显像剂必须符合下列要求：

1. 亲骨性强。
2. 在体内血液清除率快。

3. 射线能量合适。

4. 对人体的辐射剂量低。

5. 使用方便，价格适宜。

目前临床上使用的骨显像剂主要是 99mTc 和 113mIn 的标记化合物。

（四）适应证

1. 首选适应证

（1）恶性骨肿瘤：用以判断病变的边界和跳跃病灶，寻找和排除全身其他部位的恶性肿瘤有无骨转移，以帮助疾病分期和确定治疗方案。

（2）临床疑为急性骨髓炎而 X 线检查正常者。

（3）观察移植骨的血供和成骨活性。

（4）观察股骨头的血供情况。

2. 作为辅助诊断手段的适应证

（1）诊断各种代谢性疾病和骨关节病。

（2）诊断应力性骨折。

（3）判断骨折是否为病理性。

（4）放射治疗照射野的确定。

（5）估计骨病治疗的疗效。

（6）椎体压缩骨折时间的估测。

（7）鉴别非风湿性疾病引起的血清碱性磷酸酶（AKP）升高。

（8）确定骨病区范围。

骨显像一般比 X 线检查所显示的范围大，能真实地反映出病变浸润的范围。

（五）骨显像临床应用

1. 骨肿瘤：骨动态显像早期血流相有助于良、恶性骨肿瘤的鉴别。良性骨肿瘤在血流相时病变部位不出现放射性增高或仅有轻度增高，恶性骨肿瘤则可出现明显的放射性核素浓聚。

（1）高度浓集：多表现在骨肉瘤、Ewing 肉瘤、皮质旁骨肉瘤、骨化性纤维瘤、骨巨细胞瘤、骨软骨瘤、骨样骨瘤、嗜酸性肉芽肿和骨囊肿等。

（2）轻度浓集：多表现在软骨肉瘤、多发性骨髓瘤、内生软骨瘤。

（3）基本正常：多见于成软骨细胞瘤、软骨瘤、非骨化性纤维瘤、软骨黏液样纤维瘤、骨瘤。

良性骨肿瘤诊断主要依靠 X 线检查，CT 和 MRI 可作为辅助性方法。放射性核素骨显像的特异性和灵敏度均不大，应用受到一定限制。而对恶性骨肿瘤，放射性核骨显像较 X 线检查早 2~3 个月就可见异常，且能发现 X 线表现为正常的病灶，对恶性骨肿瘤的临床分期及治疗计划的制定、疗效评价及转移瘤的定位等方面均有重要价值。

2. 转移性骨肿瘤：放射性核素骨显像具有高度敏感性，在临床应用上具有特殊的诊断价值。骨显像对转移性骨肿瘤的诊断主要用于：

（1）恶性肿瘤患者不论有无骨痛，有无 X 线检查异常，为明确有无骨转移。

（2）对已知有骨转移的肿瘤患者确定有无未知的转移灶。

（3）X 线检查怀疑有骨转移的病人：目前，全身骨扫描已成为恶性肿瘤病人治疗前后随诊的常规定期项目，是一种简便、安全、灵敏的诊断手段。

3. 急性血源性骨髓炎：骨显像是骨髓炎早期敏感的诊断方法。一般 X 线检查 2 周后才发现骨质异常，而骨显像通常在发病后 2 天就可见到病变处出现局限性放射性浓聚的"热区"，随时间的延长而增加，少数病灶为"冷区"。骨显像还可提高骨髓炎与蜂窝织炎的鉴别。后者放射性核素呈弥漫性浓集，并随时间的延长局部放射性逐渐降低。

4. 移植骨成活的判断：骨移植术后及时了解移植骨的血供和新骨生成情况对临床有重要意义。骨显像对判断移植骨是否存活有独特价值，较 X 线检查能更早、更准确地提供有关信息，且可进行一系列观察、随访。如果移植骨放射性增高（呈"热区"）则为移植骨存活，反之则移植骨未成活。

5. 股骨头缺血性坏死：X 线检查股骨头缺血性坏死缺乏特异性，发现时已是较晚期或病变比较严重。骨显像在这方面优于 X 线，它能早数月发现异常征象。早期表现为放射性核素减低区，晚期则呈"炸面圈"样改变，即股骨头中心放射性仍减少，而周边放射性增多。骨显像还可用于肌骨瓣植入术或旋股外侧动脉植入术后的长期随诊和疗效评价。

6. 骨折：对应力性骨折、病理性骨折及手、足、颅骨、肋骨等处的骨折灵敏度高，外伤后数小时内骨显像即可出现异常的放射性浓聚，而 X 线检查在较长时间内也往往不能发现异常，容易漏诊。若外伤后几天，骨显像仍正常，则可基本排除骨折。放射性核素骨显像可以提供定量数据，研究骨折的愈合过程，评价治疗骨折方法的优劣，骨折后随访可以了解骨折愈合的时间，显示骨折愈合延迟或不愈合。骨折远端为"冷区"说明为缺血性骨折，有可能延迟愈合甚至不愈合。

7. 诊断骨代谢性疾病：代谢性骨病，如佝偻病、Paget 病、骨软化症、原发性甲状旁腺功能亢进症、肾性骨病在病变活动时，由于骨代谢异常，出现反应性新生骨，骨摄取显像剂呈放射性浓聚，同时能灵敏地反映出病变的活跃程度，有助于确定诊断标准和观察病情变化。

二、关节的放射性核素检查

关节疾病核医学诊断具有较高的灵敏度，正常关节的放射性核素含量低于周围软组织，与正常骨的比值小于 1.8。关节有炎症时，骨膜的通透性和血流量增加，周围羟磷灰石结晶沉着增加，使病变关节摄取放射性核素明显增加。

1. 类风湿关节炎：早期骨显像即可见放射性增高，关节与骨的放射性比值大于 1.8。通过测定其关节与骨的放射性比值的大小，可以定量评价类风湿关节炎治疗前后的活动度。

2. 骨关节炎或退行性骨关节病：灵敏度在 90% 以上，各个时期骨显像均为阳性。

3. 人工关节显像：人工关节置换术后随访，有助于人工关节感染和松动的诊断。

术后 6~9 个月内，局部放射性增高，如以后的随访见假关节处放射性浓集，说明有松动或感染，如骨显像基本正常，则可基本排除。

此外，对深部不易诊断的骨关节炎、早期化脓性关节炎等也有很高的灵敏度。

第二节 诱发电位检查

诱发电位（evoked potential，EP）是中枢神经系统感受内、外刺激过程中产生的生物电活动。与骨科临床应用关系密切的是躯体感觉诱发电位（somatosensory evoked potential，SEP）。

一、概念

SEP 是刺激外周感受器、感觉神经或感觉通路上任一点，引起冲动，在外周神经、脊髓和大脑皮质等中枢神经系统诱发的一系列电位反应，是一项非痛性、非损伤性检查方法。它能测到输入神经的全长，为评价由感觉神经末梢至大脑皮质整个神经传导路线的功能、客观地分析神经功能状况，提供了精确的定位、定量标准。按潜伏期的长短不同，SEP 可分力短潜伏期 SEP（上肢刺激正中神经，<25ms；下肢刺激胫后神经，<45ms）、中潜伏期 SEP（25ms，120ms）和长潜伏期 SEP（120~500ms）。中、长潜伏期 SEP 易受意识形态影响，限制了其在临床上的应用，而短潜伏期体感诱发电位（SLSEP）则几乎不受睡眠及麻醉的影响，且各成分的神经发生源相对明确，临床应用较多。

由于自发电活动的影响，将诱发电位从自发电位中识别是困难的，计算机技术应用于临床后，成功地解决了这一难题，为其应用扫清了障碍。

二、SEP 通路

采用低压脉冲电流刺激上肢正中、尺、桡神经点或下肢腓总、胫神经点，刺激强度以可引起该神经所支配的肌肉轻度收缩，但以不引起疼痛为限。产生的信号主要由末梢神经中大的有髓神经纤维通过脊神经节以及脊髓后角、后束、脑干、视神经丘到达对侧大脑皮质感觉中枢，产生相应的 SEP。在这个通路上任一点及头皮上依据脑电图 10—20 分系统安置记录电极，即可获得刺激信号的传导速度和神经的反应程度。

三、SEP 在骨科的临床意义

1. 判定病变的范围与程度。
2. 定位诊断价值。
3. 客观评价神经的恢复情况。

四、SEP 在骨科的应用

（一）脊髓病变

脊髓病变引起 SEP 异常，以脊髓外伤、脱髓鞘及变性病变时改变最明显。脊髓型颈椎病由于颈椎退行性变和骨质唇样增生引起脊髓受压、脊髓内外肿瘤或结核压迫、特发性脊柱侧弯曲侧神经传导通路受压都可引起 SEP 异常，表现为潜伏期延长明显，波形离散，重者波形消失，说明中枢传导有明确减慢。

（二）腰椎间盘突出

腰椎间盘突出的形式多种多样，临床表现不尽相同，SEP 的异常也各有不同，常见的 SEP 异常表现有：

1. 双胫神经 SEP 接近正常，双腓总神经异常，椎间盘突出双侧受压。
2. 一侧的胫神经、腓总神经 SEP 波形好于另一侧受压，多见于单侧。
3. 双侧胫神经、腓总神经 SEP 均异常，多见于椎间盘突出伴椎管狭窄者。

（三）椎管狭窄

SEP 的"W"外形可部分消失，但一般都有电反应。

（四）周围神经损伤

1. SEP 是对感觉神经传导速度（SCV）的补充，对周围神经（如正中、尺、桡、肌皮、隐、腓肠等神经）在周围 SCV 消失的情况下，进行相应的 SEP 测定是很有帮助的。神经根、神经干、神经丛病变均可使传导速度减慢，潜伏期延长，波幅降低。

2. 臂丛神经损伤：刺激正中、尺、桡、肌皮神经，在 Erb 点、颈部、皮质记录 SEP，可以区分神经根节前或节后损伤，指导临床治疗。节前断裂后，神经元胞体和轴突的连续性存在，轴突未变性，传导功能存在，皮质和脊髓 EP 消失，而 Erb 点 EP 良好。节后断裂后所有神经纤维均变性，各部位均检测不出 EP。节前损伤后，手术修复是不可能的，应尽早施行替代手术。

3. 卡压综合征：在神经受压部位的远端刺激，在神经干或大脑皮质记录 SEP，多数表现潜伏期延长，峰间潜伏期增大。

（五）脊柱手术的术中监测

在脊柱侧弯矫形手术或脊髓肿瘤摘除术时，测定 SEP，可以了解脊髓的功能状态。麻醉成功后，刺激胫神经或腓总神经，做术前正常 SEP。由于麻醉的影响，电位波幅有轻度下降。如果病人有脊髓受损，则在麻醉下和手术的动作中 SEP 消失。虽然 SEP 正常时也不能完全排除躯体感觉通路损伤，SEP 如果有明显改变与潜伏期延长，则提示有不可逆转损害的危险。

（六）术后疗效评价

SEP 可以作为手术前后观察的指标（如脊髓型颈椎病、腰椎管狭窄症等），了解手术效果。从术后恢复看，一般以波幅升高为主，潜伏期变化不明显。

近几年，检测反映脊髓运动功能的运动诱发电位，正在发展和应用，有广阔的前景。运动诱发电位（motor enroked potential，MEP）是短暂电流或可变动的磁场刺激头颅或周围神经，在肢体远端接受肌肉动作电位，测定中枢或周围运动传导时间或传导速度的一项新技术。MEP 主要反映锥体束和脊髓前角细胞的功能，在脊髓受压、脊髓外伤时阳性率较高，表现为中枢运动传导时间延长。在脊髓手术中，联合应用 MEP 和 SEP，可同时监护感觉和运动功能，能够更好地了解脊髓的功能状态。

第二篇　关节影像学

伦琴 1895 年发现 X 线以后不久，X 线就被用于人体检查，进行疾病诊断，形成了放射诊断学这一新学科，并奠定了医学影像学的基础。至今放射诊断学仍是医学影像学中的重要内容，应用普遍。20 世纪 50 年代到 60 年代开始应用超声与核素显像进行人体检查，出现了超声成像和 Y 闪烁成像。70 年代和 80 年代又相继出现了 X 线计算机体层成像（CT）、磁共振成像（MRI）和发射体层成像（ECT），包括单光子发射体层成像（SPECT）与正电子发射体层成像（PET）等新的成像技术。这样，仅 100 年多一点的时间就形成了包括放射诊断的影像诊断学。虽然各种成像技术的成像原理与方法不同，诊断价值与限度亦各异，但都是使人体内部结构和器官成像，借以了解人体解剖与生理功能状况及病理变化，以达到诊断的目的，都属于活体器官的视诊范畴，是特殊的诊断方法。

近 30 年来，由于微电子学与电子计算机的发展以及分子医学的发展，致使影像诊断设备不断改进，检查技术也不断创新。影像诊断已从单一的形态成像诊断发展为形态成像、功能成像和代谢成像并用的综合诊断。继 CT 与 MRI 之后，又有脑磁源图（MSI）应用于临床。分子影像学也在研究中。影像诊断学的发展还有很大潜力。

现在数字成像已由 CT 与 MRI 等扩展到 X 线成像，使传统的模拟 X 线成像也改成为数字成像。数字成像改变了图像的显示方式，图像解读也由只用照片观察过渡到兼用屏幕观察，到计算机辅助检测（CAD）。影像诊断也试用计算机辅助诊断（CAD），以减轻图像过多、解读费时的压力。图像的保存、传输与利用，由于有了图像存档与传输系统（PACS）而发生巨大变化，并使远程放射学成为现实，极大地方便了会诊工作。由于图像数字化、网络和 PACS 的应用，影像科将逐步成为数字化或无胶片学科。

70 年代兴起的介入放射学是在影像监视下对某些疾病进行治疗的新技术，使一些用内科药物治疗或外科手术治疗难以进行或难以奏效的疾病得到有效地医治。介入放射学已成为同内科和外科并列的三大治疗体系之一。

介入放射学发展也很快。影像监视系统除用 X 线成像，如数字减影血管造影（DSA）外，超声、CT 与 MRI 也应用于临床。介入治疗的应用范围已扩大到人体各个器官。结构的多种疾病，疗效不断提高。在设备、器材与技术上都有很大改善。在临床应用与理论研究上也都有很大进步。

纵观影像诊断学与介入放射学的应用与发展，可以看出医学影像学的范畴不断扩大，诊治水平明显提高，已成为运用高科技手段最多，在临床医学中发展最快，作用重大的学科之一。影像学科在临床医疗工作中的地位也有明显提高，已成为医院中作用特殊、任务重大、不可或缺的重要临床科室。影像学的发展也有力地促进了其他临床各学科的发展。

新中国成立以来，我国医学影像学有很大发展，特别是改革开放以后，在各医疗单位都建有影像科室，已涌现出一大批学科带头人和技术骨干。超声、CT、ECT 和 MRI等先进设备已在较多的医疗单位应用。不论在影像检查技术和诊断方面或在介入放射学方面都积累了较为丰富的经验。影像诊断水平和介入治疗的疗效都有明显提高。我国的医学影像事业必将有更大更快的发展。

学习医学影像学应当注意以下几点：

影像诊断的主要依据或信息来源是图像。各种成像技术所获得的绝大多数图像，不论是 X 线、CT 或 MRI 都是以从黑到白不同灰度的图像来显示的，但不同的成像手段，其成像原理不同，例如 X 线与 CT 的成像基础是依据相邻组织间的密度差别，而 MRI则是依据 MR 信号的差别。正因如此，正常器官与结构及其病变在来自不同成像技术的图像上影像表现不同。例如骨皮质在 X 线与 CT 上呈白影，而在 MRI 上则呈黑影。因此，需要了解不同成像技术的基本成像原理及其图像特点，并能由影像表现推测其组织性质。

影像诊断主要是通过对图像的观察、分析、归纳与综合而作出的。因此，需要掌握图像的观察与分析方法，并能辨别正常表现与异常表现以及了解异常表现的病理基础及其在诊断中的意义。

不同成像技术在诊断中都有各自的优势与不足。对某一疾病的诊断，可能用一种检查就可明确诊断，例如外伤性骨折，X 线检查就多可作出诊断；也可能是一种检查不能发现病变，而另一种检查则可确诊，例如肺的小结节性病变，胸部 X 线片未发现，而CT 则能检出并诊断为肺癌；也可能是综合几种成像手段与检查方法才能明确诊断。因此，就需要了解不同的成像手段在不同疾病诊断中的作用与限度，以便能恰当的选择一种或综合应用几种成像手段和检查方法，来进行诊断。

影像学检查在临床医学诊断中的价值是肯定的，但应指出其诊断的确立是根据影像表现而推论出来的，并未直接看到病变。因此，影像诊断有时可能与病理诊断不一致，这是影像诊断的限度。在进行诊断时，还必须结合临床材料，包括病史、体检和实验室检查结果等，互相印证，以期作出正确的诊断。

介入放射学与影像诊断学不同，有其自身的特点，诸如治疗机理、技术操作与临床应用原则等。因此，需要了解其基本技术与理论依据，价值与限度和不同治疗技术的适应证、禁忌证与疗效，以便能针对不同疾病合理选用相应的介入治疗技术。

第一章　影像学检查技术

第一节　普通 X 线成像

一、X 线成像基本原理与设备

（一）X 线的产生和特性

1. X 线的产生

X 线是真空管内高速行进的电子流轰击钨靶时产生的。为此，X 线发生装置主要包括 X 线管、变压器和操作台。

X 线管为一高真空的二极管，杯状的阴极内装有灯丝，阳极由呈斜面的钨靶和附属散热装置组成。变压器包括：降压变压器，为向 X 线管灯丝提供电源，一般电压在 12V 以下；升压变压器，以向 X 线管两极提供高压电，需 40~150kV。操作台主要为调节电压、电流和曝光时间而设置的电压表、电流表、时计和调节旋钮等。在 X 线管、变压器和操作台之间以电缆相连。

X 线的发生过程是向 X 线管灯丝供电、加热，在阴极附近产生自由电子，当向 X 线管两极提供高压电时，阴极与阳极间的电势差陡增，电子以高速由阴极向阳极行进，轰击阳极钨靶而发生能量转换，其中 1% 以下的能量转换为 X 线，99% 以上转换为热能。X 线主要由 X 线管窗口发射，热能由散热设施散发。

2. X 线的特性

X 线属于电磁波。波长范围为 0.0006~50nm。用于 X 线成像的波长为 0.031~0.008nm（相当于 40~150kV 时）。在电磁辐射谱中，居 Y 射线与紫外线之间，比可见光的波长短，肉眼看不见。此外，X 线还具有以下几方面与 X 线成像和 X 线检查相关的特性：

（1）穿透性：X 线波长短，具有强穿透力，能穿透可见光不能穿透的物体，在穿透过程中有一定程度的吸收即衰减。X 线的穿透力与 X 线管电压密切相关，电压愈高，所产生的 X 线波长愈短，穿透力也愈强；反之，其穿透力也弱。X 线穿透物体的程度与物体的密度和厚度相关。密度高，厚度大的物体吸收的多，通过的少。X 线穿透性是

X线成像的基础。

（2）荧光效应：X线能激发荧光物质，如硫化锌镉及钨酸钙等，使波长短的X线转换成波长长的可见荧光，这种转换叫作荧光效应。荧光效应是进行透视检查的基础。

（3）感光效应：涂有溴化银的胶片，经X线照射后，感光而产生潜影，经显、定影处理，感光的溴化银中的银离子（Ag^+）被还原成金属银（Ag），并沉积于胶片的胶膜内。此金属银的微粒，在胶片上呈黑色。而未感光的溴化银，在定影过程中，从X线胶片上被清除，因而显出胶片片基的透明本色。依金属银沉积的多少，便产生了从黑至白不同灰度的影像。所以，感光效应是X线摄影的基础。电离效应：X线通过任何物质都可产生电离效应。空气的电离程度与空气所吸收X线的量成正比，因而通过测量空气电离的程度可测X线的量。X线射入人体，也产生电离效应，可引起生物学方面的改变，即生物效应，是放射治疗的基础，也是进行X线检查时需要注意防护的原因。

（二）X线成像基本原理

X线之所以能使人体组织结构在荧屏上或胶片上形成影像，一方面是基于X线的穿透性、荧光效应和感光效应，另一方面是基于人体组织结构之间有密度和厚度的差别。当X线透过人体不同组织结构时，被吸收的程度不同，所以到达荧屏或胶片上的X线量即有差异。这样，在荧屏或X线片上就形成明暗或黑白对比不同的影像。

因此，X线图像的形成，是基于以下三个基本条件：第一，X线具有一定的穿透力，能穿透人体的组织结构；第二，被穿透的组织结构，存在着密度和厚度的差异，X线在穿透过程中被吸收的量不同，以致剩余下来的X线量有差别；第三，这个有差别的剩余X线，是不可见的，经过显像过程，例如用X线片显示，就能获得具有黑白对比、层次差异的X线图像。

人体组织结构是由不同元素所组成，依各种组织单位体积内各元素量总和的大小而有不同的密度。人体组织结构根据密度不同可归纳为三类：高密度的有骨组织和钙化灶等，中等密度的有软骨、肌肉、神经、实质器官、结缔组织以及体液等，低密度的有脂肪组织以及有气体存在的呼吸道、胃肠道、鼻窦和乳突气房等。

当强度均匀的X线穿透厚度相等、密度不同的组织结构时，由于吸收程度不同，在X线片上（或荧屏上）显出具有黑白（或明暗）对比、层次差异的X线图像。例如胸部的肋骨密度高，对X线吸收多，照片上呈白影；肺部含气体，密度低，X线吸收少，照片上呈黑影；纵隔为软组织，密度为中等，对X线吸收也中等，照片上呈灰影。

病变可使人体组织密度发生改变。例如，肺结核病变可在低密度的肺组织内产生中等密度的纤维化改变和高密度的钙化灶，在胸片上，于肺的黑影的背景上出现代表病变的灰影和白影。因此，组织密度不同的病变可产生相应的病理X线影像。

人体组织结构和器官形态不同，厚度也不一样。厚的部分，吸收X线多，透过的X线少，薄的部分则相反，于是在X线片和荧屏上显示出黑白对比和明暗差别的影像。所以，X线成像与组织结构和器官厚度也有关。

由此可见，组织结构和器官的密度和厚度的差别，是产生影像对比的基础，是X

线成像的基本条件。

（三）X线成像设备

X线机包括X线管及支架、变压器、操作台以及检查床等基本部件。影像增强电视系统（IITV）已成为X线机主要部件之一。为了保证X线摄影质量，X线机在摄影技术参数的选择、摄影位置的校正方面，多已是计算机化、数字化、自动化。为适应影像检查的需要，除通用型X线机外，还有适用于心血管、胃肠道、泌尿系统、乳腺及介入技术、儿科、手术室等专用的X线机。

二、X线成像特点

X线图像是由从黑到白不同灰度的影像所组成，是灰阶图像。这些不同灰度的影像是以光学密度反映人体组织结构的解剖及病理状态。

应当指出，人体组织结构的密度与X线图像上影像的密度是两个不同的概念。前者是指人体组织中单位体积内物质的质量，而后者则指X线图像上所显示影像的黑白。物质的密度与其本身的比重成正比，物质的密度高，比重大，吸收的X线量多，影像在图像上呈白影；反之，物质的密度低，比重小，吸收的X线量少，影像在图像上呈黑影。因此，图像上的白影与黑影，虽然也与物体的厚度有关，但主要是反映物质密度的高低。在工作中，通常用密度的高与低表述影像的白与黑。例如用高密度、中等密度和低密度分别表述白影、灰影和黑影，并表示物质密度的高低。人体组织密度发生改变时，则用密度增高或密度减低来表述影像的白影与黑影。

还应指出，X线图像是X线束穿透某一部位的不同密度和厚度组织结构后的投影总和，是该穿透路径上各个结构影像相互叠加在一起的影像。例如，正位X线投影中，既有前部，又有中部和后部的组织结构。X线束是从X线管向人体作锥形投射的，因此，X线影像有一定程度的放大和使被照体原来的形状失真，并产生伴影。伴影使X线影像的清晰度减低。

三、X线检查技术

如前所述，人体组织结构的密度不同，这种组织结构密度上的差别，是产生X线影像对比的基础，称之为自然对比。对于缺乏自然对比的组织或器官，可人为地引入一定量的在密度上高于或低于它的物质，使之产生对比，称之为人工对比。自然对比和人工对比是X线检查的基础。

（一）普通检查

包括荧光透视和X线摄影。

荧光透视：采用影像增强电视系统，影像亮度强，效果好。透视可转动患者体位，改变方向进行观察；可了解器官的动态变化，如心、大血管搏动、膈运动及胃肠蠕动等；操作方便；费用低；可立即得出结论。现多用于胃肠道钡剂检查。但透视的影像对比度及清晰度较差，难以观察密度差别小的病变以及密度与厚度较大的部位，例如头颅、脊柱、骨盆等。缺乏客观记录也是一个缺点。

X线摄影：对比度及清晰度均较好，不难使密度、厚度较大的部位或密度差别较小的病变显影。常需做互相垂直的两个方位摄影，例如正位及侧位。

（二）特殊检查

特殊检查有软线摄影、体层摄影、放大摄影和荧光摄影等。自应用CT等现代成像技术以来，只有软线摄影还在应用，介绍如下。

软线摄影采用能发射软X线，即长波长（平均波长为0.07nm）的钼靶X线管球，常用电压为22~35kV，用以检查软组织，主要是乳腺。为了提高图像分辨力，以便查出微小癌，软线摄影装备及技术有很多改进，包括乳腺钼靶体层摄影、数字乳腺摄影、乳腺数字减影血管造影并开展立体定位和立体定位针刺活检等。

（三）造影检查

对缺乏自然对比的结构或器官，可将密度高于或低于该结构或器官的物质引入器官内或其周围间隙，使之产生对比以显影，此即造影检查。引入的物质称为对比剂，也称造影剂。造影检查的应用，扩大了X线检查的范围。

1. 对比剂

按影像密度高低分为高密度对比剂和低密度对比剂两类。高密度对比剂为原子序数高、比重大的物质，有钡剂和碘剂。低密度对比剂为气体，已少用。

钡剂为医用硫酸钡粉末，加水和胶配成不同浓度的钡混悬液。主要用于食管及胃肠造影。

碘剂分有机碘和无机碘制剂两类，后者基本不用。将有机水溶性碘对比剂直接注入动脉或静脉可显示血管，用于血管造影和血管内介入技术，经肾排出，可显示肾盂及尿路，还可作CT增强检查等。

水溶性碘对比剂分两型：①离子型，如泛影葡胺；②非离子型，如碘海醇、碘普罗胺和碘帕醇等。离子型对比剂具有高渗性，可引起毒副反应。非离子型对比剂具有相对低渗性、低黏度、低毒性等优点，减少了毒副反应，适用于血管造影及CT增强扫描。

2. 造影方法

（1）直接引入：口服，如食管及胃肠钡餐检查；灌注，如钡剂灌肠、逆行尿路造影及子宫输卵管造影等；穿刺注入或经导管直接注入器官或组织内，如心血管造影和脊髓造影等。

（2）间接引入：经静脉注入后，对比剂经肾排入泌尿道内，而行尿路造影。

3. 检查前准备及造影反应的处理

各种造影检查都有相应的检查前准备和注意事项，必须认真准备，以保证检查满意和患者的安全。应备好抢救药品和器械，以备急需。

在对比剂中，钡剂较安全。造影反应中，以碘对比剂过敏较为常见，偶尔较严重。

用碘对比剂时，要注意：①了解患者有无用碘剂禁忌证，如严重心、肾疾病，甲亢和过敏体质等。②做好解释工作，争取患者合作。③碘剂过敏试验，如阳性，不宜造影检查。但应指出，过敏试验阴性者也可发生反应。因此，应有抢救过敏反应的准备与能力。④严重反应包括周围循环衰竭和心脏停搏、惊厥、喉水肿和哮喘发作等，应立即终止造影并进行抗休克、抗过敏和对症治疗。呼吸困难应给氧，周围循环衰竭应注射去甲肾上腺素，心脏停搏则需立即进行体外心脏按压。

（四）X线检查方法的选用原则

X线检查方法的选用，应该在了解各种X线检查方法的适应证、禁忌证和优缺点的基础上根据临床初步诊断和诊断需要来决定。应当选择安全、简便而又经济的方法。因此，应首先用普通检查，再考虑造影检查。但也非绝对，例如胃肠检查首先选用钡剂造影。有时两三种检查方法都是必需的。对于可能发生反应和有一定危险的检查方法，选择时更应严格掌握适应证，不可滥用，以免给患者带来损失。

四、X线诊断的临床应用

X线诊断用于临床已超过百年。尽管现代影像技术，例如CT和MRI等对疾病诊断显示出很大的优越性，但并不能取代X线检查。一些部位，如胃肠道，仍主要使用X线检查。骨肌系统和胸部也多是首先应用X线检查。脑与脊髓、肝、胆、胰等的检查则主要靠现代影像学，X线检查作用小。由于X线具有成像清晰、经济、简便等优点，因此，X线诊断仍是影像诊断中使用最多和最基本的方法。

五、X线检查中的防护

X线检查应用很广，因此，应该重视X线检查中患者和工作人员的防护问题。

X线照射人体将产生一定的生物效应。若接触的X线量超过容许辐射量，就可能产生放射反应，甚至放射损害。但是。如X线量在容许范围内，则少有影响。因此，不应对X线检查产生疑虑或恐惧，而应重视防护，如控制X线检查中的辐射量并采取有效地防护措施，合理使用X线检查，避免不必要的X线辐射，以保护患者和工作人员的健康。

由于X线设备的改进，高千伏技术、影像增强技术、高速增感屏和快速X线感光胶片的使用，X线辐射量已显著减少，放射损害的可能性也越来越小。但是仍应注意，尤其应重视对孕妇、小儿患者和长期接触射线的工作人员，特别是介入放射学工作者的防护。

放射防护的方法和措施有以下几个方面：

技术方面，可以采取屏蔽防护和距离防护原则。前者使用原子序数较高的物质，可用铅或含铅的物质，作为屏障以吸收掉不必要的X线，如通常采用的X线管壳、遮光筒和光圈、滤过板、荧屏后的铅玻璃、铅屏、铅橡皮围裙、铅橡皮手套以及墙壁等。后者利用 X 线量与距离平方成反比这一原理，通过增加 X 线源与人体间距离以减少辐射量，是最简易有效的防护措施。

患者方面，应选择恰当的 X 线检查方法，每次检查的照射次数不宜过多，除诊治需要外也不宜在短期内做多次重复检查。在投照时，应当注意照射范围及照射条件。对照射野相邻的性腺，应用铅橡皮加以遮盖。

放射线工作者方面，应遵照国家有关放射防护卫生标准的规定制定必要的防护措施，正确进行 X 线检查的操作，认真执行保健条例，定期监测放射线工作者所接受的剂量。直接透视时要戴铅橡皮围裙和铅橡皮手套，并利用距离防护原则，加强自我防护。在行介入放射技术操作中，应避免不必要的 X 线透视与摄影，应采用数字减影血管造影设备、超声和 CT 等进行监视。

第二节　数字 X 线成像（DR）

普通 X 线成像，其摄影是模拟成像，是以胶片为介质对图像信息进行采集、显示、存储和传送。X 线摄影的缺点是摄影技术条件要求严格，曝光宽容度小；照片上影像的灰度固定不可调节；而且图像不可能十分清晰地显示各种密度不同的组织与结构，密度分辨力低；在照片的利用与管理上也有诸多不便。为此，将普通 X 线成像改变为数字 X 线成像（DR）非常必要。

数字 X 线成像是将普通 x 线摄影装置或透视装置同电子计算机相结合，使 X 线信息由模拟信息转换为数字信息，而得数字图像的成像技术。DR 依其结构上的差别可分为计算机 X 线成像（CR）、数字 X 线荧光成像（DF）和平板探测器数字 X 线成像。分别简介如下。

一、计算机 X 线成像（CR）

CR 是以影像板（IP）代替 X 线胶片作为介质。IP 上的影像信息要经过读取、图像处理和显示等步骤，才能显示出数字图像。

IP 是由含有微量元素铕化合物结晶制成，透过人体的 X 线，使 IP 感光，在 IF 上形成潜影。用激光扫描系统读取，IP 上由激光激发出的辉尽性荧光，经光电倍增管转换成电信号，再由模拟/数字转换器转换成数字影像信息。数字影像信息经图像处理系统处理，可在一定范围内调节图像。图像处理主要包括：①灰阶处理，使数字信号转换成黑白影像，并在人眼能辨别的范围内选择合适的灰阶，以达到最佳的视觉效果，以利于观察不同的组织结构；②窗位处理，使一定灰阶范围内的组织结构，依其对 X 线吸收率的差别，得到最佳的显示，可提高影像对比；③X 线吸收率减影处理，以消除某些组织的影像，达到减影目的；④数字减影血管造影处理，得 DSA 图像。

数字信息经数字/模拟转换器转换，于荧屏上显示出人眼可见的灰阶图像，还可摄照在胶片上或用磁带、磁盘和光盘保存。

CR 的设备，除 X 线机外，主要由 IP、图像读取、图像处理、图像记录、存储和显示装置及控制用的计算机等组成。

CR 与普通 X 线成像比较，重要的改进是实现了数字 X 线成像。优点是提高了图像密度分辨力与显示能力；行图像处理，增加了信息的显示功能；降低了 X 线曝光量；曝光宽容度加大；既可摄成照片，还可用磁盘或光盘存储；并可将数字信息转入 PACS 中。但是 CR 成像速度慢，整个过程所需时间以分计；无透视功能；图像质量仍不够满意。发展前景差，将由平板探测器数字 X 线成像所代替。

二、数字 X 线荧光成像（DF）

DF 是用ⅢTV 代替 X 线胶片或 CR 的 IP 作为介质。影像增强电视系统荧屏上的图像用高分辨力摄像管行序列扫描，把所得连续视频信号转为间断的各自独立的信息，形成像素，复经模拟/数字转换器将每个像素转成数字，并按序列排成数字矩阵。这样ⅢTV 上的图像就被像素化和数字化了。当前已经用电荷锅台器代替摄像管采集ⅢTV 的光信号。数字矩阵为 512×512 或 1024×1024。像素越小、信息越多，图像越清楚。DF 光电转换较快，成像时间短，图像较好。有透视功能，最早应用于 DSA 和 DR 胃肠机。DF 与 CR 都是将模拟的 X 线信息转换成数字信息，但采集方式不同，CR 用 IP，DF 用ⅢTV，在图像显示、存储及后处理方面基本相同。DF 与 CR 都是先将 X 线转换成可见光，再转成电信号，由于有经摄像管或激光扫描转换成可见光再行光电转换的过程，信号损失较多。所以图像不如平板探测器数字 X 线成像那样清晰。为了区别，将 CR 及 DF 称之为间接数字 X 线成像，而将平板探测器数字 X 线成像称之为直接数字 X 线成像。

三、平板探测器数字 X 线成像（DDR）

平板探测器数字 X 线成像是用平板探测器将 X 线信息转换成电信号，再行数字化，整个转换过程都在平板探测器内完成。不像 DR 或 CR，没有经摄像管或激光扫描的过程，所以 X 线信息损失少，噪声小，图像质量好。更因成像时间短，可用于透视和实行时间减影的 DSA，扩大了 X 线检查的范围。

可用于实际的平板探测器为无定型硅碘化钝平板探测器。是在玻璃板底基上固定有低噪声的半导体材料制成的无定型硅阵列部件，其表面覆有针状碘化铯闪烁晶体。在平板探测器内，X 线信号转换成的光信号经硅阵列及光电电路转换成电信号，再转换成数字信号。

另一种平板探测器是在无定型硅表面覆以光电导体的硒层，使 X 线信号直接转换为电信号。但其转换率不高，硅材料不够稳定，不能行快速采集。此外，还有直线阵列氙微电离室组成探测器作为介质的。平板探测器数字 X 线成像图像质量好、成像快，是今后发展的方向。

四、DR 的临床应用

CR、DF 与 DDR 都是数字 X 线成像，都有数字成像的共同优点，同普通 X 线成像比较，有明显的优势。数字图像质量与所含的影像信息量可与普通 X 线成像媲美；图像处理系统可调节对比故能得到最佳的视觉效果；摄照条件的宽容范围较大；患者接受的 X 线量较少；图像信息可摄成照片或由磁盘或光盘储存；可输入 PACS 中。此外，还可行体层成像和减影处理。

数字图像与普通 X 线图像都是所摄部位总体的叠加影像，普通 X 线能摄照的部位也都可行数字成像，对图像的解读与诊断也与传统的 X 线图像相同。只不过数字图像是由一定数日（比如 1024×1024）的像素所组成，而普通 X 线图像是由银颗粒所组成。数字成像对骨结构及软组织的显示优于普通 X 线成像，还可行矿物盐含量的定量分析。对肺结节性病变的检出率也高于普通 X 线成像。数字胃肠双对比造影在显示胃小区、微小病变及肠黏膜皱襞方面也优于普通的 X 线造影。

从图像质量、成像速度、摄照条件的宽容度和照射剂量等方面对 CR、DF 及 DDR 进行比较，CR 图像质量差，成像时间长，工作效率低，不能作透视；DF 成像时间短，可行透视，多用于血管造影、DSA 和胃肠造影，其缺点是 DF 设备不能与普通的 X 线装置兼容；而 DDR 则有明显的优势，只是目前其价格较为昂贵。

第三节　数字减影血管造影（DSA）

血管造影是将水溶性碘对比剂注入血管内，使血管显影的 X 线检查方法，由于存在血管与骨骼及软组织重叠而影响血管的显示。数字减影血管造影（DSA）是利用计算机处理数字影像信息，消除骨骼和软组织影像，使血管显影清晰的成像技术。在血管造影中应用已很普遍。

一、DSA 成像基本原理与设备

数字成像是 DSA 的基础。数字减影的方法有几种，常用的是时间减影法，介绍如下。

经导管向血管内团注水溶性碘对比剂，在对比剂到达感兴趣血管之前和血管内出现对比剂、对比剂浓度处于高峰和对比剂被廓清这段时间内，使检查部位连续成像。在这系列图像中，取一帧血管内不含对比剂的图像作为蒙片和一帧含有对比剂的图像（这两帧图像称为减影对），用这两帧图像的数字矩阵，经计算机行数字减影处理，使骨路及软组织的数字相互抵消。这样，经计算机行减影处理的数字矩阵再经数字/模拟转换器转换为图像，则骨骼及软组织影像被消除掉，只留有清晰的血管影像，达到减影目的。此种减影图像因系在不同时间所得，故称时间减影法。血管内不含对比剂的图像作为蒙片，可同任一帧含对比剂的图像作为减影对，进行减影处理，于是可得不同期相的DSA图像。时间减影法所用的各帧图像是在造影过程中所得，任何运动均可使图像不尽一致，造成减影对的图像不能精确重合，即配准不良，致使血管影像不够清晰。

DSA设备主要是数字成像系统，采用DF，先进设备则用平板探测器代替Ⅲ、Ⅴ。显示矩阵为1024×1024。行三维信息采集以实现三维图像显示，明显提高了DSA的显示功能。

二、DSA检查技术

根据将对比剂注入动脉或静脉而分为动脉DSA和静脉DSA。由于IADSA血管成像清楚，对比剂用量少，所以现在都用IADSA。

IADSA的操作是将导管插入动脉后，向导管内注入肝素以防止导管凝血。将导管尖插入感兴趣动脉开口。导管尾端接压力注射器，团注对比剂。注入对比剂前将影屏对准检查部位。于造影前及整个造影过程中，根据需要以每秒1帧或更多的帧频，摄照7~10秒。经操作台处理即可得IADSA图像。

三、DSA的临床应用

DSA由于没有骨骼与软组织影的重叠，使血管及其病变显示更为清楚，已代替了一般的血管造影。用选择性或超选择性插管，可很好显示直径在200flm以下的血管及小病变。可实现观察血流的动态图像，成为功能检查手段。DSA可用较低浓度的对比剂，用量也可减少。

DSA适用于心脏大血管的检查。对心内解剖结构异常、主动脉夹层、主动脉瘤、主动脉缩窄和分支狭窄以及主动脉发育异常等显示清楚。对冠状动脉也是最好的显示方法。显示颈段和颅内动脉清楚，用于诊断颈段动脉狭窄或闭塞、颅内动脉瘤、动脉闭塞和血管发育异常，以及颅内肿瘤供血动脉的观察等。对腹主动脉及其分支以及肢体大血管的检查，DSA也同样有效。

DSA设备与技术已相当成熟，快速三维旋转实时成像，实时的减影功能，可动态地从不同方位对血管及其病变进行形态和血流动力学的观察。对介入技术，特别是血管内介入技术，DSA更是不可缺少的。

第四节　计算机体层成像（CT）

CT是Hounsfield G. N1969年设计成功，1972年问世的。CT不同于普通X线成像，它是用X线束对人体层面进行扫描，取得信息，经计算机处理而获得的重建图像，是数字成像而不是模拟成像。它开创了数字成像的先河。CT所显示的断层解剖图像，其密度分辨力明显优于X线图像，使X线成像不能显示的解剖结构及其病变得以显影，从而显著扩大了人体的检查范围，提高了病变检出率和诊断的准确率。CT作为首先开发的数字成像大大促进了医学影像学的发展。继CT之后又开发出MRI与ECT等新的数字成像，改变了影像的成像技术。由于这一贡献，Hounsfield G. N获得了1979的诺贝尔奖金。

一、CT成像基本原理

CT是用X线束从多个方向对人体检查部位具有一定厚度的层面进行扫描，由探测器而不用胶片接收透过该层面的X线，转变为可见光后，由光电转换器转变为电信号，再经模拟/数字转换器转为数字，输入计算机处理。图像处理时将选定层面分成若干个体积相同的立方体，称之为体素。扫描所得数据经计算而获得每个体素的X线衰减系数或称吸收系数，再排列成矩阵，即构成数字矩阵。数字矩阵中的每个数字经数字/模拟转换器转为由黑到白不等灰度的小方块，称之为像素，并按原有矩阵顺序排列，即构成CT图像。所以，CT图像是由一定数目像素组成的灰阶图像，是数字图像，是重建的断层图像。每个体素X线吸收系数可通过不同的数学方法算出，不在此赘述。

二、CT设备

CT装置发展很快，性能不断提高。初始设计成功的CT装置，要一个层面一个层面地扫描，扫描时间长，一个层面的扫描时间在4分钟以上，像素大，空间分辨力低，图像质量差，而且只能行头部扫描。经不断改进，扫描时间缩短，图像质量改善，并可行全身扫描。但扫描方式仍是层面扫描。1989年设计成功螺旋CT又发展为多层螺旋CT，才由层面扫描改为连续扫描，CT的性能有很大的提高。此前，在20世纪80年代还设计出电子束CT（EBCT）。对这三种装置分述于下。

（一）普通CT

主要有以下三部分：①扫描部分，由X线管、探测器和扫描架组成，用于对检查部位进行扫描；②计算机系统，将扫描收集到的信息数据进行存储运算；③图像显示和存储系统，将计算机处理、重建的图像显示在显示器（影屏）上并用照相机将图像摄于照片上，数据也可存储于磁盘或光盘中。CT成像流程及装置。扫描方式不同，有旋转式和固定式。X线管采用CT专用X线管，热容量较大。探测器用高转换率的探测器，其数目少则几百个，多则上千个。目的是获得更多的信息量。计算机是CT的"心脏"，左右着CT的性能。计算机用多台微处理机，使CT可同时行多种功能运转，例如同时行图像重建、存储与照相等。普通CT装置将逐步由SCT或MSCT装置所取代。

（二）螺旋CT

螺旋CT是在旋转式扫描基础上，通过滑环技术与扫描床连续平直移动而实现的。滑环技术使得X线管的供电系统只经电刷和短的电缆而不再用普通CT装置的长电缆。

这样就可使 X 线管连续旋转并进行连续扫描。在扫描期间，床沿纵轴连续平直移动。管球旋转和连续动床同时进行，使 X 线扫描的轨迹呈螺旋状，故得名螺旋扫描。扫描是连续的，没有扫描间隔时间。不像普通 CT 那样，一个层面接一个层面地扫描，有扫描间隔时间，结果是 SCT 使整个扫描时间大大缩短。螺旋 CT 的突出优点是快速容积扫描，在短时间内，对身体的较长范围进行不间断的数据采集，为提高 CT 的成像功能，如图像后处理创造了良好的条件。

螺旋 CT 在 CT 发展史中是一个重要的里程碑，也是今后 CT 发展的方向。近年开发的多层螺旋 CT，进一步提高了螺旋 CT 的性能。多层螺旋 CT 可以是 2 层、4 层、8 层、10 层乃至 16 层。设计上是使用锥形 X 线束和采用多排宽探测器。例如 16 层螺旋 CT 采用 24 排或 40 排的宽探测器。多层螺旋 CT 装置（例如 16 层）与一般螺旋 CT 相比，扫描时间更短，管球旋转 360°，一般只用 0.5s，扫描层厚可更薄，一般可达 0.5mm，连续扫描的范围更长，可达 1.5m，连续扫描时间更长已超过 100s。

改进螺旋 CT 装置的研究主要在探测器上，包括用超宽、多排探测器和平板探测器。SCT 给操作带来很多方便：检查时间缩短，增加了患者的流通量；容易完成难于合作或难于制动患者或运动器官的扫描；一次快速完成胸、腹部和盆部的检查；有利于运动器官的成像和动态观察；对比增强检查时，易于获得感兴趣器官或结构的期相表现特征。获得连续层面图像，可避免层面扫描中所致小病灶的漏查。在图像显示方式上也带来变化，连续层面数据，经计算机后处理可获得高分辨力的三维立体图像，实行组织容积和切割显示技术、仿真内镜技术和 CT 血管造影等。还可行 CT 灌注成像。在临床应用上，多层螺旋 CT 可行低辐射剂量扫描，给肺癌与结肠癌的普查创造了有利条件；扫描时间的缩短，使之可用于检查心脏，包括冠状动脉，心室壁及瓣膜的显示，而且通过图像重组处理可以显示冠状动脉的软斑块。MSCT 所得的 CT 血管造影使肢体末梢的细小血管显示更加清楚。CT 灌注成像已用于脑、心脏等器官病变毛细血管血流动力学的观察，通过血容量、血流量与平均通过时间等参数的测定，可评价急性脑缺血和急性心肌缺血以及判断肿瘤的良性与恶性等。

综上所述，SCT，特别是 MSCT 拓宽了检查与应用范围，改变了图像显示的方式，提高了工作效率，也提高了诊断水平。MSCT 的应用也带来一些诸如患者扫描区辐射量增加和图像数量过多，引起解读困难等问题。对此已引起关注，并加以解决。MSCT 每次检查将提供数百帧甚至更多的横断层图像，按常规办法进行解读和诊断，是极为费时和困难的。如果观察由计算机重组的图像；例如二维或三维的 CT 血管造影，则较为省时和容易。当前重组图像已可做到自动与实时。其次利用计算机辅助检测，对具体病例的大量图像先由计算机进行浏览，用 CAD 行诊断导向，则可简化解读与诊断的程序，省时、可靠。当前 CAD 在乳腺疾病及肺部疾病的应用上已取得较为成熟的经验。

（三）电子束 CT

电子束 CT 又称超速 CT（EBCT），其结构同普通 CT 或螺旋 CT 不同，不用 X 线管。EBCT 是用由电子枪发射电子束轰击四个环靶所产生的 X 线进行扫描。轰击一个环靶可得一帧图像，即单层扫描，依次轰击 4 个环靶，并由两个探测器环接收信号，可得 8 帧图像，即多层扫描。EBCT 一个层面的扫描时间可短到 50ms，可行 CT 电影观察。与 SCT 一样可行容积扫描，不间断地采集扫描范围内的数据。EBCT 可行平扫或造影扫描。单层扫描或多层扫描均可行容积扫描、血流检查和电影检查。多层扫描有其特殊的优越性。

EBCT 对心脏大血管检查有独到之处。造影 CT 可显示心脏大血管的内部结构，对诊断先心病与获得性心脏病有重要价值。了解心脏的血流灌注及血流动力学情况，借以评价心脏功能。扫描时间短，有利于对小儿、老年和急症患者的检查。但 BCT 昂贵，检查费用较高，有 X 线辐射，心脏造影需注射对比剂，又有 MSCT 及 MRI 的挑战，因而限制了它的广泛应用。

三、CT 图像特点

CT 图像是由一定数目从黑到白不同灰度的像素按矩阵排列所构成的灰阶图像。这些像素反映的是相应体素的 X 线吸收系数。不同 CT 装置所得图像的像素大小及数目不同。大小可以是 1.0×1.0mm、0.5×0.5mm 不等；数目可以是 512×512 或 1024×1024 不等。像素越小，数目越多，构成的图像越细致，即空间分辨力高。普通 CT 图像的空间分辨力不如 X 线图像高。

CT 图像是以不同的灰度来表示，反映器官和组织对 X 线的吸收程度。因此，与 X 线图像所示的黑白影像一样，黑影表示低吸收区，即低密度区，如肺部；白影表示高吸收区，即高密度区，如骨骼。但是 CT 与 X 线图像相比，有高的密度分辨力。因此，人体软组织的密度差别虽小，吸收系数多接近于水，也能形成对比而成像。这是 CT 的突出优点。所以，CT 可以更好地显示由软组织构成的器官，如脑、脊髓、纵隔、肺、肝、胆、胰以及盆部器官等，并在良好的解剖图像背景上显示出病变的影像。X 线图像可反映正常与病变组织的密度，如高密度和低密度，但没有量的概念。CT 图像不仅以不同灰度显示其密度的高低，还可用组织对 X 线的吸收系数说明其密度高低的程度，具有一个量的标准。实际工作中，不用吸收系数，而换算成 CT 值，用 CT 值说明密度，单位为 HU。水的 CT 值为 0HU，人体中密度最高的骨皮质吸收系数最高，CT 值为 +1000HU，而空气密度最低，为 −1000HU。人体中密度不同的各种组织的 CT 值则居于 −1000 到 +1000HU 的 2000 个分度之间。人体软组织的 CT 值多与水相近，但由于 CT 有高的密度分辨力，所以密度差别虽小，也可形成对比而显影。CT 图像是断层图像，常用的是横断面或称轴面。为了显示整个器官，需要多帧连续的断层图像。通过 CT 设备上图像重组程序的使用，可重组冠状面和矢状面的断层图像。

四、CT 检查技术

（一）普通 CT 扫描

患者卧于检查床上，摆好位置，选好层面厚度与扫描范围，并使扫描部位伸入扫描架的孔内,即可进行扫描。大都用横断面扫描,层厚用 5mm 或 10mm,如需要可选用薄层,如 1mm 或 2mm。扫描时患者要制动,胸、腹部扫描要屏气。因为轻微的移动或活动可造成伪影,影响图像质量。

CT 检查分平扫、对比增强扫描和造影扫描。

1. 平扫 是指不用对比增强或造影的普通扫描,一般都是先行平扫。

2. 对比增强扫描 是经静脉注入水溶性有机碘对比剂后再行扫描的方法,较常应用。血管内注入碘对比剂后,器官与病变内碘的浓度可产生差别,形成密度差,可能使病变显影更为清楚。常用方法为团注法,即在二十几秒内将全部对比剂迅速注入。

3. 造影扫描 是先行器官或结构的造影,然后再行扫描的方法。临床应用不多。例如向脑池内注入碘苯六醇或注入空气行脑池造影再行扫描,称之为脑池造影 CT 扫描,可清楚显示脑池及其中的小肿瘤。

上述三种扫描在普通 CT、螺旋 CT 和电子束 CT 上均可进行,也是 CT 检查的基本扫描方法,特别是前两种。在工作中常提及高分辨力 CT,是指获得良好空间分辨力 CT 图像的扫描技术。在 SCT 装置上不难完成。如用普通 CT 装置,则要求短的扫描时间;薄的扫描层厚,如 1~1.5mm;图像重建用高分辨力算法,矩阵不低于 512×512。高分辨力 CT,可清楚显示微小的组织结构,如肺间质的次级肺小叶间隔,小的器官如内耳与听骨等。对显示小病灶及病变的轻微变化优于普通 CT 扫描。

(二) 图像后处理技术

螺旋 CT,扫描时间与成像时间短,扫描范围长,层厚较薄并获得连续横断层面数据,经过计算机后处理,可重组冠状、矢状乃至任意方位的断层图像,并可得到其他显示方式的图像。

1. 再现技术

再现技术有三种,即表面再现、最大强度投影和容积再现技术。再现技术可获得 CT 的三维立体图像,使被检查器官的影像有立体感,通过旋转而可在不同方位上观察。多用于骨骼的显示和 CT 血管造影(CTA)。

容积再现技术:利用全部体素的 CT 值,行表面遮盖技术并与旋转相结合,加上假彩色编码和不同程度的透明化技术,使表面与深部结构同时立体地显示。例如在胸部用于支气管、肺、纵隔、肋骨和血管的成像,图像清晰、逼真。

CTA:静脉内注入对比剂后行血管造影 CT 扫描的图像重组技术,可立体地显示血管影像。目前 CTA 显示血管较为完美,主要用于脑血管、肾动脉、肺动脉和肢体血管等。对中小血管包括冠状动脉都可显示。CTA 所得信息较多,无须插管,创伤小,只需静脉内注入对比剂。因此,已成为实用的检查方法。CTA 应用容积再现技术可获得血管与邻近结构的同时立体显示。仿真血管内镜可清楚显示血管腔,用于诊断主动脉夹层和肾动脉狭窄等。

组织容积与切割显示技术:使用显示特定组织如肿瘤的软件,可行肿瘤的定量与追踪观察。切割显示软件根据感兴趣区结构的 CT 值,可分离显示彼此重叠的结构,如肺、纵隔和骨性胸廓。

2. 仿真内镜显示技术

仿真技术是计算机技术，它与 CT 或 MRI 结合而开发出仿真内镜功能。容积数据同计算机领域的虚拟现实结合，如管腔导航技术或漫游技术可模拟内镜检查的过程，即从一端向另一端逐步显示管腔器官的内腔。行假彩色编码，使内腔显示更为逼真。有仿真血管镜、仿真支气管镜、仿真喉镜、仿真鼻窦镜、仿真胆管镜和仿真结肠镜等，效果较好。目前几乎所有管腔器官都可行仿真内镜显示，无痛苦，易为患者所接受。仿真结肠镜可发现直径仅为 5mm 的息肉，尤其是带蒂息肉。不足的是受伪影的影响和不能进行活检。

（三）CT 灌注成像

CT 灌注成像是经静脉团注有机水溶性碘对比剂后，对感兴趣器官，例如脑（或心脏），在固定的层面行连续扫描，得到多帧图像，通过不同时间影像密度的变化，绘制出每个像素的时间——密度曲线，而算出对比剂到达病变的峰值时间、平均通过时间、局部脑血容量和局部脑血流量等参数，再经假彩色编码处理可得四个参数图。分析这些参数与参数图可了解感兴趣区毛细血管血流动力学，即血流灌注状态。所以是一种功能成像。当前主要用于急性或超急性脑局部缺血的诊断、脑梗死及缺血半暗带的判断以及脑瘤新生血管的观察，以便区别脑胶质细胞瘤的恶性程度。也应用于急性心肌缺血的研究，其结果已接近 MR 灌注成像。近年来也有用于肺、肝、胰和肾的研究报告。CT 灌注成像比 MR 灌注成像操作简单、快捷，是有发展前途的成像技术。

五、CT 诊断的临床应用

CT 诊断由于它的特殊诊断价值，已广泛应用于临床。但也应在了解其优势的基础上，合理的选择应用。

CT 可应用于下述各系统疾病的诊断。中枢神经系统疾病的诊断 CT 价值较高，应用普遍。对颅内肿瘤、脓肿与肉芽肿、寄生虫病、外伤性血肿与脑损伤、缺血性脑梗死与脑出血以及椎管内肿瘤与椎间盘突出等病诊断效果好，诊断较为可靠。因此，除 DSA 仍用以诊断颅内动脉瘤、脑血管发育异常和脑血管闭塞以及了解脑瘤的供血动脉以外，其他如气脑、脑室造影等均已不用。螺旋 CT，可获得比较精细和清晰的血管重组图像，即 CTA，而且能做到三维实时显示，所以临床应用日趋广泛。

对头颈部疾病的诊断，CT 也很有价值。例如，对眶内占位病变、早期鼻窦癌、中耳小胆脂瘤、听骨破坏与脱位、内耳骨迷路的轻微破坏、耳先天发育异常以及鼻咽癌的早期发现等。当病变明显时，X 线平片虽可确诊，但 CT 检查可观察病变的细节。至于听骨与内耳骨迷路则需要用 CT 观察。

胸部疾病的 CT 诊断，已日益显示出它的优越性。对肺癌和纵隔肿瘤等的诊断，很有帮助。低辐射剂量扫描可用于肺癌的普查。肺间质和实质性病变也可以得到较好的显示。CT 对平片较难显示的病变，例如同心、大血管重叠病变的显示，更具有优越性。对胸膜、隔、胸壁病变，也可清楚显示。

心及大血管 CT 诊断价值的大小取决于 CT 装置。需要使用多层螺旋 CT 或 EBCT，而普通 CT 诊断价值不大。冠状动脉和心瓣膜的钙化和大血管壁的钙化，螺旋 CT 和 EBCT 检查可以很好显示。对于诊断冠心病有所帮助。心腔及大血管的显示，需要经血管注入对比剂，行心血管造影 CT，并且要用螺旋 CT 或 EBCT 进行扫描。心血管造影 CT 对先心病如心内、外分流和大血管狭窄以及瓣膜疾病的诊断有价值。多层螺旋 CT，通过图像重组可显示冠状动脉的软斑块。CT 灌注成像还可对急性心肌缺血进行观察.

腹部及盆部疾病的 CT 检查，应用也日益广泛，主要用于肝、胆、胰、脾，腹膜腔及腹膜后间隙以及肾上腺及泌尿生殖系统疾病的诊断，尤其是肿瘤性、炎症性和外伤性病变等。胃肠病变向腔外侵犯以及邻近和远处转移等，CT 检查也有价值。当然，胃肠管腔内病变情况主要仍依赖于钡剂造影和内镜检查及病理活检。

骨骼肌肉系统疾病，多可通过简便、经济的 X 线检查确诊，使用 CT 检查较少。但 CT 对显示骨变化如骨破坏与增生的细节较 X 线成像为优。

第五节　磁共振成像

磁共振成像（MRI）是利用原子核在磁场内所产生的信号经重建成像的一种影像技术。早在 1946 年 Block 和 Purcell 就发现了物质的核磁共振现象并应用于化学分析上，而形成了核磁共振波谱学。1973 年 lauterbur 发表了 MRI 成像技术，使核磁共振应用于临床医学领域。为了准确反映其成像基础，避免与核素成像混淆，现已将核磁共振成像改称为磁共振成像。参与 MRI 的成像因素较多，决定 MRI 信号强度的参数至少有 10 个以上，只要有一个参数发生变化，就可在 MRI 信号上得到反映。因此，MRI 具有极大的临床应用潜力。由于对 MRI 成像的贡献，lauterbur 与 Mansfierd 共获 2003 年的诺贝尔奖金。

一、MRI 成像基本原理

所有含奇数质子的原子核均在其自旋过程中产生自旋磁动量，也称核磁矩，它具有方向性和力的效应，故以矢量来描述。核磁矩的大小是原子核的固有特性，它决定 MRI 信号的敏感性。氢的原子核最简单，只有单一的质子，故具有最强的磁矩，最易受外来磁场的影响，并且氢质子在人体内分布最广，含量最高，因此医用 MRI 均选用 H 为靶原子核。人体内的每一个氢质子可被视作为一个小磁体，正常情况下，这些小磁体自旋轴的分布和排列是杂乱无章的，若此时将人体置于一个强大磁场中，这些小磁体的自旋轴必须按磁场磁力线的方向重新排列。此时的磁矩有两种取向：大部分顺磁力线排列，它们的位能低，状态稳；小部分逆磁力线排列，其位能高。两者的差称为剩余自旋，由剩余自旋产生的磁化矢量称为净磁化矢量，亦称为平衡态宏观磁场化矢量 M0。在绝对温度不变的情况下，两种方向质子的比例取决于外加磁场强度。

在 MR 的坐标系中，顺主磁场方向为 Z 轴或称纵轴，垂直于主磁场方向的平面为

XY 平面或称水平面，平衡态宏观磁化矢量 M。此时绕 Z 轴以 Larmor 频率自旋，如果额外再对 M0 施加一个也以 Larmor 频率的射频脉冲，使之产生共振，此时 M0 就会偏离 Z 轴向 XY 平面进动，从而形成横向磁化矢量，其偏离 Z 轴的角度称为翻转角。翻转角的大小由射频脉冲的大小来决定，能使 M 翻转 90°至 XY 平面的脉冲称之为 90°脉冲。在外来射频脉冲的作用下 M0 除产生横向磁化矢量外，这些质子同向进动，相位趋向一致。

当外来射频脉冲停止后，由 M0 产生的横向磁化矢量在晶格磁场（环境磁场）作用下，将由 XY 平面逐渐回复到 Z 轴，同时以射频信号的形式放出能量，其质子自旋的相位一致性亦逐渐消失，并恢复到原来的状态。这些被释放出的，并进行了三维空间编码的射频信号被体外线圈接收，经计算机处理后重建成图像。

在 MRI 的应用中常涉及如下几个概念：

1. 弛豫：是指磁化矢量恢复到平衡态的过程，磁化矢量越大，MRI 探测到的信号就越强。

2. 纵向弛豫：又称自旋—晶格弛豫或 T1 弛豫，是指 90°射频脉冲停止后纵向磁化逐渐恢复至平衡的过程，亦就是 M0 由 XY 平面回复到 Z 轴的过程。其快慢用时间常数 T2 来表示，可定义为纵向磁化矢量从最小值恢复至平衡态的 63％所经历的弛豫时间。不同的组织 T1 时间不同，其纵向弛豫率的快慢亦不同，故产生了 MR 信号强度上的差别，它们在图像上则表现为灰阶的差别。由于纵向弛豫是高能原子核释放能量恢复至低能态的过程，所以它必须通过有效途径将能量传递至周围环境（晶格）中去，晶格是影响其弛豫的决定因素。大分子物质（蛋白质）热运动频率太慢，而小分子物质（水）热运动太快，两者都不利于自旋能量的有效传递，故其 T1 值长（MR 信号强度低），只有中等大小的分子（脂肪）其热运动频率接近 Larmor 频率，故能有效快速传递能量，所以 TI 值短（MR 信号强度高）。通过采集部分饱和的纵向磁化产生的 MR 信号，具有 T1 依赖性，其重建的图像即为 T1 加权图像。

3. 横向弛豫：又称为自旋—自旋弛豫或 T2 弛豫。横向弛豫的实质是在射频脉冲停止后，质子又恢复到原来各自相位上的过程，这种横向磁化逐渐衰减的过程称为 T2 弛豫。T2 为横向弛豫时间常数，它等于横向磁化由最大值衰减至 37％时所经历的时间，它是衡量组织横向磁化衰减快慢的一个尺度。T2 值也是一个具有组织特异性的时间常数，不同组织以及正常组织和病理组织之间有不同的 T2 值。大分子（蛋白质）和固体的分子晶格固定，分子间的自旋—自旋作用相对恒定而持久，故它们的横向弛豫衰减过程快，所以 T2 短（MR 信号强度低），而小分子及液体分子因具有快速平动性，使横向弛豫衰减过程变慢，故 T_1 值长（MR 信号强度高）。MR 信号主要依赖 T2 而重建的图像称为 T2 加权图像。

二、MRI 设备

磁共振成像设备包括 5 个系统：磁体系统、梯度系统、射频系统、计算机及数据处理系统以及辅助设备部分。

磁体分常导型、永磁型和超导型三种，目前常用的有超导型磁体和永磁体。磁体性能的主要参数有磁场强度、磁场均匀性、磁场稳定性等。常导型的线圈用铜、铝线绕成，磁场强度可达 0.15T～0.3T；永磁型的磁体由磁性物质制成的磁砖所组成，较重，磁场强度偏低，最高可达 0.3T；超导型的线圈用银—钛合金线绕成，医用 MR 设备所用的磁场强度一般为 0.35T～3.0T。梯度系统由梯度放大器及 X、Y、Z 三组梯度线圈组成。它的作用是修改主磁场，产生梯度磁场。其磁场强度虽只有主磁场的几百分之一，但梯度磁场为人体 MRI 信号提供了空间定位的三维编码的可能。由于对图像空间分辨力的要求越来越高，故对梯度磁场的要求也高，目前梯度系统提供的梯度场强已高达 60MT/M。

射频系统用来发射射频脉冲，使磁化的氢质子吸收能量而产生共振。在弛豫过程中氢质子释放能量并发出 MRI 信号，后者被检测系统接收。射频系统主要由发射与接收两部分组成，其部件包括射频发射器、功率放大器、发射线圈、接收线圈以及噪声信号放大器等。

MRI 设备中的计算机系统主要包括模/数转换器、阵列处理机及用户计算机等。其数据采集、处理和图像显示，除图像重建由傅里叶变换代替了反投影外，其他与 CT 设备非常相似。

三、MRI 图像特点

人体不同器官的正常组织与病理组织的 T1 值是相对固定的，而且它们之间有一定的差别，T2 值也是如此。这种组织间弛豫时间上的差别，是磁共振成像诊断的基础。值得注意的是，MRI 的影像虽然也以不同的灰度显示，但其反映的是 MRI 信号强度的不同或弛豫时间 T1 与 T2 的长短，而不像 CT 图像，灰度反映的是组织密度。一般而言，组织信号强，图像所相应的部分就亮，组织信号弱，图像所相应的部分就暗，由组织反映出的不同的信号强度变化，就构成组织器官之间、正常组织和病理组织之间图像明暗的对比。

MRI 的图像若主要反映组织间 T1 特征参数时，为 T1 加权像，它反映的是组织间 T1 的差别，T1WI 有利于观察解剖结构。若主要反映组织间 T2 特征参数时，则为 T2 加权像，T2WI 对显示病变组织较好。还有一种称为质子密度加权像的图像，其图像的对比主要依赖于组织的质子密度，又简称质子加权像。

MRI 是多参数成像，因此，在 MRI 成像技术中，采用不同的扫描序列和成像参数，可获得 T1 加权像、T2 加权像和质子加权像。在经典的自旋回波（SE）序列中，通过调整重复时间（TR）和回波时间（TE），就可得到上述三种图像。一般短 TR、短 TE 可获得 T1 加权像；长 TR、长 TE 可获得 T2 加权像，长 TR、短 TE 可获得质子加权像。

四、MRI 检查技术

MRI 成像技术有别于 CT 扫描，它不仅可行横断面，还可行冠状面、矢状面以及任意斜面的直接成像。同时还可获得多种类型的图像，如 T1WI、T2WI 等。若要获取这些图像必须选择适当的脉冲序列和成像参数。

（一）序列技术

MRI 成像的高敏感性基于正常组织与病理组织弛豫时间 T1 及 T2 的不同，并受质子密度、脉冲序列的影响，常用的脉冲序列有：

1. 自旋回波（SE）序列

自旋回波（SE）序列采用"90°-180°"脉冲组合形式构成。其特点为可消除由于磁场不均匀性所致的去相位效应，磁敏感伪影小。但其采集时间较长，尤其是 T2 加权成像，重 T2 加权时信噪比较低。该序列为 MRI 的基础序列。

2. 反转恢复（IR）序列

采用"180°-90°-180°"脉冲组合形式构成。其特点为具有较强的 T1 对比，短反转时间（TI）的反转恢复序列，同时具有强的 T2 对比，还可根据需要设定 TI，饱和特定组织产生具有特征性对比的图像，如短 T1 反转恢复（STIR）、液体衰减反转恢复（FLAIR）等序列。

3. 快速自旋回波（FSE）序列

采用"90°-180°-180°-…"脉冲组合形式构成。其图像对比性特征与 SE 相似，磁敏感性更低，成像速度加快，使用大量 180°射频脉冲，射频吸收量增大，其中 T2 加权像中脂肪高信号现象是 TSE 与 SE 序列的最大区别。

4. 梯度回波（GRE）序列

梯度回波技术中，激励脉冲小于 90°，翻转脉冲不使用 180°，取而代之的是一对极性相反的去相位梯度磁场及相位重聚梯度磁场，其方法与 SE 中频率编码方向的去相位梯度及读出梯度的相位重聚方法相同。由于小翻转角使纵向磁化快速恢复，缩短了重复时间 TR，也不会产生饱和效应，故使数据采集周期变短，提高了成像速度。其最常用的两个序列是快速小角度激发（FLASH）序列和稳态进动快速成像（FISP）序列。

5. 快速梯度自旋回波（TGSE）序列

TGSE 是在 TSE 的每个自旋回波的前面和后面再产生若干个梯度回波，使 180°翻转脉冲后形成一组梯度和自旋的混合回波信号，从而提高单位重复时间（TR）的回波数。该序列具有 SE 及 TSE 的对比特点，且较之具有更高的磁敏感性，采集速度进一步加快。

6. 单次激发半傅里叶采集快速自旋回波（HASTE）序列

该序列在一次激励脉冲后使用 128 个 180°聚焦脉冲，采集 128 个回波信号，填写在 240×256 的 K 空间内。HASTE 序列具有 TSE 序列 T2 加权图像的特征，每幅图像仅需一次激励便可完成数据采集，高速采集可冻结呼吸及其他生理性运动。因此该序列多用于有生理性运动器官的 T2 加权成像。

7. 平面回波成像（EPI）

EPI 技术是迄今最快的 MRI 成像技术，它是在一次射频脉冲激励后在极短的时间内（30~100ms）连续采集一系列梯度回波，用于重建一个平面的 MRI 图像。EPI 技术已在临床广泛应用，单次激发 EPI，以扩散成像、灌注成像、脑运动皮层功能成像为目前主要的应用领域，多次激发 EPI 则在心脏快速成像、心脏电影、血管造影、腹部快速成像等领域取得进展。

（二）MR 对比增强检查

MRI 影像具有良好的组织对比，但正常与异常组织的弛豫时间有较大的重叠，其特异性仍较差。为提高 MRI 影像对比度，一方面着眼于选择适当的脉冲序列和成像参数，以更好地反映病变组织的实际大小、程度及病变特征；另一方面则致力于人为地改变组织的 MRI 特征性参数，即缩短弛豫时间。MRI 对比剂可克服普通成像序列的限制，它能改变组织和病变的弛豫时间，从而提高组织与病变间的对比。

MRI 对比剂按增强类型可分为阳性对比剂（如钆－二乙三胺五乙酸，即 Gd —DTPA）和阴性对比剂（如超顺磁氧化铁即 SPIO）。按对比剂在体内分布分为细胞外间隙对比剂（如 Gd－DTPA）、细胞内分布或与细胞结合对比剂（如肝细胞靶向性对比剂钆卞氧丙基四乙酸盐，Gd—EOB－DTPA），网状内皮细胞向性对比剂（如 SPIO）和胃肠道磁共振对比剂。

目前临床上最常用的 MRI 对比剂为 Gd－DTPA。其用药剂量为 0.1mmol/kg，采用静脉内快速团注，约在 60 秒内注射完毕。对于垂体、肝脏及心脏、大血管等检查还可采用压力注射器行双期或动态扫描。常规选用 T1WI 序列，结合脂肪抑制或磁化传递等技术可增加对比效果。

（三）MR 血管造影技术

磁共振血管造影（MRA）是对血管和血流信号特征显示的一种技术。MRA 作为一种无创伤性的检查，与 CT 及常规放射学相比具有特殊的优势，它不需使用对比剂，流体的流动即是 MRI 成像固有的生理对比剂。流体在 MRI 影像上的表现取决于其组织特征，流动速度、流动方向、流动方式及所使用的序列参数。

常用的 MRA 方法有时间飞越（TOF）法和相位对比（PC）法。三维 TOF 法的主要优点是信号丢失少，空间分辨力高，采集时间短，它善于查出有信号丢失的病变如动脉瘤、血管狭窄等；二维 TOF 法可用于大容积筛选成像，检查非复杂性慢流血管；三维 PC 法可用于分析可疑病变区的细节，检查流量与方向；二维 PC 法可用于显示需极短时间成像的病变，如单视角观察心动周期。

近年来发展起来一种新的 MRA 方法，称对比增强 MRA（CE－MRA），其适用范围广，实用性强，方法是静脉内团注 2~3 倍于常规剂量的 Gd－DTPA 对比剂，采用超短 TR、TE 快速梯度回波技术，三维采集，该方法对胸腹部及四肢血管的显示极其优越。

（四）MR 电影成像技术

磁共振电影（MRC）成像技术是利用 MRI 快速成像序列对运动脏器实施快速成像，产生一系列运动过程的不同时段（时相）的"静态"图像。将这些"静态"图像对应于脏器的运动过程依次连续显示，即产生了运动脏器的电影图像。MRC 成像不仅具有很好的空间分辨力，更重要的是它具有优良的时间分辨力，对运动脏器的运动功能评价有重要价值。

对于无固定周期运动的脏器，如膝关节、颞颌关节等，其 MRC 的方法是将其运动的范围分成若干相等的空间等分，在每一个等分点采集一幅图像，然后将每个空间位置的图像放在一个序列内连续显示即成为关节运动功能的电影图像。

（五）MR 水成像技术

磁共振水成像（MR hydrography）技术主要是利用静态液体具有长 T2 弛豫时间的特点。在使用重 T2 加权成像技术时，稀胆汁、胰液、尿液、脑脊液、内耳淋巴液、唾液、泪水等流动缓慢或相对静止的液体均呈高信号，而 T2 较短的实质器官及流动血液则表现为低信号，从而使含液体的器官显影。

作为一种安全、无须对比剂、无创伤性的影像学检查手段，MR 水成像技术已经提供了有价值的诊断信息，在某种程度上可代替诊断性 ERCP、PTC、IVP、X 线椎管造影、X 线涎管造影及泪道造影等传统检查。MR 水成像技术包括 MR 胰胆管成像（MRCP）、MR 泌尿系成像（MRU）、MR 椎管成像（MRM）、MR 内耳成像、MR 涎腺管成像、MR 泪道成像及 MR 脑室系统成像等。

（六）脑功能成像

脑功能性磁共振成像（fMRI）可提供人脑部的功能信息，为 MRI 技术又开启了一个全新的研究领域，它包括扩散成像（DI）、灌注成像（PI）和脑活动功能成像，三种不同功能成像的生理基础不同。

1. 扩散成像

当前 DI 主要用于脑缺血的检查，是由于脑细胞及不同神经束的缺血改变，导致水分子的扩散运动受限，这种扩散受限可以通过扩散加权成像（DWI）显示出来。DWI 在对早期脑梗死的检查中有重要临床价值。脑组织在急性或超急性梗死期，首先出现细胞毒性水肿，使局部梗死区组织的自由水减少，表观扩散系数（ADC 值）显著下降，因而在 DWI 上表现为高信号区，但这在常规 T1、T2 加权成像上的变化不明显。DWI 技术可由快速梯度回波序列完成，但在 EPI 技术中表现得更为完善。

2. 灌注成像

PI 通过引入顺磁性对比剂，使成像组织的 T1、T2 值缩短，同时利用超快速成像方法获得成像的时间分辨力。通过静脉团注顺磁性对比剂后周围组织微循环的 T1、T2 值的变化率，计算组织血流灌注功能；或者以血液为内源性示踪剂（通过利用动脉血液的自旋反转或饱和方法），显示脑组织局部信号的微小变化，而计算局部组织的血流灌注功能。PI 还可用于肝脏病变的早期诊断、肾功能灌注以及心脏的灌注分析等。

3. 脑活动功能成像

是利用脑活动区域局部血液中氧合血红蛋白与去氧血红蛋白比例的变化，所引起局部组织 T2＊ 的改变，从而在 T2＊ 加权像上可以反映出脑组织局部活动功能的成像技术。这一技术又称之为血氧水平依赖性 MR 成像（BOLD MRI）。它是通过刺激周围神经，激活相应皮层中枢，使中枢区域的血流量增加，进而引起血氧浓度及磁化率的改变而获得的。

（七）MR 波谱技术

磁共振波谱（MRS）技术是利用 MR 中的化学位移现象来测定分子组成及空间分布的一种检测方法。随着临床 MRI 成像技术的发展，MRS 与 MRI 相互渗透，产生了活体磁共振波谱分析技术及波谱成像技术，从而对一些由于体内代谢物含量改变所致的疾病有一定的诊断价值。

在均匀磁场中，同种元素的同一种原子由于其化学结构的差异，其共振频率也不相同，这种频率差异称化学位移。MRS 实际上就是某种原子的化学位移分布图。其横轴表示化学位移，纵轴表示各种具有不同化学位移原子的相对含量。

目前常用的局部 1H 波谱技术，是由一个层面选择激励脉冲紧跟二个层面选择重聚脉冲，三者相互垂直，完成"定域"共振，使兴趣区的 1H 原子产生共振，其余区域则不产生信号。定域序列的一个主要特点是能在定域区产生局部匀场。脉冲间隔时间决定回波时间。在 1H 波谱中，回波时间通常为 20～30ms，此时质子波谱具有最确定的相位，从而产生最佳分辨的质子共振波谱。

第六节　MRI 诊断的临床应用

由于 MRI 磁场对电子器件及铁磁性物质的作用，有些患者不宜行此项检查，如置有心脏起搏器的患者；颅脑手术后动脉夹存留的患者；铁磁性植入物者（如枪炮伤后弹片存留及眼内金属异物等）；心脏手术后，换有人工金属瓣膜患者；金属假肢、关节患者；体内有胰岛素泵、神经刺激器患者，以及妊娠三个月以内的早孕患者等均应视为 MRI 检查的禁忌证。

MRI 的多方位、多参数、多轴倾斜切层对中枢神经系统病变的定位定性诊断极其优越。在对中枢神经系统疾病的诊断中，除对颅骨骨折及颅内急性出血不敏感外，其他如对脑部肿瘤、颅内感染、脑血管病变、脑白质病变、脑发育畸形、脑退行性病变、脑室及蛛网膜下腔病变、脑挫伤、颅内亚急性血肿以及脊髓的肿瘤、感染、血管性病变及外伤的诊断中，均具较大的优势。MRI 可诊断超急性期脑梗死。

MRI 不产生骨伪影，对后颅凹及颅颈交界区病变的诊断优于 CT。MRI 具有软组织高分辨特点及血管流空效应，可清晰显示咽、喉、甲状腺、颈部淋巴结、血管及颈部肌肉。

由于纵隔内血管的流空效应及纵隔内脂肪的高信号特点，形成了纵隔 MRI 图像的优良对比。MRI 对纵隔及肺门淋巴结肿大和占位性病变的诊断具有较高的价值，但对肺内钙化及小病灶的检出不敏感。运用心电门控触发技术，可对心肌、心包病变、某些先天性心脏病作出准确诊断。MRI 可显示心脏大血管内腔，故对心脏大血管的形态学与动力学的研究可在无创的检查中完成。特别是 MR 电影、MRA 的应用，使得 MRI 检查在对心血管疾病的诊断方面具有良好的应用前景。

多参数技术在肝脏病变的鉴别诊断中具有重要价值。有时不需对比剂即可通过 T1 加权像和 T2 加权像直接鉴别肝脏囊肿、海绵状血管瘤、肝癌及转移癌。MRCP 对胰胆管病变的显示具有独特的优势。胰腺周围有脂肪衬托，采用抑脂技术可使胰腺得以充分显示。肾与其周围脂肪囊在 MRI 图像上形成鲜明的对比，肾实质与肾盂内尿液也可形成良好对比。MRI 对肾脏疾的诊断具有重要价值。MR 泌尿系成像（MRU）可直接显示尿路，对输尿管狭窄、梗阻具有重要诊断价值。

MRI 多方位、大视野成像可清晰显示盆腔的解剖结构。尤其对女性盆腔疾病诊断有价值，对盆腔内血管及淋巴结的鉴别较容易，是盆腔肿瘤、炎症、子宫内膜异位症、转移癌等病变的最佳影像学检查手段。MRI 也是诊断前列腺癌，尤其是早期者的有效方法。

MRI 对四肢骨骨髓炎、四肢软组织内肿瘤及血管畸形有较好的显示效果，可清晰显示软骨、关节囊、关节液及关节韧带，对关节软骨损伤、韧带损伤、关节积液等病变的诊断具有其他影像学检查所无法比拟的价值，在关节软骨的变性与坏死诊断中，早于其他影像学方法。

第七节　图像存档和传输系统（PACS）

图像存档和传输系统，即 PACS 是保存和传输图像的设备与软件系统。当前，X 线图像、CT 与 MRI 大多仍是以照片形式于放射科档案室存档，容易变色、发霉而造成图像质量下降；需要时，要从档案室借调，占用很多人力，借调中，照片丢失或错拿时有发生，而且效率低。由于影像诊断应用越来越普及，图像数量大增。照片存档与借调工作量大且不便。因此，人们提出了用另一种方式存放与传输图像，以使图像高效率使用并能安全保存。由于计算机、存储装置和通信技术的发展，使这一设想成为可能。

一、PACS 的基本原理与结构

PACS 是以计算机为中心，由图像信息的获取、传输与存档和处理等部分组成。

1. 图像信息的获取

CT、MRI、DSA、DR 及 ECT 等数字化图像信息可直接输入 PACS，而大量传统的 X 线图像需经信号转换器转换成数字化图像信息才能输入。可由摄像管读取系统、电耦合器读取系统或激光读取系统完成信号转换。后者速度快，精度高，但价格贵。

2. 图像信息的传输

在 PACS 中，传输系统对数字化图像信息的输入、检索和处理起着桥梁作用。方法有：①网线（双绞线），将影像以电信号形式通过网线联网完成信息传输，价格低廉，目前是连接桌面的主要手段。②光导通信，将影像信息以光信号形式通过光导纤维完成信息传输，由于信息量大将成为 PACS 传输的主流。②微波通信，将影像信息以微波形式进行传输，有如电视台发射电波，由电视机接收再现图像，速度快，成本高。

3. 图像信息压缩与存储

压缩方法现多用间值与哈佛曼符号压缩法，影像信息压缩 1/5～1/10，仍可保持原有图像质量。DIC（）M3.o 格式无损压缩目前仅能达到1/2～1/4。图像信息的压缩存储非常必要。因为，一帧 X 线照片的信息量很大，相当于 1500 多页 400 字稿纸写满汉字的信息量。而一个 30.48cm 光盘也只能存储 2000 张 X 线照片的信息。

图像信息的存储可用磁带、磁盘（硬盘）、磁盘阵列、光盘和各种记忆卡片等，磁盘阵列和磁盘是当前存储媒介的主流。磁带价格低廉，存储量大，可靠，但是速度太慢，一般作为备份使用；光盘价格居中，性能居中，也常被选用。

4. 图像信息的处理

图像信息的处理由计算机中心完成。计算机的容量，处理速度和可接终端的数目决定着 PACS 的大小和整体功能。软件则关系到检索能力、编辑和图像后处理的功能。

检索：在输入图像信息时要同时准确输入病历号和姓名等，便于检索时使用。

编辑：删去无意义的图像，以避免不必要的存储，并把文字说明与相应的图像信息一并存入。

后处理：在终端进行。包括图像编组，对兴趣区作图像放大。窗位与窗宽的调节以及用激光相机把荧屏上的图像照在胶片上。

二、PACS 的临床应用

PACS 已经在国内一些医院应用。根据联网范围分为微型、小型、中型和大型 PACS。微型仅为放射科内几种设备的连接，小型则为放射科内部或影像学科内部，大型则与全医院信息系统相连接，供各临床科室使用。

PACS 使医生在远离放射科的地方及时看到图像，可提高工作效率与诊断水平；避免照片的借调手续和照片的丢失与错放；减少照片的管理与存放空间；减少胶片的使用量。可在不同地方同时看到不同时期和不同成像手段的多帧图像，便于对照、比较。在终端进行图像后处理，使图像更便于观察。

未来 PACS 将使患者只要有一张磁卡，就可在市内，乃至国内已参加 PACS 的医院看到以前不同医院的各种图像，避免重复检查，有利于诊断和会诊。

但是，PACS 由于荧屏数目的限制，也难满足同时观察十几帧乃至几十帧的图像，而且在荧屏上观察图像还需一个适应过程。

PACS 投资高，使推广应用受到一定限制。

尽管 PACS 目前仍存在一定的问题与困难，但从长远的观点看，它是发展远程放射学、远程医学，乃至信息放射学所必需的。

第八节　信息放射学

信息放射学是继 CT、DSA、MRI、ECT、DR 等数字化图像之后，医学影像学同计算机科学技术结合而派生出来的新领域。它包括了放射科工作的管理、质量控制（QC）与质量保证（QA）、影像信息的存档与传输和远程放射学等。信息放射学对提高医疗、教学、科研等工作的水平和效率有着重要的意义。

信息放射学是以放射学信息系统（MS）、PACS 和互联网络为基础的。就图像而言，则是以图像数字化为前提的。RIS 是通过计算机网络进行放射科工作的管理，如影像检查的预约、登记、书写报告、质量控制与质量保证以及统计等。PACS 使 RIs 的功能趋于完善。实现 PACS 的基础是图像数字化。医学影像学图像大都可作为数字化图像进入 PACS 进行存档与传输。但应注意，并非影像设备的数字化图像都可直接进入PACS。数字化成像设备，如 CT 机须按统一格式及交换标准，当前用医学数字成像和传输标准为 DICOM 3.0。互联网络用于通讯联络，初期只传输文字，使用多媒体以后，还可传输图像和声音。传输图像是 PACS 的关键部分，通过 PACS 使远程放射学与远程医学得以实现。信息高速公路，使文字、数据、图像、声音为一体的多媒体信息的存档与传输更为迅速、准确。通过电话线、计算机网络、光缆，乃至卫星的传输，以进行通讯、会诊、会议、教学与科研等。

信息放射学可提高医疗教学科研的工作效率与质量，对教学改革也提供了物质基础。

医院内大型 PACS，由于放射科同临床各科室，包括急诊室、监护室、手术室联网，使这些科室可直接在本科室提取在放射科存档的图像，有利于及时制定治疗方案，而无须去放射科借阅照片或会诊。同样，专家可在办公室或家里使用同 PACS 联网的个人计算机观察研究传送来的图像及资料进行会诊，及时提出诊治意见。若与国际互联网络联网，则可同国外联系，发挥远程放射学的作用。

信息放射学对教学与科研也有重大意义。比如，学生可以通过个人计算机而不在教室和规定时间内任意选学课堂讲授与实习内容，对有兴趣的课程还可以反复接收，有利于教学改革。同样，在继续教育方面，医生也可通过个人计算机学习本院的教材，如与国际互联网络联网，可任选全球院校已存档的资料。

数字图书馆的建立，数字图书与数字杂志的出版，使检索文献和阅读杂志更为方便。

第二章　骨与关节疾病的影像诊断

第一节　骨组织成像的观察与分析

各种影像学方法的成像原理不同，其组织学特点在图像上的表现亦不同。X线成像和CT显示出的是组织器官间、正常组织与病理组织间的密度差异；MRI则体现的是它们之间的信号强度不同；超声则是以它们之间因不同的声阻抗和衰减差别产生的不同回波构成图像。它们的共同点都是以不同的灰度构成解剖图像，如同一张黑白照片。但对于不同的成像方法而言，相同的组织或病变则表现为不同的灰度，如骨骼组织在X线平片和CT上呈白影，而在MRI上则呈黑影，这是因骨骼组织含钙多，而含氢质子少的原因。由此可见，只有在了解各种影像学方法的成像原理后，才能正确解读各种图像。

一、X线成像观察与分析

在观察分析X线图像时，应首先注意摄影条件和体位是否满足临床诊断需要，摄影条件的欠缺、摄影部位的偏离和遗漏，常是造成漏诊和误诊的重要原因之一。其次要按一定的顺序，全面系统地观察X线片，并结合临床表现，着重观察分析靶区。例如，在分析胸片时，应注意按序观察胸廓、肺、纵隔、膈肌、心脏及大血管，其中肺要观察整个肺野和肺门。在分析骨骼X线片时，要观察骨、关节解剖结构是否正常，并着重观察骨皮质、骨松质、骨髓腔和周围软组织。

识别异常X线表现的基础是熟悉正常和变异的X线表现。异常的X线表现主要是受检器官形态和密度的改变，例如，肺纤维化既可使胸廓和肺的形态发生改变，又因肺内病变处含气量减少，纤维结缔组织增加而使肺野的密度增加。

病变的X线表现与病变的病理学有关，故需用病理学的知识来解释X线表现，其分析要点如下：①病变的位置和分布：肺尖的渗出性病变多为结核，而在肺底部则多为肺炎。骨肉瘤好发于干骺端，骨巨细胞瘤常位于骨端。②病变的数目和形状：肺内多发球形病灶多为转移所致，而单发病灶则应考虑为肺癌、错构瘤或炎性假瘤等；肺内炎症多为片状或斑片状影。③病变边缘：一般良性肿瘤、慢性炎症和病变愈合期，边缘锐利；恶性肿瘤、急性炎症和病变进展阶段边缘多模糊。④病变密度：病变组织的密度可高于或低于正常组织，肺内密度降低可为肺气肿或肺大泡所致，密度增高为肺实变或占位病变引起。⑤邻近器官组织的改变：肺内大面积密度增高时，可根据胸廓扩大或是下陷，肋间隙增宽还是变窄，膈的下降或是上升，纵隔是推移或牵拉等改变来判断病变性质。前者为胸腔积液所造成的改变，而后者则多为肺不张、胸膜肥厚粘连所致。⑥器官功能的改变：主要是观察心脏大血管的搏动、胃肠道的蠕动、膈的呼吸运动等，这有时是疾病早期发现的依据之一。

二、CT 观察与分析

在观察分析 CT 图像时，应先了解扫描的技术与方法，是平扫还是对比增强扫描。应指出，在观察电视荧屏上的 CT 图像时，需应用一种技术，即窗技术，包括窗位（L）和窗宽（W）。分别调节窗位和窗宽，可使某一欲观察组织，如骨骼或软组织显示更为清楚。窗位和窗宽在 CT 照片上则是固定的并均有显示。对每帧 CT 图像要进行细致观察，结合一系列多帧图像的观察，可立体地了解器官的大小、形状和器官间的解剖关系。凡病变够大并与邻近组织有足够的密度差，即可显影。根据病变密度高于、低于或等于所在器官的密度而分为高密度、低密度或等密度病变。如果密度不均，有高有低，则为混杂密度病变。发现病变要分析病变的位置、大小、形状、数目和边缘，还可测定 CT 值以了解其密度的高低。如行对比增强扫描，则应首先明确检查技术，是单期或多期增强扫描，还是动态增强扫描，并分析病变有无密度上的变化，即有无强化。如病变密度不增高，即为不强化；密度增高，则为强化。强化程度不同，形式各异，可以是均匀强化或不均匀强化，或只是病变周边强化即环状强化。对强化区行 CT 值测量，并与平扫的 CT 值比较或行各期 CT 值比较，可了解强化的程度及随时间所发生的变化。此外，还要观察邻近器官和组织的受压、移位和浸润、破坏等。

综合分析器官大小、形状的变化，病变的表现以及邻近器官受累情况，就有可能对病变的位置、大小与数目、范围以及病理性质作出判断。和其他成像技术一样，还需要与临床资料结合，并同其他影像诊断综合分析，才可作出诊断。

CT 在查出病变、确定病变位置及大小与数目方面较为敏感而且可靠，但对病理性质的诊断，也有一定的限度。

三、超声图像观察与分析

观察分析超声图像时，首先应了解切面方位，以便于认清所包括的解剖结构。注意分析以下内容：

1. 外形。脏器的形态轮廓是否正常，有无肿大或缩小。

2. 边界和边缘回声。肿块有边界回声且显示光滑完整者为具有包膜的证据；无边界回声和模糊粗糙、形态不规则者多为无包膜的浸润性病变。除观察边缘回声光滑或粗糙、完整或有中断等征象外，边缘回声强度也有重要区别，某些结节状或团块状肿块周边环绕一圈低回声暗圈，即"暗环"征，或周边为高回声的边缘，即"光轮"征等。

3. 内部结构特征。可分为结构如常、正常结构消失、界面增多或减少、界面散射点的大小与均匀度以及其他各种不同类型的异常回声等。

4. 后壁及后方回声。由于人体各种正常组织和病变组织对声能吸收衰减不同，则表现后壁与后方回声的增强效应或减弱乃至形成后方"声影"，如衰减系数低的含液性的囊肿或脓肿，则出现后方回声增强，而衰减系数高的纤维组织、钙化、结石、气体等则其后方形成"声影"。另外，某些质地均匀，衰减较大的实质性病灶，内部可完全表现为低回声，在声像图上酷似液性病灶，但无后壁及后方回声增强效应可资区别。

5. 周围回声强度。当实质性脏器内有占位性病变时，可致病灶周围回声的改变，如系膨胀性生长的病变，则其周围回声呈现较均匀性增强或有血管挤压移位；如系浸润性生长病变，则其周围回声强弱不均或血管走行中断。肝脓肿则在其边缘与正常组织之间出现从高回声向正常回声过渡的"灰阶梯度递减区"。

6. 毗邻关系。根据局部解剖关系判断病变与周围脏器的连续性，有无压迫、粘连或浸润。如胰头癌时可压迫胆总管致肝内外胆管扩张、胆囊肿大以及周围血管的挤压移位，淋巴结或远处脏器转移灶等。

7. 脏器活动情况。脏器的活动可反映脏器组织的功能状况，如心肌出现缺血和梗死时，其相应部位的心肌将出现室壁运动异常。通过观察心脏瓣膜的活动可判断有无瓣膜狭窄和关闭不全。

8. 脏器结构的连续性。分析脏器的连续性可为疾病诊断提供重要依据。如先天性室间隔缺损表现为室间隔的连续性中断。

9. 血流的定性分析。通过频谱型多普勒和彩色多普勒技术，主要分析血流速度、血流时相、血流性质和血流途径。

10. 血流的定量分析。多普勒超声心动图的定量分析包括血流量、压力阶差和瓣口面积的测量。

四、MRI 观察与分析

病变在 MRI 上通常有四种信号强度的改变：①等信号强度：指病变与周围组织呈相同灰度，平扫无法识别病灶，有时需借助 MRI 对比剂的顺磁性效应以增加病变信号强度，使之与周围组织产生对比差别；②低信号强度：MRI 片上病灶信号强度不及周围组织亮；③高信号强度：MRI 片上病变组织的信号强度高于周围组织；④混杂信号强度：病变区包括以上二种或三种信号强度改变，例如肝癌伴出血坏死时在 T2WI 片上可呈现混杂信号强度改变。

在进行 MR 诊断时，首先必须明确病变的部位、形态、数目，分析病变在各个序列中的信号强度、强化特征、周围水肿以及相邻结构的改变，再结合临床病史及必要的实验室检查，一般均能作出较为准确的定位和定性诊断。

下面简述 MRI 诊断时应遵循的一般规律：

1. 仔细观察各扫描方位，每个序列的每帧图像，如矢状位、冠状位、轴位等，以便获得病变的立体感，这是判断病变的起源及定位诊断的主要依据。

2. 病变在每个序列中的信号强度和强化方式是定性诊断的关键，如肝癌表现为稍长 Tl 和稍长 T2 信号；肝血管瘤表现为稍长 Tl 和极长 T2 信号；肝囊肿表现为极长 Tl 和极长 T2 信号；某些病变如脂肪瘤的信号强度更具特征性，呈短 Tl 高信号，在脂肪抑制序列上其与脂肪信号同步降低。病变是否强化以及强化方式有重要诊断价值。一般认为，肿瘤性病变绝大多数有明显强化，而非肿瘤性病变一般不出现强化。又如，肝血管瘤增强后自周边呈向心性强化，直至充填整个病灶，这种强化方式是肝血管瘤的特征。

3. 病变的大小、形态、数目、部位及其毗邻关系，有助于病变的定性诊断。一般来讲，恶性肿瘤易多发，形态不规则；良性肿瘤多单发，呈类圆形。某些病变有特定的发病部位，对定性诊断有帮助，如室管膜瘤易发生在脑室内，生殖细胞瘤多位于松果体区，颅咽管瘤多发生在鞍区。

4. 一些特殊的 MR 检查如 MR 水成像、MRA、MRS、fMN 等是定性诊断的重要补充，但往往需要结合常规 MRI 检查方能确诊，如胰头癌在 MRCP 上只能显示胆总管及主胰管梗阻的部位和程度，对癌瘤本身则无法显示；大面积脑梗死 MRA 只能观察到某支血管的闭塞，而无法显示梗死的部位和范围。因此，MR 特殊检查必须与常规 MRI 相结合，缺一不可。

对部分病变而言，MRI 表现缺少特异性，定性诊断仍很困难，必须密切结合临床病史及相关实验室检查，如在 MRI 上发现两侧基底节区尤其是豆状核对称性信号异常，临床见到眼 K—F 环及血清铜蓝蛋白降低，则可确诊为肝豆状核变性。

五、医学影像学征象的诊断与鉴别诊断

与临床上疾病存在着"同征异病和异征同病"一样，在日常影像学诊断中亦存在着"同征异病和异征同病"的现象，这涉及鉴别诊断的问题。例如肝海绵状血管瘤伴机化，超声、CT 和 MRI 均可不出现海绵状血管瘤的典型征象。且难以与肝癌相鉴别，此时应用 DsA 检查则可见到散在"爆玉米花样"染色点，此为该病的 DSA 特异征象，再结合患者其他实验室检查即可对本病确诊。所以在诊断和鉴别诊断过程中要注意各种影像诊断技术的优势和互补作用，并密切结合患者相关的临床资料。

医学影像学结果有三种情况：①肯定性诊断，即通过检查可以确诊；②否定性诊断，即通过影像学诊断排除了某些疾病，此时要充分注意到检查方法的局限性和某些疾病的特殊性，以及它们的动态变化过程；③可能性诊断，即经过检查发现了某些征象，但并不能根据这些征象确定病变性质，而列出几个可能性，遇到这种情况，除综合应用其他影像学方法外，同时可结合其他临床检查资料，如内镜、活检等，或者可进行随访，试验性治疗后复查等措施来得出最终诊断结果。

影像学检查费用的多少取决于影像设备的价格和运行成本，与疾病诊断的准确度、敏感度和特异度无正比关系。不同的检查技术在诊断中均有各自的优缺点和适应范围，有些检查技术联合使用，可相得益彰，互为补充，这多用于对疾病的鉴别诊断方面。对于某些疾病的动态观察或人群的筛选，多选用单一的和效/价比高的检查方法，常规 X

线方法和超声常可作此用途。例如，胸部疾病可选用胸部平片，腹部疾病可选用超声。由此可见，只有掌握不同影像学技术的成像原理和作用及限度后，才能正确选择检查方法。这不仅可节约医疗费用，而且对提高疾病诊断准确率有利。

骨骼肌肉系统疾病主要还是以X线平片检查为主，它不仅能显示病变的范围和程度，而且还可能作出定性诊断。但X线平片不能直接显示肌肉、肌腱、半月板和椎间盘等软组织病变，亦不易发现骨关节和软组织的早期病变，而CT在此方面则具有优势。3DCT还能多方位显示骨关节解剖结构的空间关系，它常用于X线平片检查之后，或亦可首选。MRI在显示软组织病变，如肿块、出血、水肿、坏死等方面优于CT，但在显示骨化和钙化方面不及CT和X线平片。超声在显示软组织病变和骨关节脱位方面有一定的优势，但图像分辨力不及CT和MRI，亦缺乏特异性，但其价廉、无创，故可作为筛选方法。血管造影仅用于骨关节及软组织恶性肿瘤的介入治疗。

综上所述，这四种成像方法的优选和应用主要是遵循效/价比的原则进行。必须强调的是，作出一个正确的影像学诊断还必须结合患者的其他临床资料，这对影像学的诊断和鉴别诊断有着重要的参考意义。

第二节　骨组织基本病变的影像分析

骨肌系统的X线和CT图像一般是以人体不同密度的组织结构形成的自然对比，以高、中、低密度的影像，反映正常和病变。MRI则是以高、中、低信号的图像反映正常和病变。所以，图像的密度和信号分析是影像诊断的基础，必须全面、细致地观察和识别轻微的密度和信号改变，推测其病理学基础，而且必须结合临床表现和实验室检查的结果，综合分析提出诊断意见。

一、正常影像学表现

（一）骨的结构与发育

1. 骨的结构

人体骨骼因形状不同而分长骨、短骨、扁骨和不规则骨四类。骨质按其结构分为密质骨和松质骨两种。长骨的骨皮质和扁骨的内外板为密质骨，主要由多数哈氏系统组成。哈氏系统包括哈氏管和以哈氏管为中心的多层环形D小动板层骨。松质骨由多数骨小梁组成，骨小梁自骨皮质向骨髓腔延伸，互相连接形成海绵状，骨小梁间充以骨髓。

2. 骨的发育

骨的发育包括骨化与生长，在胚胎期即开始进行。骨化有两种形式。一种为膜化骨，包括颅盖诸骨和面骨。膜化骨是间充质细胞演变为成纤维细胞，形成结缔组织膜，在膜的一定部位开始化骨，成为骨化中心，再逐步扩大，完成骨的发育，另一种为软骨内化骨，躯干及四肢骨和颅底骨与筛骨均属软骨内化骨。软骨内化骨是由间充质细胞演变为软骨原基，后由成骨细胞的成骨活动而形成原始骨化中心。以后，还出现继发骨化中心。骨化中心不断扩大，最后软骨原基全部骨化，原始与继发骨化中心互相愈合而完成骨骼的发育。锁骨及下颌骨则兼有两种形式的骨化。

骨骼在发育生长过程中不断增大，根据生理功能的需要，通过破骨细胞的骨质吸收活动而改建塑型。骨质的吸收过程称为破骨。骨髓腔的形成就是在骨发育过程中骨皮质内面骨吸收所造成的。骨骼的发育、发展主要是以成骨和破骨的形式进行的。

3. 影响骨发育的因素

骨组织的生长必须具备两个条件：一是由成骨细胞的作用形成细胞外的有机质，骨细胞埋置于其中，形成骨样组织；二是矿物盐在骨样组织上的沉积。与此同时，还由破骨细胞作用进行骨吸收、改建，以此维持正常骨组织代谢的平衡和使骨的外形适应生理功能的需要。如果成骨细胞活动、矿物盐沉积和破骨细胞活动发生变化，都将影响骨骼的发育。其中关系密切的有钙磷代谢、内分泌激素和维生素等。

（二）长骨

1. 小儿骨

长骨一般有 3 个以上的分化中心，一个在骨干，另外的在两端。前者为原始或一次骨化中心，后者为继发或二次骨化中心。出生时，长骨骨干已大部骨化，两端仍为软骨，即骺软骨。因此，小儿长骨的主要特点是骺软骨，且未完全骨化，可分为骨干、干骺端、骺和骺板等部分。

（1）骨干：管状骨周围由密质骨构成，为骨皮质，含钙多，X 线表现为密度均匀致密影，外缘清楚，在骨干中部最厚，越近两端越薄。骨干中央为骨髓腔，含造血组织和脂肪组织，X 线表现为由骨干皮质包绕的无结构的半透明区。骨皮质外面和里面（除关节囊内部分的骨表面以外）均覆有骨膜，前者为骨外膜，后者为骨内膜。骨膜为软组织，X 线上不能显影。CT 上骨皮质为高密度线状或带状影，骨髓腔视骨髓性质不同而密度不一，可为软组织密度影（红髓）或脂肪密度影（黄髓）。MRI 上骨皮质在 T1WI 和 T2WI 上均为极低信号影而骨髓腔可为中等信号影（红髓）或高信号影（黄髓）。正常骨膜在 CT 和 MRI 上均不能显示。

（2）干骺端：为骨干两端向骨骺移行的较粗大部分，周边为薄层骨皮质，内由松质骨构成，骨小梁彼此交叉呈海绵状。顶端为一横行薄层致密带影，为干骺端的临时钙化带。此临时钙化带随着软骨内成骨而不断向骨髓侧移动，骨即不断增长。骨干与干骺端间无清楚分界线。在 CT 骨窗上干骺端骨松质表现为高密度的骨小梁交错构成细密的网状影，密度低于骨皮质，网格间为低密度的骨髓组织。在 MRI 上由于干骺端骨髓常为红髓且含有一定量的骨小梁，信号往往低于骨干髓腔。先期钙化带在 CT 上呈致密影而在 MRI 上呈低信号。

（3）骺：为未完成发育的长骨末端。在胎儿及幼儿时期为软骨，即骺软骨，X 线片上不能显示。骺软骨有化骨功能。在骨化初期于骺软骨中出现一个或几个二次骨化中心，X 线片上表现为小点状骨性致密影。骺软骨不断增大，其中的一二次骨化中心也不断由于骨化而增大，形成松质骨，边缘由不规则变为光滑整齐。CT 上骺软骨为软组织密度影，其中的骨化中心的结构和密度类似于骺端。在 MRI SE 序列上骺软骨为中等信号影而骨化中心的信号特点与干骺端类似。

（4）骺板（骺盘）：当骺与干骺端不断骨化，二者间的软骨逐渐变薄而呈板状时，则称为骺板。因为骺板是软骨，X 线片上呈横行半透明线，居骺与干骺端之间，称之为骺线。骺板不断变薄，最后消失，即骺与骨干结合，完成骨的发育，X 线表现为骺线消失。原骺线所在部位可见不规则线样致密影为骨骺瘢痕。骺线在 CT 片上的密度和在 MRI 上的信号特点与骺软骨相似。

检测骨龄是为了了解被检查者实际骨发育的年龄，并与正常儿童骨龄标准相比。如骨龄与被检查者实际年龄不符，且相差超出一定范围，常提示骨发育过早或过晚，对诊断内分泌疾病和一些先天性畸形综合征有一定的价值。

骨龄是判断骨骼发育的参考资料之一，但因种族、地区及性别而有所不同，正常标准还有一个范围。所以在进行骨龄判定时，也须考虑到这些因素。

2. 成年骨

成年骨骼的外形与小儿骨骼相似，但骨发育完全。骺与干骺端愈合，骺线消失，只有骨干和由骨松质构成的骨端。骨端有一薄层壳状骨板为骨性关节面，表层光滑。其外方覆盖的一层软骨，即关节软骨，X 线上不能显示。成年长骨骨皮质较厚，密度高。骨端各部位所承受重力、肌肉张力以及功能活动不同，其骨小梁分布的比例和排列方向也不同。此外，某些关节附近，还常有光滑的子骨附于骨骼附近的肌腱中，位置与数目正常时有所差异，以手及足部为多见。成年骨的 CT 所见与小儿骨类似，在 MRI 上由于随年龄增长红髓中脂肪成分增多，成人骨髓信号较婴幼儿的高。

（三）脊柱

脊柱由脊椎和其间的椎间盘所组成。除第 1 颈椎外，每个脊椎分椎体及椎弓两部分。椎弓由椎弓根、椎弓板、棘突、横突和关节突组成。同侧上下两个关节突组成脊椎小关节，有关节软骨和关节囊。

在正位片上，椎体呈长方形，从上向下依次增大，主要由松质骨构成，纵行骨小梁比横行骨小梁明显，周围为一层致密的骨皮质，密度均匀，轮廓光滑。椎体两侧有横突影。在横突内侧可见椭圆形环状致密影，为椎弓根横断面影像，称椎弓环。在椎弓根的上下方为上下关节突的影像。椎弓板由椎弓根向后内延续，在中线联合成棘突，投影于椎体中央的偏下方，呈尖向上类三角形的线状致密影，大小与形状可有不同。

在侧位片上，椎体也呈长方形，其上下缘与前后缘成直角，椎弓居其后方。在椎体后方的椎管显示为纵行的半透明区。椎弓板位于椎弓根与棘突之间。棘突在上胸段斜向后下方，不易观察，在腰段则向后突，易于显示。上下关节突分别起于椎弓根与椎弓板连接处之上、下方，下关节突在下个脊椎上关节突的后方，以保持脊椎的稳定，不向前滑。脊椎小关节间隙为匀称的半透明影。颈、胸椎小关节侧位显示清楚，腰椎者则正位清楚。椎间盘的纤维软骨板、髓核及周围的纤维环系软组织密度，故呈宽度匀称的横行半透明影，称之为椎间隙。椎间孔居相邻椎弓、椎体、关节突及椎间盘之间，呈半透明影，颈椎斜位显示清楚，胸腰椎侧位清楚，呈类圆形。

在脊椎CT的横断像上，椎体在骨窗下显示为由薄层骨皮质包统的海绵状松质骨结构。在椎体中部层面上有时可见松质骨中的"Y"形低密度线条影，为椎体静脉管。由椎体、椎弓根和椎弓板构成椎管骨环，硬膜囊居椎管中央，呈低密度影，与周围结构有较好的对比。黄韧带为软组织密度，附着在椎弓板和关节突的内侧，正常厚2~4mm。腰段神经根位于硬膜囊前外侧，呈圆形中等密度影．两侧对称。侧隐窝呈漏斗状，其前方是椎体后外面，后方为关节突，侧方为椎弓根内壁，其前后径不小于3mm，隐窝内有穿出的神经根。椎间盘由髓核与纤维环组成，其密度低于椎体，CT值为50~110HU，表现为均匀的软组织密度影，但由于层厚和扫描位置的原因常见椎体终板影混入其中。

在MRI T1WI和T2WI上脊椎各骨性结构的皮质呈低信号，而骨髓呈高或等－高信号。椎间盘在T1WI上信号较低且不能区分纤维环和髓核，在T2WI上纤维环为低信号、髓核为高信号。脊髓在T1WI上呈中等信号，信号高于脑脊液；在T2WI上则脑脊液信号高于脊髓。在分辨力高的MRI T2WI上可见神经根穿行于高信号的脑脊液中。位于椎体前、后缘的前纵和后纵韧带在T1WI和T2WI上均为低信号，一般不能与骨皮质区别。

（四）软组织

骨肌系统的软组织，包括肌肉、血管、神经、关节囊和关节软骨等，由于组织密度差别不大，缺乏明确的自然对比，X线片上无法显示其各自的组织结构，观察受到较大的限制。在一帧对比度良好的X线平片上，仅可通过较低密度的脂肪组织形成的对比观察到皮下脂肪层和大致的肌间轮廓，其余则均为一片中等密度影像。在CT图像上，骨髓腔因骨髓内的脂肪成分而表现为低密度；在软组织窗上，中等密度的肌肉、肌腱、关节软骨和骺软骨在低密度脂肪组织的衬托下也能清晰显示。在MRI上，韧带、肌腱、纤维软骨和空气均呈低信号，肌肉和透明软骨呈中等偏低信号。正常成人骨髓因含脂肪成分而在T1WI和T2WI上均呈较高信号。MRI能清楚显示脊椎、椎管和椎间盘，并能显示椎管内软组织，包括韧带、硬膜囊、脑脊液和脊髓等结构。

对血管的观察也可行血管MRA或X线/CT血管造影，后两者将高密度水溶性的对比剂注入血管内，使其与周围软组织形成明确的人工对比。通过快速摄影、X线电影摄影或螺旋CT快速扫描后三维重建，可显示局部血管的解剖结构，还可显示动脉期、静脉期等不同时相表现，用于临床诊断。

二、基本病变表现

骨与软组织疾病的病理改变及其影像学表现多种多样，但不同疾病的病理改变反映在影像学图像上，大多可概括为下列一些基本表现。认识和掌握这些基本影像学表现，并进一步推断其病理学基础，对疾病的诊断是重要的。在实际工作中就是观察这些影像学表现，加以综合分析，并作出诊断。

1. 骨质疏松：是指一定单位体积内正常钙化的骨组织减少，即骨组织的有机成分和钙盐都减少，但骨内的有机成分和钙盐含量比例仍正常。组织学变化是骨皮质变薄，哈氏管扩大和骨小梁减少。

骨质疏松的 X 线表现主要是骨密度减低。在长骨可见骨松质中骨小梁变细、减少、间隙增宽，骨皮质出现分层和变薄现象。在脊椎，椎体内结构呈纵形条纹，周围骨皮质变薄，严重时，椎体内结构消失。椎体变扁，其上下缘内凹，而椎间隙增宽，是梭形，致椎体呈鱼脊椎状。疏松的骨骼易发生骨折。椎体有时可压缩呈楔状。骨质疏松的 CT 表现和征象评价与 X 线表现基本相同。MRI 除可见骨外形的改变外，老年性骨质疏松由于骨小梁变细和数量减少以及黄髓的增多，骨髓在 T1WI 和 T2WI 上信号增高，骨皮质变薄及其内出现线状高信号代表哈氏管扩张和黄髓侵入；炎症、外伤等的周围骨质疏松区因局部充血、水肿而表现为边界模糊的长 T1、长 T2 信号影。

骨质疏松见于多种疾病。广泛性骨质疏松主要是由于成骨减少，老年、绝经期后妇女、营养不良、代谢或内分泌障碍都可引起。局限性骨质疏松多见于失用，如骨折后、感染、恶性骨肿瘤等和因关节活动障碍而继发骨质疏松。只根据骨质疏松，难以对病因作出诊断。

2. 骨质软化：是指一定单位体积内骨组织有机成分正常，而矿物质含量减少。因此，骨内的钙盐含量降低，骨发生软化。组织学上显示骨样组织钙化不足，常见骨小梁中央部分钙化，而外面围以一层未钙化的骨样组织。

骨质软化的 X 线表现主要是由于骨内钙盐减少而引起的骨密度减低，以腰椎和骨盆为明显。与骨质疏松不同的是骨小梁和骨皮质边缘模糊，系因骨组织内含有大量未经钙化的骨样组织所致。由于骨质软化，承重骨骼常发生各种变形，如膝内翻、三叶形骨盆等。此外，还可见各种假骨折线，表现为宽约 1~2mm 的光滑透明线，与骨皮质垂直，边缘稍致密，好发于耻骨支、肱骨、股骨上段和胫骨等。在儿童期可见干骺端和骨骺的改变。

在成骨过程中，骨样组织的钙盐沉积发生障碍，即可引起骨质软化。造成钙盐沉积不足的原因可以是维生素 D 缺乏，肠道吸收功能减退，肾排泄钙磷过多和碱性磷酸酶活动减低。骨质软化系全身性骨病，常见者发生于生长期为佝偻病，发生于成年为骨软化症，亦可见于其他代谢性骨疾病。

3. 骨质破坏：是局部骨质为病理组织所代替而造成的骨组织消失，可以由病理组织本身或由它引起破骨细胞生成和活动增强所致。骨松质或骨皮质均可发生破坏。

骨质破坏的 X 线表现是骨质局限性密度减低，骨小梁稀疏消失而形成骨质缺损，其中全无骨质结构。骨松质的早期破坏可形成斑片状的骨小梁缺损。骨皮质破坏，在早期发生于哈氏管而引起它的扩大而在 X 线上呈筛孔状。骨皮质表层的破坏，则呈虫蚀状。当骨破坏进展到一定程度时，往往有骨皮质和松质的大片缺失。CT 易于区分松质骨和皮质骨的破坏，松质骨的破坏表现为斑片状松质骨缺损区；骨皮质破坏表现为其内的筛孔样破坏和其内外表面的不规则虫蚀样改变、骨皮质变薄或斑块状的骨皮质缺损。在 MRI，骨破坏表现为低信号的骨质为不同信号强度的病理组织所取代，骨皮质破坏的形态改变与 CT 所见相同，松质骨的破坏常表现为高信号的骨髓为较低信号或混杂信号影所取代。骨质破坏见于炎症、肉芽肿、肿瘤或瘤样病变。不同病因造成的骨质破坏，在影像学表现上虽无特征，但由于病变的性质、发展的快慢和邻近骨质的反应性改变等，又形成各自的一些特点。如炎症的急性期或恶性肿瘤，骨质破坏常较迅速，轮廓多不规则，边界模糊。炎症的慢性期或良性骨肿瘤，则骨质破坏进展缓慢，边界清楚；有时还可见一致密带状影围绕，且可使局部骨骼轮廓膨胀等。

4. 骨质增生硬化：是一定单位体积内骨量的增多。组织学上可见骨皮质增厚、骨小梁增粗增多，这是成骨增多或破骨减少或两者同时存在所致。大多是因病变影响成骨细胞活动所造成，属于机体代偿性反应，少数是因病变本身成骨，如肿瘤细胞成骨。

骨质增生硬化的 X 线表现是骨质密度增高，伴或不伴有骨骼的增大。骨小梁增粗、增多、密集，骨皮质增厚、致密。明显者，则难于分清骨皮质与骨松质。发生于长骨可见骨干粗大，骨髓腔变窄或消失。骨质增生硬化的 CT 表现与其 X 线平片的表现相似。MRI 上增生硬化的骨质在 T1WI 和 T2WI 上均为低信号，松质骨的信号也较正常为低。MRI 可以很好地显示骨质增生造成的骨形态的改变。骨质增生硬化见于多种疾病。多数是局限性骨增生，见于慢性炎症、外伤和某些原发性骨肿瘤。如骨肉瘤，或成骨性转移瘤。少数为普遍性骨增生，骨皮质与骨松质多同时受累，见于某些代谢或内分泌障碍，如甲状旁腺功能低下或中毒性疾病，如氟中毒。

5. 骨膜增生：又称骨膜反应，是因骨膜受刺激，骨膜内层成骨细胞活动增加形成骨膜新生骨，通常表示有病变存在。组织学上可见骨膜内层成骨细胞增多，有新生的骨小梁。

骨膜增生的 X 线表现，在早期是一段长短不定、与骨皮质平行的细线状致密影，同骨皮质间可见 1~2mm 宽的透亮间隙。继而骨膜新生骨增厚，常见的有与骨皮质表面平行排列的线状、层状或花边状骨膜反应。骨膜增生的厚度与范围同病变发生的部位、性质和发展阶段有关。一般发生于长骨骨干的明显，炎症者较广泛，而肿瘤者则较局限。随着病变的好转与痊愈，骨膜增生可变得致密，逐渐与骨皮质融合，表现为皮质增厚。痊愈后，骨膜新生骨还可逐渐被吸收。如引起骨膜反应的病变进展。已形成的骨膜新生骨可被破坏. 破坏区两侧的残留骨膜新生骨呈三角形，称为 Codman 三角。

骨膜反应的 CT 表现与 X 线平片的表现相似。MRI 显示骨膜反应要早于 X 线和 CT，早期的骨膜反应在 T1WI 为中等信号. T2WI 为高信号，骨膜新生骨在各序列均为低信号。CT 和 MRI 的空间分辨力不及平片，不能如平片一样显示骨膜新生骨的精细的形态与结构。

骨膜增生多见于炎症、肿瘤、外伤、骨膜下出血等。只根据骨膜增生的形态，不能确定病变的性质，需结合其他表现才能作出判断。

6. 骨内与软骨内钙化：软骨类肿瘤可出现肿瘤软骨内钙化。骨梗死所致骨质坏死可出现骨髓内钙化，少数关节软骨或椎间盘软骨退行性变也可出现软骨钙化。瘤软骨钙化的 X 线表现为颗粒状、小环或半环状的致密影，数量不等，可在瘤体内广泛分布或局限于某一区域。CT 能显示平片不能见到的钙化影，瘤软骨钙化的形态同 X 线所见。MRI 对发现和确定细小的钙化不敏感。

7. 骨质坏死：是骨组织局部代谢的停止，坏死的骨质称为死骨。形成死骨的原因主要是血液供应的中断。组织学上是骨细胞死亡、消失和骨髓液化、萎缩。在早期骨小梁和钙质含量无何变化，此时 X 线上也无异常表现。当血管丰富的肉芽组织长向死骨，则出现破骨细胞对死骨的吸收和成骨细胞的新骨生成。这一过程延续时间很长。

死骨的 X 线表现是骨质局限性密度增高。其原因：一是死骨骨小梁表面有新骨形成，骨小梁增粗，骨髓内亦有新骨形成即绝对密度增高；二是死骨周围骨质被吸收，或在肉芽、脓液包裹衬托下，死骨亦显示为相对高密度。死骨的形态因疾病的发展阶段而不同，并随时间而渐被吸收。骨质坏死多见于慢性化脓性骨髓炎，也见于骨缺血性坏死和外伤骨折后。

8. 矿物质沉积：铅、磷、铋等进入体内，大部份沉积于骨内. 在生长期主要沉积于生长较快的干骺端。X 线表现为多条平行于骺线的致密带，厚薄不一，于成年则不易显示。氟进入人体过多，可激起成骨活跃，使骨量增多；亦可引起破骨活动增加，骨样组织增多，发生骨质疏松或软化。骨质结构变化以躯干骨为明显，有的病例 X 线表现为骨小梁粗糙、紊乱，而骨密度增高；但也有的病例可表现为骨密度减低、骨皮质变薄、骨小梁粗疏等骨质疏松的改变，有的甚至可出现骨质软化的 X 线表现。

9. 骨骼变形：骨骼变形多与骨骼大小改变并存，可累及一骨、多骨或全身骨骼。局部病变或全身性疾病均可引起，如骨肿瘤可使骨局部膨大、变形，发育畸形可使一侧骨骼增大，脑垂体功能亢进使全身骨骼增大，骨软化症和成骨不全使全身骨骼变形。

10. 周围软组织病变：骨骼 X 线片上可看到肌肉、肌间隙和皮下脂肪层等影像。外伤和感染引起软组织肿胀时 X 线表现为局部软组织肿胀，密度增高，软组织内的正常层次模糊不清。开放损伤、产气细菌的感染、于皮下或肌纤维间可见气体。软组织肿瘤或恶性骨肿瘤侵犯软组织，可见软组织肿块影。肢体运动长期受限，可见肢体变细、肌肉萎缩变薄。先天性骨疾病可引起全身肌肉发育不良。外伤后发生骨化性肌炎，可见软组织内钙化和骨化。

肢体的血管造影可根据血管的位置、分布、走向、有无局部的受压移位、管腔有无扩大或变细以及栓塞与动静脉瘤形成和有无血管增多显示局部病理循环征象等，以判断血管病变或推论邻近病变的性质，供临床参考确诊。

对软组织病变的观察 CT 明显优于 X 线，X 线所不能显示或显示不清的一些病变在 CT 上可得以清晰显示。水肿表现为局部肌肉肿胀、肌间隙模糊，密度正常或略低，邻近的皮下脂肪层密度增高并可出现网状影。血肿表现为边界清楚或不清楚的高密度区。软组织肿块在 CT 上易于观察，肿块的密度可均匀或不均匀，边缘可光整或不规则，肿块的边界常能清楚显示。软组织或软组织肿块的坏死表现为类圆形或不规则形低密度区，单发或多发，并可因出血或坏死组织碎屑的沉积而出现液－液平面，其上层为液体呈水样密度，下层为沉积的坏死组织或血细胞而呈较高密度。脂肪瘤内其密度与脂肪组织相似而易于诊断，肿瘤或病变内含的脂肪成分也可通过测量其 CT 值（－70HU～－90HU）而得以确认。增强扫描有助于区别软组织肿块与其邻近组织、肿瘤与瘤周水肿；有助于显示肿瘤囊变、坏死区，病变与邻近血管的关系。动态增强可以了解病变密度随时间的变化情况，对骨和软组织肿瘤良恶性的诊断有一定的帮助。

在 MRI 上软组织水肿为 T1WI 低信号，T2WI 高信号；出血和血肿在 T1WI 和

T2WI 上多均为高信号；大多数肿瘤在 T1WI 为低信号，T2WI 为高信号；在 MRI 上液－液平面的显示比 CT 更清楚，T1WI 下部常呈较高信号而上部是低信号，而在 T2WI 上部信号则明显增高。脂肪成分在 MRI 上易于识别，必要时可用脂肪抑制序列来证实。当骨髓内脂肪成分有改变或被病变组织取代，则信号强度发生变化，在 T1WI 上信号减弱，T2WI 上信号强度的改变取决于病变的组织类型，出血常为高信号而纤维化组织在 T1WI 和 T2WI 上均呈低信号。MRI 增强扫描在骨肌系统的作用和意义与 CT 增强扫描相同。

骨与软组织病变影像学的各种基本表现，对定性诊断多无特征意义。全面综合以下观察要点的图像表现，将会有助于对疾病的确诊或提出几个合理的诊断意见。①部位：不同疾病常有一定程度的好发部位，如骨肿瘤较多侵犯干骺端，少数却好侵犯骨端或骨干。②病变范围：如骨结核病变比较局限而骨髓炎则病变弥漫可侵犯长骨的大部分以至全骨。③病变边缘：边缘清楚锐利的，常提示为进展较缓慢的疾病，在骨感染，为慢性期；在骨肿瘤则多为良性肿瘤。边界模糊不清的，在骨感染为急性期，在肿瘤则常为恶性。④病变的特征性表现：骨肉瘤可在病区内出现数量不等，形态不规则而致密的肿瘤成骨征象，软骨肉瘤可显示小点状或环状软骨钙化的致密影。而局部轮廓完整的膨胀性病变常提示为良性肿瘤或瘤样病变。⑤数目：骨肿瘤中单发病变多为原发性肿瘤，多发病变则常为转移瘤或骨髓瘤。

第三节　关节基本病变的影像分析

一、正常影像学表现

滑膜关节的正常解剖结构包括关节骨端、关节囊和关节腔。关节骨端覆盖有关节软骨，关节囊内层衬以滑膜，关节腔内有少量滑液。另外，不少关节有囊外和/或囊内韧带，有的关节还有关节盘。

1. 关节骨端：骨性关节面由组成关节骨端的骨皮质构成，在 X 线上表现为边缘光滑整齐的线样致密影，CT 表现为高密度，MRI 表现为在不同加权图像上呈一薄层清晰锐利的低信号影。关节面上覆盖的关节软骨及儿童期尚未骨化的骺软骨在 X 线和 CT 上均不能分辨；在 SE T1WI 和 T2WI 上关节软骨呈一层弧形中等偏低均匀信号影，在脂肪抑制 T2WI 上可呈高信号影。

2. 关节间隙

X 线表现为两个骨性关节面之间的透亮间隙，包括关节软骨、潜在的关节腔及少量滑液的投影。CT 表现为关节骨端间的低密度间隙，在冠状和矢状重建图像上比较直观。关节软骨及少量滑液在 CT 上常不能分辨。滑液在 MRI T1WI 上呈薄层低信号，在 T2 加权图像是细条状高信号。儿童因骺软骨未完全骨化，关节间隙较成人宽。

3. 关节囊、韧带、关节盘

关节囊在 CT 上呈窄条状软组织密度影,厚约 3mm。在 MRI 各序列上均呈光滑连续的小弧形线样低信号。韧带在 CT 上显示为线条状或短的带状软组织影,MRI 表现为条状低信号影。一些关节内的关节盘如膝关节的半月板在 CT 横断面上显示为轮廓光滑,密度均匀的"C"形或"O"形结构,CT 值在 70HU~90HU 之间;在 MRIT1WI 和 T2WI 矢状和冠状图像上为领结状或角形低信号结构。

二、关节基本病变

1. 关节肿胀:常由于关节积液或关节囊及其周围软组织充血、水肿、出血和炎症所致。X 线均表现为关节周围软组织肿胀、密度增高。大量关节积液可见关节间隙增宽。在 CT 上可见软组织密度的关节囊肿胀、增厚,关节腔内积液在 CT 上表现为关节腔内水样密度影,如合并出血或积脓其密度可较高。关节附近的滑液囊积液在 CT 上也可见到,表现为关节邻近含液的鲑状影。在 MRI 上关节肿胀除见关节囊增厚外,在 T2WI 上可见关节囊尤其是滑膜层的高信号,另外,关节周围软组织肿胀也可呈 T1WI 低信号、T2WI 高信号。MRI 对关节积液很敏感,一般积液 T1WI 低信号、T2WI 高信号,合并出血时 T1WI 和 T2WI 均为高信号。关节肿胀常见于关节炎症、外伤和出血性疾病。

2. 关节破坏:是关节软骨及其下方的骨性关节面骨质为病理组织所侵犯、代替所致。其 X 线表现是当破坏只累及关节软骨时,仅见关节间隙变窄,在累及关节面骨质时,则出现相应区的骨破坏和缺损。关节间隙变窄和骨破坏的程度不同,严重时可引起关节半脱位和变形。虽然目前 CT 尚不能显示软骨,但软骨破坏导致的关节间隙狭窄却易于发现,尤其是与健侧对比时。CT 可清晰地显示关节软骨下的骨质破坏,即使是微细的改变也能发现。在 MRI 关节软骨的破坏早期可见关节软骨表面毛糙、凹凸不平、表层缺损致局部软骨变薄,严重时可见关节软骨不连续、呈碎片状或者大部分破坏消失。关节骨质破坏时低信号的骨性关节面中断不连续。关节破坏是诊断关节疾病的重要依据。破坏的部位与进程因疾病而异。急性化脓性关节炎,软骨破坏开始于关节持重面或从关节边缘侵及软骨下骨质,软骨与骨破坏范围可十分广泛。关节滑膜结核,软骨破坏常开始于边缘,逐渐累及骨质,表现为边缘部分的虫蚀状破坏。类风湿性关节炎到晚期才引起关节破坏,也从边缘开始,多呈小凳状。

3. 关节退行性变:早期改变始于软骨,为缓慢发生的软骨变性、坏死和溶解,并逐渐为纤维组织或纤维软骨所代替,广泛软骨坏死可引起关节间隙狭窄,继而造成骨性关节面骨质增生硬化,并于骨缘形成骨赘,关节囊肥厚,韧带骨化。

关节退行性变的早期 X 线表现主要是骨性关节面模糊、中断、消失。中晚期表现为关节间隙狭窄、软骨下骨质囊变和骨性关节面边缘骨赘形成,不发生明显骨质破坏,一般无骨质疏松。关节退行性变的各种 X 线征象在 CT 上均可发现。MRI 在关节退行性变时除可见关节软骨的改变和关节间隙变窄外,还可见骨性关节面中断或局部增厚,关节面下的骨质增生在 T1WI 和 T2WI 上均为低信号。骨赘的表面为低信号的骨质,其内可见高信号的骨髓。关节面下的囊变区呈 T1WI 低信号、T2WI 高信号，大小不等，边缘清晰。

关节退行性变多见于老年，以承受体重的脊柱和髋、膝关节为明显，是组织衰退的表现。此外，也常见于运动员和搬运工人，由于慢性创伤和长期承重所致。不少职业病和地方病也可引起继发性关节退行性变。

4. 关节强直：分为骨性与纤维性两种。

骨性强直是关节明显破坏后，关节骨端由骨组织所连接。多见于急性化脓性关节炎愈合后。X 线表现为关节间隙明显变窄或消失，并有骨小梁通过关节连接两侧骨端。纤维性强直也是关节破坏的后果。虽然关节活动消失，但 X 线上仍可见狭窄的关节间隙，且无骨小梁贯穿。常见于关节结核。诊断应结合临床，不能单凭 X 线确诊。

CT 上关节骨性强直亦表现为关节间隙消失并有骨小梁连接两侧骨端，应对各个层面作仔细观察才能对关节强直情况作出全面的评价。关节骨性强直时，MRI 见关节软骨完全破坏，关节间隙消失，可见骨髓贯穿于关节骨端之间。纤维性强直时关节间隙仍可存在，但关节骨端有破坏，骨端间可有高、低混杂的异常信号。

5. 关节脱位：关节脱位是组成关节骨骼的脱离、错位。有完全脱位（原相对的关节而彼此不接触）和半脱位（相对的关节面尚有部分接触）两种。对一般部位的关节脱位平片可作出诊断。CT 图像避免了组织的重叠，易于显示一些平片难以发现的关节脱位，如胸锁关节前、后脱位和骶髂关节脱位。MRI 不但可显示关节脱位，还可以直观地显示关节脱位的合并损伤如关节内积血、囊内外韧带和肌腱断裂以及关节周围的软组织损伤。对解剖结构复杂部位的关节脱位的显示，MRI 有其独到之处，如矢状面成像可清楚显示寰枢关节的脱位和对颈髓的压迫。

关节脱位多为外伤性，也有先天性或病理性。任何关节疾病造成关节破坏后都可能发生关节脱位。

第四节　骨与关节疾病比较影像学

关节疾患病因多而复杂，临床确诊存在一定困难。X 线检查作为一种对关节骨性结构进行直观观察的手段，为临床提供了进一步的诊断信息，但由于对软组织的分辨力不高，观察受到较大的限制。对 X 线平片的观察重点，在于关节间隙和关节骨端。如关节间隙有无变窄，如变窄即提示为关节软骨的破坏，结合是急性或慢性进程，对判定病因有一定的帮助。关节疾患常侵犯骨端引起骨质破坏，骨破坏区是局限还是广泛，邻近有无骨质增生硬化，患骨有无持续性的骨质疏松等，可为病因的鉴别提供重要参考。CT 能对骨性关节面作更精确的评估，发现骨性关节面的破坏比平片敏感。由于 CT 的软组织分辨力高于 X 线平片，能很好地区分关节肿胀是由于关节积液、关节囊增厚或囊外软组织水肿，为分析病因提供了准确的资料。MRI 作为对关节疾患进一步检查的影像学手段，能为临床诊断提供更多的信息。由于 MRI 对软组织具有很高的分辨力，能分别观察关节囊、滑膜、关节软骨等结构，准确地对病变的定位、定量作出判断，但对定性诊断仍有一定的限度，所以必须结合临床表现、实验室检查结果和 X 线平片所见，综合作出诊断。有时还需做病理活检才能确诊。

与骨和软组织病变的影像诊断一样，在实际工作中平片是关节疾病首选的影像学检查方法，但更应重视 CT 尤其是 MRI 在关节疾病影像诊断中的作用。如临床高度怀疑某关节病变而平片未能发现异常征象或征象不明确时，应及时考虑 CT 和/或 MRI 检查。

第五节　常见关节疾病的影像诊断

一、关节软骨损伤

关节骨端的骨折常引起关节软骨的损伤或断裂。X 线平片和 CT 不能直接显示关节软骨的骨折，但如发现骨折线波及骨性关行面甚至骨性关节面因此而错位时，应考虑合并有关节软骨骨折。MRI 可以直接显示断裂的关节软骨，表现为低信号的关节软骨有较高信号区，甚至关节软骨和骨性关节面呈现阶梯状，受损的软骨下的骨髓腔内可见局部水肿和出血。如有软骨撕脱，须通过 CT 关节造影或 MRI 方可发现。

二、关节感染

（一）化脓性关节炎

化脓性关节炎是较为严重的急性关节病，常由金黄色葡萄球菌经血液至滑膜而发病，也可因骨髓炎继发侵犯关节而致，多见于承受体重的关节，如髋和膝关节，常单发。

【临床与病理】

患者常急性发病，局部关节有红肿热痛及功能障碍，并可有全身症状如寒战、发热及血白细胞增多等。病理见关节滑膜明显充血及水肿，关节腔内有大量渗出液，内含较多的纤维素及中性粒细胞。

【影像学表现】

1. X 线平片

急性期 X 线表现为关节囊肿胀和关节间隙增宽。此时化脓病变极易破坏关节囊、韧带而引起关节的半脱位或脱位，以婴儿和儿童的髋关节最常见。构成关节的骨骼可有一时性失用性骨质疏松。

在关节内脓液中蛋白质溶解酶的作用下，关节软骨被破坏，即引起关节间隙的狭窄。由于病变进展迅速，常在发病后一个月左右即可出现。由于肉芽组织增生并侵及骨端，使关节软骨下骨质发生破坏，以承受体重的部分出现早和明显。与关节结核发病缓慢、骨质破坏居关节面边缘不同。严重时可发生干骺端的骨髓炎。

愈合期，骨质破坏停止进行，而出现修复。病变区骨质增生硬化。骨质疏松消失。如软骨与骨质破坏不甚明显，则关节间隙可部分保留，并有一部分功能，严重时则形成骨性强直。

2. CT 检查

可以显示化脓性关节炎的关节肿胀、积液以及关节骨端的破坏，CT 判断病变的范围，还可以进行 CT 导引下的经皮穿刺活检。

3. MRI 检查

显示化脓性关节炎的滑膜炎症、关节积液和关节周围软组织受累的范围均优于 X 线平片和 CT，并可显示关节软骨的破坏。以上改变均为非特异性的，须结合临床作出诊断。

【诊断与鉴别诊断】

化脓性关节炎特征是急性起病，症状明显，早期即可出现关节间隙变窄，骨端破坏先见于关节的支重面，破坏区比较广泛，晚期表现关节骨性强直，可供与其他关节炎作鉴别。

（二）关节结核

关节结核为继发于肺结核或其他部位结核的并发症，可继发于骨干骺端结核，为骨型关节结核，也可是细菌经血行先累及滑膜，为滑膜型结核。在后期关节组织和骨质均有明显改变时，则无法分型。

【临床与病理】

关节结核多见于儿童和青年，常单发，好侵犯髋关节及膝关节，其他关节也可受累。起病比较缓慢，局部疼痛和肿胀，关节活动受限。时间长者可伴有相邻肌肉萎缩。关节结核在大体上滑膜充血明显，表面粗糙，常有纤维素性炎症渗出物或干酪样坏死物所五覆盖。镜下可分为两大类，即渗出型和增殖型。前者见滑膜为大量巨噬细胞所浸润，后者见滑膜内有较多典型的结核结节形成。

【影像学表现】

1. X 线平片

（1）骨型关节结核 X 线表现较为明显，即在骺、干骺端结核征象的基础上，有关节周围软组织肿胀、关节间隙不对称性狭窄或关节骨质破坏等。

（2）滑膜型关节结核较常见，大多累及一个较大关节。以髋关节和膝关节常见，其次为肘、腕和踝关节。早期 X 线表现为关节囊和关节周围软组织肿胀，密度增高，关节间隙正常或增宽和骨质疏松。这些变化系因滑膜肿胀、增厚，形成肉芽组织和关节积液所致。可持续几个月到一年以上。因 X 线表现无特点，诊断较难。病变发展，滑膜肉芽组织逐渐侵犯软骨和关节面，首先累及承重轻、接触面小的边缘部分，造成关节面的虫蚀状骨质破坏。常上下骨面对称受累。由于病变首先侵犯滑膜，关节渗出液中又常缺少蛋白质溶解酶，关节软骨破坏出现较晚。因此，虽然已有明显关节面骨质破坏，而关节间隙变窄则较晚，与化脓性关节炎不同。待关节软骨破坏较多时，则关节间隙变窄。此时可发生半脱位。邻近骨骼骨质疏松明显，肌肉也萎缩变细。关节周围软组织常因干酪液化而形成冷性脓肿。有时穿破关节囊，形成瘘管。如继发化脓性感染，则可引起骨质增生硬化，从而改变结核以骨质破坏为主的 X 线特点。晚期，病变愈合，则骨质破坏停止发展，关节面骨质边缘变得锐利。骨质疏松也逐渐消失。严重病例，愈合后产生关节强直，多为纤维性强直，关节间隙变窄，但无骨小梁通过关节间隙。

2. CT 检查

可见肿胀增厚的关节囊和关节周围软组织以及关节腔内积液，骨性关节面毛糙有虫蚀样骨质缺损。关节周围的冷性脓肿表现为略低密度影，注射对比剂后其边缘可出现强化。

3. MRI 检查

滑膜型关节结核早期可见关节周围软组织肿胀，肌间隙模糊。关节囊内大量积液，关节滑膜增厚呈 T1WI 低信号、T2WI 略高信号。病变进一步发展可见关节腔内肉芽组织在 T1WI 为均匀低信号，T2WI 呈等、高混合信号。关节软骨破坏表现为软骨不连续，碎裂或大部消失。关节面下骨破坏区内的肉芽组织信号特点与关节腔内肉芽组织相同，若为干酪坏死则 T2WI 呈高信号。关节周围的结核性脓肿呈 T1WI 低信号、T2WI 高信号。在儿童，受累的骨骺和骺板表现为了 T1WI 低信号和 T2WI 高信号影。注射对比剂后，充血肥厚的滑膜明显强化，与不强化的囊内积液形成明显对比，在关节腔内和骨破坏区内的肉芽组织以及结核性脓肿的边缘亦明显强化。

【诊断与鉴别诊断】

本病应与化脓性关节炎鉴别。滑膜型关节结核多为慢性发展，骨质破坏一般见于关节面边缘，以后才累及承重部分。关节软骨破坏较晚，以致关节间隙变窄出现较晚，程度较轻。关节囊肿胀、密度增高，而邻近的骨骼与肌肉多有明显疏松和萎缩。这些表现均与急性化脓性关节炎明显不同。

（三）脊椎结核

脊椎结核见骨结核部分。

三、慢性关节病

慢性关节病是指发病缓慢、逐渐发展、病程长、涉及全身关节的疾病。病因多不明，不易治愈。

（一）退行性骨关节病

退行性骨关节病又称骨性关节炎、增生性或肥大性关节炎。是一种由于关节软骨退行性改变所引起的慢性骨关节病，而不是真正的炎性病变。

【临床与病理】

退行性骨关节病分原发与继发两种。前者由原因不明的关节软骨退行性变所致，多见于 40 岁以上的成年人。承重关节如髋、脊柱和膝等易受累。后者则是继发于炎症或外伤。任何年龄、任何关节均可发病。常见症状是局部疼痛，运动受限，关节变形，但无肿胀和周身症状。症状轻重与关节变化程度并不平行。

病变主要是关节软骨退行性变，软骨表面不光滑、变薄，且可碎裂，游离于关节腔内，承重部分可完全消失，使关节面骨皮质暴露。骨皮质硬化，于边缘形成骨赘。

【影像学表现】

X线平片：此病X线检查即可确诊。

四肢关节如髋与膝关节退行性骨关节病的X线表现，包括由于关节软骨破坏，而使关节间隙变窄，关节面变平，边缘锐利或有骨赘突出，软骨下骨质致密，关节面下方骨内出现圆形或不规整形透明区。前者为退行性变形成，后者为骨内纤维组织增生所致。晚期除上述表现加重外，还可见关节半脱位和关节内游离体，但多造成关节强直。关节囊与软组织无肿胀，邻近软组织无萎缩，而骨骼一般也无骨质疏松现象。在指间关节多先累及远侧关节，关节间隙可消失，并有骨小梁通过，造成关节强直。

脊椎退行性骨关节病的X线表现，包括脊椎小关节和椎间盘的退行性变，可统称为脊椎关节病。脊椎小关节改变包括小关节突变尖、关节面骨质硬化和关节间隙变窄。在颈椎还可累及钩突关节。椎间盘退行性变表现为椎体边缘出现骨赘，相对之骨赘可连成骨桥。椎间隙前方可见小骨片，为纤维环及邻近软组织骨化所致。髓核退行性变则出现椎间隙变窄，椎体上下骨缘硬化。并由于退行性变而引起椎体滑动。椎体后缘骨刺突入椎间孔或椎管内引起脊神经压迫症状，可摄斜位或体层摄影以显示骨赘。同时并发的椎管内后纵韧带和两侧黄韧带及脊椎小关节的增生肥厚与椎板增厚可引起椎管狭窄．并压迫脊髓，这时诊断有赖于CT和MRI。

【诊断与鉴别诊断】

退行性骨关节病多见于中老年，慢性进展。X线主要表现为关节间隙变窄，关节面骨质增生硬化并形成骨赘，可有关节游离体形成，诊断不难，但对继发性退行性骨关节病的病因推断，则仍较困难。

(二) 类风湿性关节炎

类风湿性关节炎是一慢性全身性自身免疫性疾病，主要侵犯各处关节，同时机体其他器官或组织亦可受累。病因不明。

【临床与病理】

多见于中年妇女。早期症状包括低热、疲劳、消瘦、肌肉酸痛和血沉增快等。本病常累及关节，手足小关节尤其好发。受侵关节呈梭形肿胀、疼痛、活动受限、肌无力、萎缩和关节半脱位等。常累及近侧指间关节，呈对称性。部分患者出现较硬的皮下结节。实验室检查血清类风湿因子常呈阳性。

病理表现为：①滑膜炎，早期滑膜明显充血、水肿，有较多粘液渗出到关节腔内。晚期滑膜内见有大量淋巴细胞、浆细胞及巨噬细胞浸润，滑膜肿胀肥厚；②富含毛细血管的肉芽组织形成及关节软骨的破坏；③关节相邻的骨质破坏及骨质疏松。

【影像学表现】

X线平片：骨关节的X线改变大多出现在发病3个月以后。主要改变有：①关节软组织变形肿胀。②关节间隙早期因关节积液而增宽，待关节软骨破坏，则变窄。③关节面骨质侵蚀多见于边缘，是滑膜血管翳侵犯的结果，也可累及邻近骨皮质。小关节，特别是手骨最为常见。④骨性关节面模糊、中断，软骨下骨质吸收囊变是血管翳侵入骨内所致，内充纤维肉芽组织及滑膜液，呈半透明影，周围有硬化，最后为骨质充填。关节邻近的骨骼发生骨质疏松，病变进展则延及全身骨骼。⑤膝、肘关节等大关节可形成滑膜囊肿向邻近突出。晚期可见四肢肌萎缩，关节半脱位或脱位，骨端破坏后形成骨性融合。半脱位可发生于寰枢椎，可以是最早的变化。指间、掌指间关节半脱位明显，且常造成手指向尺侧偏斜畸形，具有一定特点。

值得提出的是，跟骨后下缘皮质既有表浅的侵蚀，又有边缘不规则的骨赘增生，这是发生在肌腱和韧带附着处的纤维软骨增生骨化，乃软组织病变引起的变化。附近骨小梁也模糊不清。累及两侧，不难诊断。本病还可引起胸腔积液和弥漫性肺炎。

【诊断与鉴别诊断】

本病为一全身多发性、对称性慢性关节炎。影像学表现虽有一些特点，但对定性诊断多无特殊意义，必须结合临床和实验室检查作出诊断。

第三篇　非化脓性关节炎

第一章　骨关节炎

第一节　骨关节炎流行病学

在所有的特异性关节疾病中，骨关节炎是最常见的退行性病变。骨关节炎的发病率随年龄而增加，X线普查结果发现：15～24 岁年龄组有骨关节炎 X 线表现者为 10％，≥55 岁年龄组有骨关节炎 X 线表现者高达 80％。女性多见，女：男 = 2：1。但并非所有的人均有症状，有症状和活动障碍者只占 1/8 左右。一般认为，10％～20％ 的人因疼痛而影响关节运动，≥65 岁人群的发病率达 68％。膝关节骨关节炎是影响老年人运动及慢性残疾的首要原因。然而，由于诊断上的困难，目前对骨关节炎发病率的估测还不太确切。另外，由于缺乏长期随访的资料，以及确认骨关节炎起病的困难，因此，难以得到实际发病率的估测值。

Akdeniz 大学的 Kacar 及其同事进行了一项 508840 人的大样本流行病学调查，发现在土耳其城市居民中膝关节骨关节炎的发病率，女性为 26.4％，男性为 6.2％；而远端指间关节的骨关节炎发病率，女性为 26.3％，男性为 3.8％。同样是来自土耳其的 Goker 报道的调查人群中，11.7％ 的人存在有单侧或双侧 X 线表现的髋关节骨关节。俄罗斯的 Erdesz 则报道，俄罗斯北方民族的骨关节炎发病率为 18％，女性多见，为 22.5％。

骨关节炎侵犯的关节部位及发病率与患者的职业、生活方式及遗传因素有关。例如，矿工中髋和脊柱骨关节炎发病率高，而采棉工人中手和颈椎骨关节炎颇为常见，其他如气泵钻操作者和棒球投手中肩和肘关节、芭蕾舞演员中的踝关节、拳击手中的掌指关节以及篮球运动员中膝关节骨关节炎发病率较高。

年龄是骨关节炎发病原因中最重要的危险因素。人口统计学趋势表明，到 2020 年，受关节疾病影响的人群将增加 50％，全世界将有 5.7 亿人受到骨关节炎的困扰。我国社会的发展渐渐进入老龄化社会。中国老龄协会提供的数据表明，目前，中国已成为世界上老年人口最多的国家，60 岁以上的老人达有 1.5 亿，到 21 世纪中叶将达到 4 亿左右。因此，我们将面临骨关节炎发病的普遍流行时期，对该病的研究十分重要和迫切。在我国，16 岁以上人群中骨关节炎的患病率为 9％～10％，50～70 岁以上人群中骨关节炎的患病率分别为 50％ 及 80％；在 65 岁以上慢性疾病患者中，有一半以上为罹患骨关节炎的患者；患者总数约 1 亿以上，并有不断增长的趋势。而在上海市，一项 13 岁以上万人社区健康普查表明，骨关节炎的患病率为 13%。

目前，流行病学研究已明确骨关节炎发病的几个危险因素。研究提示，骨关节炎与外伤、炎症、衰老、代谢和免疫等多种因素有关，但其确切发病机制至今未明。面对日益增长的骨关节炎发病率，应认识到骨关节炎并非无法医治，而是可以治疗的。

一、年龄、性别和种族

在所有的原发性骨关节炎发病的危险因素中，年龄是最明显的危险因素之一。任何关节的骨关节炎发病率均随年龄而增长。可能是因为：①骨关节炎的发展进程非常缓慢，以至在生命早期遭受过损伤的关节在数年后才出现骨关节炎改变。②随着年龄的增加，关节的生物力学发生改变，导致骨关节炎。具体机制可能是供应关节的血流进行性减少，使得骨与软骨连接处的重建率下降。这种形态学改变既干扰软骨的营养，又改变负重的分布，使得先前不负重的软骨区域承受较重的应力。此外，老年人由于神经系统感觉传导功能减弱，就更易罹患骨关节炎。

- ◇ 年龄
- ◇ 大的关节创伤
- ◇ 反复的关节应力和负荷
- ◇ 肥胖
- ◇ 种族特异性*
- ◇ 遗传
- ◇ 女性
- ◇ 先天性或者发育性缺陷*
- ◇ 股四头肌萎缩（膝关节骨关节炎）
- ◇ 曾罹患感染性关节炎
- ◇ 代谢异常
- ◇ 内分泌异常
- ◇ 本体感觉缺陷*

注：* 潜在性的危险因素。

美国国立健康与营养学会的一项调查发现，膝关节骨关节炎的发病率在 25~34 岁的人群中小于 0.1%，而在 65~74 岁的人群中为 10%~20%。大于 70 岁的人群中超过 80% 的人患有膝骨关节炎。女性发病率为男性的 2 倍，黑种人女性为白种人女性的 2 倍，有报道 65% 存在 X 线阳性表现。女性高于男性。髋关节骨关节炎较膝关节骨关节炎少见，并且在髋关节骨关节炎中，女性没有明显好发倾向，提示这两个部位的骨关节炎有不同的发病机制。

二、创伤及反复的应力负荷

较大的创伤和反复的应力负荷也被认为是骨关节炎的重要危险因素。例如，三踝骨折的患者最终将发展成为踝关节骨关节炎。动物实验和临床研究均发现，前交叉韧带的断裂、半月板的损伤及半月板切除术后均将导致膝关节骨关节炎的发生。即使在受伤时没有关节软骨损害，但是只要关节不稳，关节软骨就会很快发生退变。避免膝关节的外伤，则可明显降低骨关节炎的发病率，降低的程度男性可以达到25%，女性达到15%。

由以前的职业或非职业因素引起的关节负荷过度，对骨关节炎的发病有明确的影响。病例对照研究发现，从事手提钻作业、船厂及煤矿操作工种的人，由于职业的关系容易导致骨关炎。由于职业的因素，从事需反复跪、蹲及弯曲膝关节工种的人，以及从事举重物的职业关节炎。如果去除这些职业性发病因素的影响，运动员等膝关节骨关节炎的发病率将降低15%～30%。农民罹患髋关节骨关节炎的发病率较高。若肥胖加上体力活动，则膝关节的骨关节炎的发生率将会更高。其原因不是十分清楚。如将运动时发生的关节创伤排除在外，一些特殊的运动，特别是一些悠闲的活动（而不是职业性的运动），与骨关节炎的关系不大，即这些运动并不增加骨关节炎的发病率。如果没有膝关节的外伤，长跑、跳跃运动并不增加膝关节骨关节炎的发病率。

由于缺乏较好的对运动的长期性回顾性研究，仍不能否认运动在骨关节炎发病中的可能作用。此外，研究中选择性的偏差，如有些人因关节受伤而停止了关节运动等，还会引起研究结果的不一致。当然，运动强度及持续时间不完全一致，也是造成研究结果不一致的原因。另一方面，由于足球、橄榄球、赛跑等运动项目的竞技性非常强，从事这些项目的运动员经常遭受到关节的损伤，因此与低碰撞或低强度运动项目比较，增加了骨关节炎发病的危险因素。一项针对著名长跑运动员及网球运动员的研究发现，其膝关节和髋关节骨关节炎的X线表现增加了2～3倍。在另外一项研究中也发现，非著名的橄榄球运动员的膝关节骨关节炎X线表现率为4.2%，而著名的橄榄球运动员则为15.5%，对照组则为1.6%。进一步的研究认为，膝关节的高强度冲击负荷和损伤是膝关节骨关节炎发病的独特原因。对橄榄球运动员膝关节损伤及部分半月板的切除术后随访20～30年的研究发现，前交叉韧带受伤的25%的运动员发生了膝关节的骨关节炎，而该韧带断裂的运动员，则有71%发生了膝关节骨关节炎。

另外，髌骨的反复脱位，髋关节的先天性脱位，由于骨坏死致关节表面形态改变，都可引起骨关节炎。骨折后如果复位不好，使得关节面对合不全，亦会很快引起骨关节炎。轻微的损伤是否会导致骨关节炎尚不清楚。关节软骨对剪切力的损伤有很强的耐受性，但对反复冲击负荷易高度受损。反复冲击负荷会引起关节磨损，芭蕾舞演员的踝、篮球运动员的膝骨关节炎发生率高可能与此有关。正常行走便是一种反复冲击负荷的例子。行走时，膝关节所承受的应力是体重的4～5倍，下蹲时则为体重的10倍。非预期性冲击负荷，如路边失足、楼梯踩空，也是关节"原发性"退行性变的重要因素。网状的软骨下骨，由于其具有可塑性，是一个主要的冲击缓冲因素，过度负荷可引起软骨下骨小梁微骨折，后者随着骨痂形成和骨重建而愈合。重建的骨小梁较正常软骨硬，冲击缓冲作用较小，结果使负重时关节面的均一性降低，冲击力将集中在关节软骨的某一部位而引起骨关节炎。

三、肥胖

身体重量增加，则膝关节的骨关节炎发生率明显增加，而在髋关节则不明显。在20世纪30年代就有人发现，肥胖者有发生骨关节炎的明显倾向。Framinghan通过一项36年的随访研究发现，超重的青年发生膝关节骨关节炎的概率要高于非超重青年。髋关节骨关节炎的发病率似乎与体重无明显联系。目前已证明，减肥能明显降低膝关节骨关节炎25%～50%的发病率[8]。对于尚没有发生骨关节炎的人来说，减轻体重可降低发病率，而对于髋关节则仅在25%或以上也能降低骨关节炎的风险。对于平均体重的女性，体重减轻5 kg即可减低50%发展成为膝关节的发病率[22]。另外，肥胖者脊柱和足部骨关节炎的发生率也较高，其发生概率及严重关节骨关节炎的概率程度与患者体重及皮下脂肪厚度呈正相关。

肥胖不仅明显地增加负重关节所承受的负荷，也可引起姿势、步态及整个运动系统活动的改变。肥胖者膝部骨关节炎发生率高，且大多数肥胖患者呈现膝内翻畸形，这样，负荷就集中到膝关节内侧部分的软骨上，所以肥胖者的膝关节内侧间隙容易发生退行性改变。骨关节炎与肥胖的关系已明确发病机制。现在，苏格兰的科学家提出一种新的假设来解释骨关节炎发病机制。苏格兰阿柏丁大学的Richard医师及其同事注意到，以往研究主要集中于关节软骨，试图揭示骨关节炎的发病机制，随着对其他组织如骨、肌肉、韧带、关节囊等组织改变认识的积累，Aspden等指出这些组织的改变也与骨关节炎有关，但并不是所有这些组织改变都同时发生在受累关节中。他们认为，对骨关节炎的解释需考虑所有组织的改变，以及骨关节炎与过量脂肪组织之间的密切关系。考虑到除维持上述组织的间质细胞具有共同的起源外，神经内分泌因素也具有调节骨质代谢的潜在作用。为此，他们提出一种假设：包括脂类代谢的全身性因素可以解释全身骨关节炎生理学改变的多样性。如果这种假设被证实，那么针对这一假设而采用新的药物治疗方法将对治疗早期骨关节炎有非常重要的意义。

四、关节周围肌肉无力

膝关节骨关节炎患者中股四头肌无力相当常见，一般认为是为了减轻关节疼痛而不使用疼痛的肢体所导致的废用性肌萎缩。然而，股四头肌无力也可以存在于无膝关节疼痛病史的膝关节骨关节炎患者中。在这些患者中，股四头肌的容积没有缩小，而是基本正常，有时还增大（由于肥胖的结果）。长期的研究提示，股四头肌无力不仅是疼痛的膝关节骨关节炎的结果。对有些在开始检查时没有膝关节骨关节炎 X 线表现的病例，其本身也是导致关节结构损害的风险因素，而在30个月后却有明确的骨关节炎改变的女性患者，其伸膝力量明显小于那些。未发展成为有 X 线表现的膝关节骨关节炎的女性患者。对膝关节出现骨关节炎 X 线的表现，而不论有无膝关节疼痛的患者的性别、体重、年龄和下肢力量的分析发现，如果每增强膝关节的伸膝力量 10 － 1b/ ft （1b = 0.45 kg，1ft = 0.305m），则能降低20%发展成为有膝关节骨关节炎 X 线表现的概率，降低 29％出现膝关节骨关节炎症状的概率。如果肌力在男性约增强 20％，女性约增强 25％，则预计使得膝关节骨关节炎的发生率分别降低 20％～30％。

股四头肌对膝关节功能的保护作用在于，它是下肢主要的重力拮抗肌群，并对控制行走摆动、减轻后跟产生的负荷起重要作用。除此之外，股四头肌在维持膝关节稳定性方面具有重要作用。因此，股四头肌的无力常会导致膝关节的异常应力。目前，研究人员正在进行一项关于加强股四头肌的力量能否防止老年人膝关节疼痛的发生和关节损害的研究。

五、遗传因素

遗传因素与远端指节间关节骨关节炎（Heberden 结节）的发生有关。遗传机制涉及常染色体单基因异常，该基因受性别制约，女性占优势，使得此型骨关节炎在女性中的发生率比男性高 10 倍，也即女性 Heberden 结节的发病率为男性的 10 倍。近来发现，Ⅱ型胶原遗传基因缺陷可能是家族骨关节炎的基本病因。母亲患有远端指节间骨关节炎的女性，其女儿骨关节炎结节的发病率较正常者高 2 倍。其机制可能是女性呈性染色体显性遗传，男性呈隐性遗传。

1990 年，发现了编码Ⅱ型胶原的 cDNA 点突变，使原纤维 α（Ⅱ）链 519 位点上的精氨酸突变为半胱氨酸。这种基因表达异常与家族性软骨发育不良和家族中几代的多关节继发性骨关节炎有关。这就提供了一个明确的例子，可以说明骨关节炎的发生与遗传缺陷有关。另外还发现，由于在Ⅱ型胶原分子上单个氨基如遗传缺陷导致的关节软骨基质代谢异常酸的改变导致了转录过程缺陷，尽管表现相似的家系中没有显示出突变的表现，但这种遗传突变可以在家族遗传性骨关节炎的患者中检测出来。当然，还可能出现在某些尚未发现的遗传性缺陷，如蛋白多糖的核心蛋白、小胶原分子或者非胶原蛋白、关键性基质生物合成的酶等。

动物模型的研究发现，Ⅸ型和Ⅺ型胶原缺陷与动物骨关节炎发生有关。因染色体缺失。另外一而致Ⅸ型胶原表达缺陷的转基因小鼠，可发展成为中度软骨发育不良的骨关节炎。Ⅺ型胶原是一些研究者也发现，Ⅸ型胶原表达缺陷的转基因小鼠会发生严重的骨关节炎种较小的关节软骨胶原，其基因遗传的异常也与骨关节炎发生有关，并且在人类与脊柱骨骺发。育不良有关假性软骨发育不良和多发性骨骺发育不良（两者均为软骨发育不良）以矮身材和早发性骨关节炎为特征。研究已确认，这两者的异常基因均位于 19 号染色体的短臂上，编码关节软骨寡聚基质蛋白（COMP），即一种由软骨细胞合成的非胶原蛋白。

这些异常的患者中被确认由于关节活动和软骨发育不良导致畸形，从而产生局部的关节应力，对上述家系中的一些特殊关节出现骨关节炎是有影响的。然而，必须强调，在那些遗传缺陷被确认的骨关节炎患者中，临床表现非常不典型。这种情况下的骨关节炎不但影响的关节不是通常的原发性骨关节炎所侵犯的关节（例如肘关节），而且通常有明显的潜在其他发育异常的改变，疾病在青少年时已较为明显。对于隐性遗传导致的关节软骨胶原或者基质大分子代谢异常导致的特发性骨关节炎的患者仍需要作鉴别。目前，对于有典型症状的特发性髋关节和膝关节的骨关节炎患者，尚没有开展广泛的遗传基因检测。

六、骨密度（骨质疏松与骨硬化）

有些骨关节炎患者的骨质较同年骨关节炎与骨质疏松之间似乎有相反的关系的对照组人群的骨密度高得多，即使在远离骨关节炎关节的部位也会出现这样的情况。在某种程度上，骨的肥厚可以解释肥胖与其引起的骨关节炎有关。有人认为，软骨下骨尽管密度稍差，但是在吸收负荷上比正常骨质更好一些。因此，导致传递到其上面所覆盖的关节软骨的应力也少一些。支持这一假设的间接证据包括，骨硬化病患者的骨关节炎的发病率较[34]，以及较平均骨矿物密度高的人群，其骨关节炎的发病率也高得多。

七、雌激素缺乏

骨关节炎的发病率不仅老年女性高于老年男性，且髋关节和膝关节骨关节炎的发病率在女性 50 岁后（也即女性一般停经的年龄）有急剧升高、病情迅速发展的趋势。有些女性在这个年龄段发生进展性的骨关节炎。这些现象提示停经后雌激素的缺乏增加了骨关节炎的发病风险性。一些交叉对比研究发现了一致的结果。报道认为，使用雌激素替代治疗的髋关炎的发病风险较没有使用雌激素替代治疗降低节骨关节炎发病风险降低程度可达到 40%。长期的研究也表明，目前，雌激素服用者较未服用者发生膝关节骨关节炎的风险降低。当然，用雌激素的替代疗法来防治骨关节炎的发生，仍需作进一步的随机对照研究。

八、营养缺乏

研究表明，血液中活性维生素 D（25－羟维生素 D）浓度较低的男女人群较那些具有较高维生素 D 浓度的人群，在发生进展性膝关节骨关节炎的风险上大大增加。在一项对髋关节骨关节炎 X 线的前瞻性研究中也得出同样的结论。不过，目前尚不知道维生素 D 对症状性的骨关节炎有何影响。

研究表明，活性氧可能在骨关节炎发病中对关节软骨的损害具有一定作用。由于维生素 C 是食物中最主要的抗氧化剂，因而维生素 C 的缺乏也是骨关节炎发生的风险因素。如果维生素 C 的摄入低于正常的 1/3，则膝关节发生进展性骨关节炎和关节疼痛的风险性较高摄入者增加了 3 倍[40]。但是，就如维生素 D 的缺乏一样，一般性的维生素 C 低摄入也不影响膝关节骨关节炎的发生率。

九、免疫因素

骨关节炎发病中的免疫基因学因素逐渐引起人们的重视。Ramonda 检测了 47 例侵蚀性骨关节炎患者的 $HLA-A$、B 和 $CRB1$ 位点。结果发现，HLA 抗原频率分别为 A2（34％）、B5（27％）、Cw4（27.7％）、DRB1011（23.4％）以及 DRB103（17％）。后两者的频率明显高于非侵蚀性骨关节炎（分别为 10％和 0），提示侵蚀性骨关节炎患者可能存在免疫基因学基础。

十、软骨基质改变

关节软骨细胞外基质改变对大多数骨关节炎而言并非主要的致病因素，但在血色沉着症、Wilson 病、褐黄病性关节病、痛风性关节炎和 2-水焦磷酸钙（CPPD）结晶沉着症中，由于铁血黄素、铜、尿黑酸聚合物、尿酸盐结晶或 CPPD 结晶沉着而损伤软骨细胞，直接或通过增加基质硬度间接地导致软骨退化。

十一、软骨细胞代谢活性改变

在某些情况下，出现骨关节炎软骨水分增加，Ⅰ型胶原蛋白增多、胶原蛋白纤维网格松弛、紊乱，蛋白多糖含量减少，透明质酸成分减少，聚合体和亚基体积缩小，聚合蛋白降低，硫酸角质素减少，硫酸软骨素比例增高，核心蛋白在多个部位中断等。

十二、炎症性关节疾病

骨关节炎本身一般不伴有滑膜炎，但骨关节炎中确实存在炎症。这种炎症可能是结晶体（钙磷灰石或 CPPD）引起滑膜炎或滑膜清除软骨破坏产物的结果。这种轻度的滑膜炎会导致关节囊增厚和纤维缩短，从而引起疼痛和肌肉痉挛。继发性骨关节炎实际上是炎症性关节病（如类风湿性关节炎、细菌性关节感染、结核性关节炎）的一个后遗症。

总之，骨关节炎的发病可能不是单一因素所致，而是以上多种因素相互作用的继发结果。

十三、促进骨关节炎进展和功能障碍的危险因素

症状性骨关节炎通常累及手指、膝关节和髋关节。英国的 Doherty 认为，这些部位的骨关节炎有不同的危险因素。引起疼痛和功能障碍的危险因素与引起结构改变的危险因素不同。

重要的危险因素包括以上所论述的遗传和年龄（所有部位），白种人（髋），肥胖（膝）；明显的创伤可诱发骨关节炎；许多职业运动和过度劳损也会引起骨关节炎（如踢足球，负重屈曲引起膝关节炎及务农引起髋关节炎）。营养不良在膝关节、髋关节骨关节炎进展中的作用则值得进一步研究。

不同的研究证据表明，促进骨关节炎发展的危险因素与导致关节损害的危险因素。

如果患者比较肥胖，减轻体重对缓解骨关节炎的症状及发展可能有一定裨益。

十四、增加骨关节炎患者疼痛和功能

绝大多数有影像学表现的患者并无关节不适的临床症状；相反，有临床症状的在影像学上的表现却是正常的。事实上，在各种年龄的人群中，膝关节疼痛的发生远远超过有放射学表现。引发骨关节炎患者疼痛和功能障碍的风险因素必须区别于那些的膝关节骨关节炎导致病理性变化的因素。焦虑、压抑和肌肉无力是导致膝关节骨关节炎患者致残的更重要的决定性因素，比导致其病理变化加重的因素更为重要。在任何一个关节，骨关节炎可能是在局部致病因素（如创伤）和遗传素质、软骨钙质沉积、运动过度及其他一些致病因素的共同作用下发生的。

在骨关节炎病理变化的严重程度相同的条件下，女性骨关节炎患者的致残率较男性患者为高。而生活安逸的患者较劳作的患者，以及离婚的患者较结婚的患者均较容易致残。对骨关节炎患者，尤其关节功能已严重受影响的患者，社会应该及时给予关怀和支持，进行相应的治疗，并指导他们获得一些适应骨关节炎生活和工作的技能。应该相信，骨关节炎是可以治疗的，可以通过各种治疗手段来减轻关节的疼痛，改善关节功能，提高生活质量。我们期望，通过"骨与关节十年"的工作，更多地骨关节炎能够被治愈。

第二节　骨关节炎发病学

一、病因学

按病因学分类，骨性关节炎有原发性和继发性两种。原发性骨性关节炎为病因不明者。继发性骨性关节炎则为继发于某种明确的原因，但有时原发性与继发性骨性关节炎很难截然区分。

1. 年龄

在所有原发性骨性关节炎发病的危险出素中，年龄是最明显的危险因素之一。本病患病率随年龄增长而增高，其具体机制可能包括两方面：首先，人在中年（40～50岁）以后，肌肉的功能逐渐减退，加周围神经系统功能减低，反射减弱，神经传导时间延长，导致神经和肌肉运动不协调，容易引起关节损伤。其次，骨和关节软骨组织像人体其他组织器官一样，随着年龄的增长，骨的无机物含量进行性增高，如青年人为50%，而中年人和老年人分别增加到66%和80%。无机物含量越高，骨骼的弹性和韧性越差。另外，随年龄增长，供应关节的血流减少，软骨因营养减少而变薄，软骨基质减少而发生纤维化，骨与软骨连接区的重建率下降，负重分布发生改变，原来较少负重的软骨区域可能转向需承受较多压力。一旦机械力超过关节软骨的承受能力，胶原蛋白基质发生破坏，软骨细胞的损伤释放降解酶而导致软骨丧失。动物实验发现，单独阻断下肢传入

神经或单独切断膝关节十字韧带，可引发轻度骨性关节炎，如同时既阻断传入神经又切断十字韧带，则发生快速而严重的关节软骨破坏，一般认为，绝经期前后的妇女发生的结节性全身性骨性关节炎，可能与性激素失衡加剧老化而导致骨性关节炎发生有关。

2. 损伤和过度使用

正常关节软骨光滑，富有弹性和耐磨的特性，以及另外一些特有的机械性能，使它在关节内具有传导载荷、吸收震荡及润滑关节等功能。正常软骨基质中的胶原纤维排列规则，出软骨下骨骨小梁的胶原纤维合成的小纤维素呈垂直走向表面，在移行层内呈喷射状向四周扩散斜行进入表层，转而与关节面平行走行并与骨膜纤维相连，呈现一种"拱形纤维网状结构"和"薄壳结构"，软骨细胞则顺胶原纤维方向被包埋于其间，并受到保护。这种结构使关节软骨对撕拉力耐受性很强，但对反复冲击性负荷十分敏感。因此，某些职业劳动、剧烈运动或关节先天脱位、膝内翻或外翻畸形和骨折复位不佳等可使整个关节或关节局部形成过高的压力。这种负载一方面可破坏软骨基质的拱形纤维网状结构和薄壳，进而破坏软骨细胞，使软骨细胞发生退变，而退变的细胞可使基质合成减少，更加剧了软骨细胞的破坏，形成恶性循环。另一方面，负荷造成的软骨微损伤能加速钙化软骨的重建，软骨非钙化带随反复的微损伤而越来越薄，失去了软骨的部分功能。此外，过量的负荷引起软骨下骨板骨小梁微骨折，虽然以后可经骨痂形成和重建而愈合，但重建的骨小梁一般比正常骨小梁僵硬，对冲击力的承受性差，容易在负荷下变形，使上下关节面相互接触面积减少，致使作用力集中于软骨内某些部位，使软骨更易受破坏。在毫无准备的情况下，即使看来是很轻微的负荷，如路边失足、楼梯踏空也可引起关节损伤，而成为"原发性"骨性关节炎的主要致病原因。这是因为从冲击负荷至神经肌肉器放射性反应的时间大约需 1/1000s，意外的负荷使神经和肌肉没有足够的时间去激活防护性反射，在这种情况下，负荷可能传至关节而引致损伤。另外，负重关节的支持结构如韧带、肌肉或半月板有损伤者，或随年龄出现的肌萎缩者，即使不从事增加负重关节紧张性运动，也会因关节保护功能减退或丧失而易发生骨性关节炎。

3. 肥胖

早在 20 世纪 30 年代就有人注意到肥胖者发生骨性关节炎的倾向。国外文献报告，肥胖患者骨性关节炎发生率为 12%～43%，而骨性关节炎患者伴发肥胖者占 12%～45%。有人收集了骨性关节炎患者发生病变以前 30 年以上的材料发现，37 岁时超过标准体重 20% 的男性，患骨性关节炎的危险性比标准体重者高 1.5 倍，而女性患骨性关节炎的危险性则比标准体重者高 2.1 倍。以后的 36 年中 60% 的超重者发生膝关节骨性关节炎，患严重膝关节骨性关节炎的危险性在男性增加到 1.9 倍，在女性增加到 3.2 倍。身体重负荷主要集中于膝关节内侧软骨，这正好是大多数肥胖者发生膝骨性关节炎的常见部位。这提示肥胖可能是严重膝骨性关节炎较重要的危险因素。另外，肥胖者的脊柱和足部骨性关节炎发生率也较高，这些部位发生骨性关节炎的几率和严重程度与患者的体重和皮下脂肪厚度呈正相关。肥胖引起骨性关节炎的原因，除了因过多的体重增加关节负重外，还与肥胖引起的姿势、步态及运动习惯的改变均有关。但髋关节也为负重关节。但肥胖者髋关节骨性关节炎的发生率较低；手的远端指间关节并非负重关节，可指骨性关节炎也随体重的增加而增加。因此，推测这些可能与肥胖并存的脂类、嘌呤和糖的代谢异常有关。

4. 遗传因素

遗传因素对骨性关节炎的影响可能包括先天性结构异常和缺陷（如先天性髋关节脱位、髋臼发育不良和股骨头骨骺脱位等），软骨或骨代谢的异常、肥胖和骨质疏松症等。早在 20 世纪 40 年代就已认识到，伴有 Heberden 结节的骨性关节炎妇女。她们的母亲和姐妹患骨性关节炎者分别是普通人群的 2 倍和 3 倍。最常见的遗传性骨性关节炎是原发性全身型骨性关节炎，其遗传倾向与 HLA－A1B8 和 HLA－B8 单倍型及 αl 抗胰蛋白酶异构型相关。但有人认为，骨性关节炎可能为异基因遗传，包括编码微量的胶原如 Ⅸ、Ⅹ、Ⅺ 的基因，编码细胞外基质蛋白的基因如硫酸软骨素蛋白聚糖，连接蛋白及透明质酸等的突变参与了骨性关节炎的发病。对软骨的主要成分——胶原蛋白与遗传因素关系的研究也支持骨性关节炎发病与遗传因素有关。

5. 其他因素。

（1）软骨基质改变

在血色病、褐黄病、Wilson 病、痛风性关节炎和二水焦磷酸钙结晶沉积症患者，分别由于含铁血黄素、马尿酸聚合物、铜、尿酸盐结晶和二水焦磷酸钙结晶在软骨基质内沉着，直接或者通过增加基质硬度间接损伤软骨细胞。但异物沉积前是否有基质的生物化学或物理化学方面的改变尚不清楚。

（2）骨内压升高

正常情况下，骨内和软组织内的血液循环系统之间保持着一种动态平衡，当各种原因引起骨内静脉回流受阻，动脉血流入过多，或关节内压明显上升时。均可引起骨内压升高，进而影响骨组织血液供应，导致关节软骨发生退行性变。

总之，骨性关节炎的病因迄今尚未阐明，其发病不是单一因素所致，可能为多因素作用的结果。

二、发病机制

关节软骨的退变是 OA 的最直接原因，那么对 OA 病因的研究，就集中表现为关节软骨退变的病因研究。从分子水平阐明的骨关节炎病的发病机理是当今医学领域中研究的重要课题，OA 除了增龄、磨损、肥胖外还有生化、遗传等因素均可抑制软骨基质蛋白多糖合成，促进蛋白多糖、透明质酸和胶原的降解，另外细胞因子、生长因子、免疫因素等都可能与 OA 的发病有关。如图 4－2－1 所示。

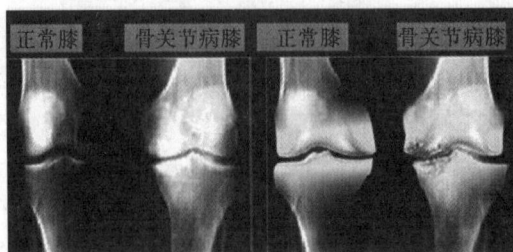

图 4－2－1　膝骨关节炎的 X 线表现

1. 关节软骨的组成及其生物力学特性

正常关节软骨呈浅蓝白色，半透明，光滑而有光泽，具有耐磨、传导关节负荷、吸收震荡和润滑关节等功能。其基本组成成分是软骨基质和软骨细胞。软骨基质是由蛋白多糖和胶原组成，其中胶原占 50%，多为 Ⅱ 型胶原纤维，排列规则，即由软骨下骨板向上延伸，斜向上达软骨表面，各不同方向的纤维共同组成无数个"网状拱形结构"。软骨细胞顺胶原纤维方向排列，位于其间，达软骨表面的胶原纤维平行于关节软骨呈切线方向走行，形成一切线纤维膜；蛋白多糖占 30%；软骨细胞则与基质的合成、分解有关，是软骨组成中的活性成分。软骨基质的组成和排列上的拱形结构决定了软骨的生物力学特性，即是一种含孔率很高的黏弹生物质，有很好的应力适应性。

2. 退变关节软骨的特征及其退变规律

退变的关节软骨表面不光滑，缺乏光泽，可见龟裂，重者可有软骨面的缺损，其缺损范围及深度在病变的不同时期各异。光镜下软骨细胞数目减少，排列紊乱，并有成簇现象，可见到细胞核固缩、碎裂或溶解。电镜下，软骨退变可分早期，表现为细胞外形正常，核膜清晰、完整，核染色质轻度凝集；中期表现为细胞周晕消失，胞核致密，外形不规则，核膜不清，其中细胞周晕消失是软骨细胞退变的重要标志；晚期表现为细胞的电子密度明显增加，胞核、胞质结构无法辨认。胶原纤维排列紊乱或成束状，严重时变性、坏死，钙盐沉着增多。另外尚可见到部分软骨细胞代谢活性增高，此为残留的软骨细胞代偿所致。

3. 负荷传导紊乱（生物力学）对关节软骨的影响

负荷传导紊乱可致软骨损伤、退变，已有较多文献报道。正常关节负载时，软骨变形，拱形纤维结构承受沿胶原纤维方向传导的压力，并分散到软骨下骨；卸载时，压力消失，纤维回复到原状，在这一过程中，软骨细胞始终在纤维网格内受到保护。但当负荷传导紊乱时，软骨基质的拱形结构将遭到破坏，软骨细胞失去保护作用而受损。此外当关节软骨负载增加时，一方面使软骨组织内的水分从孔中溢出；另一方面关节内压力增加，影响滑液的分泌，使得软骨从关节液中获取营养减少，从而使软骨细胞在失水和缺乏营养环境中发生固缩、碎裂、坏死，致使软骨基质形成受限，进一步加剧了软骨细胞的破坏，如此恶性循环，最终使关节软骨呈现肉眼可见的破坏与缺损。

4. 关节软骨酶对关节软骨的影响

对 OA 关节软骨的生化研究结果表明，OA 的软骨成分的合成与分解之间的动态平衡被打破。多参数综合研究表明 OA 的关节软骨的分解代谢明显大于合成代谢。Ehrlich、Martel－pelletier 等研究结果表明，OA 的关节软骨成分的降解可能与中性蛋白酶和胶原酶（统称关节软骨酶）的降解作用有密切关系，这是近年来对 OA 研究的一个重大进展。国外很多学者的研究发现，OA 的关节软骨破坏的严重程度与中性蛋白酶和胶原酶的含量和活性呈正向关系。Sapolsky 等在体外实验研究中，发现中性蛋白酶在体外中性环境中较低浓度时即可降解软骨中的蛋白多糖；Pelletier 等在实验中测得胶原酶活性与胶原降解密切相关，指出 OA 的胶原酶活性呈直接升高。目前已知中性蛋白酶和胶原酶都是金属依赖性的，在 OA 实验动物模型研究中发现给实验动物喂饲依地酸（一种阳离子螯合剂）可以明显减轻实验动物关节软骨的破坏，并能降低这两种酶在病变部位的活性。Martel-Pelletier 等发现人类 OA 关节软骨中金属依赖性蛋白酶活性比正常软骨组织中的高 7~8 倍；Ehrlich 等测定了 OA 实验动物模型关节软骨中中性蛋白酶和胶原酶活性，结果发现 OA 关节软骨中，这两种酶的活性在软骨破坏最严重的部位最高。

5. 自身免疫反应对关节软骨的影响

近年来，关节软骨损伤退变中的自身免疫反应现象，日益为人们所瞩目，Cooke 等曾在 OA 患者的病变关节软骨部位检测到抗Ⅱ型胶原的免疫球蛋白 IgG、IgA 和补体 C3 沉着。Kerwar 等在用Ⅱ型胶原免疫大鼠所诱发的关节炎动物模型中，发现大鼠关节软骨表面有免疫球蛋白 IgG 和补体 C3 沉着，而在经去除补体处理的大鼠接受抗胶原免疫球蛋白注射后，却未发生关节炎，关节表面只有 IgG 沉着，没有补体 C3，也无软骨损伤，表明抗原抗体对软骨的损伤作用需补体介导。Donohue 等提出"隐蔽抗原"假说，但当软骨受到某种损伤，软骨成分便可被暴露出来，从而引起抗自体软骨成分的自身免疫反应，产生的抗胶原抗体可抑制软骨细胞 DNA、硫酸多糖和胶原的合成，进一步加重软骨的退变，使更多的软骨成分暴露出来，再次激发自身免疫反应，临床上所见到 OA 呈进行性加重，可能与此有关。抗胶原抗体是关节软骨退变的始因或结果，目前尚无足够的证据，有待于进一步研究证实。

6. 自由基对关节软骨的影响

自由基是含有一个或多个未配对的电子，具有很强反应活性的基团。它可对氨基酸、多肽及蛋白质进行化学修饰，改变其结构和功能，并增加对蛋白水解酶的敏感性，促进其降解，使细胞膜发生脂质过氧化，成为许多疾病发生的基础。

自由基对关节软骨的损伤作用，已开始为人们所了解。Bukhardt 等在离体实验研究中，发现自由基可抑制软骨基质蛋白多糖的合成，促进基质中蛋白多糖和胶原的降解。魏西秦等的研究结果发现自由基可抑制关节软骨细胞 DNA、基质蛋白多糖及胶原的合成，同时引起软骨细胞膜性结构的严重损伤。国内孙材江等对 OA 患者体内自由基水平进行了研究，发现 OA 患者红细胞内 SOD（超氧化物歧化酶）明显下降，血浆 LPO（脂质过氧化物）含量明显增高，二者呈负相关系。自由基对软骨细胞的损伤不仅表现在细胞形态和生长状态的改变，更重要的表现在细胞功能的改变。体外实验表明，软骨细胞在自由基作用下，合成和分泌蛋白多糖和胶原的功能明显改变，表现为蛋白多糖合成受到抑制，胶原的分泌由Ⅱ型转变为Ⅰ型，势必引起软骨的损伤退变。然而自由基对软骨的损伤作用与自由基清除剂对此的保护作用的研究还不够，尚需进行更广泛、更深入的实验与临床研究。

7. 细胞因子对关节软骨的影响

（1）白介素（interleukin-1，IL-1）

IL-1 可促进滑膜细胞的软骨细胞合成并释放前列腺素 E2（Prostaglandin E2，PGE2）和胶原酶产生强大的促炎症作用，引起滑膜炎症和骨的吸收，而且形成的 PGE2 反过来又进一步加强 IL-1 对软骨的分解作用。IL-1α 和 IL-1β 可能共同作用于同一受体，发挥类似的生物活性，IL-1β 刺激滑膜成纤维细胞增殖，促进滑膜细胞粘附分子（ICAM-1）的表达，使滑膜细胞与浸润性炎性细胞反应性增强，从而造成关节软骨生存的恶劣微环境。

（2）肿瘤坏死因子－α（Tumor necrosis factor－α，TNF－α）

TNF－α与IL－1只有3%的同源性，并作用于不同的受体，但两者表现出许多相似的生物学特性。TNF－α可激活多型核细胞，刺激滑膜细胞的PGE2产生，增加骨，软骨的破坏。邓廉夫等通过对TNF－α的研究指出，TNF－α以促滑膜成纤维细胞样细胞增殖作用为主，并因其增强滑膜细胞RNA的表达功能，而使滑膜组织纤维性变及滑液中细胞因子水平异常升高，从而改变关节的力学特征，软骨细胞的生活微环境，而成为参与OA关节软骨退变的途径之一。在OA动物模型中，OA软骨免疫组化染色其基质及细胞中TNF－α及受体均呈现阳性反应，且强度与范围和OA严重程度相平行。

（3）白细胞介素－6（interleukin－6，IL－6）

白细胞介素－6（interleukin－6，IL－6）又称B细胞分化因子，其作用与B细胞功能相关联，正常人滑膜免疫组化测不出IL－6，但在OA滑膜衬里细胞及浸润的单核巨噬细胞中可检测其存在。IL－6可激活B细胞和T细胞，通过其自分泌形式作用于软骨细胞，促进软骨细胞的增殖。

（4）胰岛素样生长因子（Insulin－like growth factor，IGF）

OA病理表现中关节软骨表面粗糙不平，软骨基质的原纤维性变，软骨细胞肿胀、崩解、增生，导致这种表现的基本原因之一就是异常增加的胰岛素样生长因子结合蛋白（Insulinlike growth factor binding protein，IGFBP）阻碍了IGF－1和受体之间的结合，从而使OA软骨细胞对IGF－1不敏感，OA软骨细胞利用羟脯氨酸合成PG的能力下降，且OA骨赘形成与血清IGF－1水平呈正相关。

（5）一氧化氮（Nitric oxygen，NO）与一氧化氮合酶（Nitric oxygen synthease，NOS）

NO是一种细胞间信使分子，可介导许多生物学现象。NOS可催化重要炎性介质NO的产生。OA患者血清，滑液中NO含量明显高于正常，NO可引起软骨代谢的紊乱，与OA软骨退变的发生、发展密切相关。OA关节中NO可抑制软骨细胞增殖，促使软骨细胞凋亡，抑制软骨细胞PG、胶原的合成，促进其分解。这些变化可导致关节软骨修复能力下降，软骨破坏增加，加速软骨退变。

8. 细胞凋亡

细胞凋亡是细胞死亡的重要形式之一。彭丹等成功地复制了骨关节炎的动物模型，应用TUNEL（原位末端标记法）标记法，通过对兔膝关节制动时间的动态观察发现，制动后1周即有软骨细胞凋亡的发生，且凋亡主要发生在表层软骨细胞，2周后凋亡呈进展趋势，4周时出现大量中层和表层软骨细胞凋亡，6周达高峰，此改变与光镜下软骨细胞发生退行性变的病理变化相符。由NO诱导和Fas介导OA关节软骨细胞异常凋亡，使软骨细胞数量减少，软骨修复功能下降，当成簇的软骨细胞凋亡脱落后，形成碎片进入滑液，可刺激骨膜，引起滑膜炎，同时释放炎症介质和自由基等刺激原，进一步诱导软骨细胞发生凋亡，甚至坏死，如此周而复始，形成恶性循环，最终关节完整性破坏。

由此可知，OA是由诸多因素引起。目前人们对OA病变的发生，发展及其各细胞因子作用机制、调节机制尚存诸多不明之处，需进一步研究探索。

第三节　骨关节炎的临床表现

本病一般见于中年以后，老年女性比男性多见。最常受累部位是远端指间关节、近端指间关节、第一腕掌关节、髋、膝、第一跖趾关节、颈椎及腰椎等，其他关节如掌指、腕、肘、肩和踝关节均较少发病。

一、症状与体征

疼痛为本病的常见症状。开始时多为轻至中度间歇性钝痛，病情严重时可加重呈持续性，甚至出现撕裂样或针刺样疼痛，最后发生活动受限。疼痛多在活动时发生，尤其是负重时明显，休息后可缓解。疼痛缓慢发展，后期则休息时也痛，且常有夜间痛醒。休息时，尤其是夜间疼痛是炎性阶段最明显的特点。另一种常见症状为缓慢发生的活动受限。早期常较轻微. 活动不灵便，活动后可恢复。随着病情进展，症状逐渐加重，可固定于某一姿势。关节局部常有轻度晨僵，持续时间短，活动后缓解。仅在晨起或久坐后感觉关节受累关节活动范围减小以至一般为数分钟，极少超过 30min。骨性关节炎的常见体征为关节肿胀、触痛、活动时有响声或摩擦音、畸形和功能障碍，偶尔有关节半脱位。若关节伴发炎症，可出现局部皮温增高及皮肤微红。

二、不同部位的骨性关节炎

1. 髋关节

男性多于女性，单侧多于双侧。以关节的上外侧受累多见，占 60%，这可能与髋臼发育不良发生率较多有关。内极（占 25%）和中央（占 15%）较少受累。中央受累比内极或上外侧受累与全身型骨性关节炎的关系更密切。髋关节骨性关节炎患者的 80% 有先天性髋臼发育不良、股骨头骨骺骨软骨病、股骨头骨骺脱落或骨坏死病史。髋部疼痛可经闭孔神经放射至腹股沟、大腿内侧、臀部或膝关节附近。髋关节运动障碍首先多在内旋和外展位，随后为内收、外旋和伸展受限。如果首先出现伸展受限，则高度怀疑其他疾病，如腰大肌脓肿和髂耻滑囊炎。

2. 膝关节

临床最常见，以内侧胫股面（占 75%）和髌股面（占 50%）单独或混合受累最多，而外侧胫股面（占 25%）受累较少见。这种差别可能与人类进化相关。外侧或内侧胫股面受累的危险因素是肥胖、膝外伤和半月板切除。胫股面受累的危险因素有髌骨半脱位、膝关节外翻畸形及外伤状态。临床表现为膝关节疼痛，活动时加重，尤其是上、下楼梯时明显，以下楼更突出。关节局部有压痛，伸屈运动受限，膝关节活动时可发出咿轧音，可因关节积液或骨性增生而出现关节肿胀或肥大。如病变集中于中间间隔可引起膝内翻，如累及侧间隔则导致膝外翻。

3. 手

远端指间关节受累最多，约占 70%，表现为关节伸侧面的内侧或外侧出现骨性膨大，称为 Heberden 结节。第一腕掌关节受累占 60%，其基底部骨质增生性肥大可引起方形手外观。其他部位的手关节受累不到 30%，如近端指间关节出现的类似于 Hebepden 结节的骨性增大称为 Bouchard 结节。在上述结节周围的软组织偶有短暂的轻度红肿、疼痛和压痛，持物或手部操作易诱发疼痛。

4. 足

第一跖趾关节经常受累。除出现局部疼痛、压痛和骨性肥大外，还可有踇指外翻，严重者可引起行走困难。

5. 脊柱

腰三、四椎体为多发部位。由于椎体、椎间盘和后突关节的退行性病变. 可引起颈、胸及腰椎椎体局部疼痛和僵硬感，严重者还可有椎体缘的唇样增生和骨赘压迫局部神经和血管，出现相应的放射痛或神经系统症状，如通过腰四神经根可放射至髋部，引起髋痛。神经根受压还可引起神经分布区的麻木、反射消失及肌萎缩。颈椎骨性关节炎更引起颈部疼痛，后伸和旋转运动受限，如骨赘较大压迫基底动脉时可引起椎—基底动脉供血不足症状，如眩晕、复视、视野缺损、眼球震颤和共济失调等。胸椎骨性关节炎可引起胸壁疼痛，常误诊为肋间神经痛。腰椎骨性关节炎除产生局部疼痛及腰前屈和侧弯受限外，还可产生局限于踝或小腿的疼痛，膝腱反射减弱或消失，相应的神经分布区的感觉异常。

第四节　诊断和诊断研究进展

一、实验室诊断

1. 常规检查

骨性关节炎患者的血常规、血沉和 C—反应蛋白一般均为正常，少数炎症严重者血沉和 C—反应蛋白可轻度升高，但血沉一般不会超过 30~35mm/h，抗核抗体、类风湿因子和血清补体不出现阳性反应。尿常规检查无特殊发现。但对于继发性骨性关节炎，如黑酸尿、褐黄病、血色病、肝豆状核变性和甲状旁腺功能亢进症等，血和尿检查有参考意义。

2. 滑液检查

受累关节如伴发滑膜炎可出现滑液量增多。本病滑液澄清透明、呈淡黄色，偶见浑浊和血性渗出，黏稠度正常或降低. 但粘蛋白凝固良好，透明质酸盐浓度正常，蛋白质轻至中度升高，乳酸脱氢酶升高。白细胞轻至中度升高，多在 8×10^9 以下，以淋巴细胞为主。

3. 特异性标记物

骨性关节炎理想的病变标记物应来自患者的血液、滑液、尿或关节组织，且能及时反映关节软骨降解和合成程度及软骨下骨代谢状态，以反映局部病变进展情况，并提示病情活动或预后。但到目前为止，单一的某种标记物较难达到此要求，可能需要对以下几种标志物同时进行观测。

(1) 葡糖胺聚糖　是软骨基质中蛋白聚糖的降解产物。骨性关节炎患者滑液中葡糖胺聚糖含量增高，且与 X 线片观察的疾病程度相关。经有效治疗后葡糖胺聚糖含量下降。提示骨性关节炎患者血清和滑液中葡糖胺聚糖含量可用于判断病情。

(2) Ⅱ型原胶原前肽。其含量可反映关节软骨破坏后的代偿性合成代谢。儿童和青年人Ⅱ型原胶原前肽水平较高，并随年龄而迅速下降。Shinmei 等研究显示，骨性关节炎Ⅱ型原胶原前肽水平增高，且与关节 X 线片改变相关。因此，Ⅱ型原胶原前肽的测定似乎是骨性关节炎胶原合成的良好标志，可作为病情活动性指标。

(3) 透明质酸。透明质酸主要由滑膜衬里细胞的 B 型细胞产生，是关节液及软骨基质的主要组成成分之一。骨性关节炎滑液中的透明质酸浓度、分子量及黏性均低于正常。解放军总医院风湿科的一项研究显示，骨性关节炎患者滑液透明质酸浓度下降的程度与 X 线片证实的关节病变程度呈负相关，并发现观察滑液透明质酸与血清透明质酸比值能更敏感地反映局部或全身骨性关节炎病变程度。

(4) 基质金属蛋白酶及其裂解产物。近期有研究发现，基质溶解素、基质金属蛋白酶-9 及蛋白聚糖酶新表位和基质金属蛋白酶新表位是较有前途的骨性关节炎标志物。膝骨性关节炎关节滑液中基质溶解素增高 15~45 倍，它与金属蛋白酶组织抑制剂的比率在正常人为 0.5，而在骨性关节炎患者高达 1.6~5.3。基质溶解素作为骨性关节炎的标志物，其敏感性和特异性分别为 84% 和 90%。Mohtai 等在骨性关节炎患者关节软骨纤维化严重的区域，发现仅有基质金属蛋白酶-9DNA 高表达，推测基质金属蛋白酶-9 可能是骨性关节炎关节软骨进行性破坏的标志物之一。Singer 等用Ⅱ型胶原诱导的小鼠关节炎模型对蛋白聚糖酶新表位 NITEGE373 及基质金属蛋白酶新表位 VDLPEN341 和 VDLPEN 的研究显示，前两者主要见于轻型关节炎，推测它们可能是早期关节病变敏感而特异的标志物，而后者则在关节软骨严重破坏时表达，主要反映蛋白聚糖丢失的严重程度。

二、分类诊断方法

骨性关节炎有以下几种分类诊断方法：

(1) 按病因学分为原发性和继发性骨性关节炎。

(2) 按病变范围可分局限性和全身性骨性关节炎，前者以受累关节的不同可再行分类，后者则指三个以上部位的关节者，而且几乎均累及小关节。

(3) 按是否伴有临床症状，可将骨性关节炎分为症状性骨性关节炎和放射学骨性关节炎，前者指只有 X 线骨性关节炎表现而无临床症状者，后者指伴有明显临床症状者。

三、诊断标准

诊断 OA 主要根据患者的症状、体征、影像学检查及实验室检查。目前采用美国风湿病协会 1995 年修订的诊断标准，该标准包含临床和放射学标准。其中手 OA 分类标准中无放射学改变．其敏感性为 92％，特异性为 98％。膝 OA 分类标准的敏感性和特异性分别为 91％和 86％（见表 4－2－1、表 4－2－2、表 4－2－3）。

表 4－2－1　手 OA 分类标准

①近 1 个月大多数时间有手关节疼痛、发酸、发僵
②10 个指间关节中，有骨性膨大的关节≥2
③掌指关节肿胀≤2 个
④远端指间关节骨住膨大>2 个
⑤10 个指间关节中．畸形关节≥1 个
满足 1＋2＋3＋4 条或 1＋2＋3＋5 条可诊断手 OA
注：10 个指间关节为双侧第二、三远端及近端指间关节，双侧第一腕掌关节

表 4－2－2　膝 OA 分类标准

临床标准
①近 1 个月大多数时间有膝关节疼痛
②有骨摩擦音
③晨僵时间≤30min
④年龄≥38 岁
⑤有骨性膨大
满足 1＋2＋3 条，或 1＋2＋5 条或 1＋4＋5 条者可诊断膝 OA
临床＋放射学＋实验室标准
①近 1 个月大多数时间有膝关节疼痛
②X 线示骨赘形成
③关节液检查符合 OA
④年龄≥40 岁
⑤晨僵≤30min
⑥有骨摩擦音
满足 1＋2 条或 1＋3＋5＋6 条或 1＋4＋5＋6 条者可诊断膝 OA

表 4－2－3　髋 OA 分类标准

临床标准
①近 1 个月大多数时间有髋痛
②内旋<15°
③ESR<45mm/h
④屈曲<115°
⑤内旋>15°
⑥晨僵时间<60min
⑦年龄>50 岁
⑧内旋时疼痛
满足 1＋2＋3 条或 1＋2＋4 条或 1＋5＋6＋7＋8 条者可诊断髋 OA
临床＋放射学＋实验室标准
①近 1 个月大多数时间有髋痛
②ESR≤20mm/min
③X 线示骨赘形成
④X 线髋关节间隙狭窄
⑤晨僵≤30min
满足 1＋2＋3 条或 1＋2＋4 条或 1＋3＋4 条者可诊断髋 OA

四、诊断研究进展

1. 骨关节炎的临床诊断研究

过去曾有人用萎缩性关节炎及增生性关节炎的命名，前者的含义指滑膜炎症及骨、软骨的破坏。因此亦包括类风湿关节炎在内。而将增生性关节炎理解为局部软骨的丢失，很少有炎症，有明显的周围软组织增生，因而得此名称。以后认识到骨关节炎与年龄老化及过去关节创伤的密切关系，又习称为退化性关节炎。还有人将骨关节炎称为骨关节病，过度强调了本病没有明显的炎症，实际上炎症在本病也不是完全不存在的，这些命名均有些欠妥，所以目前国际上通用了骨关节炎一词，其他名称皆逐渐废用。

骨关节炎的概念仍在变化中，目前虽未达到全世界的共识，但一般认为骨关节炎是指以软骨丢失及伴有关节周围骨反应为特点的一种滑膜关节病。应当看到还有一些仅有软骨丢失但不一定有骨的增生反应，如多发性软骨炎、类风湿性关节炎；另一方面，有些为关节周围新骨形成，但不一定有软骨破坏或丢失，如强直性脊柱炎中的附着点炎症过后出现骨赘。故此只有上述两种情况并存于一滑膜关节时，才符合骨关节炎的含义。

骨关节炎主要临床表现是关节痛、关节僵硬，以后随病情的进展而出现关节骨性肥大，关节功能的减退，直至残废或生活不能自理。典型者涉及多数指间关节，见 Herberden 结节，但是发病更多的还是膝、髋、脊柱骨关节炎，多见于中年女性，有明显的家庭聚集现象。

软骨无痛的神经纤维，故软骨代谢的异常甚至结构的改变似乎不引起疼痛。疼痛可能是由于关节内高压刺激关节包囊的痛神经纤维，或骨内高压刺激骨膜或骨周围神经纤维，或软骨

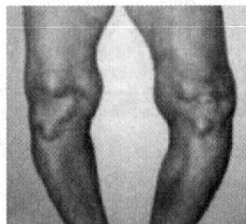

图 4-4-1　双膝骨关节炎

下骨微细骨折引起或由于关节结构改变后骨赘及滑膜炎引起疼痛。关节痛一般多在活动后加重。骨关节炎的发僵，主要见于关节休息后开始活动时，如由坐位起立，一般疼痛时间不长，英文称之为"gelling"，中文可译为发绉，与类风湿关节炎的晨僵不同。类风湿关节炎活动后晨僵消失，但骨关节炎活动后痛加重，对关节发绉影响不多，但重型骨关节炎也可有晨僵，提示滑膜炎症存在，也可伴随局部温度增加、积液、滑膜肥厚。由于关节面不光滑、关节活动时可有骨响声。由于骨赘和骨的再塑、关节出现骨性肥大，关节不稳定，进而活动受限，并有肌肉的废用萎缩，对膝、髋关节骨关节炎影响活动最大。

2. 骨关节炎的影像学诊断进展

对 OA 的评估主要是通过放射学资料，因为它可以在较大范围内展示一个关节的生物力学状态，又可以显示软骨破坏缺失及软骨下骨质的改变程度。而 OA 最早改变是关节软骨，因此早期诊断就必须显示关节软骨。X 线平片虽然便宜，但只能根据关节间隙的改变来间接判断软骨的受损情况。CT 关节造影和 MRI 关节造影均可很好的显示关节软骨，是目前显示关节软骨最好的影像学方法，但有创伤性，临床应用受限制。MRI是仅次于 CT 关节造影和 MRI 关节造影的影像学检查方法，因其无创伤性，可重复性

好，可以直接显示关节软骨，所以在检查早期 OA 的影像学方法中，MRI 最有前途。但是在 MRI 出现之前，最常用的检查方法为标准的 X 线摄影。主要根据关节间隙是否变窄来间接评价关节软骨，特异性和敏感性均差。骨硬化，关节面下囊性变和骨赘形成具有特征性，但已成为 OA 的晚期表现，所以 X 线平片不能用于早期诊断。

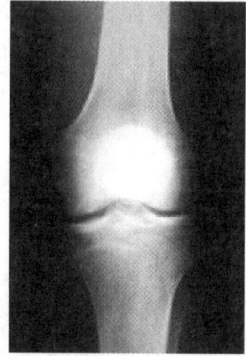

图 4-4-2　膝软骨下骨密度增高

MRI 对软组织分辨率高，可任意面成像及多参数、多序列成像，可以直接显示软骨，有助于早期诊断 OA。因可矢状面及冠状面成像，克服了 CT 检查脊柱只能轴面扫描的缺陷，一次可以检查多个节段。MRI 对周围关节软骨的显示远远优于其他方法。随着新序列不断出现和改进，硬件快速进展，MRI 在诊断 OA 上还有很大潜力。

将关节囊内注射空气或非离子造影剂后再 CT 扫描，称为 CT 关节造影（CT arthrography）。空气或非离子型造影剂与软骨形成良好对比，而透明软骨下骨质与软骨边缘形成良好对比，因此可以显示软骨损伤、软骨厚度和关节内游离体。显示关节软骨改变比普通 MRI 成像、平片及关节造影敏感，与 MRI 关节造影相仿。不过因具有创伤性，临床应用受一定限制。这种检查与 MRI 关节造影一样，适用于一些大关节，如髋关节、膝关节和肩关节等的检查。

关节镜是评价关节软骨受损的金标准，可以直接观察透明软骨的肿胀，糜烂和溃疡，然而不能显示软骨深层改变和软骨下骨质改变。其最大缺点是有创伤性，不能常规用于诊断 OA。

3. 骨关节炎的实验室诊断进展

OA 患者滑液层粘蛋白水平比血清明显增高，且与病变范围和 X 线病变程度呈正相关。在 OA 的发病过程中，病变的局部分泌一些细胞因子对关节软骨和滑膜具有明显的破坏作用。在已知的这些因子中，IL-1α、TNF-α、IL-6 是参与骨关节炎病理过程的主要炎症介质，其中 IL-1α、TNF-α 的作用尤为重要。

动物实验表明在 OA 的发病过程中最早出现的细胞因子就是 TNF。有人向 OA 动物关节内注射 TNF-α，加重了关节损害，而注射单克隆抗体，可明显减轻关节的病变，其作用机制与 IL-1 相似，但生物活性要低 100 倍。

体外研究证实，TNF-α 能够诱导滑膜细胞，软骨细胞分泌 IL-1β，二者相互协同共同加强对关节软骨的破坏作用。此外，TNF-α 可激活多型核细胞，刺激滑膜细胞产生前列腺素 E2（PGE 2）；激活 IL-1β 基因，诱导 IL-1β 产生，进一步加重对关节软骨的破坏。

在 OA 患者关节液测定发现，IL-1α 和 TNF-α 滴度明显增高，在病变的滑膜和软骨细胞内，也可测量它们大量存在。IL-1α 和 TNF-α 能够影响软骨细胞的基因表达，抑制软骨的主要基质成分 II 型胶原和蛋白多糖的合成并促使其分解，同时促进 I、III 型胶原的合成，从而改变了软骨的结构组成成分，导致其理化性质的变化，促进 OA 的发生。此外，IL-1α 和 TNF-α 还能不断刺激软骨细胞产生大量的能够分解软骨基质的金属蛋白酶（MMP），而对其特异性组织抑制剂（TIMP）无促进作用，从而打破了金属蛋白酶与其抑制物之间的动态平衡，造成金属蛋白酶大大超出其抑制活性，导致关节软骨的进行性破坏及滑膜炎的形成。

第五节　骨关节炎综合治疗方案

一、治疗原则

骨关节炎的治疗基本原则是：缓解疼痛、改善功能、延缓病程进展、提高生活质量。骨关节炎的治疗：①病因治疗，是针对疾病基本过程的治疗，通过抑制软骨退变，增加合成，积极探索合理的治疗方法。②症状治疗，主要是缓解疼痛，改善功能，防止残疾。国际卫生组织推荐的骨关节病治疗的金字塔模式，如图4－2－2所示。

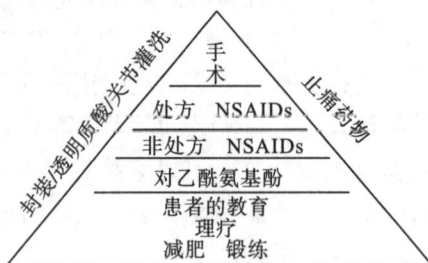

图4－5－2　OA治疗的金字塔

二、治疗目的

治疗目的在于缓解疼痛、阻止和延缓疾病的进展、保护关节功能、改善生活质量。治疗方案应个体化。充分考虑患者的患病危险因素、受累关节的部位、关节结构改变、炎症情况、疼痛程度、伴发病等具体情况及病情。治疗原则应以非药物治疗联合药物治疗为主，必要时手术治疗。

三、心理支持

心理支持包括　①使患者了解本病绝大多数预后良好，消除其思想负担。
②告诫患者避免对本病治疗不利的各种因素，建立合理的生活方式。如保护受累的关节，避免长久站立、跪位和蹲位、爬楼梯、不良姿势等。
③在医生指导下规范用药，了解所用药品的用法和不良反应。
④家庭和社会的支持与帮助对患者的治疗起积极作用。

四、生活指导

合理的生活指导包括①合理的关节肌肉锻炼：关节在非负重状态下进行活动，以保持关节活动度；进行有关肌肉或肌群的锻炼以增强肌肉的力量和增加关节的稳定性。

②对不同受累关节进行不同的锻炼，如手关节做抓、握锻炼，膝关节在非负重情况下做屈伸活动，颈椎和腰椎关节进行轻柔的不同方向活动。

③有氧运动：步行、游泳、骑自行车等有助于保持关节功能。

④肥胖者应减轻体质量：超重会增加关节负担，应保持标准体质量。

⑤减轻受累关节的负荷：可使用手杖、助步器等协助活动。

⑥保护关节：可戴保护关节的弹性套，如护膝等；对髌股关节腔室 OA 采用髌骨内侧贴扎治疗可显著减轻疼痛；避免穿高跟鞋，穿软、有弹性的运动鞋，用适合的鞋垫，对膝关节内侧室 OA 可用楔形鞋垫辅助治疗。

五、物理治疗

急性期物理治疗的主要目的是止痛、消肿和改善关节功能；慢性期物理治疗的目的是以增强局部血液循环和改善关节功能为主。物理治疗可以减轻疼痛症状和缓解关节僵直，包括针灸、按摩、推拿、热疗、水疗等。

六、药物治疗

药物治疗主要分为控制症状的药物、改善病情的药物及软骨保护剂。

七、手术治疗

对保守治疗无效的伴有明显疼痛和功能丧失的患者，谨慎的选择手术治疗可以取得很好的效果。手术治疗包括截骨术，关节清理术，关节融合术，关节成型术即人式关节假体转换术。

第六节　骨关节炎的药物治疗现状

药物治疗主要分为控制症状的药物及软骨保护剂。

一、控制疼痛药物

按给药途径分为口服、注射和局部外用药。

1. 对乙酰氨基酚：

由于老年人对非甾体类抗炎药（NSAIDs）易发生不良反应，且 OA 的滑膜炎在发病初期并非主要因素。故轻症可短期使用一般镇痛剂作为首选药物，如对乙酰氨基酚，每次 0.3g～0.6g，每日 2～3 次口服，每日剂量不超过 4.0g。主要不良反应有胃肠道症状和肝毒性。

2. NSAIDs：

NSAIDs 既有止痛作用又有抗炎作用，是最常用的一类控制 OA 症状的药物。主要通过抑制环氧化酶活性，减少前列腺素合成，发挥减轻关节炎症所致的疼痛及肿胀、改善关节活动的作用。其主要不良反应有胃肠道症状、肾或肝功能损害、影响血小板功能、可增加心血管不良事件发生的风险。NSAIDs 应使用最低有效剂量，短疗程；有胃肠道危险因素者应用选择性环氧合酶（COX）－2 抑制剂或非选择性 NSAIDs＋米索前列醇或质子泵抑制剂。如患者有发生心血管不良事件的危险则应慎用 NSAIDs。总之，药物种类及剂量的选择应个体化，充分考虑患者个人的基础情况，对老年患者应注意心血管和胃肠道的双重风险。

3. 阿片类药物：

对于急性疼痛发作的患者，当对乙酰氨基酚及 NSAIDs 不能充分缓解疼痛或有用药禁忌时，可考虑用弱阿片类药物，这类药物耐受性较好而成瘾性小。如口服可待因或曲马多等，由于曲马多不抑制前列腺素合成，因此对胃黏膜无明显不良影响。该类制剂应从低剂量开始，每隔数日缓慢增加剂量，可减少不良反应。

4. 糖皮质激素：

1951 年，氢化可的松开始广泛用于局部关节内注射治疗。在此后的若干年内，通过大量的观察和经验总结，证实了它和其他一些皮质激素在治疗局部组织疼痛和炎症时具有很高的价值。由于缺乏足够的前瞻性对比研究，因此对于在关节内注射皮质激素治疗骨性关节炎仍然存在很多的争论。

关节内注射治疗的主要目的是在缓解疼痛的情况下保护和恢复关节的活动度。注射可以在全身各个关节进行，最常进行注射治疗的是膝关节。选择的药物为皮质激素。由于皮质激素存在多种类型，根据各种类型溶解率的不同，其作用的时间也各不相同，使用的剂量也有差异。

应用关节内注射皮质激素治疗骨关节炎是为了缓解关节疼痛和抑制滑膜的炎症反应；在其他全身性治疗反应不佳时提供 1～2 个关节的辅助治疗；或者为了促进物理康复计划的实施；防止关节囊和韧带的松弛；以及进行"药物滑膜切除术"；对无法耐受全身口服给药治疗的患者进行治疗和某些晶体沉积相关疾病的治疗。如图 4－2－3 所示。

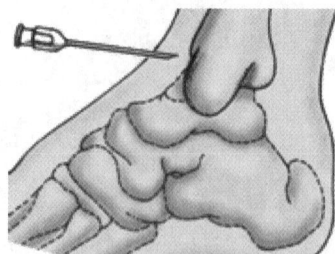

图 4－2－3 关节内注射皮质激素

如果患者存在全身或局部的感染病灶；正在进行抗凝治疗；关节存在血性渗出；没有有效地控制糖尿病；严重的关节损坏和畸形；肢端营养过度时应禁忌进行关节内注射治疗。

关节内注射治疗的主要并发症为感染、注射后发热、晶体诱导的滑膜炎、注射部位的皮肤萎缩，以及类固醇关节病。

通常建议关节内注射治疗的最短间隔时间是 4 周，而在负重的关节，应把两次注射的间隔时间延长到 6～12 周。注射不应成为一种主要的常规治疗而反复进行，而且对于一个特殊的负重关节，每年重复注射不应超过 2～3 次。关节周围的炎性软组织可以进行多次注射治疗。膝关节注射后，通常建议患者进行休息制动。除了必要的起床洗漱和用餐，患者应该卧床 3～4 天；随后应扶拐负重，用三点支撑的步态保护进行注射治疗的膝关节，持续 2～4 周。如果觉得拐杖不合适或者不舒服，可以用手杖来替代。这种注射后的休息制动可以促进关节的康复，同时避免"过度疲劳"，以及过度使用正在治疗的关节。减少关节的活动另一个有利的方面是减少了由于皮质激素的延迟吸收引起的全身性反应。

5. 非皮质激素关节内注射治疗

非皮质激素的应用相比皮质激素应用有更早的历史。用于注射的药物包括乳酸、保泰松、细胞毒素混合物、水杨酸钠、阿司匹林等。但这些药物存在较多的毒副作用，而且效果也没有皮质激素那样长久有效，所以目前已经很少应用。

透明质酸盐作为一种新的关节内注射药物于 1997 年 FDA 批准用于临床关节内注射治疗。透明质酸是一种多糖，存在于滑液、软骨基质中，它的作用机制是重新恢复发生病理改变的滑液的正常粘滞特性，其他可能的有益的影响包括保护软骨和改善关节的活动功能。就目前现有的研究报告应用透明质酸盐进行关节内注射治疗，可以有助于减轻疼痛和改善关节功能，并且没有明显的副作用。而且除了感染、局部注射区域皮疹和过敏外，没有其他的禁忌证。然而，这种治疗仍然只能作为综合治疗中的一种辅助手段。

另外，可以用于关节内注射治疗的药物包括用于治疗滑膜炎的放射性同位素和铒酸等，可以起到放射性或化学性的滑膜"切除"作用，但都没有得到广泛的临床应用。

6. 透明质酸（玻璃酸）：

非药物疗法和单纯止痛剂疗效不佳的膝关节 OA 可采用关节腔内注射透明质酸（玻璃酸）类制剂治疗。对减轻关节疼痛、增加关节活动度、保护软骨均有效，治疗效果可持续数月。对轻中度的 OA 具有良好的疗效。每周 1 次膝关节腔内注射，4～6 周为 1 个疗程。注射频率可以根据患者症状适当调整。

二、骨关节炎软骨保护剂

此类药物一般起效较慢，需治疗数周才见效，故称骨关节炎慢作用药。它具有降低基质金属蛋白酶、胶原酶等活性的作用，既可抗炎、止痛，又可保护关节软骨，有延缓 OA 发展的作用。但目前尚未有公认的理想的药物，常用药物氨基葡萄糖、双醋瑞因、硫酸软骨素等可能有一定的作用。

1. 氨基葡萄糖：

氨基葡萄糖为天然的氨基单糖，是人体关节软骨基质中合成蛋白聚糖所必需的重要成分。可改善关节软骨的代谢，提高关节软骨的修复能力，保护损伤的关节软骨，同时缓解 OA 的疼痛症状，改善关节功能，延缓 OA 的病理过程和疾病进程。因而兼具症状调控和结构调控效应。氨基葡萄糖主要有硫酸氨基葡萄糖和盐酸氨基葡萄糖，两者氨基葡萄糖含量有所差异，但生物学作用相似。常用剂量不应<1500mg/d，否则疗效欠佳。分 2 或 3 次服用，持续 8 周以上显效，使用 1 年以上疗效更稳定，可联合 NSAIDs 使用。

2. 硫酸软骨素：

通过竞争性抑制降解酶的活性。减少软骨基质和关节滑液成分的破坏；通过减少纤维蛋白血栓的形成，改善滑膜和软骨下骨的血液循环。能有效减轻 OA 的症状，减轻疼痛，改善关节功能，减少 NSAIDs 或其他止痛药的用量。成人每日 1200mg 口服。氨基葡萄糖与硫酸软骨素联用起协同作用。氨基葡萄糖能刺激软骨基质的合成，硫酸软骨素则抑制其降解，两者联用可增加软骨基质含量，能更有效地保护关节软骨、逆转损坏及促进损伤修复，因此延缓 OA 的发展并减轻症状。

三、生物制剂及其它

1. 双醋瑞因：双醋瑞困是白细胞介素（IL-1）抑制剂，可抑制软骨降解、促进软骨合成并抑制滑膜炎症。它不仅能有效地改善骨关节炎的症状，减轻疼痛，改善关节功能。且具有后续效应，连续治疗 3 个月以后停药，疗效至少可持续 1 个月；它还可延缓 OA 病程的进展，具有结构调节作用。该药不抑制前列腺素的合成。成人用量：每日 2 次，每次 50mg，餐后服用，一般服用时间不少于 3 个月。

2. 多西环素：具有抑制基质金属蛋白酶的作用，可发挥抗炎效应，抑制一氧化氮的产生，减少骨的重吸收作用。可使 OA 的软骨破坏减轻。每次 100mg，每日 1 或 2 次口服。

3. 辣椒碱：辣椒碱乳剂可消耗局部感觉神经末梢的 P 物质，可减轻关节疼痛和压痛。

4. 双膦酸盐：在 OA 治疗中的主要作用机制是抑制破骨细胞溶解矿物质，同时防止矿物质外流。还可抑制胶原酶和前列腺素 E，从而减少骨赘形成。

5. 维生素 A、C、E、D：OA 的软骨损伤可能与氧自由基的作用有关，近年来的研究发现，维生素 A、C、E 可能主要通过其抗氧化机制而有益于 OA 的治疗。维生素 D 则通过对骨的矿化和细胞分化的影响在 OA 治疗中发挥作用。

第七节　骨关节炎药物治疗研究进展

骨关节炎是一种最常见的关节炎，是一种主要影响老年人的慢性退行性疾病。骨关节炎的治疗从对症治疗到对因治疗已经发展了几十年。治疗骨关节炎的方法有药物治疗，非药物治疗如物理治疗，体育锻炼，控制体重，矫形术以及外科手术，当前主要目的是减少疼痛和改善（至少是维持）关节功能。治疗骨关节炎的药物可分为多类：镇痛药，NSAIDs、COX－2 抑制剂、类固醇、滑液补充剂，和减轻症状的药物，如 nutraceuticals。对乙酰氨基酚和阿片类已经被证明减轻症状的疗效不及 NSAIDs，而 NSAIDs 也被证明参与促进关节腔的狭窄。COX－2 抑制剂已经被证明在疗效上与 NSAIDs 相同或超过 NSAIDs，但 COX－2 抑制剂是不是一种更加安全的替代品呢？近来临床证据使人们对其心血管方面的安全性产生怀疑，COX－2 抑制剂现在处于严密的审查之中。腔内注射类固醇或滑液补充剂已经取得了良好的短期效果，长期观察并没有结构性的改变。另一方面，延缓疾病进程的药物，如硫酸软骨素和硫酸葡萄糖胺，也得到了肯定的疗效。未来的目标是力求改善甚至逆转骨关节炎的病程，这些疗法包括秋水仙碱，双磷酸盐和激素，饮食疗法，如生姜提取物和绿茶；实验室阶段的疗法包括基质金属蛋白激酶抑制剂，细胞因子，NO，生长因子和基因疗法。由于没有一种根治的方法，骨关节炎仍然是一种棘手的疾病。当前的目标是缓解疼痛和维持关节的功能，有必要延缓病程；未来目标是逆转骨关节炎退行性变进程。

骨关节炎，是一种常见的渐进性退化性疾病，全世界 15％的人口受到影响，主要构成为老年人。统计预测 2020 年全世界大于 50 岁的人口将是 1990 年的两倍，用于治疗骨关节炎的花费大约占美国国民总收入的 1％，约为 155 亿美元，医疗资源面临着沉重的负担。

骨关节炎的病因没有完全清楚，发病的相关因素有年龄、关节的位置、肥胖、遗传、关节紊乱、创伤性别、伴随疾病、生化改变及生活方式等。目前治疗以对症治疗为主，骨关节炎的治疗包括药物治疗和非药物治疗。近来骨关节炎的研究使我们增加了对其发病机理和病理生理学的了解，各种治疗方法不断的建立和验证。

由于没有根治的方法，目前的治疗着重于减轻疼痛和改善（至少是维持）活动度。考虑到这一点，1998 年美国风湿病学院（ACR）的一篇报告建议对骨关节炎的治疗应根据病人的病情和条件而异。欧洲抗风湿病联盟（EULAR）也基于循证医学的方法建立了关于膝关节炎的临床治疗准则。

骨关节炎的治疗比较保守。对于症状温和的病人，治疗方法可因病人的受教育程度不同而不同，如口服非阿片类镇痛药，或物理和职业疗法。附加的手段包括自我控制课程，个性化的社会支持，体育锻炼，减轻体重（如果超重），支撑，及生活方式的改变（如变更职业）。参加自我控制课程（如由美国关节炎基金赞助的一些课程）的病人，关节疼痛及生活质量均有改善。

物理治疗课程特别适用于现有治疗不能改善其症状的病人，可以改善肌肉力量和教授更有效地关节护理和保存能量。Fransen 等报道了在物理治疗后，病人的疼痛，功能和整体生活质量均有显著改善。

体育锻炼也是一种行之有效地方法，例如，针对股四头肌的锻炼（可能是由于失用性萎缩，股四头肌萎缩在膝关节炎的病人中较常见），已经显示可以缓解疼痛和改善关节功能。Toda 进行了一个非随机化的实验，短期疗效饮食控制加体育锻炼优于单纯饮食控制。Huang 进行的一个非随机化的实验证明辅助应用饮食控制和体育锻炼，疗效优于单纯疼痛治疗。病人能否坚持体育锻炼和控制饮食是这种治疗的主要困难。

对于肥胖病人，减轻体重可以改善健康状况的各个方面，而不仅仅是改善骨关节炎的症状。关节炎饮食运动推广实验（arthritis, diet, and activity promotion trial ADAPT）证明适当的减轻体重和体育锻炼可以全面改善肥胖病人膝关节的功能，疼痛和活动度。紧接着，ACR和EULAR等实验也推荐肥胖骨关节炎病人进行减肥和体育锻炼。

楔形鞋底已经作为治疗伴弓形变形的膝关节炎的方法。Kerrigan等人断言单边楔形鞋底对中央型膝关节炎具有生物机械作用，可以减轻机械作用力。Toda等人评估应用单边楔形鞋底后的影像学改变时发现鞋底的角度可以影响外翻足矫正的程度。因为矫正鞋的长期效应尚不知道，此种症状缓解可能只是暂时的。

对于非药物治疗不能缓解症状的骨关节炎病例，除非有配伍禁忌，联合用药治疗是必要的，常用的有NSAIDs或COX-2抑制剂。药物治疗常常作为补充而不是替代非药物治疗。实践证明药物治疗与非药物治疗相结合对骨关节炎的疼痛治疗最有效。

骨关节炎的治疗药物可以大致分为改善症状的药物和改善结构的药物。改善症状的药物可以缓解疼痛，减轻僵硬，改善活动度和提高病人的健康状况。镇痛药（包括阿片类和扑热息痛），NSAIDs，cox-2抑制剂，滑液补充剂属于这一类。改善结构的药物仍然在研究探索之中，这类药可以阻断或延缓骨关节炎的病程，和/或促进患病关节的修复过程（表1）。对于症状严重且持续恶化的骨关节炎病人外科治疗可能有效，如保留软骨的截骨术和切除软骨的关节成形术。

一、镇痛药（非甾体抗炎药）

副作用少且温和的镇痛药常常首先用于骨关节炎病人的疼痛治疗。EULAR建议将口服镇痛药扑热息痛作为骨关节炎治疗的首选药。对于有症状且有影像学改变的骨关节炎病人，短期给予镇痛或抗炎剂量的扑热息痛，可以取得与布洛芬同样的效果。一个早期的随机化控制实验显示：扑热息痛4g/天与布洛芬2.5g/天等效。扑热息痛的胃肠道和肾脏副作用比NSAIDs的温和，但是有肝毒性（如果病人超量服用或肝功能不良）。ACR建议骨关节炎病人。扑热息痛的每日剂量不应该超过4g。单纯扑热息痛与安慰剂对照的试验资料很少。

扑热息痛和NSAIDS的疗效比较是几个试验研究的目的，而且一直存在争议。例如，Case等人实施了一个随机化，双盲安慰剂对照试验，82例有膝关节弓形变形的骨关节炎病例，分为3组，分别给予扑热息痛1000mg qid，diclofenac（双氯芬酸钠）75mg bid（2次/日），或安慰剂，服药2~12周后，在三组中，diclofenac的疗效较高，有显著性差异（$P<0.001$）。Pincus等人的试验也报告了相似的结果，Pincus等人的试验为随机化、双盲、交叉临床试验，共搜集了227例膝或髋关节炎病例，分为2组，一组联合给予diclofenac 75 mg bid（2次/日）和misprostol（米嗪前列醇）200mg bid（2次/日）（DM组）另一组给予扑热息痛1000mg qid（3次/日）（扑热息痛组），DM组的疗效显著高于扑热息痛组（$P<0.001$）。在两种药物治疗期间，174个病人中57%认为diclofenac和misprostol联合应用的效果"较好"或"好的多"。由于NSAIDS的疗效更好，所以推荐扑热息痛为一线首选药必然引起争议。

阿片类药物对骨关节炎的疗效已经由 Peloso 等人证实。他们进行了一个为期 4 周的随机、双盲、安慰剂对照试验，选择了 66 例使用含有可待因药物缓解膝或髋关节炎症状的病例，根据 WOMAC 疼痛指数（the western Ontario and mcmaster universities pain index）及依据僵硬程度和功能评分，治疗组显示了明显的改善（$P=0.0004$）。

二、NSAIDs 和 COX-2 抑制剂

虽然镇痛药和 NSAIDs 都被广泛用于治疗骨关节炎引起的疼痛，但是都不能延缓该病的进程。NSAIDs 通过抑制 COX 的异构体 COX-1 和 COX-2 来降低前列腺素和 asthromboxane 等一些物质的水平。COX-1 在很多组织中表达，其效应包括血小板聚集和胃黏膜保护作用。COX-2 仅在脑部分泌，而在其他组织只能通过炎症诱导其产生。促炎症因子 IL-1β 和 TNF-α 可能会促进 COX-2 的过度表达，因此 COX-2 在炎症反应中更具有代表性。在 Wolfe 等人实行的一项比较扑热息痛和 NSAIDs 的实验中，当综合考虑疗效和副作用时，25% 的病人认为两者无差别，60% 倾向于 NSAIDs，14% 倾向于扑热息痛．Towhee 和 Hochberg 进行了一次 META 分析，从疗效和副作用两个方面综合评价 NSAIDs 治疗髋关节炎的效应，共选择了 43 份实验资料，其中 39 份评估 NSAIDs，4 份评估镇痛药。分析显示 NSAIDs 的治疗效果由于缺乏标准的症状评估手段和骨关节炎的诊断标准而难以下结论，而且由于 NSAIDs 同时抑制 COX-1 和 COX-2（主要影响胃黏膜和肾动脉），治疗时必须慎重考虑其副作用．

经典的 NSAIDs 已经在英国使用了数年，但是在美国还没有被批准使用。Ottillinger 等人进行了一个双盲，安慰剂对照的，收集 237 例以单侧膝关节炎为主要疾病的病人的剂量研究实验，没有证明经典 NSAIDS—eltenac gel 有疗效。但是，一项大规模的系统回顾（涉及 86 个随机对照实验共 10160 例患者）认为，NSAIDs 治疗急慢性疾病的疼痛是有效的，而且局部和系统的副作用低。

Huskisson 等人曾经报告过 NSAIDs 的不良反应，他们进行了一个队列随机双盲实验，共计 812 个膝关节炎病人分为两组，分别服用吲哚美辛（吲哚美辛组）和安慰剂（对照组），观察关节间隙狭窄的变化，结果发现与对照组比较吲哚美辛组关节间隙狭窄明显加重。用 tiaprofenic acid 治疗的病人也有相似的倾向．这些实验提出这样一个问题——是否应该使用 NSAIDs。因为 NSAIDs 虽然可以缓解疼痛而增加活动度，但同时也会加速软骨的破坏。Van Kuijk 等人进行了一项研究，比较罗非昔布、双氯芬胺酸和安慰剂对膝或髋关节炎关节间隙狭窄的影响，治疗一年后，治疗前后 X 光片比较显示三组均有关节间隙狭窄，三组比较无显著性差异．

作用于 COX-2 的新药已经证明比 NSAIDs 有更好的耐受性．VIGOR（Vioxx gastrointestinal Outcome Research）、CLASS（Celecoxib Long-term Arthritis Safety Study）、ADVANTAGE（Assessment of Difference between Vioxx And Naproxen To Ascertain Gastrointestinal Tolerability and Effectiveness）、SUCCESS（Successive Celecoxib Efficacy and Safety Studies）四项大规模研究调查了 39000 例骨关节炎或风湿性关节炎病人，来检验罗非昔布和赛来昔布的胃肠道的安全性。这些研究的结果显示，

即使超治疗剂量服用罗非昔布或塞来昔布，其胃肠道副作用也比 NSAIDs（如布洛芬、萘普生和双氯酚酸钠）低得多。McKenna 等人进行的一项随机化对照实验显示，塞来昔布 200mg/d 与双氯酚酸钠同样有效，而且有更高的安全性和耐受性。Day 等人实施的另一个为期 6 周的，随机双盲安慰剂对照实验，样本为 809 例骨关节炎患者，目的为比较罗非昔布（12.5mg/d 或 25mg/d）和布洛芬（2.4g/d）的有效性和耐受性，结果显示两者疗效相当，但是罗非昔布有更好的耐受性.

Geba 等人为了评估比较罗非昔布 12.5mg/d 或 25mg/d，塞来昔布 200mg/d，扑热息痛 4000mg/d 几种方法的疗效，实施了一个为期 6 周的双盲随机临床实验，样本为 382 例骨关节炎病人，在治疗的 6 周内每天依据标准的评估方法（如 WOMAC）进行疗效评价。结果显示，塞来昔布和罗非昔布的疗效优于扑热息痛，而且具有良好的耐受性。

最近，Gibofsky 等人也进行了一项为期 6 周的随机双盲安慰剂对照实验，样本为 475 例骨关节炎病人，目的是比较罗非昔布（25mg/d）和塞来昔布（200mg/d）的疗效，分别于实验开始时，3 周后，6 周后对病情进行评估。结果显示，两药的疗效无显著差别，但是都好于安慰剂，两种治疗都有很好的耐受性，两组中因副作用而退出实验的人数比例相似。

COX-2 抑制剂的心血管方面的副作用越来越引起人们的重视，目前只有塞来昔布和 valdecoxib 在美国被 FDA 批准上市，etoricoxib 在英国被批准上市。2004 年 9 月，Merck 公司将罗非昔布从市场上收回，因为在一项名为 APPROVE 的用罗非昔布来预防腺瘤样息肉的实验（用罗非昔布 25mg/d 治疗曾患直肠息肉的病人预防复发，始于 2000 年，共治疗分析了 2600 例病人）中发现服用罗非昔布的患者的血栓形成的发病率比安慰剂组高 3.9 倍，而且都发生在服用罗非昔布 18 个月后。目前有关塞来昔布和 valdecoxib 的心血管副作用研究也在进行之中。

三、皮质类固醇类药物

因为大多数骨关节炎病人都是一个或几个关节受累，所以用局部治疗来避免不必要的全身作用在逻辑上是合理的. 所以皮质类固醇类药物特别是曲安奈德，甲强龙和泼尼松龙在过去的 50 年一直用于治疗改善骨关节炎的症状。由于是关节内给药，特别适用于伴关节渗出的局部炎症，关节穿刺或腔内注射的适应证为结晶引起的关节病，haemarthrosis，无法解释的关节渗出，无法解释的单关节炎，和大量关节渗出。禁忌证为败血症，无法触及的关节，joint prosthesis，临近骨髓炎，和覆盖软组织感染。大量的渗出会再次发生，又需要再次注射皮质类固醇。虽然现已确信注射皮质类固醇是相对安全的，但是人们仍担心它可能的副作用，包括长期的关节损害和感染危险。

皮质类固醇类药物通过抑制炎症免疫反应链的几个方面来发挥抗炎作用的：如抑制免役细胞的游走，阻断巨噬细胞向淋巴细胞的表达，抑制炎症免役效应细胞的激活和分化，增加 apoptosis of immature and 活化的 T 淋巴细胞，抑制炎症细胞因子的产生。骨关节炎病人的糖皮质激素受体数量减少，使机体对循环糖皮质激素的反应性下降，从而导致后来的关节破坏和软骨的退化（继发于 MMP 等一些酶的激活），这就为控制炎症反应的治疗方法研究提供了理论基础.

虽然腔内注射皮质醇对于治疗骨关节炎是有效的，但是它的长期效应和安全性现在还不清楚。注射后渗出的发生可能与穿刺注射不准确有关。Gaffney 等人做了一项调查发现29％的膝关节注射没有注入关节腔内。1970 年，Balch 等人对 65 例 4 至 15 年内关节腔内注射过皮质醇的病人进行 X 线分析，没有发现关节破坏。而且 Dieppe 等人报告腔内注射过皮质醇相对于安慰剂能够大大缓解疼痛。较近时期，Raynauld 等人进行了一个随机双盲实验，69 例膝骨关节炎病人分为两组，分别腔内注射皮质醇（去炎舒松40mg/3 个月）或盐水，于第一年和第二年进行 X 光片分析评估，发现皮质醇组有症状改善的趋势，特别是注射一年以后，而且 X 线分析关节间隙狭窄情况，两组间无差异，这也许可以作为腔内注射皮质醇长期安全性的依据。法国人进行了一个为期 6 个月随机化多中心对照控制实验，98 名膝关节炎病人分为 3 组，分别给予皮质醇（cortivazol 3.75mg 用盐水稀释为 15 ml）腔内注射，安慰剂腔内注射，和两药联合灌洗，发现相对于安慰剂组，皮质醇组和灌洗组均有明显的疼痛减轻，但无功能改善。一般疼痛换机缓解的持续时间为腔内注射皮质醇 4 周，关节灌洗 24 周。

由于腔内注射皮质醇治疗骨关节炎的长期作用仍然不清楚，此种方法只可以短期应用于那些对非药物疗法和其他药物疗法（如镇痛药、NSAIDs 和 COX−2 抑制剂）效果不佳的病人。

四、滑液补充剂

关节腔内注射透明质酸治疗骨关节炎越来越被人们所接受。最初透明质酸被 Balazs 和 Denlinger 记载是在 20 世纪 60 年代静脉内注射用于治疗赛马的创伤性关节炎。透明质酸是软骨和连接组织的主要成分，是由许多二糖联结成的一条长链多聚糖。透明质酸使关节滑液具有黏滞弹性，而且有营养因子的作用。人类的一个膝关节中大约有 4～8mg 透明质酸。其治疗的理论依据是人们发现骨关节炎病人的关节滑液中的浓度下降而多聚糖的链的长度变短。

外源性的透明质酸在关节腔内的停留时间很短，可能是由于关节滑液持续不断更新的结果。透明质酸的半衰期从 17 小时到 1.5 天不等，虽然需要更长的时间起效，但是效果持续的时间短于皮质醇。

透明质酸是从鸡胸骨中提炼或生物化学方法合成出来的。它被分为炎性片段和非炎性片段。非炎性片段用化学方法铰链在一起，目的是增加其在关节腔内的滞留时间，提高黏滞弹性，增强对自由基团的抗反应性。

各种透明质酸腔内注射的治疗方法的有效性和耐受性在以下几个临床实验中得到验证。Dougados 等人将腔内注射低分子量（500～700kDa）透明质酸与安慰剂比较，Leardini 和 Jones 等人均将其与腔内注射皮质醇比较。并非所有这些实验的结果都是一至的，但是在这三个实验中，发现腔内注射透明质酸可以使疼痛缓解 10 周到 6 个月，而且有良好的耐受性，其副作用包括局部红斑，关节疼痛，肿胀，瘙痒，肌痉挛，感染以及少数病人会有急性滑膜炎和颗粒渗出（pseudogout）。

Maheu 回顾了比较注射高分子量的透明质酸和注射皮质醇的 5 个实验（均为期一年），一个实验显示透明质酸有更好的疗效，三个实验显示两者疗效相等，剩下一个实验一开始使用两者联合腔内注射，发现可以延长透明质酸的疗效。Altman 和 Moskowitz 等人进行了一个随机化双盲多中心实验比较透明质酸、NSAIDs（萘普生）和安慰剂治疗膝关节炎的疗效。其中一组原发性骨关节炎的病人用腔内注射透明质酸 5 周。治疗后 26 周统计，47.6％的透明质酸组病人完全或几乎无痛感，而萘普生组仅有 36.9％，安慰剂组为 33.1％。即使用其他评分方法如 WOMAC，透明质酸的疗效也比其他两组高得多。

Raynauld 等人进行了一个随机化多中心的实验，目的是研究 hylan G-F 20（美国生产的一种透明质酸）的临床治疗效果，样本为 255 名膝关节炎患者。结果显示，hylan G-F 20 的疗效用各种方法评价均大大好于安慰剂，包括 WOMAC 疼痛评分、僵硬和物理运动标准等。

Felson 是怀疑透明质酸疗效的学者之一，他回顾分析三个大规模的随机化安慰剂对照实验，结果显示透明质酸无明显的疗效。

Lo 等人对 22 个关节内注射透明质酸的实验进行了全面的 meta 分析，发现透明质酸相对于关节内注射安慰剂仅有很小的疗效。用 Cochrane Q-检验发现这些研究有明显的异质性（$P < 0.001$）；当其中三个分析高分子量透明质酸的实验被剔除后，异质性变的不明显，普尔效应下降。这个 meta 分析提出了出版偏倚，通过不对称漏斗散点图和阳性的 Eger 检验提示有关透明质酸疗效的报道被夸大了。

总之，腔内注射透明质酸制剂适用于非药物治疗和口服药物治疗无效的病人。在美国仅有两种透明质酸产品——透明质酸钠（意大利的 Hyalgan 和日本的 Supartz）和 hylan G-F 20 被批准用于治疗膝关节炎相关的疼痛，三种药物都有很好的耐受性。

五、对症而起效缓慢的药物

应用此类药物治疗的特点是起效慢（6～8 周）但症状改善持续时间长（可持续到停药后两个月），此类化合物主要是 nutraceuticals（强化食物或有益健康的营养补充剂）类，包括葡萄糖胺（或氨基葡萄糖）、硫酸软骨素、ASU（avocado/ soybean unsaponifiable）和 diacerein。其中葡萄糖胺和硫酸软骨素以及小剂量的 ASU 近来引起人们很大的关注和争论。使用葡萄糖胺和硫酸软骨素的理由是他们可以使机体储备软骨细胞外矩阵结构的原材料和防止进一步的软骨降解。近来估计这些成分有助于弥补食物中含硫氨基酸的不足，含硫氨基酸是构成软骨细胞外矩阵结构分子的必须的原料。而ASU 可以在细胞外刺激软骨细胞合成。Diacerein，一种纯化的含蒽醌结构的化合物，则具有 IL-1 抑制剂的作用。

1. 葡萄糖胺和硫酸软骨素

软骨主要由胶原和弹性组织形成矩阵排列和黏多糖（GAG）及蛋白聚糖形成的网络框架构成，这种结构约占软骨体积的 98％，软骨细胞仅占 2％。黏多糖（GAG）及蛋白聚糖都是持续循环降解，消失，再补充的黏多糖以 keratan sulfate、dermatan sulfate、heparan sulfate、硫酸软骨素和透明质酸的形式存在于软骨中。葡萄糖胺存在于人类的各种组织参与合成黏多糖，蛋白聚糖和透明质葡萄糖胺和硫酸软骨素实际含量和标识含量的差别，发现差距很大（实际含量为标识含量的 0~115%）．酸．其详细机制还不清楚。葡萄糖胺的结构是一个葡萄糖的第二个碳原子上的羟基被一个氨基取代，硫酸软骨素是由重复无分支的糖链联接到蛋白聚糖上而构成的一种黏多糖，存在于许多组织中，是软骨、皮肤、韧带和肌腱的主要成分。

商品制剂的葡萄糖胺和硫酸软骨素作为补充营养的非处方药，由于 FDA 未加以规范，很容易买到。其安全性和有效性也因各个生产商的配方不同而不同。

Richy 等人回顾性研究了葡萄糖胺和硫酸软骨素治疗膝骨关节炎的结构性和症状改善的疗效，从 500 个以出版的实验报告中筛选了 15 个做 meta 分析，均为随机双盲平行分组安慰剂对照实验，治疗至少 4 周，均采用公认的评分标准（如 VAS 疼痛评分和 WOMAC、Lesquene 指数、关节间隙狭窄等），共计 1775 名患者中（1020 名用葡萄糖胺治疗，755 名用硫酸软骨素治疗）X 线分析关节间隙狭窄发现服用葡萄糖有明显的结构上的改善（$P<0.0010$），而且与安慰剂比较，葡萄糖胺和硫酸软骨素均可以明显改善症状。总之，葡萄糖胺可以有症状和结构的改善，而硫酸软骨素只有症状上的改善．两者都有很好的耐受性，副作用很少。

McAlindon 进行了另一个 meta 分析，研究了 15 个随机双盲安慰剂对照实验，每个实验至少治疗 4 周，评估葡萄糖胺和硫酸软骨素治疗骨关节炎的效果，发现总的效果是明显的，但是如果只用高质量的大规模实验分析则效应减弱。疼痛和功能改善的效应尺度是一致的，大多数实验都是由生产商赞助或主持的，漏斗散点图分析显示有出版偏倚，非同质性检验不明显。

Towhee 等人也进行了一个 meta 分析，研究了 16 个实验也肯定了葡萄糖胺的疗效，而且显示葡萄糖胺的耐受性很好，在 1000 名服用葡萄糖胺的患者中，只有 14 名因为毒性反应而退出实验。Leeb 和 Florent 等人也分别做了不同的 meta 分析，都证实了葡萄糖胺和硫酸软骨素治疗骨关节炎的有效性。

2. ASU (avocado/ soybean unsaponifiable)

另一个提及的营养性药物是 ASU。ASU 在细胞外可以抑制炎症因子 IL-1、IL-6、IL-8 和 MMPs，可以在细胞外刺激软骨细胞合成胶原。最近一个研究显示 ASU 可以刺激 aggrecan 的产生，减少 MMP-3 的产生和刺激 TIMP 的产生。

Ernst 四个研究 ASU 治疗膝或髋关节炎的临床疗效的随机双盲安慰剂对照实验，ASU 的剂量为 300mg/d，有一个实验为 600mg/d，其中 3 个实验显示 ASU 可以改善骨关节炎的症状，虽然唯一的一个长期实验的结果是阴性。

3. Diacerein

Dougados 等人研究了 IL-1β 抑制剂对髋关节炎关节间隙狭窄的影响，进行了一个为期 3 年的随机双盲安慰剂对照实验，病人分别给予 diacerein50mg bid 或安慰剂，269 名病人中，diacerein 组较安慰剂组关节狭窄明显减轻（$P=0.042$）。关节间隙狭窄的发生率分别为 50% 和 60%。但是 diacerein 组病人无明显的症状改善，而且 25% 由于副作用而退出实验（大多数是暂时性的胃肠道习惯改变）。

Pelletier 等人实施一个为期 16 周的随机双盲平行分组安慰剂对照实验，484 例膝骨关节炎病例，分为 4 组，分别服用 diacerein 50mg/d、100mg/d、150mg/d 和安慰剂。用运动时 VAS 疼痛评分来评估治疗结果，发现治疗组的疗效均好于对照组，其中 100mg/d 的疗效最好（与对照组比较），各治疗组之间无显著性差异。

4. 秋水仙碱

秋水仙碱，一种植物性生物碱，最初是用来治疗急性痛风的，因为可以与微管蛋白相结合而产生抑制作用，可以减少细胞的分裂和粒细胞的游走。其用于治疗骨关节炎的理由是在骨关节炎的病因学机制中提示焦磷酸钙的脱水结晶参与发病。Das 等人进行了一个随机控制实验，39 名骨关节炎患者分为两组，均给予皮质醇腔内注射，但分别给予秋水仙碱 0.5mg bid 或安慰剂 bid，为期 5 个月，在 16 周和 20 周时进行 VAS 评分发现秋水仙碱组的疗效明显高于对照组。秋水仙碱可能对结晶体诱发的骨关节炎是有效的，尽管仍需要进一步的评估。

六、开发中的药物

改善疾病的骨关节炎药物（DMOADs）是指主要目的不是缓解症状而是通过改变组织和细胞的结构和/或功能来预防和/或逆转骨关节炎的药物。DMOADs 包括营养素（如葡萄糖胺和硫酸软骨素）和营养补充药、激素、破骨细胞抑制剂、生长因子、酶抑制剂、细胞因子和 NO。基因疗法也属于这个范畴。

七、正在临床实验的治疗方法

（一）绿茶（茶多酚，Epigallocatechin gallate）

绿茶是一种已经使用上千年的饮料和草药，一种普通的茶科植物，它的未经发酵的叶子中含有 camellia sinensis。它的治疗作用是由于含有多酚，大部分是茶多酚（Epigallocatechin gallate）。大量的研究证明绿茶的多酚具有抗炎和抗氧化作用。这些特点使其成为心血管病、神经退化和癌症研究的主要药物，只是在最近才开始研究其在骨关节炎中的治疗作用。IL-1B 和 NO 是强力的分解因子并且参与骨关节炎的病理生理学过程，现已有证据表明茶多酚可以抑制 IL-1B 和 NO 的作用。

现在有两种机制可以来解释绿茶的治疗作用：抗炎和软骨保护作用，Katiyar，Mukhtar 和 Haqqi 等人的研究表明绿茶中的多酚类化合物可以减少骨关节炎大鼠模型的炎症反应。Singh 等人在体外用茶多酚和 IL-1B 处理人类软骨细胞，发现其产生的 NO 明显少于单独用 IL-1B 刺激的软骨细胞（$P<0.005$）。

Adcocks 等人也研究了绿茶酚的软骨保护作用。他将牛鼻软骨、metacarpophalangeal 软骨和人类正常软骨、人骨关节炎软骨、人风湿性关节炎软骨与不同的茶多酚配方以及对照物一起培养，观察蛋白多糖和? 传? 傳型胶原的破坏情况，发现茶多酚（特别是含有五倍子酸酯的茶多酚）在微摩尔水平时即可抑制蛋白多糖Ⅱ型胶原的降解。现在关于绿茶治疗骨关节炎的人体实验是需要的。

（二）生姜提取物

生姜的治疗应用可以追溯至 2500 年前的 Ayurvedic 文化和中国文化，以 Alpinia galanga 和 Zingiber officinale（两种生姜）为代表。在药理学上，生姜是几种化合物的混合体，包括 gingeroles、β-胡萝卜素、辣椒素、咖啡因、姜黄色素和水杨酸盐。虽然有证据表明生姜有抗炎作用，但是机制不清楚。

目前已经进行了多项生姜的治疗效果的临床实验。Bliddal 等人在一个双盲、双哑交叉实验中比较了生姜提取物 170mg tid，布洛芬 400mg tid 和安慰剂三者的疗效。三种治疗的交叉是随机的，而且间隔一周，每种药物治疗 3 周，共治疗了 75 个膝或髋骨关节炎患者。最后 VAS 疼痛评分和 Lesquene 指数评分的结果显示，生姜提取物的疗效强于安慰剂而弱于布洛芬。

Altman 和 Marcussen 进行了一个大规模、随机、双盲、平行分组、安慰剂对照、为期 6 周的实验，观察两种生姜联合应用治疗膝骨关节炎的疗效和安全性，261 名病人分为两组，分别服用生姜提取物 255mg bid 或安慰剂 bid。采用基本的评价方法如病人战立时膝关节疼痛减少比例，发现治疗组的疗效明显高于对照组。

生姜提取物有良好的耐受性，最常见的不适为胃肠功能紊乱。但是必须注意到，这些实验都是由生产商主持进行的。进一步的大规模长期性的实验以及提取物中潜在的药理成分的阐明都是必需的。

八、潜在的治疗方法

1. 二磷酸化合物

二磷酸化合物一直被用作防腐剂或纺织品、化肥、制油工业的添加剂，也曾一度被用来治疗骨化性肌炎。二磷酸化合物通过直接抑制破骨细胞或增加细胞 apoptosis 或通过影响细胞的代谢活动而发挥作用。它的卓越的抑制骨重吸收的特点使其成为骨保护因子。二磷酸化合物可以在软骨下水平发挥作用，而正是在那里患病关节的骨矿物质密度减低总量也减少，与骨质舒松症相似的骨翻转增多。

Spector 等人最近的一项研究，观察二磷酸 risedronic 酸对骨关节炎的结构性改善作用。这是一个随机对照为期一年的实验，共 285 个病人分为 3 组，分别服用安慰剂，risedronic acid 5mg/d 或 risedronic acid15mg/d，实验结束后测量关节间隙，发现 15 mg/d 组与对照组的间隙分别为 0.06mm 和 0.012mm，提示 risedronic acid 有 50％ 的保护作用，虽然这种差异在统计学上不明显。还有一些实验证明二磷酸化合物可以减少妇女绝经期和皮质醇诱导的骨关节炎骨质丢失和破坏。

2. 激素替代疗法

在过去的 30 年，激素替代疗法一直是减轻雌激素缺乏对绝经后妇女影响的首选治疗。流行病学研究显示，绝经后妇女患骨质舒松症和骨关节炎的概率都增加。因此雌激素可能在骨关节炎的病理机制中发挥了一定的作用。有一项研究提示雌激素在软骨下骨水平发挥作用。

张等人实施了一项研究发现骨矿物质密度高的妇女患骨关节炎的概率小。

Nevitt 等人在一个为期 4 年的随机双盲安慰剂对照实验中对绝经期妇女进行了观察性研究，用 WOMAC 评估结果显示激素替代疗法的治疗组与对照组的骨基线特征无差异，而且症状无改善。

至今还没有关于激素替代疗法对骨关节炎结构性影响的随机化前瞻性对照实验。而且应用激素替代疗法治疗骨关节炎弊大于利，因此不推荐用于骨关节炎病人。

九、实验室阶段的治疗方法

1. 生长因子

作为对损伤的反应，软骨细胞合成大分子物质来修复受损组织。以胰岛素样生长因子-1（IGF-1）、IGF-1 结合蛋白和 TGF-β 为代表的生长因子促进这个修复过程。Caldwell 等人进行了一个小型的双盲安慰剂对照实验观察重组人类胰岛素样生长因子-1（rhIGF-1）对严重骨关节炎的治疗效果，共 17 例病人，12 例给予关节腔内注射 rhIGF-1，5 例腔内注射生理盐水，结果两组间疼痛和活动度比较无差异。由于昂贵的价格以及没有合适的传递系统，目前还没有关于生长因子广泛的临床实验。

2. 矩阵 Metalloproteinase 抑制剂（MMPs）

MMPs 是一组依赖于锌的蛋白水解酶，可以在中性 PH 值环境里降解软骨的矩阵大分子。MMPs 可以分为四类：1 胶原酶类、2 白明胶酶类、3stromelysins、4 膜型 MMPs。现已分离出 28 种 MMPs，关节固有细胞和侵入关节的细胞都可以分泌，在软骨形成和修复的过程中发挥重要的作用。MMPs 的活动被一系列生长因子和细胞因子在几个水平上调节控制。分泌后 MMPs（是一种酶原）由蛋白水解去除一段多肽后激活。一旦激活后，对细胞外矩阵的调节就是这些天然抑制剂如 TIMPs 的功能。有证据显示一旦 MMPs 的调节功能受损，将成为骨关节炎病理学过程的基础。

如何抑制 MMP 的合成和活性一直是近几十年研究的重点。很多早期的 MMP 抑制剂的研究都与癌症的治疗有关。用 MMP 抑制剂治疗骨关节炎的临床实验常常因为遇到毒性反应而不得不终止。

四环素类抗生素（包括强力霉素和二甲胺四环素）被发现有抑制 MMP 的作用。四环素类是蛋白螯合因子可以对抗重金属离子，因而可以减少依赖锌离子的 MMP 的活性。微摩尔浓度的四环素即可有效抑制胶原酶的活性，各种四环素类药都可以减轻骨关节炎动物模型的病情。强力霉素是美国 FDA 第一个批准用作 MMP 抑制剂的药物，近来有人推测正是由于强力霉素可以抑制 MMP，所以才被用于治疗骨关节炎。NIH 主持实施了一个大规模、随机化、双盲、安慰剂对照、多中心实验，目的是评估强力霉素治疗骨关节炎的疗效和安全性，以关节间隙狭窄情况为观察指标。初步报告已在 2003 年的 ACR 年会上发表，共计 431 例有 X 线改变的单侧膝骨关节炎病人，分为两组，分别给予强力霉素 100mg bid 和安慰剂，为期 30 个月，治疗组与对照组比较，关节间隙狭窄可减少 33%，而对侧的狭窄无明显差异。这些未发表的实验数据提示抑制 MMP 可以有效地减少已有骨关节炎的恶化。

3. 细胞因子

即使骨关节炎不被认为是炎症性疾病，炎症反应的介质也已经被证明可以增加软骨的破坏。最近的研究显示，促炎症反应细胞因子 IL-1 和 TNF-α（作用稍次于 IL-1）在骨关节炎病程中发挥重要的作用，两者都具有促软骨细胞分解的作用，减少蛋白聚糖胶原的合成和增加 aggrecan 的释放，还可能会诱导软骨细胞和分泌滑液的细胞生成另外一些炎症介质，如 IL-8、IL-6、NO 和 PGE2。

IL-1β 是一种前体蛋白，必须经过剪切后才具有活性。其剪切酶是 IL-1β 转化酶（ICE）或 caspase-1。ICE 的细胞外实验显示它的抑制可以有效地减少骨关节炎病人软骨和滑液中的 IL-1β 含量。

Rudolphi 等人研究了 pralnacasan（一种口服的 ICE 抑制剂）在两组大鼠模型（分别为胶原酶诱导的雌性和雄性大鼠）中对骨关节炎骨节损害的疗效，发现 pralnacasan 治疗可以减少 13%～22% 的骨关节炎损害。

最近，Goupille 等人验证了关节腔内注射 IL-1 受体拮抗剂（IL-1Ra）治疗疼痛性膝骨关节炎的有效性。IL-1Ra 的剂量为 0.01mg（相当于安慰剂）和 150mg，共 14 名病人（全部是 VAS 评分大于 300 毫米而没有渗出的患者），一名患者服用 0.01mg，其他的服用 150mg，一个月后，150mg 组的症状较 0.01mg 组有明显的改善。

4. 一氧化氮（NO）

NO 是软骨细胞在炎症反应中生成的主要分解代谢因子，可诱导的 NO 合成酶（iNOS）是刺激 NO 合成的酶之一，过量的 NO 和它的伴随产物（反应性氧花物 ROS）可能与骨关节炎的发病机制有关。①NO 和 ROS 可以诱导软骨气泡样变（apoptosis）。②它们可以激活和促进 MMP 的合成。③它们可以抑制胶原和蛋白聚糖的合成。④它们可以诱导生成与其他自由基（如过氧化氢）结合的位点，增加易感性和易受损性。⑤NO 能够增强 COX-2 的活性而加重骨关节炎的症状。因此减少过量生成的 NO 可以减轻骨关节炎的症状和延缓疾病的进展。细胞外实验显示 iNOS 抑制剂可以减少气泡样变的软骨细胞数量和 MMP 及 IL-1B 的生成量。

在 Pelletier 等人进行的狗（经处理成为 Pond-Nuki 前十字韧带型骨关节炎模型）的动物实验中，给予 iNOS 抑制剂 N-iminoeththl-l-lysine，发现治疗组的软骨破坏和骨赘形成明显减少。Van den Berg 等人进一步证明 iNOS 敲除的大鼠对实验诱导的骨关节炎具有免疫力，软骨破坏和骨赘形成均减少。

5. 基因疗法

一开始可以将一段基因转入到特定的细胞位点的技术被用于治疗遗传性疾病时，这种技术就具有治疗普通疾病的潜力了。现在研究的重点是用可以合成保护软骨细胞外矩阵的物质的基因来治疗骨关节炎。

因为骨关节炎只是一种局限性疾病，还未发现其有软骨以外的影响，最好应用局部治疗。滑膜和软骨是基因治疗潜在的部位，滑膜基因疗法比软骨基因疗法进展的更快。几种基因载体，包括病毒和非病毒型的，均已被成功的应用。大多数病毒载体都会引起炎症反应，而腺病毒和 lentivirus 还没有进行临床应用，编码 IL-1Ra 和 IGF-1 的基因也一直是研究的目标。

基因治疗对软骨的作用是双重的：①直接影响软骨的修复；②间接的在基因水平上调节软骨的自我维修和养护的能力。大多数软骨基因疗法采用 exvivo 的手段，利用软骨细胞和软骨肉瘤细胞。然而，这种移植细胞只有暂时性的作用，而且在转基因表达之前就已经凋亡了。在基因水平上强化软骨细胞和它的祖细胞可以提高移植的存活率，因此移植细胞可以看作是治疗性生物分子不竭的源泉。目前已经进行了两个基因治疗的一期临床实验。两个都是用 IL-1Ra 治疗风湿性关节炎。两个实验都是用逆转录病毒来转染自体同源的滑膜细胞，这些细胞被注入患病掌指关节，观察一段时间后用外科硅胶替代。两个实验都显示 IL-1Ra 转基因可以较好的表达而无严重的不良反应。

十、总结

经过近几十年的发展，骨关节炎的治疗已由对症治疗发展到可能的对因治疗。但是后者的完全实现仍然需要更多的深入研究。已经应用的疗法还需要进一步的研究和改善，而对因治疗仍只是襁褓中的婴儿。随着人口的老龄化，骨关节炎将成为未来威胁人类健康的主要问题，所以对症治疗和对因治疗的完善都变得十分迫切。

第八节　骨关节炎的手术治疗

尽管骨关节炎可导致明显的疼痛和功能丧失，但大多数病人还是采用非手术治疗。对保守治疗无效的伴有明显疼痛和功能丧失的患者，谨慎的选择手术治疗可以取得很好的效果，如图 4-2-4 所示。

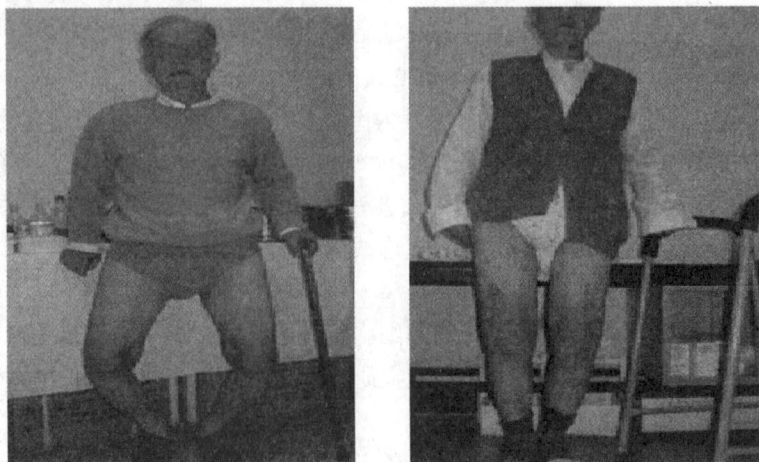

术前　　术后

图 4-2-4　OA 病人术前和术后关节功能对比

一、术前评估和准备

在制订手术计划前，医生必须权衡每个手术的风险和效果。由于创伤和运动损伤导致的继发骨关节炎的年轻、高运动量的患者增多，这一点显得尤为重要。尽管任何手术都不存在绝对的适应证和禁忌证，但通用的治疗原则还是很重要的。

疼痛是决定治疗的关键因素之一。如果静息痛是患者的主要问题，往往需要服用止痛药物，此时更倾向于手术治疗。与活动有关的不适也很重要，这会影响患者的生活质量，但绝大多数情况下可以采用非手术治疗，这一阶段较少采用关节置换手术。

功能状态是决定治疗的另一关键因素，行走距离常与关节疾病的解剖严重程度相关，需要手杖辅助行走是反映患者关节功能损害的客观指标。日常活动状态也很重要，应详细询问患者上下楼、工作时间减少的情况、从事家务劳动和娱乐活动的能力，这些资料有助于评价患者的生活质量与社会经济状况。

还要考虑关节的活动度、有无畸形和关节的稳定性。评价关节稳定性时，膝关节比其他关节相对容易一些，而髋关节则较难。对关节活动度和有无畸形的评价直接影响病变分期，直接影响到手术治疗的选择。

其他还应考虑的因素包括患者年龄和体重，关节置换手术在年轻、体重过大、活动量大的患者中失败率较高，这应考虑其他治疗方法如关节融合术。相反，老年患者如果没有严重的解剖畸形，由于疼痛需要明显改善生活质量的更适合关节置换。患者配合治疗的能力对治疗方法的选择也很重要。例如关节置换术比关节融合术需要患者在术后康复阶段能更好地配合。患者对疾病和手术的可能结果都应该了解，患者希望通过手术获得的结果应作为决策的中心环节。医生常常需要询问患者对手术的期望值，有时患者期望的治疗效果是不现实的。当患者心目中美观问题的矫正是最主要的，但患者也许已经很好地适应了畸形，如果功能没有受到影响、不危及其他关节的完好，此时单纯的畸形矫正不是手术适应证。

在评估手术风险时还应该考虑患者的一般健康状况。严重的心血管和呼吸系统疾病是全麻和手术的禁忌证，但区域阻滞麻醉或腰麻可以降低风险。许多需要手术治疗的患者都是老年人，手术和麻醉的风险相对较高，但单纯的生理年龄不应被看作禁忌证。常见的需要在术前稳定或纠正的内科疾病包括阻塞性肺疾患、高血压、心绞痛、充血性心力衰竭、周围血管疾病和糖尿病等等。在术前任何的感染都应该发现并纠正。

没有手术治疗骨关节炎的绝对适应证，需要根据病人的情况具体考虑，没有一个原则适用于所有的手术方式，同样也没有手术的绝对禁忌证，只有相对禁忌证。活动性感染、全身情况较差都不适于手术。

目前治疗骨关节炎的手术可以分为四大类：截骨术、清理术、关节融合术、关节置换术。需要严格掌握每种手术方法的适应证和一般原则。

二、截骨术

截骨术适用于轻中度关节畸形的年轻患者。截骨术的优点在于解决力线不良的同时不破坏关节面的完整性，手术的主要目的是缓解疼痛和阻止骨关节炎的进展。特别适用于关节对线不良导致的关节应力分配异常，通过截骨使关节恢复对线和正常外形，使应力重新分布，纠正异常应力传导而阻止病变的进展。

截骨术是最早用于治疗骨关节炎的手术方法之一，虽然不是治愈手术，但如果选择合适病例也可以很好地缓解疼痛、改善功能，关节正常的活动度和稳定性都能很好地保持。尤其适合年轻、运动量大的患者，因为这样的病人还存在相对正常的关节软骨。畸形（如膝外翻）不应过度严重，否则难以矫正到解剖对线。其他还需要考虑的重要因素包括关节周围的肌肉力量以及关节的稳定性。患者对治疗的配合程度、对疾病的认识程度也会影响治疗效果。先进的器械也为手术技术的改进和效果的提高提供了基础。坚强内固定材料的使用，使得术后减少石膏的固定，保持了术后的关节活动。也有文献报道，联合应用截骨术和关节清理术治疗严重的膝关节骨关节炎取得了较好的近期效果，可推迟年轻患者行全膝关节置换术。

三、关节清理术

1946 年 Magnuson 提出了膝关节清理术的概念，包括磨平不规则的关节面、清除游离体和炎性渗出的增生滑膜组织。这一技术同样可以用于肩、髋、踝、腕和肘关节。

关节清理术适合于年轻、没有或轻微的关节畸形的轻中度骨关节炎病人，不应有关节的对线不良。由于关节镜技术的普及，目前关节清理术已经绝大多数情况下是在关节镜下完成的，关节镜清理术具有手术创伤小、清理彻底、并发症少等优点，对疼痛的缓解明显，但术后可有较长时间的关节肿胀，但会逐渐消退。Insall 报道的膝关节清理术后平均随访 6.5 年，优良率约 75%。关节清理术并不能逆转关节炎的病理过程，而只是尽量阻止其进一步发展，推迟关节置换的到来。关节清理术对于关节炎的机械性因素如游离体绞锁的治疗效果非常明显，而对于重度骨关节炎的广泛软骨崩解的疗效十分有限，对于早期的骨关节炎的治疗效果比较理想，所以需要慎重选择病例。

四、关节融合术

虽然关节置换已经成为治疗重度骨关节炎的主要方法，但关节融合术在治疗骨关节炎方面依然有其应用价值。如果关节置换术失败，关节融合可能是唯一的选择或是最终的治疗方法。在某些特殊情况下融合术可作为最初的治疗方法，保守治疗无效的颈椎或腰椎骨关节炎需要对压迫进行减压，同时要将受累阶段融合。局部的腕骨间的融合可以有效地控制疼痛和不稳定，而不会完全丧失腕关节的运动功能。

对体重过大、活动量大的单一下肢骨关节炎的年轻患者，如果关节破坏过于严重不适合其他手术方法时可以选择关节融合。只要相邻关节的活动度良好则功能可以保持，并获得长期的疼痛缓解。但如果其他关节也有关节炎，则禁忌行关节融合，应仔细考虑关节置换术的可能效果。解剖也是术前需要考虑的因素，如骨量不足或动力不足可能是其他治疗方法的禁忌证，这时候可以考虑关节融合。例如如果肩关节缺乏足够的肩袖和三角肌动力，但稳定肩胛骨的肌肉较好时，融合术可以有效地缓解疼痛并改善上肢的功能。内固定装置的发展使得融合术的成功率增高，同时不需要依赖长期的石膏制动。关节融合时还应注意保护关节周围的软组织，以便在将来行关节置换时有较好的解剖关系。

第九节 人工关节置换术

一、概述

当代关节置换术的概念源于 Smith-Peterson 臼杯成形术，但随着复杂的工程学原理应用于骨科领域，在 20 世纪 70 年代关节成形术有了很大的飞跃。Charnley 用骨水泥（聚甲基丙烯酸甲酯）固定金属和塑料植入物以及骨之间的界面，对人工关节的发展起到了巨大作用。

当关节存在严重疼痛和功能障碍时可以考虑关节置换术，但必须保证足够的骨质和肌力才能满足要求，才能取得满意的效果。失败的关节置换术常常导致功能恢复不理想，因此如果可能应考虑其他手术挽救，如关节融合术。关节成形术包括了关节切除成形术、部分置换术和全关节置换术。

关节切除成形术最早是由 Girdlestone 介绍的用于髋关节的一种手术，将股骨头和股骨颈切除，使之形成纤维性假关节，这种手术单独作为一种治疗手段的效果并不理想，但却是全髋关节置换术发生并发展后的一种可能结局。关节切除成形术后很少出现优良结果，大多数患者残留部分疼痛、功能障碍和肢体短缩，活动时需要外部支撑如手杖或拐杖辅助。

部分关节置换术主要包括了股骨头置换术和膝关节单髁置换术。股骨头置换术更多的用于老年患者的股骨颈骨折的治疗，而在骨关节炎方面更多的是采用全髋关节置换术。膝关节的单髁置换术指征非常局限，只适用于膝关节单髁病变，况且病变累及单髁的范围很难界定，多数情况下相对正常的一侧关节软骨在病理上也已经出现相当程度的损伤。尽管有单髁置换术治疗骨关节炎的优良效果报告，但更多的人已经选择全膝关节置换术。

经过几十年的发展，全关节置换术已经成为治疗严重骨关节炎的比较成熟的治疗方法了。根据假体的不同设计和固定方法主要分为骨水泥固定方式、生物固定方式和混合固定方式。骨水泥固定全髋关节置换的长期随访结果表明优良率约为 90%，但在 20 年时髋臼松动率略有增加。20 世纪 80 年代开始使用非骨水泥方法固定髋关节和膝关节假体，羟基磷灰石涂层技术提高了假体固定强度。由于长期报告髋臼假体松动率增高，出现了混合式固定方式，即髋臼侧采用非骨水泥固定，股骨假体柄采用骨水泥固定，初步临床报告成功率很高。

感染是关节置换早期的并发症，可以通过预防性应用抗生素和手术室层流设备、严格无菌技术等加以预防，一旦发生术后感染，处理起来相当麻烦，周期较长，但并非无法治疗。关节的磨损和松动是关节置换的远期并发症，随着活动量大的年轻患者逐渐增多，磨损成为影响远期疗效的主要因素，陶瓷－陶瓷和金属－金属关节面的研究尽量减少磨损颗粒和骨溶解的发生。

总之，骨关节炎的治疗需要根据患者的症状、畸形程度、影像学病变程度、患者自身对治疗的期望和要求，综合考虑制订手术方案，明确每种手术的适应证与风险，将手术风险降到最低，获得更好的治疗效果。

二、人工膝关节置换技术规范

1. 手术适应证和禁忌证

（1）适应证

人工膝关节置换术主要适用于因严重膝关节炎而引起疼痛的患者。此类患者可能伴有膝关节的畸形、不稳以及日常生活活动的严重障碍等，经保守治疗无效或效果不显著。临床上适应证主要包括：

①膝关节各种炎性关节炎，如骨关节炎、类风湿性关节炎、强直性脊柱炎、膝关节病变、血友病性关节炎等；

②膝关节创伤性关节炎；

③静息状态的感染性关节炎；

④部分老年患者的髌股关节炎；

⑤原发性或继发性骨软骨坏死性疾患等。

临床医师应全面考虑可能会引起下肢及膝关节疼痛的其他原因，并逐一加以排除。其中包括源于脊椎疾病的神经根性疼痛、同侧髋关节疾病的牵涉痛、外周血管疾病、半月板病变及膝关节软组织炎症等。采取人工膝关节置换术之前，宜积极采取保守治疗，如减轻体重、改变活动方式、使用助行工具、非甾体类消炎镇痛药物、氨基葡萄糖类药物、关节内注射药物等。临床医师应同时熟悉胫骨高位截骨术、关节镜手术、膝关节融合术等其他术式，根据患者的具体情况加以选择，不能将人工膝关节置换术视为解决所有痛性膝关节疾患的唯一选择。

（2）禁忌证

人工膝关节置换术的绝对禁忌证包括：

①全身或局部存在任何活动性感染。

②伸膝装置不连续或严重功能丧失等。

此外，对于年轻、手术耐受力差、精神异常、无痛的膝关节融合、Charcot 关节炎等以及术前存在其他可能对手术预后有不良影响因素的患者，可被视为相对禁忌证，应慎行人工膝关节置换术。

2. 术前评估。

行人工膝关节置换术之前，应对患者的病史、体格检查以及辅助检查等方面进行全面、完善的评估。

（1）病史及体格检查

手术前应详细询问患者病史并进行详尽地包括关节局部和全身的体格检查。膝关节局部的体格检查包括步态、局部皮肤情况、既往手术切口、膝关节主动和被动活动度、下肢或膝关节有无畸形、膝关节前后交叉韧带和侧副韧带情况以及肌力情况等。

（2）实验室检查

实验室检查除了血常规、尿常规、生化指标、C反应蛋白、血沉、凝血状况、乙肝五项及 HIV、梅毒抗体等常规化验外，还应根据患者本身的特殊情况采取相应的检查。对于血常规、血沉、C反应蛋白以及D-二聚体等的检查应加以重视，其不仅是完善术前评估的重要组成部分，亦对人工膝关节置换术后并发症的防治和随访有重要意义。

（3）影像学检查

不同时间段影像学资料动态观察，可提供更多信息，进一步了解病变性质和进展程度。

①X线片的拍摄要求：术前膝关节 X 线片应常规包括站立位的前后位片、侧位片、髌骨切线位 X 线片以及双下肢站立位全长 X 线片等。摄片时注意患者的体位应处于旋转中立位。

②X线片的阅读：根据上述 X 线片进行认真的术前评估，包括下肢力线情况以及有无合并下肢畸形、膝关节周围骨质情况、骨缺损情况等。

③模板测量：术前使用厂家提供的模板对 X 线片进行测量可用于估计假体的大小以及需要骨移植或使用楔形金属垫填充的骨缺损的大小，同时对可能增加手术难度的解剖变异应引起重视（如髓腔的宽窄等），但应考虑到膝关节畸形、患者肥胖程度和摄片时的体位等因素对模板测量的影响。

④其他影像学检查：包括 CT、MRI、同位素扫描以及关节造影检查等可用于检查疑难病例，但并不作为人工膝关节置换术的常规检查。

3. 人工膝关节假体的选择

（1）人工膝关节假体种类繁多。按置范围可分为单髁、全髁型，按固定方式可分为骨水泥型、非骨水泥型，按限制程度可分为限制型、半限制型和非限制型。全髁假体还可分为后交叉韧带保留型和后交叉韧带替代型。

（2）局限于单间室的病变方可选用单髁假体，损伤严重的膝关节可考虑选用限制类型假体，而全髁型假体的选用条件介于两者之间。绝大多数患者宜选用骨水泥固定型假体，而较少采用非骨水泥固定型假体。

（3）考虑到髌骨置换存在髌骨骨折、磨损以及假体松动等并发症，对于以下情况一般不宜行髌骨置换：

①髌骨关节面基本正常；

②髌骨较薄；

③年轻活跃的患者等。

（4）对于某些特殊的病例，如存在骨缺损或人工膝关节翻修术等，根据需要可采用组配型假体，如在假体上安置延长柄或金属填充垫等。

4. 手术室要求和麻醉方式

（1）手术室要求

人工膝关节置换术要求于层流空气净化手术室内施行，严格控制室内人员的数量并控制流动人员。

（2）麻醉方法

麻醉方法的选择取决于麻醉医师与手术医师的配合以及麻醉医师的工作习惯，参考医院的条件及患者的特殊要求。可以采用的麻醉方式有全身麻醉、硬膜外麻醉或腰麻等。

5. 人工膝关节置换术手术操作原则

（1）手术入路：人工膝关节置换术的手术入路要充分考虑原有的手术切口并尽量加以利用，同时要遵循尽量减少组织损伤的原则。其有多种，如髌旁内侧入路、经股内侧肌下入路（Southern 入路）、V－Y 形入路（Coonse－Adams 入路）等。膝关节正中切口髌旁内侧入路被认为是人工膝关节置换术的标准入路，复杂的初次置换术或翻修术可能需要更为广泛的手术入路以利于显露。

（2）膝关节假体种类繁多，每种假体均有配套的手术器械，应参阅不同厂家的有关器械使用和假体置入方法的具体说明。

（3）人工膝关节置换术通常包括显露、骨准备、软组织松解、试模测试、置入假体、复位、冲洗术野、关闭切口等步骤。

（4）软组织平衡应遵循膝关节屈伸间隙对称的原则。可同时采用调整骨质切除量和软组织平衡两种方法来纠正屈伸间隙的不对称。

（5）髌骨置换条件。髌骨置换时，髌骨切骨的目的是平整切除一定厚度的骨质，并留下足够的骨量以固定髌骨假体。置换髌骨后的髌骨厚度应等于或稍小于原髌骨的厚度。

（6）置入最终的膝关节假体之前，宜使用试模进行调试。判断各部位切骨面的精确度，调试衬垫的厚度、关节前后及内外翻稳定性、关节活动范围、胫骨平台旋转定位以及髌骨轨迹等，并仔细核对下肢力线。必要时行软组织平衡和调整切骨量直到获得满意的膝关节稳定性和下肢力线为止。

（7）可使用脉冲加压冲洗枪冲洗关节，尤其各切骨面。对于骨水泥固定型假体，注意将溢出的骨水泥清理干净。

（8）对于某些复杂病例，如膝关节不稳定、挛缩畸形、僵直膝、膝关节翻修术等，手术时可能会应用到诸如复杂的软组织平衡技术、骨移植、金属楔形垫、限制型假体等手术方法或特殊假体，手术医师术前应充分估计术中可能遇到的情况，根据临床经验及患者病情恰当使用上述方法，否则宜在有条件的医院实施手术。

（9）若术中发现难以成功实施单髁置换术，则应及时调整手术方案。

6. 人工膝关节置换术的并发症

（1）伤口愈合问题

伤口愈合问题包括皮肤坏死、伤口裂开、血肿形成等。主要存在以下原因：

①患者本身存在高危因素，如糖尿病、类风湿性关节炎、长期服用激素、吸烟等。

②手术操作因素，如原有切口的不合理使用、软组织损伤较多等。

③可供选择的治疗方法有：清创换药、植皮、重新闭合伤口、清理血肿等。

（2）假体周围感染

感染是人工膝关节置换术后最严重的并发症之一，发生率一般为 1%～2%。

①综合患者的临床表现、实验室检查（血常规、血沉、C－反应蛋白等）以及影像学资料有助于诊断。必要时行关节穿刺液培养获取感染病原体，并行药敏试验以指导抗生素的使用。

②术前对患者存在的各部位隐匿感染积极治疗，术中严格遵循无菌原则并精细操作，预防性应用抗生素等均为必要的预防措施。

③正确使用抗生素和彻底清创。清创术时可考虑保留假体的清创术、膝关市融合术、一期或二期假体置换或截肢术等方法。

（3）深静脉血栓及肺栓塞

①深静脉血栓的发生通常与高凝状态、静脉血流缓慢和血管壁内膜受损有关。人工膝关节置换术后可按常规行下肢深静脉超声检查。

②术后应预防性应用抗凝药物，并同时采取机械性辅助措施，包括肢体抬高、穿弹力袜、下肢主（被）动活动以及使用间歇性充气脉冲泵等。

③术后应严密观察，一旦发生深静脉血栓或由此而引起的肺栓塞等严重并发症，须请相关科室协助采取积极治疗。

（4）血管神经并发症

①包括腘血管的损伤、腓总神经损伤等

②术中细致操作并注意对软组织的保护。

③一旦确诊并可能影响肢体血运时，应根据情况及时采取血管修复或血管移植等方法。术后发现有腓总神经损伤时，首先应解除压迫，并适当屈曲膝关节，观察病情变化。神经功能持续未见恢复者，可考虑腓总神经减压术。

（5）髌股关节并发症。

①常见的有髌骨骨折、髌骨假体撞击综合征、髌股关节不稳、髌骨假体松动、伸膝装置断裂等。适应证选择不当、假体不合适、手术操作不准确、术后意外等是导致此类并发症的主要原因。

②注意到上述病因可采取相应的预防措施。

③正确判断病因对指导治疗并发症非常重要。保守治疗效果不佳的情况下应采取手术治疗，必要时行膝关节翻修术。

（6）假体周围骨折。

①股骨髁上骨折、股骨干骨折、胫骨干骨折、涉及关节面的骨折等。骨质疏松、手术操作不当、术后意外等为主要的危险因素。

②注意到上述病因可采取相应的预防措施。

③多采用手术治疗，如钢板螺钉内固定、髓内针固定或翻修术等。

（7）关节不稳。

①主要由于膝关节周围软组织不平衡造成。可分为伸直位不稳定、屈曲位不稳定以及膝反屈等类型。

②术中严格准确地操作，获得术后膝关节稳定性极为重要。

③一旦确诊此类并发症，若采取挽救性措施效果不佳，通常需要行翻修术，必要时可采用限制型假体。

（8）异位骨化

①轻度异位骨化可无任何临床表现，较严重者主要表现为关节周围的隐痛，以及不同程度的关节活动障碍等。

②预防措施只适用于高危人群，不建议常规应用，包括非甾体类消炎药如消炎痛的应用、小剂量放射治疗等。

③出现较为严重的异位骨化，在该骨化生 K 稳定后可考虑手术切除。

（9）骨溶解

①骨溶解的发生多与关节内产生的磨损碎屑有关，包括骨水泥颗粒、聚乙烯颗粒、金属颗粒等。

②可对人工膝关节置换术后患者进行定期随访，连续地进行 X 线片检查，以期早期发现问题及时处理。

（10）假体松动

①根据患者的临床表现、实验室检查以及对连续 X 线片进行诊断。确定假体松动后应首先区分感染和无菌性松动。

②人工膝关节术后应建立严格的随访制度，早期发现问题争取早期处理。确诊假体松动后膝关节翻修术。

（11）其他并发症

褥疮、肺部感染、泌尿系统感染、心脏疾患、胃肠道出血、脂肪栓塞综合征、假体断裂等。根据不同情况采取必要的预防和处理措施。

7．人工膝关节置换术后康复和随访

（1）针对患者个体制订有效的康复计划，能够促进膝关节功能和生活能力的快速恢复。

（2）康复治疗应从术前开始，向患者介绍相关知识，制定恰当的目标，使得患者术后能够更好地配合康复治疗。

（3）术后有效镇痛是术后早期康复锻炼的重要保证，应给予患者及时有效地各种镇痛措施，包括口服药物、止痛泵等。术后肢体康复包括：主动（被动）关节活动、恢复和增强肌力等。重视对患者的心理教育。

（4）制定严格的随访制度。

三、人工髋关节置换技术规范

（一）适用对象

1. 髋关节骨性关节炎、关节疼痛及活动受限严重影响生活及工作者。
2. 类风湿性关节炎、髋关节强直、病变稳定者。
3. 股骨头无菌性坏死、股骨头严重变形、塌陷并继发髋关节骨性关节炎者。
4. 先天性髋关节脱位或髋臼发育不良，并有明显骨性关节炎，活动受限，疼痛加剧，行走需用双拐者。
5. 陈旧性股骨颈骨折，股骨头坏死并发髋关节骨性关节炎者。
6. 非创伤性股骨头缺血性坏死，包括特发性、长期服用可的松、酒精中毒、骨腿滑移、减压病、红斑狼疮、镰状细胞贫血等原因引起的股骨头缺血性坏死。
7. 关节成形术失败病例，包括截骨术后、头颈切除术、人工股骨头或双杯关节置换术后病例。
8. 骨肿瘤位于股骨头颈部或髋臼的低度恶性肿瘤。

（二）诊断依据

根据《临床诊疗常规－骨科学分册》（中华医学会编著，人民卫生出版社）。
1. 病史：慢性病程，髋关节疼痛或活动受限逐渐加重；可有外伤史、肾上腺皮质激素类药物使用史、酗酒既往史、肿瘤病史、手术史，以及先天性关节疾病史。
2. 体格检查：患髋疼痛，活动受限，跛行步态。
3. 辅助检查：X线检查符合髋关节炎并股骨头坏死。

（三）选择治疗方案的依据

根据《临床诊疗常规－骨科学分册》（中华医学会编著，人民卫生出版社）。
1. 髋关节炎并股骨头坏死严重影响生活质量及活动水平。
2. 股骨头病变终末期，股骨头变形，关节面退变。
3. 全身状况允许手术。

（四）治疗方案的选择

人工全髋关节置换术。

（五）诊疗标准

1. 符合手术适应证。
2. 髋关节炎并股骨头坏死终末期，已出现股骨头塌陷变形。
3. 当患者合并其他疾病，但住院期间不需要特殊处理也不影响本病治疗的患者。
4. 病变影响患者生活质量，患者有改善患髋疼痛及活动度的要求。

（六）手术禁忌证

1. 有严重心、肝、肺、肾病和糖尿病不能承受手术者。
2. 髋关节化脓性感染，有活动性感染存在及合并窦道者。
3. 青少年、儿童不做此术，80 岁以上者要慎重考虑。
4. 因其他疾病估计置换术后病人也不可以下地行走者。

（七）术前准备（术前评估）3～5 天

1. 必需的检查项目
（1）术前完成手术风险评估表；
（2）血常规、血型（ABO 血型＋Rh 因子）、尿常规；
（3）肝功能、肾功能、凝血功能检查、传染性疾病筛查（乙肝、丙肝、梅毒、艾滋病）；
（4）胸部 X 线平片、心电图；
（5）手术部位 X 线检查：双髋正位＋患髋侧位
（6）相关疾病如心肺等系统疾病，请相关科室会诊；
（7）术前备同型血。
2. 根据患者病情可选择的检查项目：手术部位 CT 检查、血沉、CRP、血气分析、肺功能检查、超声心动图、双下肢血管彩色超声等。
3. 以根据具体情况，预防下肢深静脉血栓形成（参照《中国骨科大手术后静脉血栓栓塞症预防指南》）。

（八）预防性抗菌药物选择与使用时机

1. 按照《抗菌药物临床应用指导原则》（卫医发〔2004〕285 号）执行，并根据患者的病情决定抗菌药物的选择与使用时间。建议使用第一、二代头孢菌素，头孢曲松。
2. 术前 30 分钟预防性用抗菌药物；手术超过 3 小时加用 1 次抗菌药物；术中出血量大于 1500ml 时加用一次。
3. 术后 5 天内停止使用预防性抗菌药物，可根据患者切口、体温等情况适当延长使用时间。

（九）手术日为入院第 3～5 天

1. 麻醉方式：椎管内麻醉或全身麻醉。
2. 手术方式：全髋关节置换术。
3. 手术内植物：人工全髋关节假体、螺丝钉。
4. 术中用药：麻醉用药、抗菌药。
5. 输血：视术中具体情况而定。

（十）术后住院恢复 4～14 天

1. 必须复查的项目：血常规、肝肾功能，手术部位 X 线检查。
2. 必要时复查的项目：下肢静脉彩超。
3. 术后用药：

（1）抗菌药物使用：按照《抗菌药物临床应用指导原则》（卫医发〔2004〕285 号）执行，并根据患者的病情决定抗菌药物的选择与使用时间。建议使用第一、二代头孢菌素，头孢曲松。

（2）术后镇痛：参照《骨科常见疼痛的处理专家建议》（《中华骨科杂志》2008 年 1 月，28 卷，1 期）。

（3）预防静脉血栓栓塞症处理：参照《中国骨科大手术后静脉血栓栓塞症预防指南》。

（4）其他药物：消肿、支持等。

4. 功能锻炼。

（十一）出院标准

1. 体温正常，血常规无明显异常。
2. 伤口无感染征象、术口已拆线。
3. 术后 X 线片证实假体位置满意。
4. 没有需要住院处理的并发症和/或合并症。

（十二）变异及原因分析

1. 并发症：术中或术后骨折、术后关节脱位、大量出血需输血、深静脉血栓形成或肺栓塞、肺部及泌尿系感染、伤口并发症或假体周围感染等造成住院时间延长和医疗费用增加。

2. 合并症：如骨质疏松、糖尿病、心脑血管疾病等，需同时治疗而导致住院时间延长和医疗费用增加。

3. 内植物选择：根据患者髋臼及股骨骨质条件选择生物型假体，根据患者年龄选择不同摩擦界面假体，可能导致住院费用存在差异。

第十节　骨关节炎患者健康管理的研究进展

骨关节炎（osteoarthritis，OA）指由多种因素引起关节软骨纤维化、皲裂、溃疡、脱失而导致的关节疾病。病因尚不明确，其发生与年龄、肥胖、炎症、创伤及遗传因素等有关。OA 在祖国传统医学属于"骨痹""痹证"范畴。流行病学资料显示，随着人口老龄化的加剧，OA 的发病率日趋升高。本病在 40 岁人群的患病率为 10%～17%，60 岁以上为 50%，而在 75 岁以上人群则高达 80%[1]。在美国，骨关节炎是中老年人群慢性致残的主要原因，是 50 岁以上男性丧失工作能力的第 2 位原因（仅次于缺血性心脏病）[2]。我国六城市膝关节 OA 的流行病学调查结果显示：膝关节 OA 总患病率为 15.6％，其中西安 7.7％，石家庄 11.2％，上海 9.8％，广州 30.5％，哈尔滨 16.9％，成都 17.5％[3]。为此，世界卫生组织将 2000—2010 年的全球健康主题确定为"骨与关节十年"，希望在全球范围内唤起人们对骨关节疾患的广泛关注。

我国是人口老龄化形势最严峻的国家。随着我国人口的老龄化，骨关节炎的发病率不断地上升，该病患者不断增多以及医药费用的上涨给家庭和社会带来了巨大的压力和沉重的经济负担，与骨关节炎防治知识的健康教育普及不够，患者对骨关节炎的危害性认识不足与预防、保健、药物以及手术治疗方面的知识严重缺乏之间形成巨大反差。慢性疾病的健康管理成功的应用于高血压、糖尿病等，并取得良好的经济效益和社会效益，因此，当结合现代健康管理理论及方法，对 OA 患者的健康状况及其危险因素进行全面检测、评估、有效干预与动态追踪服务，以最小投入获取最大的健康效益。建立完善的 OA 防治健康管理体系是我们亟待解决的问题。国内外许多学者在此方面进行了相关探索，现将国内外骨关节炎健康管理研究情况介绍如下：

一、国外骨关节炎健康管理研究进展

1. 以骨关节炎自我管理项目（Arthritis Self-Management Programs，ASMP）为主要模式的应用与研究

在 20 世纪 70 年代由斯坦福大学健康教育中心 Lorig KR 教授组织实施，随后进行了一系列的系统性研究，并最终形成一整套骨关节炎健康管理项目，也称为 ASMP。研究后发现参与者体力增强，对疼痛的认知性及控制技巧得到提高，而且疼痛得到缓解。参与该项目的患者在 4 年后的跟踪调查中显示疼痛明显减轻，因为 OA 而看医生的次数也明显减少。Sophie Coleman 等专为膝骨关节炎患者设计专用健康管理模式，并与 Lorig KR 教授设计的 ASMP 进行临床研究对比，结果得出二者对骨关节炎患者的生存质量、关节疼痛度、骨关节炎指数等均有改善，但是 ASMP 使用范围相对较广，其膝骨关节炎患者健康管理模式，还需要更严格的随机对照实验来验证它的有效性。

借鉴 ASMP 的研究经验，许多学术研究机构也尝试开展此类健康教育项目，以探讨此类项目对本国和本地区骨关节炎人群的适用性和有效性。ASMP 项目的内容主要包括症状管理技能、运动方式、合理用药、健康饮食以及同他人的交流合作等。目前，已有美国、英国、加拿大、澳大利亚等国家相关机构开展了关节炎患者自我管理项目研究，并取得了一定的成效。但各研究项目得出的研究结果不尽一致，存在差异性。

Rosemann Thomas 等对 1021 例骨关节炎患者进行随机对照研究，得出通过全科医师指导患者进行自我健康管理（ASMP），对提高骨关节炎患者的生存质量没有明显差异。Albert Steven M 等对 551 例老年白人和非裔美国人骨关节炎患者进行自我健康管理（ASMP）及专业人员指导的健康管理研究，发现患者对非甾体类抗炎药的使用明显减少，甚至有部分患者能够通过自我健康管理实现不用，说明自我健康管理能够有效地减轻患者的疼痛。Coleman S 等对 146 例膝骨关节炎患者随机分组，均接受规范的药物

治疗，同时健康管理人员对干预组进行系统的健康教育，发放骨关节炎健康指导手册，指导患者进行膝骨关节炎的自我健康管理（包括疾病的认知度、疼痛的控制、关节的保护、功能锻炼、饮食指导、体重控制、药物的使用等），在第一周、八周、半年分别进行 SF－36、WOMAC、VAS、膝关节活动度、股四头肌肌力的测定，得出健康管理干预组较对照组患者在疼痛控制、膝关节功能改善及生活质量的提高等方面较对照组明显提高。Sophie Coleman 等对 79 例膝骨关节炎患者进行健康教育研究，通过系统的健康指导（包括疾病的认识、疼痛的控制、防止跌倒、指导用药、功能锻炼、心理指导、制定康复目标等），通过健康教育在第一周、八周、六个月、一年各个时间段分别行 SF－36、WOMAC、VAS 评分，结果得出通过健康教育患者在疼痛的控制、心理状态及生活质量等方面较基线水平明显提高，表明健康教育在膝骨关节炎防治中有重要作用。Sborne Richard H 等通过对 600 例膝和（或）髋骨关节炎患者进行关节炎自我管理项目（ASMP）研究，发现实验组在 6 周、3 月、一年各个时段患者的生活质量评分及骨关节炎指数评分较基线水平比随机对照组高，表明 ASMP 健康管理项目对于骨关节炎的防治和改善骨关节炎患者的生活质量有重要意义。Ackerman Ilana N 等对 200 病例年轻 OA 患者进行自我管理来观察患者在健康状态、工作责任感、家庭角色等方面改善情况，为年轻 OA 患者这一特殊人群健康管理探讨适合的模式。

　　不少学者还对相关（ASMP）的研究进行 meta 分析。Warsi A 等就骨关节炎自我管理教育项目对疼痛程度和功能障碍的干预效果进行 meta 分析。meta 分析结论认为，自我管理教育项目能够小幅度改善关节炎患者的疼痛和功能障碍。Chodosh J 等就自我管理项目对高血压、骨关节炎以及糖尿病等慢性疾病的干预效果进行了 meta 分析。表明，尽管自我管理项目能够降低关节炎患者的疼痛，改善功能，但由于其改变幅度太小，临床意义不大。Lucie Brosseau 等对骨关节炎患者健康管理非药物治疗方面的研究进行系统评价，得出运动、健康教育、经皮的神经电刺激、针灸、外固定器具及矫形鞋垫的运用、热疗、体重的控制等在 OA 健康管理中有重要作用。

　　2. 以运动疗法为主的 OA 健康管理研究

　　Brosseau Lucie 等对 222 例膝骨关节炎（knee Osteoarthritis，KOA）患者健康管理过程中，在健康教育及发放健康手册的基础上加强以散步为主的社区有氧运动，对比得出加强有氧运动组 KOA 患者生存质量较对照组明显提高。Brand E 等对骨关节炎患者单纯自我健康管理与自我健康管理配合运动疗法的研究进行系统评价，结果表明：运动在自我健康管理中，发挥中等偏小的作用易被其他指标所掩盖，易被忽略，建议在自我管理配合运动的膝关节骨关节炎患者健康管理中应充分发挥运动的作用。May S 对骨关节炎和慢性腰背痛的患者进行了多项相关的系统评价，以综合评定健康管理措施对骨关节炎和慢性腰背痛患者的干预效果。综合各类系统评价研究表明：健康管理措施能够改善骨关节炎患者的疼痛和躯体功能状态，但由于效应量较小，临床应用价值不高，合并运动处方的干预措施效果较好，能够有效减轻下腰背痛。该作者认为，运动对于骨关节炎患者和慢性腰背痛患者能起到有效地干预，建议将运动疗法作为这些慢性疾病健康管理的核心策略。Kim L Bennell 等通过对膝骨关节炎患者随机分运动组、疼痛技巧控制组、运动与疼痛技巧控制组，运动与疼痛技巧控制组者在疼痛的减轻与关节运动功能改善方面较单纯的运动组与单纯疼痛技巧控制组较好。Kimberly R Middleton 等的研究表明骨关节炎患者社区健康管理中通过练习瑜伽有利于患者身心健康，改善患者的生活质量。

3. 以认知心理行为因素为主的 OA 健康管理研究

骨关节炎的疼痛主要是关节炎症导致，疼痛常引起患者焦虑、抑郁等，焦虑、抑郁等反过来又会加剧患者的疼痛，但在临床过程中心理因素常常被忽略。Helminen 等研究膝骨关节炎疼痛与心理因素的影响，研究发现疼痛不仅是生物性因素所致，还与患者心理方面密切相关，建议临床过程中加强护理关怀，尤其是一些药物不能有效止痛的患者，特别要注意心理因素的影响。马华采用症状自评量表（SCL-90）对骨关节炎患者与健康志愿者进行心理健康测评。骨关节炎患者总分值及躯体化、强迫症状、抑郁、焦虑、敌对因子分值显著高于健康志愿者，建议在治疗骨关节炎的同时，应针对性的进行心理干预。Rikke H Moe 等对骨关节炎患者采取多学科结合，多方参与的形式进行健康管理，患者在患肢功能的改善及心理上的满意度方面得到较大的改善，尤其注意患者心理方面的因素。

4. 影响 OA 患者健康管理方案执行的干扰因素及患者依从性方面的研究

Norman 等通过大量髋或膝关节骨关节炎患者的问卷调查，发现 65% 的男性 OA 患者及 54% 的女性 OA 患者不愿意参加国际骨关节炎研究学会高度认可的健康教育课和（或）讲座，分析原因主要是患者认为医生不了解患者的真实需要，建议加强医患沟通。Mann Cindy 等对大量的 OA 患者及部分健康管理专业人员进行调查研究，了解医患双方真正的需要，为改善医患合作，较好地实施健康管理提供依据。研究发现：医患双方均提及 OA 健康保健的问题，特别是 OA 早期的患者最为需要提供健康信息，医护关怀、理解支持，适当的结合其他资源指导患者自我健康管理。Jordan JL 等发表系统评价，探讨如何提高慢性骨骼肌肉疼痛患者体育锻炼方面的依从性。发现通过不同手段督促的运动疗法和自我管理技能均可提高患者体育锻炼的依从性。但由于纳入的各研究间证据结论不一致，尚不能确定为有效地措施。呼吁开展更高质量的随机对照试验，在研究中采用标准化的依从性提高策略。Campbell 总结了影响运动疗法依从性的原因，包括：①患者对于运动训练的态度；②患者主观症状的严重程度；③患者对骨关节炎致病原因的想法；④患者是否坚信运动训练有疗效。这 4 个原因之中，除第 2 个是由患者骨关节炎本身严重程度决定，其余 3 个均与患者对运动疗法的认识有关。可见，提高患者对运动疗法的认识，有利于发挥其在膝骨关节炎防治中的作用。

二、国内骨关节炎健康管理研究进展

1. 以中医"治未病"及养生之道为指导思想，建立以基层社区卫生服务机构为主体的 OA 三级健康管理体系

林定坤等以中医"治未病"以及养生之道为指导思想，积极开展具有中医特色的 OA 健康管理。根据 OA 流形病学特征以及高危因素分析，倡导建立以基层社区卫生服务机构为主体的三级健康管理体系是适合我国国情的健康管理模式。解月娇等提出以社

区为平台进行骨关节炎的健康管理，健康教育是骨关节炎社区健康管理实践的重要手段，并探讨了骨关节炎患者的分级管理、以家庭为单位的自我管理等健康管理模式。

2. 在药物治疗的基础上配合健康教育指导，临床效果优于单纯的药物治疗

曹芳等研究对 KOA 患者应用中医健康教育路径进行健康教育的应用效果，对 KOA 患者实施中医健康教育路径的效果优于常规健康教育。刘淑刚等对 60 例 KOA 患者分组给予透明质酸钠治疗，治疗组在对照组基础上加用健康教育指导。得出健康教育可明显提高 KOA 治疗的近期和远期疗效。萧少娟对社区 60 例关节炎患者进行骨关节炎方面的自我健康管理，得出社区骨关节炎患者在进行自我健康管理干预后在对骨关节炎疾病的认知、整体健康状况以及生活质量方面均有效地提高。任红霞等通过对 172 例骨关节炎患者随机分为电话指导管理组、健康教育组和常规治疗组，探讨电话指导自我管理对改善骨关节炎患者疗效的影响。得出电话指导管理组患者依从性较健康教育组和常规治疗组明显升高，电话指导骨关节炎患者自我管理，提高了患者的依从性及临床疗效。

3. 运用中医"辩证论治"的思想，结合 OA 患者体质特点，辩证分型予以对应的健康教育，初步探讨骨关节炎中医健康管理模式

姚晓红等对 166 例保守治疗的膝骨关节炎患者分不同证型采取治疗方法并予以不同的健康教育，能够有效缓解膝关节的疼痛，减缓或控制疾病的发展。孙正平通过探讨中老年退行性骨关节炎与常见影响因素及与中医体质的相关性，在三级预防理论的基础上对中老年退行性骨关节炎中医健康管理模式的构建进行初步探讨，对中老年退行性骨关节炎患者进行健康干预，有益于骨关节炎患者的健康调护，改善患者的生存质量。

三、骨关节炎患者健康管理研究的评述与展望

1. 骨关节炎健康管理模式

以 ASMP 为主及其他各种不同的模式，均有一定临床价值，但由于科研方法、随访时间不够长等原因导致其缺乏有力的证据，仍存在争议。适合不同地区的 OA 健康管理模式还需不断的探索，国内 OA 健康管理研究多数仅停留于简单的健康教育，少数学者对 OA 健康管理模式进行了探讨，取得初步成就，但真正适合我国国情的健康管理体系尚未形成，还需深入研究。中医药科学在健康管理中具有鲜明特色和优势。其认识水平和理念先进，在社区基本医疗服务中能够发挥独特的功能，在防治重大疾病、健康观念和临床医疗模式方面，体现了现代医学发展趋势，是世界医学发展的需要。因此当结合国内实际，充分发挥中医药特殊优势，以中医"治未病"及"三因制宜"思想结合现代健康管理理论及方法，深化 OA 健康管理模式的研究。

2. OA 健康管理方案实施过程中受到各种因素的干扰

OA 健康管理方案实施过程中受到各种因素的干扰，如间隔时间长、方式单一、患者年老、记忆力差、文化水平低、行动不便、缺乏家庭成员及陪护人员多方参与、缺乏医患、患患之间的良好沟通、缺乏团队协作等，导致患者依从性不高，健康管理效果不佳。因而要求建立"医护－患者－家属"互动管理模式，搭建多方参与、多方管理、互

相监督的教育干预平台，提高患者健康管理的依从性。

3."生理—心理—社会—生态"医学模式

顺应现代医学模式从"生物医学模式"向"生理—心理—社会—生态"医学模式的转换，要求在医疗活动中不仅要关注人的生物属性，而且也要关注人的社会属性，充分认识到环境因素、社会因素、心理因素对健康的综合作用。在 OA 健康管理方案实施过程中特别要加强患者心理指导，采取有效方式建立患者战胜疾病的信心，提高患者的依从性。

第十一节　骨性关节炎患者的健康教育

一、什么是骨性关节炎

骨性关节炎（Osteoarthritis）简称 OA，是中老年人的常见疾病，也是最为常见的关节疾病。有些医生习惯把骨性关节炎称为退行性关节病、退变性关节炎或骨关节病，也就是人们常说的"骨质增生"或"长骨刺"。

准确地说，骨性关节炎是一种软骨的疾病，而非骨的疾病。骨性关节炎主要的问题是覆盖关节面的关节软骨发生退变，作为机体的反应，在关节周围可形成骨刺。与其他类型的关节炎相比，骨性关节炎也很少会引起炎症。除人类以外几乎所有的脊椎动物都会患有此病，包括海豚和鲸，甚至象恐龙这样早已灭绝了的地球上的匆匆过客。

关节应具有屈伸、支撑、稳定和保护等作用。而在正常无痛活动的状态下，这些功能主要由软骨和滑膜来提供。关节软骨没有血液供应，而是由滑膜分泌的滑液为软骨提供养分循环和氧。

软骨本身含水量很高，年轻人达 85％，老年人约 70％。这种高水含量是由蛋白聚糖（软骨的主要结构之一）的大分子的水合特性造成的。软骨的另一种主要成分是胶原（胶原是肌肉、韧带和肌腱等体内所有结缔组织中主要的蛋白质），组成一种网眼结构为关节提供支撑和柔韧性。胶原网眼结构和高度的水含量被蛋白聚糖紧密地结合在一起，在关节内组成了一个有弹性的光滑的衬垫（软骨），抵抗肌肉运动时骨与骨之间的压力。

关节软骨是关节内包绕骨端的保护性衬垫，如果关节内的软骨退变，发生进行性破坏，便会发生骨性关节炎。在该病的早期阶段软骨表面肿胀，并会丧失一些蛋白聚糖和其他的组织成分，软骨内出现裂隙和小凹。关节软骨逐渐裂解直至骨组织，关节软骨就象骨的外衣，一旦软骨层剥脱，这层"衣服"破了，骨端就会外露，骨与骨之间互相摩擦，结果骨和骨板下组织受到损害，引起关节疼痛的症状。关节软骨的裂解与软骨组织的化学成分变化有关，这种变化的原因还不太清楚，有遗传性，也可能是由代谢问题或关节损伤引起。

部分患者还会发生滑膜的炎症。随着疾病的进展，更多的组织受到损害，软骨失去弹性，并且由于反复的使用和损伤，使得这种损害进一步加剧。最终大量的软骨遭到破坏，使关节的骨端失去保护。

接下来的问题在于机体会设法修复损伤，在关节的边缘会产生骨突出物，其上长有异常的新生软骨，形成所谓的"骨刺"。

与类风湿性关节炎等一些其他类型的关节炎不同，骨性关节炎不是系统性的，它并不分布于全身，准确地说，它集中于一个或数个发生退变的关节。骨性关节炎常见于手指、足、膝、髋和脊柱的关节，少见于腕、肘、肩及颞颌关节。

二、骨性关节炎是"老化"的结果吗

时至今日，有关骨性关节炎的演化进展仍有多种说法，许多人认为骨性关节炎是一种不可避免的老化性疾病，是"磨损性关节炎"。

然而广泛的研究已经证实老化过程和骨性关节炎有明显的区别，尽管骨性关节炎常与衰老为伴，但骨性关节炎的软骨在生物化学特性上与正常老化的软骨并不相同，因此该病似乎并不是老化本身所引起的。骨性关节炎在老年人中相当常见，但就此推断骨性关节炎是一种软骨损坏的简单的"磨损"过程是错误的，认为骨性关节炎是一种不可避免的，类似头发变白或皮肤衰老的老化性疾病的观点未免过于简单。该病在老年人群中发病率较高且较严重，很可能是始于早年的长期的病理生理过程作用的结果。

有许多疾病可导致膝关节的退变。膝关节骨折、软骨损伤和韧带撕裂引起的膝关节功能异常在多年之后可导致膝关节退变。力学异常可导致过度磨损，就象汽车或自行车的外胎长时间后便会磨损一样。

骨性关节炎的主要问题是关节内骨表面的关节软骨这一光滑的保护面缺失，导致骨与骨之间发生摩擦。但关节软骨的缺失并非完全是"磨损"造成的，骨性关节炎可以没有外伤史，膝关节没有受到"磨损"，倒是部分患者的遗传倾向增加了他们患骨性关节炎的机会。

三、骨质增生是因为"缺钙"引起的吗

医生在临床工作当中经常遇到患者提出这个问题："长骨刺是不是因为缺钙呀？"虽然骨性关节炎的病因还没有完全搞清除，但目前看来，可以肯定地说，骨性关节炎或者说骨质增生，并不是缺钙引起的。

一般人所理解的"缺钙"，往往是指另一种常见病——骨质疏松。与许多患者所理解的正好相反，大多数骨性关节炎患者并不"缺钙"，骨性关节炎患者往往没有骨质疏松。骨性关节炎与骨质疏松是两种平行的疾病，虽然这两种疾病可以同时存在，但这种情况并不多见，而且二者之间也没有因果关系。

其实骨质疏松是一个非常复杂的问题，不是像"缺钙"这样三言两语就能够说清楚的，骨质疏松与一些激素的水平变化密切相关，但"缺钙"确实是许多人对骨质疏松的理解，而"补钙"也绝非某些保健品广告所宣传的那么简单。

四、引起骨性关节炎的原因有哪些

骨性关节炎并不是老化本身所引起的，而是由关节软骨的化学变化引起，这种化学性变化使软骨裂解的速度比软骨生成的速度更快，但目前还不知道产生这种变化的原因，其中的生物学因素还不太清楚。然而，某些情况或条件可引发骨性关节炎，研究者们正在寻找引发骨性关节炎的原因。目前看来，关节软骨的裂解与以下的一些因素有关：

1. 遗传因素

研究表明，有一部分人有发生骨性关节炎的倾向，而且这种倾向是可遗传的。一项研究发现 30％的手部骨性关节炎和 65％的膝关节骨性关节炎与遗传因素有关。另一项研究表明父母与孩子之间或同胞姐妹之间骨性关节炎的相关性远高于夫妻之间。其他的研究者还研究了骨性关节炎的一些遗传方式，发现骨性关节炎患者在软骨生成方面有遗传性缺陷，而且似乎是一种基因缺陷促进了软骨保护结构的裂解，胶原网眼结构的损害也使得某些加速软骨组织破坏的酶活跃于其中。异常的网眼结构似乎也会吸收过多的水分，而这也正是骨性关节炎软骨的另一特性。

2. 肌肉无力

一般认为骨性关节炎会导致腿部肌肉的废用，引起肌肉无力和萎缩。有趣的是最近的研究证实，股四头肌的虚弱会引起早期的骨性关节炎。这种虚弱无力可由于肌肉本身的异常或支配这些肌肉的神经异常而引起。在研究中，强度测试显示骨性关节炎患者即使没有疼痛，其股四头肌也是虚弱无力的，而关节炎患者与非关节炎患者之间的腿部萎缩的体征并没有什么区别。

3. 解剖结构异常

许多人都有解剖结构上的异常，例如关节面不相称，关节会长期受到异常应力的损害。腿的长度不相等或足部偏斜可引起颠簸运动，并会导致骨性关节炎。关节的生长发育方面的缺陷可加速软骨的破坏，使得年轻时即患骨性关节炎，比如膝内翻或膝外翻会使关节的负重面不均衡，常导致一侧软骨破坏而另一侧软骨完好。

4. 创伤

关节或关节附近的创伤有时会产生骨性关节炎。关节的一次严重损伤，或重复的轻度损伤，日后也会引起软骨的变化。骨性关节炎可由早年的膝关节损伤而引起，如骨折波及关节面，韧带撕裂造成关节不稳，以及半月板损伤都能引起膝关节的异常磨损。虽然正常的日常活动不会引起骨性关节炎，但某些使关节反复受到应力刺激的活动，如频繁或反复地抬举重物，蹲、跪等动作可造成关节的损伤，引起软骨的退变。

关于大强度运动对骨性关节炎发病的影响还存在着一些疑问。许多研究发现骨性关节炎和高强度体育运动之间并无关联。例如，马拉松运动员骨性关节炎的发病率相对较低，即使他们需要反复摆动身体和关节。有人假设也许是易患骨性关节炎的长跑运动员在达到马拉松水平之前便放弃了该项运动，可以解释马拉松运动员较低的发病率。而其他学者则推测跑步促进了软骨的健康，因为软骨受到有节奏的压迫可排出废物并促进养分的吸收。也有一项研究报告了马拉松运动员骨性关节炎的发病率比其他的运动员要高，但该病似乎是与运动冲击的强度有关而不是与跑动的距离有关。

5. 肥胖。

体重超重，特别是超重的妇女，患膝关节骨性关节炎的可能性较大。一旦关节开始出现退变，体重超重无疑会加重骨性关节炎。长期研究提示，妇女的肥胖和膝关节骨性关节炎之间存在着因果关系，而在男性，这种关系并不明显。

6. 激素水平的变化。

妇女绝经后雌激素水平下降可引起软骨成分的变化。骨性关节炎多见于中老年女性，特别是绝经期前后的妇女，说明该病可能与体内激素水平的变化有关。

7. 其他疾病。

骨性关节炎还可由其他的疾病发展而来。例如，以前的关节感染可能改变软骨的化学成分而导致骨性关节炎。另外一些罕见的代谢性或内分泌性疾病，如体内铁过多（血色病）或某些激素生成过多可导致软骨的变化和骨性关节炎。

五、骨性关节炎的病情发展有什么特点

骨性关节炎是一种慢性的、进展性的疾病。不同的患者骨性关节炎加重的程度也大不相同。在骨组织受到损害以前，可能在数年之内症状都不会进展。

虽然骨性关节炎的病程可侵犯全身的关节软骨，但往往只有一到两个关节出现症状。症状最常见于手指关节、髋关节、膝关节或脊柱。首先，疼痛只是发生在活动过程当中，病情加重之后，休息时也会发生疼痛。在一段时间内，症状可能反复出现，也可能毫无变化。

虽然许多患者都可以通过服用药物和改变生活方式来控制症状，也有少数患者随着时间的推移症状不会加重，甚至还有些许改善。但这种疾病是进展性的，大部分骨性关节炎患者的病情都会逐渐加重，而且目前对骨性关节炎还没有特效疗法，少数病情严重的患者需要手术治疗，甚至需要换人工关节。

六、得了骨性关节炎会瘫痪吗

许多病人都会提出一个同样的问题，他们问："我会残废吗?"或者"我会瘫痪吗?"。

一般骨性关节炎本身不会致残，不会瘫痪，更不会危及生命，但疼痛和活动受限可严重影响生活质量，除非用药物或手术治疗使之减轻。骨性关节炎最终可进展至哪怕是步行这样相对轻微的活动也会有相当的困难，有5%的患者因骨性关节炎而被迫放弃工作，要知道只有心脏病才会对工作产生更为严重的影响。

遗憾的是，虽然有许多治疗方法可有效地缓解症状并显著地改善生活质量，但迄今为止，还没有任何一种治疗方法能够治愈骨性关节炎，也没有任何一种方法能够肯定地控制骨性关节炎的进展。因此，对这种疾病还是应该保持足够的重视。

七、膝关节的骨性关节炎会有哪些症状

骨性关节炎的病情进展比较缓慢，症状有轻有重，40岁以上的人常患此病但可完全没有症状。骨性关节炎一般只引起关节的症状，而不会有发热、体重下降、皮疹等全身性的症状出现。膝关节骨性关节炎的典型症状常常是膝关节疼痛、僵硬和活动受限，还可能有膝关节肿胀、关节积液等症状。现分述如下。

1. 膝关节疼痛。

膝关节骨性关节炎的疼痛几乎总是逐渐开始的，而且进展缓慢。疼痛反复发作，时轻时重。疼痛通常与关节活动有关，往往在活动后加重，可引起跛行。疼痛似乎与气温、气压、环境和情绪等因素也有一定的关系，气候潮湿时加重，秋冬季节加重，天气变化时加重，所以民间有"老寒腿"之说，或戏称为"气象台"。

在该病的早期阶段，走路尚好，但坐上几分钟之后，膝关节便会出现僵硬和疼痛。随着病情的进展，即使是简单的日常活动也会引起疼痛，甚至休息时也会疼痛。到了晚期阶段，疼痛可持续存在，而且夜间较白天重，甚至在夜间痛醒。

2. 膝关节僵硬。

膝关节僵硬往往发生在长时间保持某一姿势或体位后改变姿势或体位时，比如早上起床时，或长时间坐着后站起时，需要活动一会儿关节才能舒展。一般骨性关节炎的关节僵硬持续时间不会超过30分钟。

3. 膝关节活动受限。

骨性关节炎可导致膝关节的活动范围减小，即"打不了弯儿"或"伸不直"。当膝关节关节活动达到其自身极限时会出现疼痛。

4. 膝关节内有时有磨擦音。

5. 在X片上通常可以看到骨刺。

6. 膝关节偶尔会有肿胀、积液。这是因为膝关节骨性关节炎患者有的伴有炎症，有的没有，或者有时有炎症，有时没有。

7. 膝关节膨大。骨质增生后（骨赘）引起关节外观膨大变形。

8. 有的患者有膝内翻或膝外翻畸形。

八、膝关节骨性关节炎的疼痛有哪些特点

1. 初动痛：也称为始动痛或"胶滞现象"，即膝关节长时间处于某一体位不动，刚开始活动时，会觉得膝关节疼痛、发僵，慢慢活动后好转，但行走和活动过多后又会加重。

2. 负重痛：许多患者都有这种体验，躺着、坐着或进行游泳、骑自行车等不负重的活动时膝关节不痛，而在行走，特别是上下楼、上下坡或提挑重物时膝关节便出现疼痛。这种负重痛是由于膝关节负荷增加引起的。还有一种现象，比如坐长途汽车或坐在剧院里看戏，到站或剧终后站起时会突发膝痛，甚至打软腿要跪倒一般，国外有学者称

之为"长途汽车征"或"戏剧院征"。这其实是初动痛与负重痛共同作用的结果。若此时先不站起，而是先坐着活动一下膝关节，就可能避免这种情况的出现。

3. 主动活动痛：主动活动膝关节时，由于肌肉收缩加重了关节负担，也会出现疼痛，而且一般比被动活动时的疼痛要重。

4. 休息痛：膝关节长时间不动，特别是夜间睡觉时疼痛，称为休息痛，也叫静止痛。目前认为与静脉瘀阻，血液回流不畅，导致髓腔及关节内压力增高有关，往往需要频繁变换体位才能缓解。

九、骨性关节炎疼痛的原因是什么

这个问题恐怕很多医生都说不清楚。骨性关节炎的疼痛并非来源于覆盖关节面的关节软骨，因为关节软骨这种组织没有神经支配，而我们知道，没有神经支配的组织是不会有感觉的。实际上骨性关节炎的疼痛原因还有些模糊，可能包括以下几种：

1. 关节内衬的滑膜组织的炎症。
2. 关节软骨下方骨组织的细微骨折。
3. 关节局部的静脉压较高。
4. 骨刺上的神经末梢受到牵拉。

十、骨刺是怎么形成的

骨刺在专业上称为"骨赘"，是新的骨和软骨形成的结果，是骨性关节炎的特征之一。骨赘在关节周围特别常见。

发生骨性关节炎后，软骨破坏，软骨破坏区边缘的软骨膜过度增殖而产生新的软骨，形成软骨性骨赘，并进而骨化形成骨赘。此外，刺激骨赘形成的原因还包括被破坏的软骨区下的血管增生、软骨下骨质的细微骨折愈合，以及骨内静脉瘀滞、骨内压增高等。

骨赘的形成其实是一种修复现象，是骨性关节炎病理过程中机体的代偿反应。骨赘的形成可以增加关节的负重面积，降低单位面积承受的压力。

十一、吃药能消除骨刺吗

长了骨刺并不像想象的那么可怕，很多人都有骨刺，但不一定会有症状。即使是有关节疼痛、僵硬等骨性关节炎的症状，也不一定由骨刺直接引起，而往往是由滑膜的炎症反应等原因引起。

要想消除骨刺，只有一个办法——手术，但临床经验表明，这只是暂时的。手术去除骨刺后，用不了多久，骨刺还会再长出来，而且可能长得更多、更大。

因此，目前大多数医生都认为，除非是由于骨刺直接刺激周围软组织产生症状，一般骨刺并不需要处理。

十二、有骨刺就一定要治疗吗

骨性关节炎患者的 X 线片上往往可以看到骨刺存在，但是否需要治疗，则取决于是否有临床症状。一般来说，只有在有症状的情况下才需要治疗。

症状可能与 X 线片所见相对应，也可能不相称，尤其是在疾病的早期阶段，即使 X 线片上没有改变，也可以表现出症状。而有的患者尽管 X 线片表现非常严重，却没有什么症状。

据统计 65 岁以上的人当中 85% 有骨刺出现，然而这些人当中只有三分之一会有骨性关节炎的症状。

十三、骨性关节炎的治疗目标是什么

骨性关节炎是一种缓慢发展的疾病，目前还不能治愈，按俗话说，就是"去不了根儿"。作为骨性关节炎患者，首先要知道，骨性关节炎是一种许多人都要面对的常见病。其次，医学的发展使得许多有效的治疗方法可供我们选择，病情可以得到控制，甚至会有明显的好转。虽然目前还没有能够治愈骨性关节炎的药物，也没有能够阻止病情进展或逆转软骨破坏的药物，但积极的治疗能够减轻症状，减缓病情的进展。因此，治疗骨性关节炎的目标是减轻疼痛，维持或改善关节功能，防止关节强直，改善生活质量。

选择治疗方法时应该考虑：症状的严重程度，以前的治疗是否成功、关节损伤的程度、因症状造成的功能障碍的严重程度。对轻度至中度的骨性关节炎，药物治疗和物理治疗一般都能控制症状；对严重的骨性关节炎，药物治疗和物理治疗仍然是重要的，但为了改善关节功能，防止关节功能进行性丧失，需要手术治疗。

十四、膝关节骨性关节炎患者应该多休息还是多活动

有许多骨性关节炎患者都有此疑问，甚至有些医生对患者的说法也不一致。其实，应该辨证地理解这个问题。

患骨性关节炎之后，最好继续使用患病的关节，不要因为想保护患病关节而不去用它。千万要记住，关节长期休息不活动并不能减轻症状或延缓疾病的进展，只会引起肌肉无力和更为严重的关节功能障碍。

如此说来，是不是活动越多越好呢？也不尽然。许多患者在这个问题的认识上存在误区，或者听从某些庸医的误导，要"多活动，多锻炼"，因此盲目地去走长路、跳迪斯科，甚至跑步、爬山，结果往往是适得其反，导致病情加重，甚至贻误了治疗。要知道骨性关节炎患者的关节软骨已经受到破坏，不堪重负，再去进行这些锻炼，无疑是雪上加霜，只会加剧软骨的损害。目前看来，关节软骨的破坏几乎无法修复，因此，用最通俗的话来说，就是"要省着点儿用"。

那究竟要不要活动呢？答案是肯定的。活动、锻炼并没有错，关键是进行什么样的

活动和锻炼。我们在这里所说的活动和锻炼是指"功能锻炼"，坚持功能锻炼能够减轻关节的疼痛和僵硬，改善关节活动，增强肌肉力量和骨的强度，保持关节稳定，并有助于增强自信心，保持良好的心理状态。

必须记住，膝关节是一个主要的负重关节，有其特殊性，膝关节骨性关节炎患者应多做不负重的活动和锻炼，如游泳和床上锻炼，少做负重活动，如跑步和登山。

十五、膝关节骨性关节炎患者适合做哪些运动（功能锻炼）

有规律的运动是一种健康而重要的生活方式，要想保持关节的健康，必须活动，长期不活动会导致关节僵硬和周围的软组织萎缩。运动有助于减轻疼痛和僵硬，增加关节活动度，增强肌肉的力量和耐力，并能使我们享有一种健康的感受。运动还有助于减肥并保持减肥成果。然而，正如前面所提到的，膝关节骨性关节炎患者应避免那些较为剧烈的运动，如跑步、跳迪斯科以及打羽毛球等。对于骨性关节炎患者来说，在开始或继续任何运动之前，都应该向专科医生咨询，并最好由专科医生进行检查后，再确定这种运动对骨性关节炎是否安全而有效。

最适合骨性关节炎患者的运动方式有三种，这些运动对骨性关节炎患者是安全而有效的。

1. 关节活动度训练。

通过增加关节的活动范围，可减轻疼痛。增加关节活动度的另一个好处便是能保持关节面的润滑，使膝关节能保持较高的活动水平。增加关节活动度的方法有游泳、推拿按摩、骑固定式自行车等。另外，要保证每天都进行功能锻炼，主动屈伸膝关节至最大范围。

2. 肌肉力量训练。

骨性关节炎患者有时会觉得膝关节打晃、不稳，特别是上下楼梯的时候，这是因为腿部肌肉力量不足，不能很好地控制膝关节，而且这种晃动会增加对关节的损害。如果肌肉力量增强，就能很快地对摇晃等失稳状态作出反应，吸收振荡应力，控制住膝关节，从而保护关节。

肌肉力量训练包括等长运动（推拉对抗静力抗阻）和牵张运动，既不使关节过度紧张，又能使关节增加力量和柔韧性。肌肉和韧带的伸展（牵拉）运动以及增强肌肉力量能够使患病关节强健起来，减轻作用于关节的应力。例如，增强大腿的肌肉力量，就能减少作用于膝、髋等负重关节的应力。即使是一些简单的运动也是有效的，例如散步，可使膝关节的疼痛减轻 30％左右。正如一些研究报告所提出的那样，对因肌肉无力引起的骨性关节炎患者来说，这些训练尤为重要。冲击强度较低的练习还有助于稳定关节。在骨性关节炎的早期阶段，可通过等长运动来增强肌肉力量，所谓等长运动就是收缩肌肉，但关节固定在某一位置不动。等长运动有助于增强关节稳定性，保护关节，减轻疼痛。如果关节周围的肌肉有了一定的强度，您会发现走路和进行一般的日常活动时膝关节轻松了许多。

3. 有氧或耐力训练。

有氧或耐力训练对心脏很重要，而且能控制体重，改善全身机能。这些训练甚至还能减轻某些关节内的炎症。

应该强调一下，对患有关节炎的人来说，游泳可能是最好的运动，因为游泳不负重，又能锻炼肌肉的力量和耐力，骑自行车和散步也有好处。骨性关节炎患者应该在医生的指导下，自觉地进行这些练习，要经常练习，但每次练习的时间不宜过长。

十六、膝关节骨性关节炎患者应如何运动（功能锻炼）

1. 每天至少要做一次增加活动度的练习。增加关节活动度是一种简单而又重要的运动，要做到在可以忍受的前提下，在每一个方向上都要使关节活动达到最大角度。

2. 每天至少散步 30 分钟。有些患者可能一开始会觉得比较困难，没关系，慢慢来，可以逐渐达到这一标准，或者每次少走一些，每天多走几次。要注意散步时穿的鞋一定要舒适合脚，一双好鞋有助于减轻膝关节的振荡。另外，应该选择煤渣路或草地散步，躲开水泥路或其它较硬的路面。如果您觉得走快了腿就不舒服的话，就应该放慢速度。当然，减轻膝关节振荡最根本的解决办法还是增强关节周围的肌肉力量。

3. 如果您的膝关节疼痛非常严重，可以以游泳来代替散步，或者在水中做一些有氧运动。水中运动既不会使关节负重，又能很好地锻炼肌肉力量，是最适合骨性关节炎患者的运动。

4. 停止或改变会增加关节疼痛的活动。如果上下楼梯时膝关节疼痛，就没有必要为了锻炼或为了减肥而忍痛坚持。

5. 服从自己的身体。要注重自己身体的反应，不要不服气，老觉得自己没事。疼痛和疲劳感便是信号，说明您可能练得太多了。

6. 必要的话可以使用支具来保持活动能力。

十七、膝关节骨性关节炎患者应养成哪些良好的生活习惯

养成良好的生活习惯对关节炎患者的自我调理是非常重要的。以下的一些建议有助于您保持良好的健康状态。

1. 坚持功能锻炼。专家强调应将锻炼腿部肌肉作为缓解疼痛的首要治疗，因为依赖镇痛药物可能会使您产生错误的安全感，因而过度使用膝关节，而您的肌肉力量不足以保护关节，会受到进一步的损害。

2. 控制体重。超重会增加关节的负荷并加重关节炎症状，超重的骨性关节炎患者可通过降低体重来减轻膝关节的负担。要知道下楼时膝关节承受的冲击力是体重的 3～5 倍，因此，减去 5 公斤体重就能消除 15 公斤作用于膝关节的冲击力。另据测算，若减去 1.36kg 体重，膝关节的负荷就会从 9.53kg 降至 6.81kg。可见，减肥的好处并不仅限于能改善体形。

3. 多乘车，少走路。

4. 平时走路时尽可能选择平坦而柔软的路面。

5. 穿舒适的平底软鞋。

6. 避免连续站立 10 分钟以上。如果工作需要，比如教师或售货员，最好改换工种。如果不能改换工种，可在工作时坐高凳或经常休息，千万不要长时间站立。

7. 尽量不爬楼梯，上下楼最好乘坐电梯或电动扶梯。

8. 避免做蹲和跪的动作。

9. 平常使用的床、椅子和坐位马桶不要太低，在卫生间内一定要安装扶手。

10. 不要有病乱投医，经常与正规医院的专科医生保持联系，按医嘱服药或使用矫形支具。

11. 每晚保证 8～10 小时的睡眠，必要时白天也可小睡片刻。

12. 每天喝 2 升左右的水，吃平衡膳食。

十八、什么是骨性关节炎的行为认知疗法

活动受限严重影响了骨性关节炎患者的生活方式，有时甚至连走路这样简单的活动也会觉得非常困难。身体的不便往往会危害情绪，患者会感到抑郁、沮丧，甚至会影响自尊心。而且由于骨性关节炎是逐渐进展的，关节疼痛和僵硬会随着时间而加重，加之大部分患者的医学知识有限，因此患者需要适当的教育和支持。适当的教育有助于患者了解自己所患的疾病。医生给予患者情绪上的支持与临床治疗同等重要，能够培养患者积极的心态，使其从容应对疾病，对配合治疗也十分有益。

有人提出"认知行为疗法"结合功能锻炼能够有效地缓解骨性关节炎的慢性疼痛。该方法治疗疼痛的主要目标是改变患者已形成的被疼痛扭曲的感觉。通过做具体的工作和自我观察，患者会逐渐改变对疼痛无能为力的固定感受，认为疼痛只不过是一种负面体验，是许多体验中的一种，而且与正面体验一样，是可以控制的。这其实是一种自我心理暗示，面对疼痛，患者应保持积极的心理状态。

十九、医生常常使用哪些药物来治疗骨性关节炎

1. 对乙酰氨基酚（扑热息痛等）是骨性关节炎的首选药物，可以单独使用，也可以与非甾体抗炎药（NSAIDs）联合使用。扑热息痛只需八小时服用一片即可持续地缓解疼痛，能够保证患者的睡眠而不需要额外服用任何安眠药。由于骨性关节炎患者多在夜间疼痛，即使减少药量，中午服用镇痛药也最为有效。一般来说，骨性关节炎的疼痛并非由炎症引起，而且研究表明，即使关节有炎症，对乙酰氨基酚也常常能使疼痛得以缓解。

当然，对乙酰氨基酚也有其自身的问题，过量服用会引起肾脏损害，每天服用一粒持续服用一年，患肾病的危险性会增加一倍。长期大剂量服用该药还会损害肝脏，特别是嗜酒和饮食不规律的患者。

2. 非甾体抗炎药（NSAIDs）是最常用的镇痛药物。该类药物能够阻断前列腺素的生成，而前列腺素是一种扩张血管并引起炎症和疼痛的物质。NSAIDs 种类繁多，最为常用的有阿斯匹林、布洛芬（如芬必得）、萘普生、双氯芬酸钠（如扶他林）以及其它一些同类药物。目前还未证实其中哪种药物比其它同类药物更为有效。研究表明，服用 NSAIDs 最合适的时间是晚饭以后，早晨醒来时再次服用。吃饭时服用 NSAIDs 可以减轻胃部不适感，尽管这样会使镇痛效果推迟。

若长期服用，所有的 NSAIDs 都会损害胃黏膜，引发溃疡和胃肠出血，对老年人比较危险，而对不吸烟的年轻患者相对较为适合。出血和溃疡可以在任何时候发生，无论有没有症状。出血的危险性时刻伴随着服药的患者，甚至在停药一年之后也有可能出现。因此，除非有医生的直接指导，不要把 NSAIDs 当作可以长期服用的镇痛药物。

因为炎症并不是骨性关节炎的主要原因（与类风湿性关节炎不同），而且大剂量的 NSAIDs 可引起软骨的损害，因此一些专家认为对乙酰氨基酚仍应该是首选药物，但许多患者认为乙酰氨基酚的镇痛效果不如 NSAIDs。

3. COX2 抑制剂是新近上市的新药，代表药物是"西乐葆"，可以大剂量服用而不会引发胃肠道的副作用。

标准的 NSAIDs 能够阻断产生前列腺素的两种酶类：cyclooxygenase 1 和 cyclooxygenase 2，简称 COX1 和 COX2。COX2 主要是引起炎症反应，而 COX1 在正常情况下有保护胃黏膜的作用。NSAIDs 同时抑制 COX1 和 COX2，而新的药物只是抑制 COX2 的生成。虽然还需要较长时间的观察，但目前看来新的 COX2 抑制剂效果更好，对胃肠的损害也远远低于 NSAIDs。

4. 透明质酸。

近年来，有一类新的用于关节内注射的药物，就是透明质酸钠。透明质酸原本就是关节内的自然物质，是关节滑液的正常组成成分，相当于关节的"润滑剂"。骨性关节炎患者关节液中的透明质酸含量减少，关节内注射透明质酸钠实际上就是给关节液补充这种自然成分，因此可以把这种治疗方法理解为"给车轴上油"。

数年的临床应用证明透明质酸钠确实能够缓解膝关节骨性关节炎的症状，每周注射一次，5 周为一个疗程，每注射一个疗程，效果可维持 6~8 个月。另外，我们用透明质酸钠结合其它方法治疗冻结肩（肩周炎）也取得了很好的效果。目前国内使用较多的透明质酸类药物为施沛特（国产）。

透明质酸钠偶尔会引起过敏反应，表现为关节的红、肿、热、痛，但过敏症状一般会在 6~24 小时内消失，过敏体质的患者应慎用。另外，由于是关节腔内注射，要注意保持注射针眼处的清洁、干燥，以免发生感染。

5. 氨基葡聚糖和硫酸软骨素。

这两种物质都是关节软骨当中的正常成分。欧洲对该方面的研究较多，发现单独使用或联合使用这两种自然物质中提取的药物都能缓解疼痛，改善关节功能。

有人将硫酸软骨素和一种 NSAID 进行了比较，发现服用硫酸软骨素的患者疼痛缓解比服用 NSAID 的患者要慢，然而，硫酸软骨素缓解疼痛的效果较为长久，即使在停用硫酸软骨素后，疼痛缓解的效果仍能持续 3 个月。研究还发现，口服和关节内注射氨基葡聚糖对膝关节骨性关节炎均有益处。

但由于动物实验发现氨基葡聚糖会使血糖升高，因此糖尿病患者必须慎用。尽管是自然物质的提取成分，而且能缓解症状，但大量使用也可能会引起副作用。目前对这些药物的研究规模较小，时间也较短，远期的效果和副作用还不太清楚。

6. 类固醇。

当疼痛成为主要的问题，而且服用镇痛药无效时，医生有时采用皮质类固醇关节内注射，但只有关节内有炎症时才注射皮质类固醇。目前国内常用的皮质类固醇药物为"得宝松"，控制炎症并减轻疼痛，对滑膜炎症效果较好，但不可长期频繁使用，原则上至少隔1周注射一次，每年不超过三次。

类固醇是一类强力抗炎药物，并不能减轻软骨的退变。主要的问题是，如果反复多次注射类固醇类药物，可能会加重软骨的损害，反复的关节穿刺注射还会增加关节内感染（化脓性关节炎）的危险性。医生使用类固醇药物注射是比较谨慎的，除非是晚期的骨性关节炎，准备行人工关节置换术的患者，为了缓解疼痛，可多次注射。

还要记住，骨性关节炎患者绝对不要口服类固醇药物。

二十、膝关节骨性关节炎是否需要手术治疗

许多不同的手术方法对解除疼痛和改善关节功能都是有效的，手术治疗也是一种选择，应该根据自身的病情和条件，仔细考虑过后再做出决定。手术治疗并不适合于体质较弱的病人或患有其它疾病的病人，有一定的风险。

只有那些用药物或其它治疗方法不能解除疼痛和活动问题的患者才需要考虑手术治疗。一些手术治疗方法，如关节镜手术、截骨术、关节清理术、软骨成形术等，能够缓解症状，改善关节功能，推迟人工关节置换术的时间。但手术治疗应该作为骨性关节炎患者最后的选择，作为医生最后的治疗措施，是"不得已而为之"。

即使是手术治疗，仍然需要长期的康复训练过程。人工关节置换术后可维持15～20年，如果植入的人工关节磨损较重，往往还需要行翻修手术。

二十一、治疗膝关节骨性关节炎的手术方法有哪几种

1. 关节镜手术。

要想知道膝关节骨性关节炎的病情发展到了什么程度，最准确的方式就是直接看到膝关节的关节软骨面。关节镜就能做到这一点，而且不切开关节，创伤很小，目前看来是最为理想的方式。

通过关节镜不仅能看到关节腔内的情况，还能在关节镜下用无菌生理盐水冲洗膝关节，清理关节内的滑膜碎屑和软骨碎片，并在磨损严重比较粗糙的区域钻孔，以促进新生软骨的修复。当然，新生的软骨与原来的关节软骨不一样，是纤维软骨而不是"原装的"透明软骨。纤维软骨在生物力学功能上远不及透明软骨，但能起一定的代偿作用，而且能延缓软骨的进一步破坏。

因此，许多膝关节骨性关节炎患者经关节镜手术治疗后，都取得了较好的近期效果。关节镜手术能使骨性关节炎的症状暂时得以缓解，而且在有些患者这种症状缓解可以持续很长时间。但关节镜手术也并不能从根本上解决问题，大多数膝关节骨性关节炎患者经关节镜手术后病情得以改善，也有少数患者没有改善。

关节镜特别适用于关节被游离的软骨或骨碎片"锁住"的情况。如果每年需要关节腔内注射类固醇药物 1~3 次来缓解症状，也适合于选择关节镜治疗。

2. 截骨术。

截骨术适用于关节负重力线不正，负荷分布不均，一侧负荷过重而另一侧完好，或者膝内翻、膝外翻畸形。截骨术能够矫正力线异常，使比较完好的一侧关节面承担较多的体重，改善关节负重状态，从而减轻症状。原则上膝内翻应做胫骨截骨，而膝外翻应做股骨髁上截骨。胫骨截骨又可分为胫骨近端高位截骨和胫骨近端低位截骨。具体手术方法应由医生根据患者的具体病情来决定。

骨性关节炎对膝关节内侧间隙的影响往往比对外侧间隙的影响要大得多，导致下肢外观呈轻度的弓形腿（"罗圈腿"），即医学上所说的"膝内翻畸形"。结果是下肢的负重力线内移，从膝关节内侧间隙而不是从中间穿过，使更多的压力作用于内侧关节面，最终导致膝关节内侧疼痛更为严重，退变的速度更快。

在这种情况下，需要重新调整下肢的负重力线角度，将负重力线移至膝关节外侧间隙，这样就可能使大部分负重力量转移到相对健康的外侧间隙，结果减轻了内侧间隙的疼痛，延缓了内侧间隙的退变进程。这种手术就叫"胫骨近端截骨术"。经典的手术方法是从胫骨上端外侧截去一个楔形骨块，使下肢的膝内翻变成轻度的膝外翻。手术后一般都能减轻疼痛，但不一定能完全消除疼痛。

这种手术的优点是比较适合于有膝内翻，活动较多，又不愿接受人工关节置换术的患者，一旦截骨处愈合，不会限制活动水平。但对骨性关节炎患者来说，胫骨近端截骨术的效果也是暂时性的，一般认为这种手术能够为患者在最终置换人工关节之前争取时间，手术成功的话，效果可维持 5~8 年。

3. 软骨成形术。

过去，软骨成形术是指手术清除退变的关节软骨面及硬化的软骨下骨板，或在软骨下骨板钻孔，促进软骨修复。虽然修复的是纤维软骨，而不是正常的关节软骨，但纤维软骨在一定程度上起代偿的作用，并能延缓关节的破坏。

近来软骨成形术的概念已经发生了变化，先在关节镜下清除退变的软骨，同时也切取少量健康的正常关节软骨组织，将正常的关节软骨组织在实验室中培养两周，再重新植入关节内，培养的软骨组织能够刺激原先破坏的软骨组织再生。这种手术方法对年轻人早期骨性关节炎的软骨缺损治疗效果较好，但对老年骨性关节炎患者的效果并不理想。受条件限制，目前这种手术方法在国内还未广泛开展。

4. 关节清理术。

关节清理术适用于 40 岁以上，关节肿胀、疼痛，关节边缘骨质增生明显，关节内有游离体，保守治疗效果不佳的中期骨性关节炎患者，不愿或不能做人工关节置换术的患者也可选择这种术式。

　　该手术主要是切除炎性滑膜组织、增生的骨刺和破裂的半月板，摘除游离体，彻底清除机械性阻碍因素和刺激物。目前技术条件较好的医院都是在关节镜下进行关节清理术，不需切开关节。但是，关节清理术只能缓解症状，延缓病情的进展，并不能使关节恢复正常的状态，数年之后，骨质增生会继续发生，关节疼痛和功能障碍可能复发。因此，患者在术后应尽量避免过多负重，坚持功能锻炼，以延长症状缓解的时间。

　　5. 关节融合术。

　　这种手术是将关节面切除，使骨与骨之间融合，能够解除疼痛，恢复稳定的承重功能，但以牺牲关节活动为代价，适用于年轻的重体力劳动者。

　　随着人工关节的出现，这种手术已经做得越来越少了。但关节融合术仍有其特殊的价值，由于我国国情限制，特别是在偏远的农村，体力劳动繁重，患者又没有条件行人工关节置换，关节融合术仍不失为一种较好的选择。

　　6. 人工关节置换术。

　　膝关节骨性关节炎的最终解决办法就是用人工膝关节置换关节面。一般只有 60 岁以上的患者才考虑人工关节置换术，对年轻患者，除非是没有其他的选择，一般不予考虑。

第二章 类风湿关节炎

类风湿关节炎（Rheumatoid arthritis，RA）是一种以慢性进行性关节病变为主的自身免疫病，其特征是对称性多关节炎，以双手、腕、肘、膝、踝和足关节受累最为常见，但是，全身其他关节亦可受累。患者可伴有发热、贫血、皮下结节、血管炎、心包炎及淋巴结肿大等关节外表现，血清中可检到多种自身抗体。未经正确治疗的类风湿关节炎可反复迁延多年，最终导致关节畸形及功能丧失。近年来，对自身抗原、HLA−DRβ1、T细胞受体（TCR）以及细胞凋亡的研究，为认识类风湿关节炎的病因、病理及发病机制提供了重要依据，并对类风湿关节炎的治疗产生了深远的影响。

第一节 流行病学

一、诊断标准

类风湿性关节炎的流行病学调查主要根据两个诊断标准：一是1958年美国风湿病协会制定的类风湿关节炎诊断标准，另一是1966年修定的纽约标准。两个诊断标准均把类风湿性关节炎分为典型的、肯定的和可能的三类。但在一项独立的人群调查中发现，分类为可能的类风湿关节炎者，在随访3~5年后仅15％的患者有关节炎，大多数为一过性关节炎或其他关节炎，其中最多的是骨关节炎。而且，1958年美国风湿病协会的标准中，后三项主要是关于滑液分析及滑膜和类风湿结节的病理学检查，显然对于流行病学研究有一定的限制。为此，美国风湿病协会于1987年推出了新的诊断标准，主要包括七条：条件为3个或3个以上关节的晨僵至少1h；3个或3个以上关节受累；手关节（腕关节、掌指关节和近端指间关节）受累；对称的关节炎；类风湿结节，血清类风湿因子阳性（滴度大于1：32），手和腕关节的典型X线表现。新标准对类风湿关节炎诊断的敏感性为91％~94％，特异性为89％。但是这一标难也不是最理想的，对于病程较短、血清类风湿因子阴性，以及病情较轻的患者敏感性较低。在目前尚无更完善的和更适合于流行病学研究的类风湿关节炎诊断标准的情况下，新老标准结合应用或许可弥补各自的相对不足。

二、患病率

流行病学调查表明，类风湿关节炎患者分布于世界各地，所有种族均可患病。北美和欧洲的调查资料显示，类风湿关节炎的患病率为 0.5%~1.0%，但在美国 Pima 和 chippewa 地区的印第安人中的患病率高达 5%。我国北京及广东、宁夏和黑龙江省个别地区调查的类风湿关节炎患病率为 0.32%~0.38%。类风湿关节炎的患病率随地区和种族不同而显示出差异性，一般在经济不发达国家和地区的人群中患病率较低，而黑人、日本人、中国人和印度人的患病率低于白人。这些差别的原因尚不清楚，可能与遗传和环境因素有关。类风湿关节炎可以发生在任何年龄，但是随着年龄的增长其患病率也随之提高，如在 65 岁或以上年龄组的男性和女性的患病率分别达到 2% 和 5%。同样，性别与类风湿关节炎的发病也有很大关系，女性患病为男性的 2~3 倍。

三、发病率

类风湿关节炎的年发病率为每 10 万成年人中为 2040 人。Linse 等人在 1950—1970 年按照罗马标准对美国罗彻斯特和密苏里达地区的调查表明，每 10 万男性人口中每年有 28.5 人发病，每 10 万女性人口中有 67.5 人发病，总发病率为 29/10 万人。但在日本和芬兰的发病率为 4.2~4.5 人/10 万人（1968 年）。我国尚缺乏这方面的资料。来自 Mayo 诊所的长期研究、英国的定期调查和美国对门 Pima 地区印第安人长达 25 年的随访资料显示，类风湿关节炎的总发病率呈现下降趋势，但老年人的发病率增高，这一变化可能与致病的感染因子的改变、避孕药物的应用及生活条件的改善有关。由于医疗条件的改善，类风湿关节炎患者的寿命延长，发病率的减少并未导致患病率的下降。

四、危险因素

1. 遗传因素

家系调查表明类风湿关节炎有家族发病倾向，患者一级亲属中患类风湿关节炎的危险性是无关个体的 2~4 倍。同卵双生子为 12%~15%，而双卵双生子为 3%~4%。类风湿关节炎与主要组织相容性复合体（MHC）Ⅱ类抗原有相关性。在美国、加拿大、英国、法国、挪威和日本等许多国家进行的研究结果表明，HLA－DR4 阳性率在类风湿关节炎患者为 58%~71%，相应对照组为 10%~40%，HLA－DR4 阳性个体发生类风湿关节炎的相对危险度是 HLA－DR4 阴性个体的 2.9~5.8 倍。在我国汉族人类风湿关节炎患者 HLA－DR4 阳性率为 46%~53%，而正常人为 16.5%~25%。另外，美国、以色列和希腊等国家和地区的研究结果还表明，HLA－DR1、HLA－DR6 和 HLA－DR10 也与类风湿关节炎相关。Wallin 等对 5 个类风湿关节炎多发家族中的 33 例患者进行 HLA－DR1、HLA－DR4 和 HLA－DR10 的测定，结果显示 93% 的患者至少有上述一种抗原阳性。在 DR4 的 6 个亚型中，仅 Dw4、Dwl4、Dwl5 和 DwKT2 与类风湿关节炎相关。解放军总医院应用分子生物学技术对我国汉族人群中 DR4 亚型构成情况的研究表明，在我国 DR4 阳性正常人和类风湿关节炎患者均以 Dwl5 亚型表现频率最高，分别占 50％和 66.7％；其次为 Dw4 的亚型，分别占 16.7％和 16.6％。Dwl5 亚型频率在类风湿关节炎患者为 31.14％，显著高于正常人的 12％，而 Dw4、Dw14 和 DwKTl2 亚型频率在类风湿关节炎患者和正常人组间均无显著差异，说明在我国汉族人群主要是 DR4 的 Dwl5 亚型与类风湿关节炎相关。

2. 环境因素

长期以来许多人认为，感染因子可能是启动类风湿关节炎的因素。E－Bringer 等用多种细菌抗原检测类风湿关节炎患者血清中抗体，发现仅抗奇异变形杆菌的滴度明显高于正常对照组，并在类风湿关节炎患者的滑液中检出了抗该菌的抗体。许多研究者则发现，类风湿关节炎患者血清抗 EB 病毒抗体滴度增高，但未能在患者的滑液细胞和滑膜组织中分离出该病毒。最近有作者报告 12.4％的早期滑膜炎病人有细小病毒感染，并应用斑点杂交技术在合并细小病毒感染的类风湿因子患者滑液中检出了细小病毒 DNA。另外，分枝杆菌、巨细胞病毒及逆转录病毒都可能与类风湿关节炎有关。但目前尚缺乏有力的流行病学证据来支持感染因子在类风湿关节炎发病中的作用。

3. 其他因素

流行病学调查显示女性患者患类风湿关节炎的机会是男性的 2～3 倍，但服用避孕药物和妊娠的妇女发生类风湿关节炎的危险性明显下降，妊娠期间类风湿关节炎可自发缓解，在产后 3 个月内复发或发生类风湿关节炎者明显增多，男性类风湿关节炎患者血清睾酮浓度下降。这些结果提示性激素对类风湿关节炎的发病可能有一定的作用。

第二节　病因与发病机制

一、病因

类风湿关节炎的发病可能是一种受抗原驱动的"激发—链锁反应"的过程。感染和自身免疫反应是类风湿关节炎发病和病情迁延的中心环节，而内分泌、遗传和环境因素等则增加了类风湿关节炎的易感性。

1. 感染因素

研究发现，类风湿关节炎的发病和分布不具有典型的传染性疾病的流行病学特征，但这并不能排除感染是类风湿关节炎诱因的可能性，因为感染因子可能通过介导自身免疫反应引起携带某种基因的易感个体患病。许多研究从滑膜组织中分离到了病原体或其基因，并已证实滑膜或软骨中有某些病原及其基因序列。另外，许多感染因子诱发的动物关节炎，如病毒性关节炎、反应性关节炎以及莱姆（Lyme）病关节炎的事实均提示类风湿关节炎的发病也可能与感染有关。

（1）细菌

奇异变形杆菌和结核分枝杆菌是迄今发现的与类风湿关节炎最为相关的两类细菌。奇异变形杆菌的菌体表面抗原与 HLA－DR4 以及 II 型胶原 Q1 链有相同序列。结核分枝杆菌的 65KD 热休克蛋白（HSP）的一段 9 个氨基酸片段与软骨中的一种糖蛋白序列相向。结核分枝杆菌的 65KD 热休克蛋白可与福氏佐剂一起诱发大鼠关节炎的发生。研究还发现，热休克蛋白与雌激素受体的功能关系密切，而后者亦与类风湿关节炎发生有关。这些结果均提示奇异变形杆菌及结核分枝杆菌可能借助菌体蛋白与类风湿关节炎患者自身蛋白的交叉免疫反应而致病。这一点与细菌感染性疾病中的直接作用不同。此外，类风湿关节炎患者血清中检测到这些细菌蛋白的特异性抗体，以及实验性关节炎模型的研究均支持奇异变形杆菌及结核分枝杆菌可能参与类风湿关节炎的发病。

（2）病毒

①EB 病毒：在病毒感染与类风湿关节炎的关联中，以 EB 病毒的研究最多。主要集中在 EB 病毒抗体、基因检测及至 EB 病毒抗原与 HLA－DRβ1 共同序列的关系三个方面。国外的许多研究提示，EB 病毒感染可能通过分子模拟等机制在类风湿关节炎的发生及演变中发挥了作用。在国内，我们曾对 EB 病毒在类风湿关节炎发病中的意义进行了研究，发现 EB 病毒的感染率在正常人与类风湿关节炎患者无明显区别，但与正常人相比，类风湿关节炎患者血清中的 EB 病毒抗体阳性率及平均血清滴度都明显升高，这一结论与国外研究的结果相同。对类风湿关节炎相关核抗原（Rhematoid arthritis associated nuclear antigen，RANA）的研究表明，这种与 EB 病毒有关的抗体的阳性率及滴度在类风湿关节炎患者中均明显高于其他身免疫病患者、正常人以及与 EB 病毒感染明确有关的鼻咽癌和传染件单核细胞增多症患者。与 EB 病毒早期抗原（EA）、壳抗原（CA）、核抗原（EA）及膜抗原（MA）相比，RANA 与类风湿关节炎的关系尤为密切。这些研究提示，类风湿性关节炎相关核抗原—RANA 很可能是一种与类风湿关节炎有交叉反应的 EB 病毒特异性抗原。

②细小病毒：近年来对细小病毒（Pavovirus）B19 与类风湿关节炎的关系的研究较。Naides 等人先后发现 77% 的类风湿关节炎患者滑液中有 B19 基因。100% 的活动性滑膜炎患者的滑膜组织表达 B19 抗原 VP－1，而骨关节炎及健康对照组无 VP－1 表达。这些结果表明 B19 可能在类风湿关节炎的致病中发挥作用。但是，目前尚未能证明 B19 感染是类风湿关节炎的诱因还是继发于类风湿关节炎。通过对早期类风湿关节炎及动物模型的研究可能有助于澄清这一问题。

2. 遗传因素

对类风湿关节炎的家系及孪生子罹患同一种疾病的共患率的研究发现，本病具有复合遗传病的特征，如不完全外显率、遗传变异及多基因参与等，单卵双生子同患类风湿关节炎的几率为 27%，而双卵双生子同患类风湿关节炎的几率为 13%。这二组数据均远高于一般人群的类风湿关节炎患病率，提示遗传因素与类风湿关节炎的密切关系。与此同时，对 HLA－DRβ1 和 T 细胞受体等基因的研究发现，某些 HLA－DRβ1 和 T 细胞受体基因的表达与类风湿关节炎的免疫学异常有，由此可见，免疫及遗传因素在类风湿关节炎的发生和发展中有重要作用。

3. 内分泌因素

更年期女性类风湿关节炎的发病率明显高于同龄男性及老年女性。类风湿关节炎患者体内雄激素及其代谢产物水平明显降低。这说明性激素水平与类风湿关节炎的发生及演变有关。几年前，Brooks 等曾研究 17-β-雌二醇、孕酮及睾酮对类风湿关节炎患者外周血单个核细胞产生白介素 IL-1、IL-6 及肿瘤坏死因子 α（TNF-α）的影响。发现 17-β-雌二醇可促进这些炎性细胞因子的产生，而孕酮和睾酮则起抑制作用。这些结果提示雌激素及雄激素平衡失调可能参与了类风湿关节炎的发病及炎症过程，但它们在类风湿关节炎如何发挥作用尚待研究。

我们曾分析一组类风湿关节炎患者妊娠与发病及病情活动的关系，发现妊娠后大多数患者的病情明显好转，而分娩后 1~3 个月常有病情加重。也有不少病例是在分娩后 3 个月内发生类风湿关节炎，提示孕激素水平下降或雌—雄激素失调可能与类风湿关节炎的发病及病情进展有关。国外的研究还发现，男性类风湿关节炎患者的睾酮水平降低。但是，这种异常是否直接导致类风湿关节炎的发病有待研究，对于雌激素类避孕药对类风湿关节炎的影响并无一致的结论。早期的研究发现，避孕药可降低类风湿关节炎的发病率及减轻类风湿关节炎的病情。但是，后来的研究提示避孕药物并无这种作用。这些结果的差异可能与避孕药的类型、用量、病例的选择、是否绝经及病情轻重等的不同有关。由此可见，正确的结论需要更严格的对照研究。最近研究发现，类风湿关节炎滑膜组织可表达一种与雌激素受体相关的蛋白质 P29，而且，类风湿关节炎滑膜的巨噬细胞及记忆 T 细胞均有雌激素结合蛋白。由此可见，雌激素可对滑膜产生直接影响。另有研究证明，雌激素尚可刺激热休克蛋白的表达，从而间接影响热休克蛋白的致病作用。

对性别与类风湿关节炎临床特点的关系进行研究证明：①发病年龄和类风湿因子阳性率在男女类风湿关节炎患者之间无明显差别，但是，女性类风湿关节炎发病率明显高于男性。②在男性类风湿关节炎患者中，关节破坏出现较早、程度重，类风湿肺多见。后者在男性的发生率为 27%，10 倍于女性患者。③在女性类风湿关节炎患者中，继发性干燥综合征相对常见，可占 14%。④类风湿关节炎相关 $HLA-DR\beta1$ 等位基因二倍体携带率在男性占 49%，高于女性患者的 29%。

综上所述，雌激素、孕激素、雄激素或其代谢产物可通过各自的结合蛋白、受体或介导蛋白对类风湿关节炎的发生和演变产生影响。由于性激素的作用，男女类风湿关节炎的临床特征有所不同。

4. 其他因素。

寒冷、潮湿、疲劳、外伤、吸烟及精神刺激均可能与类风湿关节炎的发生有关。但是，明确这些因素与类风湿关节炎发病的关系尚需严格而细致的流行病学研究。

二、发病机制

多年来，人们对类风湿关节炎的发病机制进行了大量研究。一般认为类风湿关节炎的发病是多种因素共同作用的结果，感染因子可能是发病的诱因，而内分泌、遗传及免疫因素等则是易感个体的内在因素。归纳起来，类风湿关节炎的发生可能基于下述的机制：

1. 分子模拟假说

研究发现，许多与类风湿关节炎有关的细菌或病毒（如结核分枝杆菌、大肠肝菌、EB病毒）的蛋白中含有一段共同序列 QK 或 RRAA，而该序列可见于关节软骨内的糖蛋白质、Ⅱ型胶原蛋白及 A 型滑膜细胞表面的 HLA-DRβ1 抗原等。当上述细菌或病毒蛋白进入机体后，其 QK 或 RRAA 多肽片段可诱导特异性抗体的产生，该抗体既可与外源性抗原多肽形成免疫复合物，又可与自体Ⅱ型胶原蛋白、软骨糖蛋白及 A 型滑膜细胞）的 QK 或 RRAA 蛋白结合，引起病理性自身免疫反应。最近的一项研究证明，抗奇异变形杆菌溶血素 ESRRAL 序列的抗体既可与这段序列结合，又可与类风湿关节炎共同表位 EQKRAA 起交叉反应。反过来，抗 EQKRAA 抗体也同样可交叉识别 ESRRAL。进一步的试验发现，抗 EQKRAA 及抗 ESRRAL 抗体还可结合 HLA-DRβ1-040l转基因细胞株上的 0401 抗原。由此可见，抗 ESRRAL 抗体既可与其特异性抗原结合，又可以通过分子模拟机制与 HLA-DRβ1 上的 EQKRAA 及其类似多肽发生反应。由于 HLA 的表达直接影响胸腺内 T 细胞的选择及发育，类风湿关节炎患者的 HLA-DRβ1 共同表位（QK/RRAA）表达增强，可能通过正选择机制决定了个体的 T 细胞亚群及与之相关的类风湿关节炎的易感性。研究证明，与 T 细胞受体有高亲合力的 HLA-DR4 或 HLA-DR1 抗原复合物诱导 T 细胞负选择（克隆清除），而低亲合力的 HLADR4 或 HLADR1 抗原复合物则导致 T 细胞正选择（克隆存活）。正选择的 T 细胞克隆进一步发育为成熟的 T 细胞。此时，HLA-DR4 或 HLA-DR1 和外源性结构类似的抗原复合物可使成熟 T 细胞激活。这样，活化的 T 细胞既可识别外源性抗原，又可识别与外源性抗原类似的自身抗原以及 HLA-DR4/DR1 的抗原性片段，即所谓的"三重模拟"。由此可见，HLA-DR4/DR1 共向表位有可能作为抗原结合槽的关键氨基酸参与结合抗原，或作为自身抗原，或通过影响 T 细胞胸腺内选择的三个方向参与类风湿关节炎的发病过程。

2. "模糊识别"假说

近两年来，一些免疫学家的实验室从基础免疫学的角度对 HLA 及其结合物的结构和结合方式进行丁大量研究，发现了 T 细胞与 HLA 抗原复合物结合时的模糊识别现象。即同一种抗原可被多个 HLA 表型识别，而单一 HLA 分子又可分别结合不同抗原。HLA 和抗原的结合在结构特异性上并不像过去认为的那样严格。而这种相对"宽松"的结合仍可被 T 细胞识别。如 HLA-DR4 或 HLA-DR1 及 MHC-IE 的抗原结合槽口袋（pocket）4 结构相同。可以结合Ⅱ型胶原、70KD 热休克蛋白及 HA 等多种抗原。这些多肽或蛋白抗原可能凭借各自的一段共同序列与抗原结合槽中的口袋 4 结合。最近，Doherty 通过对 HLA-DRβ1 转基因细胞株抗原提呈作用的研究证明，T 细胞受体、抗原及 HLA-DR 之间的相互作用既是特异性结合，又有模糊识别。HLA-DRβ1 的 67～71 位残基及其对应的口袋 4 可通过这种特异性和（或）非特异性（模糊）抗原结合特性介导自身免疫反应的发生。

综上所述，类风湿关节炎的发生可能通过 T 细胞受体以及 HLA-DRβ1 之间的模糊识别，引起 HLA-DR4/DR1 或其他Ⅱ类 HLA 基因携带者发病。这一点与类风湿关节炎患者并非全部 HLA-DR4/DR1 阳性相符。临床上，类风湿关节炎患者可有不同的 HLA 遗传背景。同一 HLA 表型也可结合不同抗原的假说引起不同自身免疫病，如类风湿关节炎、药物性红斑狼疮、天疱疮、IgA 肾病及幼年型糖尿病多与 HLA-DR4 有关，而强直性脊柱炎、赖特综合征、银屑病关节炎及肠病性关节炎多与 HLA-B27 有关。

第三节　病理与病理生理学

类风湿关节炎以关节病变为特征，并可伴有关节周围软组织和其他器官的损害。早年对类风湿关节炎的病理研究一般采用晚期病例术后的滑膜组织，因而难以反映早期类风湿关节炎滑膜组织的变化。随着关节镜的应用，早期类风湿关节炎滑膜病变的特点才逐渐被认识。近年来，对类风湿关节炎患者外周血细胞和关节外组织的研究也为认识类风湿关节炎提供了不少线索。本节就类风湿关节炎滑膜及关节外组织的病理特点进行讨论。

一、滑膜的病理特点

类风湿关节炎的显著特点是滑膜的血管增生和炎性细胞浸润，后者进一步导致滑膜、软骨乃至软骨下骨组织的破坏。类风湿关节炎的临床症状及体征与这些病理改变密切相关。

1. 膜增生

滑膜细胞分为 A 型（类巨噬细胞）、B 型（类成纤维细胞）及 C 型。A 型在形态上类似巨噬细胞，由骨髓迁移而来，可表达 HLA-DR 抗原和 Fc 受体。B 型细胞构成正常滑膜的绝大部分，富含粗面内质网，形似成纤维细胞，是葡糖胺聚糖以及透明质酸的主要细胞来源。部分 B 型细胞可表达 HLA-DR。C 型细胞在形态和功能上介于 A 和 B 型之间。

组织学上很少见到滑膜组织细胞的有丝分裂现象，通过对动物关节炎模型的研究发现，滑膜细胞增生主要是由于从骨髓的迁移增加。因此，类风湿关节炎滑膜细胞的增多可能来自于两个方面：即从骨髓和外周血迁移来的 A 型滑膜细胞增加以及 B 型滑膜细胞在局部的增生。

本病最早期的滑膜病变为滑膜水肿和纤维蛋白沉积。随之而来的是滑膜衬里细胞的增生和肥大。正常滑膜仅有 1～2 层滑膜细胞，而在类风湿关节炎则可增厚达 3～7 层。在早期类风湿关节炎，滑膜的另一种变化是血管内皮细胞肿胀和向柱状细胞的化生。由此，可能更有利于白细胞由血管内向滑膜组织的转移。淋巴细胞迁移至滑膜后形成以血管为中心的炎性浸润，早期以 CD4 T 细胞为主，CD8 和 B 细胞较少，周围可有巨噬细胞。滑膜活检证实，滑膜细胞增生及内皮细胞柱状改变可随正规的抗风湿治疗向正常转变。但淋巴细胞浸润的缓解较慢。

2. 炎性细胞浸润

正常滑膜组织中仅有少量细胞成分。在类风湿关节炎患者中，外周血淋巴细胞、单核细胞及中性粒细胞等在细胞黏附因子及化学趋化因子作用下穿过血管内皮细胞间隙进入滑膜间质。早期滑膜活检的研究显示，血管周围的浸润细胞以 T 细胞为主，并有 B 细胞、浆细胞及巨噬细胞。T 细胞中 CD4 T 细胞较多，CD8 T 细胞较少。这种 T 辅助细胞增多及 T 抑制细胞减低可能与局部 B 细胞和浆细胞活性增强及自身抗体合成增多有关。

对 T 细胞亚群的进一步分析发现，滑膜内 T 细胞多有记忆 T 细胞及细胞黏附因子的表面标志，如 $CD45Ro^+$、$CD45RB^+$、$CD29^+$、$CCD44^+$ 和 $CDlla/CD18^+$。CD45Ro/CD45RB 细胞为记忆细胞，并有较强的穿过血管内皮细胞的能力。CD29、CCD44 和 CDlla/CD18 为细胞黏附因子，与细胞的迁移有关。这些结果提示：①滑膜内的 T 细胞大多数曾受抗原驱动，处于"静止"或激活前状态，因此，支持类风湿关节炎受抗原诱导的观点。②上述细胞从外周血迁移至滑膜内，引起局部的免疫损伤。

近年来，有不少研究发现，类风湿关节炎滑膜内 granzyme A 和穿孔素（perforin）表达明显增强。10％～50％的淋巴细胞表达这两种蛋白及记忆细胞标志。在骨关节炎滑膜中则无此现象。已经知道，活化的细胞毒 T 细胞和 NK 细胞是 granzyme A 和穿孔素主要携带细胞。因此，类风湿关节炎滑膜内这两种蛋白的增加可能是细胞毒 T 细胞及 NK 细胞集聚的结果。由于这些细胞的主要功能之一是杀伤病毒，所以，有人推测病毒感染是类风湿关节炎滑膜病变的诱因。

与外周血相比，类风湿关节炎滑膜组织中的分化型 B 细胞，尤其浆细胞的比例增加。因此，一般认为滑膜组织是多种自身抗体，包括类风湿因子的产生部位；滑膜 B 细胞及浆细胞产生的自身抗体多为 IgG 和 IgM 两型，可能包括类风湿因子和抗 II 型胶原抗体等。滑膜组织中 B 细胞的另一功能是作为抗原提呈细胞呈递抗原。

单核细胞进入滑膜及其激活的方式并不十分清楚。一般认为单核细胞的迁移可能与炎症反应中的化学趋化因子及细胞因子有关。其中的单核细胞趋化和激活因子以及巨噬细胞炎性蛋白 1α 可能发挥重要作用。单核细胞的活化可能与粒细胞巨噬细胞克隆刺激因子（GM-CSF）、IFN-γ、IL-1、肿瘤坏死因子 α（TNF—α）及 P 物质等的参与有关。单核细胞尚可产生前列腺素及氧自由基。这些细胞因子及致炎物质以不同方式参与滑膜的炎性病变。

3. 血管翳形成

血管翳的形成是类风湿关节炎滑膜的另一个病理特征。本病早期即有血管增生，随病变进展可形成血管翳。这种变化是类风湿关节炎与骨关节炎的主要病理区别。在组织学上，血管翳是一种以血管增生和炎性细胞浸润为特征的肉芽组织。电镜下可见增生的滑膜呈指状突起。血管翳和软骨交界处可见血管、单核细胞及纤维母细胞侵入软骨内，形成"血管翳—软骨结合区"，局部基质金属蛋白酶增加、蛋白多糖减少或缺失及细胞因子分泌增加等，这些变化均可导致软骨的破坏。有研究提示，血管翳并非引起软骨破坏的唯一因素。因为，在无血管翳的软骨部分，同样可出现软骨细胞功能异常及软骨破坏。因此，软骨破坏可出现于血管翳之前，而血管翳可以加速软骨破坏的过程。

随病变进展，血管翳可逐渐覆盖软骨，导致其变性和降解。形成"血管翳—骨结合区"，引起不同程度的骨侵蚀和破坏等。血管翳的早期多为细胞浸润和血管增生；晚期则以纤维化为主，标志着类风湿关节炎的中、后期变化。有人将血管翳的这种增生和侵入特点比喻为类肿瘤样病变。血管翳的生长有其自限性，其原因仍不清楚。

二、滑液的变化

正常情况下，关节腔只含有少量滑液。滑液的细胞数不超过 200 个/mm³，而且多为"静止"的单核细胞及脱落的衬里细胞。除细胞外，滑液内有透明质酸，润滑素（lubricin）及血浆因子等物质。连接蛋白、α−2 巨球蛋白及 IgM 等大分子蛋白只有在滑膜炎症时才渗入滑液内。滑膜衬里细胞可消化滑液中碎裂的细胞及蛋白，而其中的淋巴细胞则可消除巨球蛋白。类风湿关节炎患者的滑膜组织可渗出及产生很多炎性滑液，引起关节腔积液增多。显微镜下可见滑液内含有大量中性粒细胞、淋巴细胞及少量单核细胞/巨噬细胞渗出，以及 IgG、IgA、IgM、免疫复合物、纤维蛋白及大量致炎因子。类风湿关节炎滑液内糖含量大多减低，达可能与滑液及滑膜细胞对糖的利用增加有关。

第四节　临床表现

类风湿关节炎是一种以关节滑膜炎及系统性血管炎为特征的全身性疾病，其临床表现多种多样，发病方式也各不相同。类风湿关节炎的诊断主要依据临床特点，免疫学指标以及影像学检查对诊断有参考意义。本节着重对类风湿关节炎的临床表现及特征进行讨论。

一、发病方式

类风湿关节炎的发病可急可缓，但多数患者为缓慢发病。

1. 慢性发病型

超过半数的类风湿关节炎患者呈隐匿性发病。一般历时数周至数月。该型起病多以全身症状为主，如疲乏、不适或伴有全身肌肉疼痛。随后出现关节症状，如晨僵、关节疼痛和肿胀。最初多为非对称性，以后则表现为对称性关节炎。研究发现，类风湿关节炎的对称性关节受累可能与周围神经末梢分泌的神经多肽，如 P 物质等有关。关节肿痛可出现于多个部位，此起彼伏。但是，前一个关节的症状末完全缓解又出现另一个关节的受累。这一点不同于风湿热的游走性关节炎。慢性关节炎可导致关节周围肌肉的萎缩和肌无力等。部分患者可有低热、疲乏及体重减轻等全身表现。

2. 急性发病型

5%～15%的类风湿关节炎患者属急性发病型，尤其多见于老年发病的患者。关节肿痛等症状可在几天内出现，有的甚至可描述出准确的发病时间及诱因，如感染、外伤、分娩或寒冷刺激等。由于该型发病较急，在发病后的较短时间内，患者的关节受累数目、肿胀持续时间及晨僵特点等可能不符合类风湿关节炎的诊断标准。而且，关节炎的特点有时与感染性关节炎或反应性关节炎相似，应注意鉴别。

3. 亚急性发病型

该型占类风湿关节炎的 15％～20％，其关节受累特点与急性发病型类似。但一般在一周至数周内出现，全身表现相对较重。

二、关节受累的特点

本病最初受累的关节多为近端指间关节、掌指关节或腕关节，但是膝、踝和趾关节首先发病者也相当多见。就受累关节的意义而言，近端指间关节及腕关节在类风湿关节炎最具特征性。

1. 单关节炎

以单关节炎起病的类风湿关节炎并非少见。患者常无明显诱因或仅有轻微外伤，出现单个关节的疼痛和肿胀。可持续数周至数月，之后渐出现其他关节受累。有的患者中关节病变可迁延长达 1 年或更久。病初多无血清学改变，一般类风湿因子阴性和免疫球蛋白正常。此时，应注意与其他单关节发病的关节炎相鉴别，如银屑病关节炎、反应性关节炎、感染性关节炎或痛风性关节炎等。

2. 少关节炎

以少关节炎发病的类风湿关节炎多于单关节或多关节炎起病者，是类风湿关节炎发病的常见类型。一般先有 2～4 个关节受累，逐渐发展为多关节炎，并出现晨僵及全身症状。以少关节炎发病的类风湿关节炎多呈亚急性或慢性经过。血清学改变较单关节炎出现得早，但是，临床上需注意与少关节型血清阴性脊柱关节病区别。

3. 多关节炎

以多关节炎发病的类风湿关节炎一般起病较急，并多伴有疲乏、纳差或低热等全身症状，一般诊断不难。但是，在早期患者大多仅有关节周围软组织肿胀，并无明显关节腔积液或关节周围腱性改变，加之全身伴随症状较多，需注意与其他弥漫性结缔组织病区别。

三、典型的关节表现

1. 晨僵

晨僵是指患者清晨醒后关节部位出现的发僵和发紧感，这种感觉在活动后可得到明显改善。晨僵是许多关节炎乃至风湿性多肌痛的表现之一，但是，在类风湿关节炎晨僵最为突出，多持续 1h 以上甚至整个上午，而且程度较重。一般在慢慢活动关节后，晨僵减轻。有不少患者往往采用热水洗手的办法缓解晨僵，持续 1h 以上的晨僵被认为对类风湿关节炎具有诊断意义，同时也提示病变的活动性。

晨僵发生的机制尚不清楚。一般认为可能与睡眠中滑膜及关节周围组织中组织液聚集增多有关。晨起后随关节及肌肉活动组织液回流入血，使滑膜及关节周围组织水肿减轻，晨僵缓解。这种变化在有正常睡眠的类风湿关节炎患者每天循环一次。因而，出现每天一次的晨僵现象。但是，也有少数患者的晨僵并不明显，可能是滑膜和周围组织病变程度以及个体对疼痛或发僵的感受程度不同有关。

2. 疼痛及触痛

除关节软骨外，滑膜、骨膜、韧带及肌腱均受三种神经纤维的支配，包括 Aβ、Aδ和 c 纤维。前者感受关节的运动（本体感觉），后两者则主要传导各种不良刺激。在类风湿关节炎患者，这种刺激可来自前列腺素 E2、D2、I2、缓激肽和 p 物质，以及由此而引起的关节滑膜和软组织水肿及细胞浸润。同时，神经细胞纤维对去甲肾上腺素及末梢去电荷的敏感性增强是类风湿关节炎关书疼痛及触痛的另一个原因。

类风湿关节炎的关节疼痛及触痛很难量化，其程度因人而异。在一定程度上与炎症部位、积液形成速度及量的多少均有关系。临床上关节滑液出现较慢及病程校长者疼痛及触痛较轻。除非短期内出现大量滑液，一般滑液多者疼痛及触痛反而较轻或仅感关节发胀。多数患者有明显的关节疼痛及按压痛，严重者可有拒按等重度疼痛的表现。

3. 肿胀

类风湿关节炎患者的关节肿胀主要是由于关节腔积液、滑膜增生及组织间水肿而致。在炎症早期以滑膜关节周围组织的水肿及炎细胞渗出为主，在病变中后期则主要表现为滑膜的增生和肥厚。临床上，以双手近端指间关节、掌指关节及腕关节受累最为常见。滑膜增厚而致的关节周围囊性感最早表现在这些小关节。在晚期病例，膝关节周围的囊性感或"面团样"感觉比较常见。

关节腔积液是关节肿胀的另一个主要原因。膝关节的积液在体检时较易发现，是关节液检查及关节腔治疗时常用的部位。

4. 关节畸形

本病早期未得到及时而合理治疗的患者大多数发展为关节破坏和畸形。由于关节软骨破坏、关节周围支持性肌肉的萎缩及韧带牵拉的综合作用可引起关节半脱位或脱位，导致关节畸形。其发生部位最常见于近端指间关节、掌指关节及腕关节。但肘及足关节亦可出现畸形性改变。在临床上，有时尽管用药正确，但因患者缺乏应有的功能锻炼而遗留关节畸形者并不少见。这是因为功能活动减少或停止可促使关节粘连强直、关节周围肌肉萎缩，并导致关节偏移或脱位。

关节畸形的发生率随病程延长而增加。其发生起因于滑膜组织内蛋白酶、补体及激酶等引起的滑膜炎症，以及随后出现的软骨破坏。有资料证明，由于慢作用药的早期应用，近十几年来关节畸形的发生率已呈明显下降趋势。

5. 骨质疏松

类风湿关节炎患者的骨质疏松相当常见，而且随病程延长发生率上升。研究发现，在非激素治疗的类风湿关节炎者，骨量减低普遍存在。几年前，Kroger 等的一项调查证明，类风湿关节炎患者的脊柱及股骨骨量减低主要与活动减少及体重增加合关，而小剂量激素的影响甚微。澳大利亚地 Sambrook 等的一项较严格的对照研究发现，关节处骨质的迅速丢失与甲状旁腺素、骨化三醇（1,25—二羟胆钙化醇）、前列腺素及细胞因子有关。类风湿关节炎患者的血清磷、碱性磷酸酶及骨钙素浓度增加，而尿中羟脯氨酸排出增多。这些指标均表明类风湿关节炎患者的骨代谢及更新加速。综合近年的研究，类风湿关节炎的骨质疏松可能和下述三方面的因素有关：成骨细胞功能减低、溶骨作用增加（可继发于甲状旁腺素增高等）、钙吸收减少。

四、不同部位关节的表现

绝大多数类风湿关节炎患者以关节疼痛和肿胀起病。首发关节的部位及数目因人而异，但随病程进展受累关节往往增多，病变程度也逐渐加重。与其他关节炎相比，类风湿关节炎受累的关节部位及临床表现有其特征性。

1. 手关节

手关节受累几乎见于所有的类风湿关节炎患者。近端指间关节、掌指关节及腕关节病变最为常见。而且，往往是类风湿关节炎最早出现症状的关节。表现为关节疼痛、肿胀、压痛、握拳不紧及晨僵。有些患者可出现"扳机指"或"绞链—解锁"现象，即关节在活动中突然"卡住"，经慢慢活动后"松解"，可伴有轻微或明显的局部疼痛。近端指间关节受累之初可表现为轻度肿胀，之后肿胀加重呈梭形。在病程较长者，可因关节半脱位及周围肌肉萎缩形成"钮孔花"或"天鹅颈"样畸形。前者是因为屈曲的近端指间关节穿过撕裂的伸肌腱和关节外侧骨间肌移位而致。表现为近端指间关节屈曲，远端指间关节过伸。而后者则是由于远端指间关节伸肌腱裂、下移至关节两侧引起远端指间关节屈曲，近端指间关节过伸之故。这两种关节畸形均发生于关节病变晚期，并伴有关节旁肌肉萎缩。此时，关节肿胀，滑膜增生期已过，关节局部以萎缩为主。"钮孔花"和"天鹅颈"畸形一般均伴有掌指关节的代偿性屈曲畸形。

类风湿关节炎患者最严重的一种畸形为"吸收性关节病"。其发生是由于指间关节软骨及骨质的广泛破坏和吸收所致。由于指骨短缩可见关节处有过多皮肤皱折。指骨可"嵌入"软组织内或被拉出，像"望远镜"样缩短或拉长，因此，称为"望远镜手"。由于此时的关节病变已处于晚期，无炎症表现。所以，关节局部多无疼痛。

类风湿关节炎患者的拇指畸形分三型。①Ⅰ型：类钮孔花畸形，由关节囊的炎症及指间关节畸形的代偿而致；②Ⅱ型：因腕掌关节炎及内收拇指肌挛缩引起的尺侧半脱位；③Ⅲ型：腕掌内收、掌指屈曲及指间关节过伸的"捏状"畸形。

此外，尺侧偏向畸形是类风湿关节炎的特征表现之一。由于尺侧伸腕肌的萎缩及伸指肌向尺侧移位，致使近端腕骨尺侧偏移及远端诸腕骨桡侧移位，而手指则在尺侧移位的伸指肌腱作用下向尺侧偏向，形成所谓的尺偏畸形。

2. 腕关节

腕关节伸侧软组织肿胀及压痛是类风湿关节炎的特征性表现，主要由于伸腕肌腱鞘炎及其邻近组织的炎症反应而致。在类风湿关节炎早期，腕关节伸侧有时可触及类腱鞘囊肿的囊性结构，是本病的另一提示性体征。尺桡关节滑膜或滑囊内渗出及酶类和炎性介质的共同作用，可导致滑囊内压力增高甚至因外力作用而破裂。临床上可见腕伸侧局限性隆起和"漂浮"感，按压后隆起可消失。在腕关节掌侧也可出现滑囊积液、组织水肿及囊性物。但是，腕横韧带限制滑囊向掌侧隆起。因此，滑囊及局部组织水肿则压迫正中神经，导致腕管综合征，腕关节病变进展的结果是腕骨关节间隙变窄或消失、骨破坏及强直。腕关节的畸形可有多种，最常见的是尺桡关节破坏而导致的尺腕背侧半脱位、腕骨桡侧移位伴月骨尺侧移位。腕关节破坏也促成掌骨尺侧偏移的形成。

3. 肘关节

在类风湿关节炎早期，肘关节较少受累。但是随病程进展，约半数病人可出现肘关节受累的表现。部分患者无明显疼病，直至出现肘关节伸直受限时才引起注意、手和肩关节对肘关节的代偿作用可能是肘关节受累不被注意的另一个原因。笔者发现，这种"无痛性"肘关节炎受累在临床上相当常见。体检中可发现肘关节的压痛或在鹰嘴旁及肘后方触及增厚的滑囊。

4. 肩关节

类风湿关节炎患者的肩关节受累相当常见。X线检查发现，70％的患者有肩关节的侵蚀性病变，而25％有肩关节的半脱位或喙突下半脱位。临床上，盂肱关节、肩锁关节及喙锁关节均可受累。关节肿胀及压痛点依病变部位不同而异。全关节受累时可见整个肩部肿胀。

5. 足和踝

约30％的类风湿关节炎患者有足关节受累。跖趾关节滑囊炎是类风湿关节炎最早的表现之一。一旦出现跖趾关节病变就很容易发生跖骨小头向下半脱位，形成近端趾间关节"上翘"畸形。病程延长时可出现踇趾外翻、踇趾滑膜炎及足跖趾关节腱鞘炎。有些病人可出现跖趾关节半脱位或"锤状趾"外观。与手关节受累的情况相似，类风湿关节炎患者很少有远端趾间关节受累。本病足部疼痛的另一个原因可源于跗管综合征。跗距关节滑囊炎及邻近软组织肿胀和渗出是跗管综合征形成的直接原因，在少关节型和轻症类风湿关节炎患者，踝关节很少受累。但是，在重症进展性类风湿关节炎，踝关节病变则比较常见。临床上表现为踝关节疼痛、内、外侧肿胀及囊性结构形成。晚期病例则出现踝关节旋前及外翻畸形。

6. 膝关节

类风湿关节炎患者的膝关节受累很常见，发生率可达90％，以膝关节为首发部位的占10％。临床上表现为膝关节疼痛、肿胀及活动受限。膝关节是最易发现关节腔积液的部位，半数以上膝关节受累者呈浮髌试验阳性。在积液较少者，轻轻按压髌上囊可提高膝关节积液检出率。膝关节受累者很易出现股四头肌萎。不少病人为减轻局部疼痛经常使膝关节保持在屈曲位置。殊不知，久而久之则出现膝关节伸直受限及屈曲挛缩。膝关节屈曲可使关节腔内压力骤然增加，在明显膝关节积液者，关节内压力可使积液挤入膝后滑囊，形成腘窝囊肿或称 Baker 囊肿。积液进入腘窝滑囊后则不易逆流，致使囊肿逐渐增大，严重者可出现囊肿破裂，使积波进入排肠肌，而引起局部突然疼痛、肿胀或软组织包块。渗出积液增多时可压迫静脉，导致小腿肿胀和静脉曲张。甚至出现类似静脉炎的表现，如下肢肿胀、疼痛、发热及血白细胞升高。腓肠肌内聚积液体经穿刺、超声波或高分辨率 MRI 检查可明确诊断。与此相反，缓慢形成的 Baker 囊肿可无疼痛，仅表现为局部包块。

7. 髋关节

大约半数类风湿关节炎重者出现髋关节受累，以髋关节为首发症状者不足 5%，临床上表现为髋关节活动时疼痛、内旋受限或腹股沟区疼痛。髋外侧的疼痛多提示大转子滑囊炎，而非髋关节滑膜炎的表现。髋关节滑膜炎或积液不易发现。关节活动时痛及"4"字试验阳性有助于诊断。X 线检查可发现股骨头囊性变、骨质吸收甚至塌陷；髋臼可有骨质侵蚀性改变及变形。

8. 脊柱关节

寰枢关节属可动滑膜关节，该关节的活动可控制声带张力，从而影响发声。它同时也是类风湿关节炎患者最常受累的脊柱关节。在类风湿关节炎早期，约 20%～30% 的患者寰枢关节受累、出现声音嘶哑或咽痛。在中、重症类风湿关节炎患者，该关节病变发生率可达 54%。其实病变特点与其他滑膜关节相同，以滑膜炎、软骨乃至骨侵蚀性改变为主。临床上表现为颈（项）部疼痛，或放射至枕部、耳前、上背部甚至两臂，并随吞咽动作而加重。患者常有颈部无力或感觉异常：但是，出现气喘等呼吸困难症状者极少见。

重症病例可因侵蚀性关节破坏及周围肌肉和韧带萎缩，出现寰枢关节脱位。临床上，以向前半脱位最多，其次为向后脱位。在极少数病例可发生向侧方脱位或寰枢侧移后齿突内上压迫枕骨大孔。根据寰枢关节半脱位的方向和程度可出现相应的症状，如一侧或双侧上肢麻木、肌力下降、眩晕、吞咽困难、构音困难、抽搐及偏瘫等。

第五节　实验室检查

如前所述，类风湿关节炎可累及全身的多个系统和器官，患者可出现多种实验室检查异常，包括自身抗体、补体系统、急性时相蛋白、血沉以及影像学检查异常等。这些检查有助于诊断类风湿关节炎、评价疾病的活动性、评价病情程度、追踪发展及提示预后。

一、自身抗体

类风湿关节炎患者血清中可出现多种自身抗体。除传统的类风湿因子外，近年来又发现了对类风湿关节炎诊断乃至研究均有意义的多种自身抗体，它们包括抗核周因子、抗角蛋白抗体及抗 RA33/36 抗体等。

1. 类风湿因子

类风湿因子（RF）是类风湿关节炎血清中出现的针对 IgG Fc 片段上抗原表位的一类自身抗体，它可分为 IgM、IgA、IgG 及 IgF 四型。各自对 Pc 片段的结合能力不同。其中的 IgM 及 IgA 类风湿因子易于检测，而 IgG 类风湿因子难于测出，约 50% 的 IgG 类风湿因子漏检，是"隐匿性类风湿因子"的原因之一。IgA 类风湿因子及 IgM 类风湿因对类风湿关节炎诊断有较好的参考价值。类风湿因子与类风湿关节炎的关节破坏程度和关节外表现有关。

(1) 类风湿因子阳性的意义

利用传统的乳胶凝集方法测定类风湿因子时，类风湿关节炎患者的 IgM 类风湿因子阳性率为 60%～78%，而其余患者均为 IgG、IgE 或 IgA 类风湿因子携带者。也可能四种类风湿因子均阴性。未测出类风湿因子的类风湿关节炎统称为血清阴性类风湿关节炎。应当指出，在其他风湿病、慢性细菌感染、病毒感染及正常老年人，类风湿因子也可呈阳性反应，因此，应注意鉴别诊断，更不应将类风湿因子阳性等同于类风湿关节炎。

(2) 隐匿性类风湿因子

研究发现，当吸附自身 IgG 后，可在部分类风湿因子阴性的类风湿关节炎血清中测到 IgM 类风湿因子，此即隐匿性类风湿因子。这种隐匿性类风湿因子尤多见于幼年类风湿关节炎患者。利用放免或 ELISA 法可在 50% 的类风湿因子阴性类风湿关节炎患者测出此类类风湿因子。隐性类风湿因子的滴度一般较低。此外，测定 IgM 类风湿因子的方法可能漏检 IgA 或 IgG 类风湿因子，这是血清学检查阴性的另一个主要原因。

(3) 类风湿因子和 HLA-DR4/DR1

已经发现，HLA-DR4/DR1 可能是类风湿因子产生的遗传学基础。与 HLA-DR4 阴性者相比，该基因阳性者的类风湿因子阳性率明显升高。类风湿关节炎患者的一级亲属中 HLA-DR4 阳性者的类风湿因子检出率远高于 HLA-DR4 阴性者。对 DR4 阳性正常人的研究表明，表达该基因者中 IgM 类风湿因子的阳性率明显高于 DR4 阴性者。进一步的研究还提示 HLA-DR4 与类风湿因子的相关性比 HLA-DR1 与类风湿因子的相关性强。

(4) 类风湿因子和病情

临床研究发现，类风湿因子与患者的病情轻重密切相关。在类风湿关节炎发病 3 年内出现类风湿因子阳性的患者伴有较多的关节外表现，如皮下结节、血管炎、下肢溃疡、周围神经病及肺血管炎等。在类风湿因子阳性的类风湿关节炎患者中，HLA-DR4 双倍体阳性较单倍体阳性者更易发生皮下结节等关节外表现。在治疗上，若患者持续出现类风湿因子阳性，尤其出现 IgA 类风湿因阳性应及早应用慢作用抗风湿药物，甚至需要两种以上的药物联合应用。

(5) 类风湿因子滴度变化的意义

许多临床研究证明，类风湿因子滴度与类风湿关节炎病情轻重有密切的关系。类风湿关节炎的病程长短似乎与类风湿因子的阳性率及滴度无关，类风湿因子的患者大多数在发病的最初 3 年内出现。反之，如果最初 3 年内不出现类风湿因子者，以后也多不出现。类风湿因子滴度下降是提示病情好转的指标之一，但其变化远迟于临床症状、体征及血清中的急性时相蛋白。最初，有研究提示非甾类抗炎药可因抑制类风湿因子合成使类风湿因子滴度下降。但是，后来的研究认为，类风湿因子的滴度降低是类风湿关节炎病情缓解后的继发性改变。

2. 抗核周因子

抗核周因子（APF）是 Nienhuis 和 Mandema 于 1964 年发现的一种对类风湿关节

炎有相对特异性的自身抗体。其靶抗原见于人类颊黏膜鳞状上皮细胞的胞核周围，呈颗粒状分布。核周因子可通过间接免疫荧光法在健康人颊黏膜涂片中测出。

类风湿关节炎患者中抗核周因子的阳性率为 48.6%～86%，血清滴度亦远高于其他结缔组织病。该抗体诊断类风湿关节炎的特异性为 72.7%～90%。文献中该抗体阳性率的差异可能与底物制作技术、保存条件及阳性标准的设定有关。抗核周因子的阳性率可高于类风湿因子。大约 1/3 的类风湿因子阴性的类风湿关节炎患者可检出抗核周因子。因此，抗核周因子测定在一定的程度上可弥补类风湿因子的不足。研究证明，抗核周因子可出现于类风湿关节炎的早期阶段，而 HLA—DR4/DR1 阳性的类风湿关节炎患者有较高的抗核周因子阳性率。

3. 抗角蛋白抗体

20 年前，Young 等发现类风湿关节炎患者血清中含有一种抗大鼠食道上皮角质层的自身抗体，称为抗角蛋白抗体（AM）。在类风湿关节炎患者，抗角蛋白抗体的阳性率为 60%～73%，共特异性达 87%～95%。抗角蛋白抗体可见于早期类风湿关节炎患者，发病 1 年内，38% 的患者该抗体为阳性。多数研究认为，同时检查抗角蛋白抗体与抗核周因子可提高对类风湿关节炎的诊断水平。

4. 抗 SA 抗体

抗 SA 抗体是 Despres 于 1994 年鉴定出的另一种对类风湿关节炎较特异的自身抗体。SA 抗原来自于人脾或胎盘细胞提取物，其分子星为 50KD，抗 SA 抗体见于 42.7% 的类风湿关节炎患者。在有关节破坏的类风湿关节炎患者中，该抗体的阳性率达 68.4%。SA 抗体对类风湿关节炎诊断的特异性为 78%～97%。在发病一年内的早期类风湿关节炎患者，SA 抗体的阳性率达 29%。在血清类风湿因子阴性的类风湿关节炎患者中，SA 抗体阳性率为 27%。可见，该抗体对血清阴性类风湿关节炎的诊断有一定意义。

5. 类风湿关节炎相关核抗原抗体

类风湿关节炎相关核抗原抗体是在类风湿关节炎患者血清中发现的一种 EB 病毒相关抗体。类风湿关节炎相关核抗原抗体在类风湿关节炎的检出率为 62%～95%。我国及日本类风湿关节炎患者的检出率低于欧美的报道，可能与人群的不同及阳性标准设定的差异有关。有人对国内类风湿关节炎的研究结果提示，若以正常人对照 90% 单侧上界为正常范围，对照此值，40% 的类风湿关节炎患者的 RANA 抗体滴度达 1∶128，正常人的阳性率仅 4.9%。而且，类风湿因子阳性和类风湿因子阴性类风湿关节炎患者的 RANA 抗体的阳件率接近，分别为 42% 和 39%，即 39% 的类风湿因子阴性的类风湿关节炎患者为 RANA 抗体阳性。研究还表明，RANA 抗体阳性多伴有关节外表现，而且关节损害往往较重。因此，RANA 抗体的测定可能有助于类风湿关节炎的诊断及预后的判断。但该抗体与类风湿关节炎发病及 EB 病毒感染的内在联系尚待进一步研究。

6. Ⅱ型胶原抗体

已有不少研究提示，Ⅱ型胶原抗体可能在诱发类风湿关节炎的发生及病变演变中发挥了作用。因此，Ⅱ型胶原抗体不仅有助于类风湿关节炎的诊断，而且对研究类风湿关节炎的发病机制及治疗很有意义。Ⅱ型胶原皮内注射可引起大鼠和小鼠发生胶原性关节炎。将患病动物的Ⅱ型胶原抗体或淋巴细胞注射到健康大鼠或小鼠亦可导致关节炎的发生。进一步的研究还发现，Ⅱ型胶原抗体在与关节软骨内抗原（Ⅱ型胶原）结合后可激活补体，引起局部炎症反应。临床上，30％～42％的类风湿关节炎患者血清及滑液均可测出Ⅱ型胶原抗体。Cook等通过一项仔细设计的研究证明，63％的类风湿关节炎患者的天然Ⅱ型胶原抗体阳性，以IgG型抗体占绝大多数。病程中这些抗体滴度基本保持不变，而该抗体阴性的类风湿关节炎患者始终阴性。在多数患者，Ⅱ型胶原抗体见于发病之初，甚至在关节软骨破坏之前出现。

二、HLA－DR4/DR1

在类风湿关节炎发病机制的研究中，$HLA-DR4/DR1$等基因表达与类风湿关节炎发生及迁延的关系已得到证实。对共同表位QK/RRAA结构和功能的研究，加深了人们对类风湿关节炎的病因和病理，乃至临床过程的认识。尽管类风湿关节炎$QK/RRAA$基因携带者的阳性率仅见于半数至2/3的患者，测定$HLA-DR4/DR1$等相关基因的表达，对类风湿关节炎的诊断及预后判断均有意义。

三、补体和免疫复合物

类风湿关节炎患者的补体水平随病情变化而波动。无关节外病变及非活动性类风湿关节炎患者的总补体、C3和C4水平多正常，甚至略高。但是，在合并关节外表现，尤其类风湿关节炎血管炎，可出现总补体、C3及C4水平下降。类风湿关节炎滑液内的补体、C2、C4和总补体水平多降低。与此相反，滑液内C3d及补体激活的终末产物畅C5b、C6、C7、C8和C9水平均升高。临床上，免疫复合物的水平尚难作为一种诊断或估价效果的指标。

四、急性时相反应物指标

类风湿关节炎活动期可有多种急性时相蛋白升高，其中，1-巨球蛋白和C3升高幅度最小，仅1.5～2倍于正常水平，主要影响血沉的纤维蛋白原可增加2～4倍，而C-反应蛋白、淀粉样蛋白A、淀粉样蛋白P及α-2巨球蛋白可增加几百倍甚至数千倍。而且，C-反应蛋白和淀粉样蛋白A的变化十分迅速，可在几小时内达高峰，在病情控制后，又可在1～3天之内恢复至正常。一般说来，变化快的时相反应物指标能更及时和更准确地反映病情的变化。目前，临床上应用较广的是C-反应蛋白及血沉。

（一）C-反应蛋白

国内外的许多研究证明C-反应蛋白是一种很好的反映类风湿关节炎病情的指标。C-反应蛋白与病情活动指数、晨僵时间、握力、关节疼痛及肿胀指数、血沉和血红蛋白水平密切相关。病情缓解时C-反应蛋白下降，反之则上升。C-反应蛋白水平与类风湿关节炎骨质破坏的发生和发展呈正相关。这一点是血沉所不能比拟的。C-反应蛋白水平持续不降多预示关节破坏的进展，而在 C-反应蛋白水平降至正常者，X 线证实的关节破坏停止发展。但是，C-反应蛋白是否直接参与滑膜关节的破坏尚不清楚。目前临床上，C-反应蛋白是一项反映类风湿关节炎治疗效果的指标。

（二）血沉

血沉已在临床上应用 60 年，迄今仍是一种操作简便和重复性好的一种急性时相反应指标。影响血沉的因素很多，在类风湿关节炎患者，带电荷的分子如纤维蛋白原、$\alpha-2$ 和 $\gamma-$ 巨球蛋白是血沉增快的主要因素。此外，贫血、红细胞体积减小。雌激素及妊娠等均可使血沉增快，而冷球蛋白血症可减缓血沉。一般说来，血沉与类风湿关节炎的活动性有关。病情加重则血沉增快，而病情缓解时血沉可恢复至正常。应当指出，血沉只是反映病情的指标之一，并受到多种因素的影响。而且，约有 5% 的类风湿关节炎患者在病情活动时血沉并不增快。因此，判断类风湿关节炎活动程度应以临床症状和体征为主，血沉及 C-反应蛋白等作为参考指标。

五、滑液检查

滑液分析对关节炎的诊断和鉴别诊断具有重要意义。正常情况下，关节腔内仅有少量滑液以润滑关节，如膝关节内滑液量 <3ml。类风湿关节炎患者关节内滑液虽明显增多，滑液内细胞及无形成分均有改变。类风湿关节炎患者与其他关节炎患者的滑液在细胞成分、抗体和球蛋白等均有不同。但是，有时就某一项指标而言，如核稠度、细胞数等，各类滑液并无严格界限，因此，应根据多项指标及临床特点才能作出诊断。

类风湿关节炎患者的滑液一般呈炎性特点，白细胞总数可达 $10000\sim100000$ 个/mm^3，甚至更多。但是，白细胞总数超过 50000 个/mm^3，细胞分类中则以中性粒细胞为主，可达 70% 以上。其他白细胞的比例很难反映出来。中性粒细胞和单核细胞比例可由正常的 1:1 上升至 10:1。因此，白细胞计数和分类对类风湿关节炎的诊断帮助不大。在个别早期类风湿关节炎患者，滑液内单个核细胞可占多数。类风湿关节炎滑液中有多种来自血液及滑膜局部合成的抗体，滑膜浆细胞是产生这些抗体的主要细胞。临床上可在类风湿关节炎滑液内测出类风湿因子、抗胶原抗体及含有类风湿因子的免疫复合物，另外，补体 C3 水平多下降，而 C3a 和 C5a 则可升高。

第六节　影像学表现

一、X 线基本征象

1. 骨质疏松

本征象是类风湿关节炎早期的常见表现。骨质疏松的程度因人而异，病变常以邻近关节的骨端和局部骨质改变较为明显。其原因可能与疼痛、废用、充血、神经营养变化等有关，但可能主要是废用引起。轻度骨质疏松的 X 线表现为局部骨小梁变细和减少，骨质透亮度增加，骨皮质厚度仍正常，但常有哈氏管扩大。中度骨质疏松的 X 线表现为整个骨密度减低，骨小梁模糊和稀少，或出现骨小梁缺损区，骨皮质变薄，骨密度减低，并可有骨性关节面的骨板变薄及关节面模糊等改变。重度骨质疏松的常见表现为关节周围及邻近的骨密度显著减低，骨小梁已显示不清，骨皮质薄，关节面模糊或消失。关节炎多年的病例也可在原骨小梁缺损区出现新骨重建，从而表现为网状结构，骨皮质呈致密性改变。

2. 关节间隙变窄及关节面和关节面下骨质破坏　本病发展至关节软骨破坏时，出现关节间隙变窄。一般呈均匀一致性，常伴有关节边缘的骨质侵蚀和破坏。关节软骨坏死后可出现关节面模糊、中断及不规则缺损，一般常伴有相应骨端的小囊状破坏。关节面下骨质破坏表现为骨端骨板下的骨皮质有小块状骨质糜烂、缺损及凹凸不平，常见于关节囊附着的关节边缘，对本病具有一定的诊断意义。类风湿关节炎的晚期还可出现关节面骨质增生、硬化或部分骨性融合。

3. 骨膜反应

肌腱炎的刺激和关节腔积液可使骨膜抬起。在指（趾）骨中段肌腱和韧带附着处可出现羽毛状骨膜增生，与短骨骨干相平行的层状骨膜下出现新生骨。这些变化最后可与骨皮质融合而使骨干增粗。骨膜下新生骨也可被完全吸收而不遗留痕迹。

4. 韧带骨化及类风湿骨炎　韧带骨化是韧带或肌腱附着于骨处的纤维软骨增生，经软骨内成骨形成。类风湿关节炎引起的韧带骨化极其广泛，骨化的边缘常不规则，密度极不均匀，可呈菜花状、羽毛状、骨刺样或唇状，向软组织内突出，常伴有局部骨质硬化。这种变化称为类风湿骨炎，它好发于跟骨结节及坐骨结节等处。

5. 关节半脱位畸形及纤维性或骨性强直　类风湿关节炎晚期，由于关节软骨的广泛破坏，周围软组织肿胀的消退及肌肉萎缩，可出现关节半脱位畸形，尤其在掌指关节处出现手指尺侧偏移，为类风湿关节炎手的特征性表现之一。关节间隙消失，最后可导致关节的纤维性或骨性强直。

二、类风湿关节炎的典型 X 线表现

1. 手

几乎所有本病患者的双手和腕关节均可受累，其中以掌指关节和近端指间关节的表现最具特征性。指间关节周围软组织呈对称性梭形肿胀，可有与骨下平行的层状骨膜反应，关节间隙呈一致性狭窄或消失，关节面下的骨端及腕关节出现骨质疏松。第二、三掌指关节的桡侧和尺骨茎突最早先有边缘性骨质侵蚀，腕骨的骨质侵蚀呈虫蚀状改变，其中以舟骨的桡侧韧带附着处最为明显。随着病程的进展，手部可出现近端指间关节过度屈曲和远端指间关节过度背伸的"钮孔花"状关节脱位畸形，及与之相反的近端指间关节过度背伸和远端指间关节过度屈曲的"鹅颈"样畸形。

2. 腕关节

腕关节可向尺侧偏斜，最后发展为指间关节和掌指关节的纤维性强直。腕关节相互融合而导致骨性强直，腕关节的骨性强直常发生于中腕关节，而桡腕关节尚存在关节的活动功能。

3. 肘关节

肘关节常为对称性受累，关节积脓和关节囊增厚使关节周围的脂肪垫常被推移，在肱骨的远端形成典型的"八"字征。关节面下骨质侵蚀呈小囊状改变及出现骨质缺损区，常伴有硬化边，多见于关节的两侧骨端边缘。

4. 足

病变主要累及跖趾关节和近端趾间关节。骨质侵蚀常位于跖骨头的内侧面，可有跖骨两侧的层状骨膜反应和跖骨端局限性骨质疏松。发展至病变的晚期，可出现跖趾关节脱位畸形，跟骨结节表现为骨质糜烂性侵蚀和硬化，跟腱附着处的软组织肿胀和密度增高，正常的脂肪垫消失。由于跟腱炎的刺激，跟骨后上方可出现反应性骨质增生，表现为骨刺样或羽毛状，即所称的类风湿骨炎。

5. 踝关节

可有踝后方软组织肿胀及与跟腱之间的间隙消失，关节积液，骨端骨质疏松，内踝关节面骨质侵蚀及关节间隙狭窄等表现。

6. 髋关节

早期可见关节囊和关节周围肿胀，关节面下的骨端局限性骨质疏松。随着病情的进展则出现关节间隙变窄或消失，软骨下骨质呈小囊状破坏，尤以关节边缘的骨质有骨质退行性改变，可出现股骨头蘑菇状改变、股骨头半脱位及股骨头向内上移位及髋臼内突。骨质侵蚀和囊变多位于股骨头及股骨颈之间，也可发生于髋臼和关节面下骨皮质，常合并出现局限性骨质疏松。

三、CT 检查

CT 检查的优点是对关节间隙的分辨能力优于 MRI，对软组织的分辨能力虽不如 MRI，但远高于常规 X 线片。因此，对需要分辨关节间隙、椎间盘、椎管和椎间孔的类风湿关节炎患者可选用 CT 检查。此外，CT 对骶髂关节和股骨头塌陷的检查也有 X 线片所不能替代的价值。

四、MRI 检查

MRI 对类风湿关节炎的应用价值在于其对软组织的分辨能力高，利用 T1 加权检查，MRI 可很好地分辨关节软骨、滑液及软骨下骨组织，从而为判断血管翳对关节的破坏程度提供客观依据。此外，MRI 对关节周围的软组织、肌腱、韧带损伤、半月板撕裂、缺血性骨坏死及新生物等均是理想的检查方法。

第七节 治 疗

研究表明，类风湿关节炎滑膜炎在最初的两年内进展最为明显。50％的骨关节破坏在此时出现。如果治疗不当，一般会在一二年甚至几个月内发生关节侵蚀，致使关节功能受到明显影响。所以，应早期积极治疗，以抑制病情的发展。治疗目的主要是减轻关节的炎症反应，抑制病变发展及不可逆骨质破坏，尽可能保护关节和肌肉的功能及达到病情完全缓解。类风湿关节炎的治疗已从单纯抗炎镇痛的对症治疗，发展到使用改变病情的药物，以及目前对类风湿关节炎发病机制设计的免疫和生物治疗。治疗方案也从单一抗风湿药、经典的"金字塔方案"，向联合治疗的多元化发展，从而使临床疗效得到明显的提高，不少患者不仅此状减轻，而且关节功能也获改善。

一、治疗原则

综合近十几年来国内外的研究结果，我们认为类风湿关节炎的治疗原则应包括。①早期治疗：尽早应用二线或慢作用抗风湿药（slow acting antirheumatic drugs，SAARDS）或病变修饰抗风湿药（disease modifying antirheumatic drugs，DMARDS），以控制类风湿关节炎病变的进展。

②联合用药：几种二线抗风湿药的联合应用可通过抑制类风湿关节炎免疫或炎症损伤的不同环节发挥治疗作用。由于每种药物剂量不增加、不良反应较少重迭，药物不良反应迭加现象并不明显。近几年，二线药物的联合应用日趋广泛。

③功能锻炼：类风湿关节炎治疗的主要目的是保持关节的功能。笔者发现，国内的不少患者虽然已接受二线药物治疗多年，但由于缺少有功能锻炼的意识，最终仍出现关节屈伸受限、肌肉萎缩，致使关节功能丧失。因此，在全身治疗的同时，应强调关节的功能活动。

二、非甾体类抗炎药

非甾体类抗炎药（nonsteroid anti－inflammatory drug，NSAIDs）又称一线抗风湿药，是类风湿关节炎治疗中最为常用的药物。此类药物只有缓解症状的作用，并不能阻止疾病的进展。因此，应用非甾体抗炎药的向时，应加用慢作用抗风湿药，以发挥既能很快控制症状和减轻患者痛苦又能逐渐控制病变进展的作用。目前，国内已有多种非甾类抗炎药可供选择，作用特点及不良反应各不相同。临床上，并不是每个患者对问一种非甾 类抗炎药均有相同的反应，应强调用药的个体化。

1. 作用机制

试验证明，非甾体类抗炎药主要通过抑制炎症介质的释放和由炎症及免疫介质诱导的炎症反应过程而发挥作用，如抑制溶酶体酶释放、抑制补体激活、降低环氧合酶、脂氧合酶、磷酸酯酶及自由基的活性，减低淋巴细胞反应性以及抑制粒细胞和单核细胞迁移。非甾类抗炎药除影响环氧合酶外，还可以抑制脂氧合酶的活性。后者可影响白三烯生成，而白三烯在疼痛中起重要作用。例如，双氯酚酸和阿西美辛等可通过抑制环氧合酶及脂氧合酶活性减轻炎症反应。

2. 临床应用

1. 水杨酸类药物

水杨酸类药物的代表是阿司匹林，其他还有水杨酸钠、二氯尼柳、贝诺酯等。由于疗效更好的其他非甾类抗炎药的大量涌现，阿司匹林已很少用于治疗类风湿关节炎。

2. 吲哚酸类衍生物

消炎痛（吲哚美辛）、舒林酸是最常用的两种吲哚类抗炎药。吲哚美辛在 NSAIDs 中镇痛作用最强。50mg 吲哚美辛相当于 600mg 阿司匹林的镇痛效力。但吲哚美辛只对炎症引起的疼痛有镇痛作用。抗炎作用较氢化可的松大 2 倍。作用机制与阿司匹林相似，除通过减少前列腺素的合成外，它还可以通过抑制炎症刺激物引起的细胞免疫反应及减少激肽的形成。

3. 丙酸衍生物

丙酸类药物包括布洛芬、托美丁及氟比布洛芬等。布洛芬有较强的解热镇痛和抗炎、抗风湿作用。它抑制花生四烯酸代谢中的环氧酶，减少前列腺素的合成，与阿司匹林有相似作用。其消炎、解热、镇痛作用均较阿司匹林、异丁苯乙酸、保太松强。对胃肠刺激轻，不良反应小。

4. 灭酸类

这类药物包括双氯酚酸钠的多种剂型、如扶他林、裔诺力、迪氟纳、戴芬及甲灭酸等，其解热镇痛和抗炎、抗风湿作用比吲哚美辛强 2.5 倍，是阿司匹林的 30～50 倍。它通过抑制 COX—2 和酯氧酶（LOX）而起作用。

5. 昔康类

炎痛昔康和奈丁美酮属昔康类抗风湿药。炎痛昔康又称毗罗昔康，有较强的抗炎作用，是一种长效抗风湿药物。抗炎作用与抑制前列腺素的合成、白细胞凝聚及钙转运有关。

6. 毗吩酮类

保太松，氨基比林等毗哩酮类药物作用强，但毒性大，可致肝肾毒性和骨髓抑制，目前已很少使用。

上述第一代非甾类抗炎药的不良反应较多。临床上应强调用药选择、服药时间、剂量及不良反应的观察。常见的不良反应包话胃肠道反应如上腹部不适、腹痛、恶心、反酸及腹泻，过敏反应如皮疹及血管神经水肿，神经系统症状如头晕、头痛、耳鸣、失眠等，血液系统可见白细胞、血小板减低，部分患者可有肝酶升高、尿蛋白、镜下血尿等。极少数患者可出现黄疸、肾功能异常、再生障碍性贫血等严重不良反应。

7. COX—2 倾向性抑制剂

几种传统的 NSAIDs 具有倾向性抑制 COX—2 的作用，这些药物可能包括美洛昔康、尼美舒利及奈丁美酮等。

8. COX-2选择性抑制剂

新合成的 COX-2 抑制剂较倾向性抑制剂的选择性更高，在高浓度下仍具有 COX-2 特异性。曾有人提议，COX-2 选择性抑制剂的定义应该是在治疗浓度的剂量范围内只抑制 COX-2 而不抑制 COX-1 的药物。因此，严格说来，目前的 COX-2 抑制剂并非仅仅抑制 COX-2，称选择性抑制剂并不确切。

三、慢作用抗风湿药

这类药物能抑制组织和关节的进行性损伤，延缓或阻止病情发展，但显效慢，常需数月起效。疗效因人而异，从主客观症状完全缓解到活动性病变持续发展都有，按 WHO 所下的定义，DMARDs 应能阻止或延缓关节侵蚀，减轻滑膜炎症，持久地改善功能。然而，目前还没有一种药物真正达到这些要求。SAARDs 与 NSAIDs 不同，它起了改变病情的作用，它起效慢但停药后作用消除也慢。SAARDs 包括抗疟药、细胞毒药物，包括氯喹、羟氯喹、金制剂、青霉胺、柳氮磺吡啶、甲氨蝶呤、环磷酰胺、硫唑嘌呤等。此类药物能对 RA 的症状和体征产生逐渐的抑制作用，并能延缓或阻止病情发展

1. 抗疟药

抗疟药在人体内代谢和排泄均较缓慢，一般在治疗 3~6 个月后才能起效。这类药物抑制类风湿关节炎滑膜破坏的作用肯定。临床上常与甲氨蝶呤、柳氮磺吡啶及金制剂合用。常用的抗疟药有两种：氯喹和羟氯喹。羟氯喹因易进入细胞核和溶酶体，其细胞内浓度高，所以治疗效果较氯喹好及副作用较氯喹少。

2. 金制剂

金制剂可抑制或缓解类风湿关节炎的滑膜病变。长期的金制剂治疗可使病人的关节疼痛、肿胀及晨僵好转，并可使血沉、血清类风湿因子及 C-反应蛋白水平下降，以及从 X 线片观察可显示关节破坏性病变的发展速度减慢或停止，甚至有的患者有病变得到修复的表现。目前主张在类风湿关节炎早期时就使用金制剂，并常与甲氨蝶呤、D 青霉胺、柳氟磺砒啶或抗疟药联合应用。金制剂包括注射和口服两种制剂，注射金制剂最常用的有硫代苹果酸金钠和硫代葡萄糖金，两者临床效果相近。除非有明显的不良反应，金制剂可以长期使用。常见的口服金制剂是金诺芬，商品名为瑞得。口服金制剂一般在 4~6 个月后起效。病情控制后仍需长期维持治疗，否则停药后易复发。

3. 青霉胺

青霉胺是治疗铜代谢障碍所引起的肝豆状核变性的有效驱铜剂，1960 年开始用于类风湿关节炎，并取得了一定的疗效。青霉胺可使血浆中的巨球蛋白的二硫键断裂而发生解聚，使类风湿因子滴度下降，抑制淋巴细胞转化，使抗体生成减少，稳定溶酶体酶，并与铜结合而抑制单胺氧化酶及其相应酶的活性。青霉胺起效较慢，一般用药 2 个月左右见效，疗效与金制剂相似。但能维持这种较大剂量并长期治疗的患者有限，多因不良反应中途停用。

4. 柳氮磺吡啶

该品为磺胺类抗菌药。吸收部分在肠微生物作用下分解成 5－氨基水杨酸和磺胺吡啶。5－氨基水杨酸与肠壁结缔组织络合后较长时间停留在肠壁组织中起到抗菌消炎和免疫抑制作用，同时抑制前列腺素的合成以及其他炎症介质白三烯的合成。柳氮磺吡啶的不良反应较常见，约有 1/4 的类风湿关节炎患者可因不良反应而停药。

四、免疫抑制剂

鉴于自身免疫异常在类风湿关节炎发病中的重要作用，多年来人们试图通过抑制免疫反应减缓或阻止类风湿关节炎的病变进展。已有多种免疫抑制剂被试用于类风湿关节炎的治疗，并取得了不同程度的疗效。同时、由于免疫抑制剂的不良反应，使其临床应用受到限制。经过近十几年的临床及实验室研究，免疫抑制剂在类风湿关节炎治疗中的机制、选择及用药特点已逐渐被认识。

1. 甲氨蝶呤

甲氨蝶呤是二氢叶酸还原酶的抑制剂，可引起细胞内叶酸缺乏，使核蛋白合成减少，并因而抑制细胞增生和复制。由于甲氨蝶呤具有抑制白细胞的趋向性，有直接的抗炎作用。小剂量应用本品很少引起严重的不良反应，而且治疗类风湿关节炎的疗效确实，是目前国内外治疗类风湿关节炎的首选药物之一。近年来的一些研究表明，甲氨蝶呤的长期治疗不仅有效，而且患者的耐受性好。单用甲氨蝶呤的疗效可能与柳氮磺吡啶合用羟氯喹的疗效相当。甲氨蝶呤与其他慢作用抗风湿药合并的效果优于单用。

2. 环磷酰胺

环磷酰胺是一种周期特异性烷化剂，经肝细胞内 P450 氧化后，生成具有活性的代谢物。环磷酰脑对体液免疫反应的抑制作用比对细胞免疫的影响大，主要作用于 B 淋巴细胞而发挥免疫抑制作用。研究表明，环磷酰胺确可抑制类风湿关节炎的滑膜病变，并可阻止或延缓骨侵蚀的发展。但是，由于其不良反应明显，目前已较少作为类风湿关节炎的常规治疗，而对于一些难治性类风湿关节炎患者则常选用本品。

3. 硫唑嘌呤

硫唑嘌呤是一种嘌呤拟似物，是巯嘌呤的衍生物。进人体内后可代谢为 6—MP，两者均可干扰嘌呤核苷酸的相互转化，并通过反馈抑制，减少嘌呤的生物合成。6－MP还可抑制 RNA 的合成。

4. 苯丁酸氮芥

苯丁酸氮芥是一种芳香族氮芥衍生物，能抑制 G1 和 M 期细胞，破坏 DNA 结构。该药自 20 世纪 60 年代被用于类风湿关节炎以来贬褒不一。研究发现，苯丁酸氮芥的起效时间在用药后 2~3 个月，可明显缓解关节症状及体征。一般每日 2~4mg 是较合适的剂量，疗程不超过 2 年。因为长期用药，尤其总剂量超过 2.0 g 时可能增加致癌机会。

五、糖皮质激素

糖皮质激素是最强的抗炎药物，可谓类风湿关节炎治疗中的"双刃剑"。正确地选样本品的适应证及用法得当，激素可有效地减轻炎症，缓解病情。否则可引起明显的不良反应，甚至延误病情。目前，对于激素是否常规用于类风湿关节炎并无一致意见。但是，对于激素在类风湿关节炎的绝对适应证并无争议。在下述三种情况可选用激素：①类风湿关节炎血管炎：包括多发性单神经炎、Felty 综合征、类风湿肺及浆膜炎等；②过渡治疗：在其他药物（如改变病情药物）尚未起效前的重症类风湿关节炎患者，使用小量激素缓解病情，如给予泼尼松 10mg/d，症状缓解后逐渐减量；③局部应用：关节腔内注射可有效缓解关节的炎症。

对本品的观点尚存在观点不一致的情况有：①小剂量维持治疗；②中等剂量或大剂量冲击治疗；③作为其他治疗无效时的选择。激素对于这几种情况的治疗效果及不良反应众说不一，但是，无论哪一种用法，病人的选择、激素的剂量及用法无疑是治疗成功与否的关键。研究证明，激素在进入细胞内与其受体结合后才能发挥作用。一般认为，激素—受体复合物可转移至细胞核内并激活或抑制相关基因。激素在不同细胞内的作用各不相同，目前比较一致的结果可归纳为：①激素可减少中性粒细胞、嗜酸性粒细胞、嗜碱件粒细胞、肥大细胞及淋巴细胞在炎症部位的积聚；②激素可抑制巨噬细胞和淋巴细胞的 HLADR 抗原表达，抑制前列腺素和白三烯合成及抑制 IL-1、IL-6 和 TNF-α 的分泌；③激素可抑制内皮细胞及成纤维细胞内 PLA2、环氧合酶—2 及花生四烯酸的合成或表达。综合近年的研究，可以认为，小剂量（<7.5mg/d）泼尼松可缓解类风湿关节炎患者的关节症状，并减缓关节的侵蚀性改变，疗程可长至两年，之后可将激素减量，甚至低至 2.5mg/d。在类风湿关节炎治疗中，小剂量激素的剂量可能以<7.5mg/d 为宜。大量研究提示，在此剂量下患者因激素引起的不良反应的发生率明显低于 7.5mg/d 者。

六、免疫及生物学治疗

多年以来，传统的类风湿关节炎的治疗是利用非甾类抗炎药、改变病情药物及免疫抑制剂以控制疾病的发展。尽管药物的合理应用已使类风湿关节炎的预后大为改善，但是，这些治疗并非针对类风湿关节炎的发病及类风湿关节炎免疫损伤的起始环节，而只是抑制免疫反应引起的继发病变（如非甾类抗炎药及改变病情药），或普遍抑制免疫细胞的功能（如免疫抑制剂）。因此，上述传统的类风湿关节炎治疗方法不能在发病的最早期抑制类风湿关节炎的发生及病变进展。免疫及生物治疗是针对类风湿关节炎的发病及致使病变进展的主要环节，这些治疗包括：①T 细胞表面分子、HLA 分子、黏附因子及细胞因子等的靶分子免疫治疗；②以去除血浆中异常免疫球蛋白及免疫复合物为主要目的血浆置换及免疫吸附；③以免疫重建为主的外周血干细胞移植。

第三章 强直性脊柱炎

第一节 流行病学

强直性脊柱炎（ankylosing spondylitis，AS）是一种古老的疾病，早在古埃及即有关于本病的描述。1691 年有了关于 AS 的正式病历记录，但它一直被认为是类风湿关节炎的变异而被称为"类风湿关节炎，中枢型"或"类风湿脊柱炎"。直到 1973 年人们发现了 AS 与 HLA-B27 相关，之后随着对 AS 认识的不断加深，使得 AS 从类风湿关节炎中分离出，属于脊柱关节炎的范畴。目前一般认为女性 AS 发病率较男性低，男女之比为（2~3）：1，女性外周关节受累、颈椎和上背部疼痛更为多见，临床症状较轻，预后良好。脊柱关节炎（Spondyloarthritis）是一组有着共同临床特征的疾病，既往称为脊柱关节病或血清阴性脊柱关节病，包括 AS、反应性关节炎、银屑病关节炎、炎性肠病性关节炎、幼年脊柱关节病以及未分化型脊柱关节病。该组疾病 HLA-B27 基因阳性率高，有家族聚集现象，累及中轴及以下肢为主的关节，有肌腱端炎及一些特征性的关节外表现。这一组疾病都可能逐渐发展为 AS。

强直性脊柱炎在各国的患病率不尽相同。美国的调查报告为 0.13%~0.22%。日本本土人为 0.05%~0.20%。显然日本人患强直性脊柱炎者比美国人少。近年来，我国在南方和北方对强直性脊柱炎患病率的流行病学调查结果为 0.26%。已经证实，强直性脊柱炎的发病和 HLA-B27 密切相关，并有家族发病倾向。正常人群的 HLA-B27 阳性率因种族和地区不同差异很大，如欧洲的白种人为 4%~13%，美国的黑人为 2%~4%，我国为 2%~7%。与以上资料形成鲜明对比的是，强直性脊柱炎患者的 HLA-B27 阳性率在美国黑人为 57%，在我国患者达 91%。另有资料显示强直性脊柱炎的患病率在普通人群约为 0.1%，在强直性脊柱炎患者的家系中可达 4%，而在 HLA-B27 阳性的强直性脊柱炎患者的一级亲属中高达 11%~25%。解放军总医院对 4 例强直性脊柱炎和 1 例赖特综合征的 5 个典型家系调查也发现，患者的一级亲属中，HLA-B27 阳性者占 50.9%，其发生强直性脊柱炎和其他脊柱关节病者占 39.6%。但是，据报告，白种人 HLA-B27 阳性者中仅 1%~7%发生强直性脊柱炎。在柏林和挪威 HLA-B27 阳性供血者中，强直性脊柱炎的患病率分别为 6.4%和 6.3%。以上资料说明，HLA-B27 阳件者或有强直性脊柱炎家族史者，患强直性脊住炎的可能件和危险性明显增加。反之，大约 80%HLA-B27 阳性者并不发生强直性脊柱炎，大约 10%

的强直性脊柱炎患者为 HLA－B27 阴性。因此，不能认为 HLA－B27 阳性者必定会发生强直性脊柱炎，而 HLA－B27 阴性者必定不会发生强直性脊柱炎，更不能认为 HLA－B27 阳性就是强直性脊住炎。

第二节　临床表现和诊断

一、临床表现

1. 发病特点

本病好发于 10~40 岁，平均发病年龄为 25 岁。男性较女性多见，男女发病率之比为（2~3）：1。有阳性 AS 家族史者发病率更高，起病隐匿。患者逐渐出现臀髋部或腰背部疼痛和/或发僵，尤以卧久（夜间）或坐久时明显，翻身困难，晨起或久坐起立时腰部发僵明显，但活动后减轻。有的患者感臀髋部剧痛，偶尔向周边放射。疾病早期疼痛多在一侧呈间断性，数月后疼痛多在双侧呈持续性。随病情进展病变由骶髂关节向腰椎、胸颈椎发展，则出现相应部位疼痛、活动受限或脊柱畸形。据报道，我国患者中大约 45％的患者是从外周关节炎开始发病。

2. 关节表现

24％~75％的 AS 患者在病初或病程中出现外周关节病变，以膝关节、髋关节、踝关节和肩关节居多，肘及手和足小关节偶有受累。非对称性、少数关节或单关节，及下肢大关节的关节炎为本病外周关节炎的特征。我国患者除髋关节外，膝和其他关节的关节炎或关节痛多为暂时性，极少或几乎不引起关节破坏和残疾。髋关节受累占 38％~66％，表现为局部疼痛，活动受限，屈曲挛缩及关节强直，其中大多数为双侧，而且94％的髋部症状起于发病后头 5 年内。发病年龄小，以外周关节起病者易发生髋关节病变。

3. 关节外表现

本病的全身表现一般不重，少数重症者有发热、疲倦、消瘦、贫血或其他器官受累。跖底筋膜炎、跟腱炎和其他部位的肌腱末端病在本病常见。1/4 的患者在病程中发生眼色素膜炎，单侧或双侧交替，一般可自行缓解，反复发作可致视力障碍。神经系统症状来自压迫性脊神经炎或坐骨神经痛、椎骨骨折或不全脱位以及马尾综合征，后者可引起阳萎、夜间尿失禁、膀胱和直肠感觉迟钝、踝反射消失。极少数患者出现肺上叶纤维化。有时伴有空洞形成而被认为结核，也可因并发霉菌感染而使病情加剧。因主动脉根部局灶性中层坏死可引起主动脉环状扩张以及主动脉瓣膜尖缩短变厚，从而导致的主动脉瓣关闭不全及传导障碍见于 3.5％~10％的患者。强直性脊柱炎可并发 IgA 肾病和淀粉样变性。

本病常累及青壮年，患者往往都处于学习、工作的重要阶段，如果没得到恰当的治疗，造成学习、工作能力下降，甚至残疾，对于患者会造成较大影响。本病在临床上表现的轻重程度差异较大，有的患者病情反复持续进展，1～2年内就可以出现明显的脊柱强直以及驼背变形等，更有个别髋关节受累严重者会导致长期卧床；而有的患者亦可长期处于相对静止状态，可以正常工作和生活。但是，发病年龄较小，髋关节受累较早，反复发作虹膜睫状体炎和继发性淀粉样变性，诊断延迟，治疗不及时和不合理，以及不坚持长期功能锻炼者预后差。

二、辅助检查

1. 实验室检查

血小板升高、贫血、血沉增快和C-反应蛋白升高都可能是AS病情活动导致，不过尚有一部分AS患者临床上腰背痛等症状较明显但上述指标正常。AS类风湿因子一般为阴性，免疫球蛋白可轻度升高。HLA-B27基因对于诊断AS起一定辅助作用，我国AS患者的HLA-B27的阳性率为90%左右，而我国正常人群的HLA-B27阳性率为6%～8%，大约80%的HLA-B27阳性者并不发生AS，大约10%的AS患者为HLA-B27阴性。

2. X线

骶髂关节软骨下骨缘模糊，骨质糜烂，关节间隙模糊，骨密度增高及关节融合。通常按X线片骶髂关节炎的病变程度分为5级：0级为正常；Ⅰ级可疑；Ⅱ级有轻度骶髂关节炎；Ⅲ级有中度骶髂关节炎；Ⅳ级为关节融合强直。脊柱的X线表现有椎体骨质疏松和方形变，椎小关节模糊，椎旁韧带钙化以及骨桥形成。晚期广泛而严重的骨化性骨桥表现称为"竹节样脊柱"。耻骨联合、坐骨结节和肌腱附着点（如跟骨）的骨质糜烂，伴邻近骨质的反应性硬化及绒毛状改变，可出现新骨形成。

3. 骶髂关节CT

骶髂关节密度增高，关节间隙模糊，骨质轻度糜烂，明显破坏及关节融合。

4. 骶髂关节MRI

软骨下脂肪堆积；骨髓水肿；软骨不规则增粗、扭曲，软骨表面不规则、碎裂，骨侵蚀。

5. 超声影像学

超声影像学适于肌腱受累、肌腱端炎、滑膜炎、滑囊炎、囊肿及关节面软骨和软骨下骨的糜烂、侵蚀等病变的诊断。经超声引导下经皮穿刺引流术及药物注射等治疗性检查，尤其适用于处于深部的髋关节，或者是结构复杂及局部血流丰富的关节。

三、诊断和诊断标准

近年来有不同标准，但现仍沿用1966年纽约标准，或1984年修订的纽约标准。但是，对一些暂时不符合上述标准者，可参考欧洲脊柱关节病初步诊断标准，符合者也可列入此类进行诊断和治疗，并随访观察。

1. 诊断标准

(1) 纽约标准 (1966 年)

有 X 线片证实的双侧或单侧骶髂关节炎（按前述 0～Ⅳ级分级），并分别附加以下临床表现的 1 条或 2 条，即：①腰椎在前屈、侧屈和后伸的 3 个方向运动均受限；②腰背痛史或现有症状；③胸廓扩展范围小于 2.5 cm。根据以上几点，诊断肯定的强直性脊柱炎要求有：X 线片证实的Ⅲ～Ⅳ级双侧骶髂关节炎，并附加上述临床表现中的至少 1 条；或者 X 线证实的Ⅲ～Ⅳ级单侧骶髂关节炎或Ⅱ级双侧骶髂关节炎，并分别附加上述临床表现的 1 条或 2 条。

(2) 修订的纽约标准 (1984 年)

修订的纽约标准 (1984 年)：①下腰背痛的病程至少持续 3 个月，疼痛随活动改善，但休息不减轻；②腰椎在前后和侧屈方向活动受限；③胸廓扩展范围小于同年龄和性别的正常值；④双侧骶髂关节炎Ⅱ～Ⅳ级，或单侧骶髂关节炎Ⅲ～Ⅳ级。如果患者具备④并分别附加①～③条中的任何 1 条可确诊为强直性脊柱炎。

(3) 欧洲脊柱关节病研究组标准

欧洲脊柱关节病研究组标准：炎性脊柱痛或非对称性以下肢关节为主的滑膜炎，并附加以下项目中的任何一项：①阳性家族史；②银屑病；③炎性肠病；④关节炎前 1 个月内的尿道炎、宫颈炎或急性腹泻；⑤双侧臀部交替疼痛；⑥肌腱末端病；⑦骶髂关节炎。

2. 鉴别诊断

(1) 非特异性腰背痛

大多数腰背痛都是此类患者，该类疾病包括：腰肌劳损、腰肌痉挛、脊柱骨关节炎、寒冷刺激性腰痛等，此类腰痛类疾病没有 AS 的炎性腰背痛特征，进行骶髂关节 X 线或 CT 检查以及行红细胞沉降率、C-反应蛋白等相关化验容易鉴别。

(2) 臀肌肌筋膜炎

本病常出现单侧臀上部疼痛，需要和 AS 进行鉴别。但该病疼痛程度不重，一般不引起行动困难，无卧久加重的特点，炎性指标均正常，骶髂关节不会出现病变。

(3) 腰椎椎间盘脱出

椎间盘脱出是引起炎性腰背痛的常见原因之一。该病限于脊柱，无疲劳感、消瘦、发热等全身表现，所有实验室检查包括血沉均正常。它和 AS 的主要区别可通过 CT、MRI 或椎管造影检查得到确诊。

(4) 髂骨致密性骨炎

本病多见于青年女性，其主要表现为慢性腰骶部疼痛和发僵。临床检查除腰部肌肉紧张外无其他异常。诊断主要依靠 X 线前后位平片，其典型表现为在髂骨沿骶髂关节之中下 2/3 部位有明显的骨硬化区，呈三角形者尖端向上，密度均匀，不侵犯骶髂关节面，无关节狭窄或糜烂，故不同于 AS。该病无明显坐久、卧久疼痛的特点，且接受非甾体类抗炎药治疗时不如 AS 那样疗效明显也是两种疾病的鉴别点。对于一些女性 AS 早期的患者，和本病较难鉴别，骶髂关节 MRI 检查可能有一定帮助，但仍需综合临床情况判断，对于较难鉴别的患者建议随访观察。

（5）类风湿关节炎

在 AS 早期，单纯以外周关节炎表现为主时特别需要与类风湿关节炎进行鉴别。①AS 在男性多发而类风湿关节炎女性居多。②AS 无一例外有骶髂关节受累，类风湿关节炎则很少有骶髂关节病变。③AS 为全脊柱自下而上地受累，而类风湿关节炎只侵犯颈椎。④外周关节炎在 AS 为少数关节、非对称性，且以下肢关节为主，并常伴有肌腱端炎；在类风湿关节炎则为多关节、对称性和四肢大小关节均可发病。⑤AS 无类风湿关节炎可见的类风湿结节。⑥AS 的类风湿因子阴性，而类风湿关节炎的阳性率占 60%～95%。⑦AS 以 HLA-B27 阳性居多，而类风湿关节炎则与 HLA-DR4 相关。

（6）痛风

部分本病患者下肢关节炎发作持续时间较长，且有时发病期血尿酸不出现升高，此时往往需要与 AS 引起的外周关节炎进行鉴别。此时需综合两种疾病的临床特点仔细鉴别。

（7）弥漫性特发性骨肥厚（DISH）

弥漫性特发性骨肥厚（DISH）又称强直性骨肥厚，或 Forestier 病。该病发病多在 50 岁以上男性，是一种非炎症性疾病，常有脊椎痛、僵硬感以及逐渐加重的脊柱运动受限。其临床表现和 X 线所见常与 AS 相似。但是，该病 X 线可见韧带钙化，常累及颈椎和低位胸椎，经常可见连接至少 4 节椎体前外侧的流注形钙化与骨化，而骶髂关节和脊椎骨突关节无侵蚀，晨起僵硬感不加重，血沉正常及 HLA-B27 阴性。根据以上特点可将该病和 AS 进行区别。

（8）代谢性骨病

甲状旁腺机能亢进、钙磷代谢异常等代谢性骨病常出现脊柱疼痛变形、身高变矮、髋关节疼痛等表现，影像学可以见到骨质明显疏松或硬化，但骶髂关节面没有模糊、破坏。一些特征性的化验检查，如血尿钙、磷离子、血清碱性磷酸酶、甲状旁腺素等异常可与 AS 鉴别。

四、治疗

AS 尚无根治方法，但是患者如能及时诊断及合理治疗，可以控制症状并改善预后。应通过非药物、药物和手术等综合治疗，缓解疼痛和发僵，控制或减轻炎症，保持良好的姿势，防止脊柱或关节变形，以及必要时矫正畸形关节，以达到改善和提高患者生活质量的目的。

1. 非药物治疗

（1）对患者及其家属进行疾病知识的教育是整个治疗计划中不可缺少的一部分，有助于患者主动参与治疗并与医师的合作。长期计划还应包括患者的社会心理和康复的需要。

（2）劝导患者要谨慎而不间断地进行体育锻炼，以取得和维持脊柱关节的最好位置，增强椎旁肌肉和增加肺活量，其重要性不亚于药物治疗。

（3）站立时应尽量保持挺胸、收腹和双眼平视前方的姿势。坐位也应保持胸部直立。应睡硬板床，多取仰卧位，避免促进屈曲畸形的体位。枕头要矮，一旦出现上胸或颈椎受累应停用枕头。

（4）减少或避免引起持续性疼痛的体力活动。定期测量身高。保持身高记录是防止不易发现的早期脊柱弯曲的一个好措施。

（5）炎性关节或其他软组织的疼痛选择必要的物理治疗。

2. 药物治疗

（1）非甾体抗炎药

这一类药物可迅速改善患者腰髋背部疼痛和发僵，减轻关节肿胀和疼痛及增加活动范围，无论早期或晚期 AS 患者的症状治疗都是首选的。非甾体抗炎药种类繁多，但对 AS 的疗效大致相当。可选用的药物有：吲哚美辛栓剂 50mg 或 100 mg，塞入肛门内，每日 1～2 次；阿西美辛 90mg，每日 1 次；双氯芬酸钠通常每日总剂量为 75～150mg；塞来昔布 200mg，每日 2 次；洛索洛芬钠 60mg 每日 3 次；美洛昔康 15mg，每日 1 次。因为 AS 大多夜间疼痛明显，因此睡前应用上述药物效果最为理想。此类药物的不良反应中最常见的是胃肠不适，少数可引起溃疡，而栓剂是通过直肠吸收，可以减少胃肠的副作用，塞来昔布对胃肠的副作用亦较小。其他较少见的有头痛、头晕，肝、肾损伤，血细胞减少，水肿，高血压及过敏反应等。医师应针对每例患者的具体情况选用一种抗炎药物。同时使用 2 种或 2 种以上的抗炎药不仅不会增加疗效，反而会增加药物不良反应，甚至带来严重后果。抗炎药物通常需要使用 2 个月左右，待症状完全控制后减少剂量，以最小有效量巩固一段时间，再考虑停药，过快停药容易引起症状反复，如一种药物治疗 2～4 周疗效不明显，应改用其他不同类别的抗炎药，在用药过程中应始终注意监测药物不良反应并及时调整。不应把本类药物简单理解为止痛药物而忽视其应用，本类药物具有抗炎作用而非单纯止痛，特别是近年发现长期持续应用本类药物可能会延缓疾病的进展更说明了该类药物治疗 AS 的重要性，因此，目前主张 AS 患者只要是出现腰髋背部疼痛就应不迟疑地应用此类药物，不应为防止出现副作用而忍受疼痛，否则长期疼痛、僵硬很容易逐渐出现脊柱僵直、驼背等畸形。

（2）柳氮磺吡啶

该药可改善 AS 的关节疼痛、肿胀和发僵，并可降低血清 IgA 水平及其他实验室活动性指标，特别适用于改善 AS 患者的外周关节炎，并对本病并发的前色素膜炎有预防复发和减轻病变的作用。至今，该药对 AS 的中轴关节病变的治疗作用及改善疾病预后的作用均缺乏证据。通常推荐用量为每日 2.0g，分 2～3 次口服。本品起效较慢，通常在用药后 4～6 周。为了增加患者的耐受性，一般以 0.25g，每日 3 次开始，以后每周递增 0.25g，直至 1.0g，每日 2 次，或根据病情，或患者对治疗的反应调整剂量和疗程，维持 1～3 年。为了弥补柳氮磺吡啶起效较慢及抗炎作用欠强的缺点，通常选用一种起效快的非甾体抗炎药与其并用。本品的不良反应包括消化系症状、皮疹、血细胞减少、头痛、头晕以及男性精子减少及形态异常（停药可恢复）。磺胺过敏者禁用。

（3）甲氨蝶呤

活动性 AS 患者经柳氮磺吡啶和非甾类抗炎药治疗无效时，可采用甲氨蝶呤。但经对比观察发现，本品仅对外周关节炎、腰背痛、发僵及虹膜炎等表现，以及 ESR 和

CRP 水平有改善作用，而对中轴关节的放射线病变无改善证据。通常以甲氨蝶呤 7.5～15 mg，个别重症者可酌情增加剂量，口服或注射，每周 1 次，疗程 0.5～3 年不等。同时，可并用 1 种非甾类抗炎药。尽管小剂量甲氨蝶呤有不良反应较少的优点，但其不良反应仍是治疗中必须注意的问题。这些包括胃肠不适、肝损伤、肺间质炎症和纤维化、血细胞减少、脱发、头痛及头晕等，故在用药前后应定期复查血常规、肝功能及其他有关项目。

（4）来氟米特

本药对 AS 的外周关节炎疗效较佳，有个别报道亦能减轻骶髂关节炎症的进展，该药在临床上主要用于 AS 的脊柱外表现的治疗。该药通常以 10mg/d 剂量应用，病情较重者可加至 20mg/d。该药的最常见副作用是肝功能损害，建议应用该药期间同时并用护肝药物，且用药初期应每 2～4 周查肝功能，以后每 3～6 个月复查 1 次。食欲减退、瘙痒性皮疹（常于用药较长一段时间出现）、体重下降等亦可在该药治疗过程中出现。

（5）糖皮质激素

临床上常简称为"激素"。少数病例即使用大剂量抗炎药也不能控制症状时，甲泼尼龙冲击治疗，连续 3 天，可暂时缓解疼痛。对其他治疗不能控制的下背痛，在 CT 指导下行糖皮质激素骶髂关节注射，部分患者可改善症状，疗效可持续 3 个月左右。本病伴发的长期单关节积液，可行长效皮质激素关节腔注射。重复注射应间隔 3～4 周，一般不超过 2～3 次。糖皮质激素口服治疗不仅不能阻止本病的发展，还会因长期治疗带来不良反应。

（6）生物制剂。

所谓生物制剂即选择性地以参与免疫反应或炎症过程的分子或受体为靶目标的单克隆抗体或天然抑制分子的重组产物。生物制剂针对风湿病的发病机制，比传统免疫抑制治疗更具特异性，从理论上讲，有可能从根本上控制疾病的进展，而不对正常的抗感染免疫产生影响。该类药物的出现使 AS 等风湿性疾病的治疗进入到一个崭新的阶段。越来越多的证据以及临床实践证实抗肿瘤坏死因子（TNF）－α 类生物制剂对 AS 以及脊柱关节炎具有很好的疗效，且发现该类药物对 AS 及脊柱关节炎的疗效要优于对类风湿关节炎的疗效。目前，国内已经上市了三种类型的抗 TNF－α 生物制剂。①依那西普（Etanercept）：是将编码人 TNF－α75 受体可溶性部分的 DNA 与编码人 IgG1Fc 段分子的 DNA 连接后在哺乳动物细胞系表达的融合蛋白，它能可逆性地与 TNF－α 结合，竞争性抑制 TNF－α 与 TNF 受体位点的结合。推荐用法：25mg，皮下注射，每周 2 次；或 50mg，皮下注射，每周 1 次，两种用法对 AS 的疗效相近。笔者经过临床对照研究尚发现，关节腔内注射 25mg 可有效缓解 AS 和类风湿关节炎等疾病的外周关节炎症状，起效迅速，疗效持续时间较长，且无明显局部不良反应。②英夫利西单抗（Infliximab）：是人/鼠嵌合的抗 TNF－α 特异性 IgG1 单克隆抗体。其治疗 AS 的推荐用法为：5 mg/kg，静脉滴注，首次注射后于第 2、6 周重复注射相同剂量，此后每隔 6 周注射相同剂量。③阿达木单抗（Adalimumab）：是一个全人源化的抗 TNF－α 特异性 IgG1 单克隆抗体。推荐用法为皮下注射 40mg，每 2 周 1 次。

上述三种抗 TNF－α 生物制剂均有起效快（几小时到 24 小时），疗效好的特点。大多数患者的病情可迅速获得显著改善，如晨僵、腰背痛、外周关节炎、肌腱末端炎、扩胸度、ESR 和 CRP 等，应用一段时间后，患者的身体功能及健康相关生活质量明显提高，特别是可使一些新近出现的脊柱活动功能障碍得到恢复。抗 TNF-α 生物制剂自从 20 世纪末开始应用于治疗 AS 以来，其卓越的疗效获得广泛认可。特别是对于主要以中轴受累的活动性 AS 患者，一般药物往往治疗效果不佳，本类药物更是治疗的较好选择。前述药物的推荐用法都是 AS 病情活动期的足量用法，在足量使用该类制剂 2~3 个月病情得到控制后，可以逐渐拉长用药间隔时间，同时并用其他类型药物，很多患者的病情不会出现明显复发。笔者在临床上发现，一些患者连续几年每 2~4 周注射 25mg 依那西普，同时使用一些非甾体抗炎药物，病情可得到有效控制。诚然，本类药物价格偏高，目前在国内绝大部分地区尚未进入医疗保险报销范围，限制了其在国内的广泛应用，然而，对于国产制剂足量使用 2 个月后拉长用药间隔时间使用，相当多的患者尚可负担其费用。抗 TNF-α 生物制剂共同的一个主要缺点是可降低人体对结核菌的抵抗力，因此在准备使用前必须对患者进行有关结核感染的筛查，包括：询问是否有结核病史、肺部影像学检查和结核菌素纯蛋白衍化物试验（PPD 试验），有条件者可进行 TB-ELISPOT 检查。对于有结核病史、肺部发现结核陈旧灶的患者应禁用抗 TNF-α 类生物制剂；对于单纯 PPD 试验反应为强阳性的患者应暂时避免使用，可经抗结核药物治疗一段时间使对 PPD 试验反应减弱后，与抗结核药物合并使用；对于单纯 PPD 试验反应为（++）的患者应慎重使用本类药物，必要时并用抗结核药物。在使用本类药物治疗期间应避免和活动性结核病患者密切接触。但总体来说，生物制剂还是比较安全的，其安全性与传统的病情改善类抗风湿药物相似，具有良好的临床应用前景。

3. 外科治疗

髋关节受累引起的关节间隙狭窄、强直和畸形是本病致残的主要原因。对于髋关节间隙出现明显狭窄或股骨头坏死变形的患者，为了改善患者的关节功能和生活质量，可考虑行人工全髋关节置换术。

第四章　赖特综合征

第一节　流行病学

赖特综合征（Reiter's Syndrome）是以关节炎、尿道炎和结膜炎三联征为临床特征的一种特殊临床类型的反应性关节炎，常表现为突发性急性关节炎并且伴有独特的关节外皮肤黏膜症状。最早的相关记载是 Reiter 于 1916 年描述一个骑兵军官出现了关节炎、非淋球菌性尿道炎和结膜炎三联征，并伴有腹泻血便，随后由 Bauer 和 Engleman 在 1942 年将上述三联征概括正式命名为赖特综合征。目前认为本病有两种形式：性传播和痢疾型。前者主要见于 20~40 岁年轻男性，大多数情况下是生殖器被沙眼衣原体感染。赖特综合征女性、儿童和老年人少见，他们通常在肠道细菌感染后获得痢疾型，其中主要是志贺菌属、沙门菌属、耶尔森菌属以及弯曲杆菌属。赖特综合征的发病与感染、遗传标记（HLA-B27）和免疫失调有关。滑膜的病理改变为非特异性炎症。本病多见于青年男性，国外的发病率在 0.06%~1% 不等，国内尚无这方面的统计数据报道。

第二节　临床表现和诊断

一、临床表现

（一）全身症状

全身症状常突出，如在感染后数周出现低度热（个别患者可有高热）、体重下降和严重的倦怠无力。

（二）关节症状

典型的关节炎多在前驱尿道炎或腹泻后 1~6 周内出现。关节僵硬、肌痛和下腰痛是疾病早期突出的症状。受累关节一般不对称，少或多发性，通常发生在下肢大关节和跖趾关节。关节炎可能表现轻微或严重。可能出现背痛，多见于病重患者。背部不适常放射到臀部和大腿，在卧床休息和不活动时加重。小关节非对称受累是典型的发病方式，膝、踝、足和腕关节是最常受累的关节。许多关节仅有轻微肿胀而无压痛、僵硬和活动受限。病变早期膝关节可以明显肿胀伴明显关节腔积液，甚至导致腘窝囊肿破裂。局部肌腱端病是赖特综合征独特的关节病变（如跖筋膜炎，指骨膜炎，跟腱炎）。炎症通常发生在肌腱附着于骨的部位（附着点炎）而不是滑膜（但可伴有滑膜炎）。在手指足趾则表现为整个指/趾肿胀（腊肠指/趾）。

（三）泌尿生殖道表现

典型患者是在性接触或痢疾后 7～14 日发生无菌性尿道炎。在男性病人可以为尿频和尿道烧灼感，阴茎检查发现尿道口发红和水肿，可见清亮的黏液样分泌物，也可以出现自发缓解的出血性膀胱炎或前列腺炎。不伴尿道炎的无症状性膀胱炎和宫颈炎或症状很轻微（少量阴道分泌物或排尿困难），可以是女性患者泌尿生殖系受累的唯一表现。以致诊断困难输卵管炎和外阴阴道炎也有报道。阴茎和皮肤是赖特综合征具有诊断意义的两个特征性病变部位。阴茎龟头和尿道口的浅小无痛性溃疡称为旋涡状龟头炎。

（四）皮肤黏膜表现

溢脓性皮肤角化症为病变皮肤的过度角化，病变开始为红斑基底上清亮的小水泡，然后发展成斑点，丘疹并形成角化小结节，病变常发生在足的一端，也可累及掌、跖和指甲周围、阴囊、阴茎、躯干和头皮。疾病早期可出现一过性口腔浅表溃疡，开始表现为水泡，逐渐发展成浅小有时是融合的溃疡，多为无痛性，可能不引起患者注意，此表现也可见于舌阴茎龟头。

（五）眼部表现

40％的患者有明显的单侧非感染性结膜炎，最常发生在疾病早期，而且是一过性的。更明显的眼部病变是眼色素膜炎，常为急性，单侧受累，但往往侵犯另一只眼。炎症累及前色素膜，而脉络膜和视网膜不受累。前房积脓、角膜炎、角膜溃疡、视神经炎和眼内出血等并发症罕见。

（六）其他表现

除上述症状外，还可以出现心脏受累（包括瓣膜病变和传导异常），并可有肾脏病变、颅神经和周围神经病、血栓性静脉炎等少见并发症。

初次发病通常症状在 3～4 个月内消退，但有 50％患者其关节炎和/或其他症状可短时复发过程中，可发生关节畸型和强直以及骶髂关节炎和/或脊椎炎。

二、实验室检查

（一）病原体培养

可行尿道拭子培养，有条件时可取宫颈刷洗细胞行直接荧光抗体和酶联免疫试验。当肠道症状不明显或较轻微时，大便培养对确定诱发疾病的微生物感染有帮助，能为可疑的反应性关节炎提供诊断依据。但需指出，大部分患者就诊时感染已发生在数周前，病原体的培养往往呈阴性。

（二）炎症指标

急性期可有白细胞增高，血沉增快，CRP 升高很常见，但随疾病缓解可缓慢恢复正常。慢性患者可出现轻度正细胞性贫血。抗核抗体和类风湿因子多阴性。和其它急性时相蛋白一样，补体 C3、C4 可以增高。

（三）滑液与滑膜检查

有轻至重度炎性改变，且可出现大巨噬细胞，内含核尘和整个白细胞的空泡，有时称之为赖特细胞，但它对赖特综合征无特异性。滑膜活检显示为非特异性炎症改变，但通常比类风湿关节炎有更多的嗜中性粒细胞浸润。最近已成功采用免疫组化、PCR 或分子杂交技术在滑膜和滑液里鉴定出感染因子抗原。

（四）HLA－B27 检测

越来越多的证据提示 HLA－B27 抗原与中轴关节病、心脏炎和眼色素膜炎相关，因此，该抗原阳性有助于本病的诊断。

三、放射学检查

应在诊断开始照骶髂关节及受累关节和脊椎的 X 线相。10％的患者在疾病早期出现骶髂关节炎。慢性赖特综合征患者最终约有 70％出现单侧（早期）或双侧（晚期）骶髂关节异常。非对称性椎旁"逗号样"骨化是赖特综合征和银屑病关节炎独特的影像学发现，多累及下 3 个胸椎和上 3 个腰椎。椎体方形变不常见。受累关节的软组织肿胀明显，但即使在慢性患者其骨密度也多正常。关节间隙狭窄常见于足小关节，伴独特的边缘和绒毛状周围骨炎。线形骨周围炎沿着掌指、跖趾和指趾体部出现，沿着肌腱附着于骨的部位，如跟骨、坐骨结节和股骨大转子等处可见到边界不清的骨刺。

四、诊断和鉴别诊断

（一）诊断要点

赖特综合征是一种特殊类型的反应性关节炎，具备典型的急性关节炎、非淋球菌性尿道炎和结膜炎三联征者确诊并不困难，但由于各种表现可在不同时期出现，所以诊断有时需要数月时间。淋病双球菌培养阳性且青霉素迅速奏效可鉴别急性淋病性关节炎与性生活不检点的年轻患者的赖特综合征。发展慢性赖特综合征患者，其关节炎和/或皮损的表现类似银屑病性关节炎、强直性脊柱炎和白塞病。对不具备典型三联征者目前国内外多沿用 1996 年 Kingsley 与 Sieper 提出的反应性关节炎的分类标准：

（1）典型外周关节炎：下肢为主的非对称性单关节炎。

（2）前驱感染的证据。

（3）如果 4 周前有临床典型的腹泻或尿道炎，实验室证据可有可无。

（4）如果缺乏感染的临床证据，必须有感染的实验室证据。

（5）排除引起单关节炎的其他原因，如脊柱关节病、感染性关节炎、莱姆病及链球菌反应性关节炎。

（二）鉴别诊断

赖特综合征需同多种风湿性疾病，如急性风湿热、痛风性关节炎和脊柱关节病的其他类型（银屑病关节炎、强直性脊柱炎、肠病性关节炎等）相鉴别。但最重要的是排除细菌性关节炎。

（1）细菌性关节炎：多为单关节炎，急性发病，常伴有高热、乏力等感染中毒症状，关节局部多有比较明显的红、肿、热、痛的炎症表现，滑液有重度炎性改变，白细胞计数常大于 50000 个/ml，中性粒细胞多在 75％以上。滑液培养可以发现致病菌。

（2）急性风湿热：本病属于广义反应性关节炎的范畴，患者多为医疗条件较差地区的青少年，发病比较急，起病前 2～3 周多有链球菌感染史，临床上常有咽痛、发热和四肢大关节为主的游走性关节炎，关节肿痛消退后不遗留骨侵蚀和关节畸形，患者还常同时伴发心脏炎，检查外周血白细胞增高，抗链"O"升高。

（3）痛风性关节炎：多发于中老年男性，最初表现为反复发作的急性关节炎，最常累及足第一跖趾关节和跗骨关节，表现为关节红、肿和剧烈疼痛，血清中血尿酸升高，滑液中有尿酸结晶。

（4）银屑病关节炎：本病好发于中年人，起病多较缓慢，赖特综合征主要与其五种临床类型中非对称性少关节炎型相鉴别。此型常累及近端指（趾）间关节、掌指关节、跖趾关节及膝和腕关节等四肢大小关节，少数可以遗留关节残毁。银屑病关节炎患者常有银屑病皮肤和指（趾）甲病变。

（5）强直性脊柱炎：本病好发于青年男性，主要侵犯脊柱，但也可以累及外周关节，在病程的某一阶段甚至可以出现类似赖特综合征的急性非对称性少关节炎，但患者常同时有典型的炎性下腰痛和X线相证实的骶髂关节炎。

（6）肠病性关节炎：本病除可以具有类似赖特综合征的急性非对称性少关节炎外，还伴有明显的胃肠症状，如反复腹痛、脓血便、里急后重等。纤维结肠镜检查可以明确克罗恩病或溃疡性结肠炎的诊断。

（7）白塞病：本病基本病变为血管炎，全身大小动静脉均可受累。有反复口腔黏膜、生殖器溃疡并伴眼炎。虽可有关节病、关节炎，但通常较轻。本病有较为特异的皮肤损害，如针刺反应、结节红斑等，可有动脉栓塞和静脉血栓形成。

播散性淋球菌感染均能出现腱鞘炎、尿道炎、结膜炎和皮炎，反映潜在的克罗恩病或溃疡性结肠炎的结肠炎性关节病可表现为腹泻后关节炎和征象，可能需要行肠镜和X线肠道检查以排除此种可能性。

五、治疗

赖特综合征尚无根治方法，但是患者如能及时诊断及合理治疗，可以控制症状并改善预后。应通过非药物、药物和手术等综合治疗，缓解疼痛和发僵，控制或减轻炎症，保持良好的姿势，防止脊柱或关节变形，以及矫正畸形关节，以达到改善患者生活质量的目的。

（一）一般治疗

口腔与生殖器黏膜溃疡多能自发缓解，无需治疗。卧床休息有时有用，但应避免上关节夹板以免引起纤维强直和肌萎缩。当最严重的症状缓解后，应尽早开始行关节功能锻炼。

（二）非甾类抗炎药

本类药物种类繁多，但疗效大致相当，可减轻关节肿胀和疼痛及增加活动范围，是早期或晚期患者症状治疗的首选。如患者年轻，又无胃肠、肝、肾及其他器官疾病或其他禁忌证，吲哚美辛因其价格便宜，镇痛效果好，可作为首选药物。治疗方法同类风湿关节炎，如吲哚美辛25mg，每日3次，饭后即服。但长期服用有明显胃肠道等不良反应。对夜间痛或晨僵显著者，睡前用吲哚美辛栓剂50mg或100mg，可获得明显改善。其他可选用的药物如阿西美辛、双氯芬酸、美洛昔康、萘丁美酮、塞来昔布、罗非昔布等。

（三）免疫抑制剂

当非甾类抗炎药不能控制关节炎时，可能需加用柳氮磺吡啶，为增加患者的耐受性，一般以0.25g，每日3次开始，以后每周递增0.25g，直至1.0g，每日2次，维持1~3年。剂量增至3.0g/d，疗效虽可增加，但不良反应也明显增多。本品起效较慢，通常在用药后4~6周。本品的不良反应包括消化系统症状、皮疹、血细胞减少、头痛、头晕以及男性精子减少及形态异常（停药可恢复）。

（四）皮质激素

对非甾类抗炎药不能缓解症状的个别患者可短期使用皮质激素，但口服治疗不能阻止本病的发展，还会因长期治疗带来不良反应。外用皮质激素和角质溶解剂对溢脓性皮肤角化症有用。关节内注射皮质激素可暂时缓解膝关节和其他关节的肿胀。对足底筋膜或跟腱滑囊引起的疼痛和压痛可局部注射皮质激素治疗，使踝关节早日活动以免跟腱变短和纤维强直。必须注意避免直接跟腱内注射，否则会引起跟腱断裂。

第五章 反应性关节炎

反应性关节炎 (Reactive arthritis, ReA) 指继身体其他部位发生感染后，在远处关节出现的一种无菌性炎性关节病，已知与风湿热与 A 组溶血性链球菌感染有关，赖特综合征常继发于志贺痢疾杆菌感染后，近 20 余年来发现，沙门菌、衣原体、细菌或病毒所引起的肠道或泌尿生殖系感染均可诱发反应性关节炎。因此，反应性关节炎一向通常用于描述肠道或泌尿生殖系感染后诱发的非化脓性关节炎，近年来，从文献上可见，反应性关节炎和赖特综合征似有等同或通用之势，但后者更具有典型的关节炎、结膜炎和尿道炎三联征，并可伴发口腔溃疡、溢脓性皮肤角化病、神经或心脏病变。本病有 2 种起病形式：性传播型和肠道型。前者主要见于 20~40 岁男性，因衣原体或支原体感染泌尿生殖系统后发生。后者男女发病率基本相等，肠道感染菌多为革兰阴性杆。鉴于反应性关节炎、强直性脊柱炎及其他一些疾病在临床和基础方面有一些重叠现象，故人们也将反应性关节炎列入血清阴性脊柱关节病类。

第一节 病因与发病机制

反应性关节炎的发病与感染、遗传标记 (HLA－B27) 和免疫失调有关。患者亲属中骶髂关节炎、强直性脊柱炎和银屑病发病数均高于正常人群。引起反应性关节炎的常见病原微生物包括肠道、泌尿生殖道、咽部及呼吸道感染菌群，甚至病毒、衣原体及原虫等。这些微生物大多数为革兰染色阴性，具有粘附黏膜表面侵入宿主细胞的特性。研究发现，许多反应性关节炎患者的滑膜和滑膜白细胞内可检测到沙眼衣原体的 DNA 和 RNA，及志贺杆菌的抗原成分。而衣原体热休克蛋白 (HSP)、耶尔森菌热休克蛋白－60 及其多肽片段均可诱导反应性关节炎患者 T 细胞增殖。这些发现提示，患者外周血中的 T 细胞可能受到上述细菌的抗原成分的诱导而导致发病。与此同时，近期大量研究证明乙型溶血性链球菌感染与反应性关节炎的发病也密切相关，乙型溶血性链球菌感染是反应性关节炎的另一个常见原因。Kocak 等将乙型溶血性链球菌感染后关节炎/关节痛，但不符合修订的 Jones 风湿热诊断标准者诊断为链球菌感染后反应性关节炎 (PSReA)。

反应性关节炎的发病还与 HLA－B27 有密切的相关性，肠道及泌尿生殖道感染引起的反应性关节炎多与易感基因 HLA－B27 有关，而链球菌、病毒、螺旋体导致的反应性关节炎一般无 HLA－B27 因素参与。其理论基础主要为 HLA－B27 通过分子模拟学说，即在关节炎患者中存在针对 HLA－B27 与细菌多肽复合物的免疫反应而致病。研究发现，克雷白肺炎杆菌与 HLA－B27 具有共同氨基酸序列，而且，这种序列并不仅限于致病菌。在体外，以致关节炎细菌感染 HLA－B27 靶细胞，从对该靶细胞特异的滑膜 T 细胞中已分离出 CD8T 细胞克隆。在反应性关节炎患者，用分枝杆菌热休克蛋白－65 基因，或从相对应的热休克蛋白序列得到的多肽转染 HLA－B27 细胞，在其血清中可发现针对该细胞的特异性抗体。这些研究提示，针对致关节炎细菌感染的细胞上表达的 HLA－B27，存在活跃的免疫反应。有趣的是，也存在一些未经体外细菌感染亦能与 HLA－B27 靶细胞反应的 CD8T 细胞。这些自主反应性淋巴细胞是自身免疫反应的潜在介质。

流行病学研究发现，反应性关节炎患者的 HLA－B27 阳性率达 65％～96％。HLA－B27 携带者发生反应性关节炎的机会增加 50 倍。但是，HLA－B27 基因既不是反应性关节炎的唯一致病原因，也不是其必需的条件，该基因阴性者同样罹患反应性关节炎。家系研究发现，感染痢疾的 HLA－B27 阳性家族成员中并未全部发生反应性关节炎，而出现反应性关节炎者也并非均为 HLA－B27 阳性。但 HLA－B27 阳性患者的临床症状明显重于该基因阴性者。而且，HLA－B27 阳性者易发展成慢性反应性关节炎。

第二节　临床表现与诊断

一、临床表现

（一）全身症状

全身症状常突出，一般在感染后数周出现发热、体质下降、严重的倦怠、无力和大汗。热型为中至高热。每日 1 或 2 个高峰。多不受退热药物影响。通常持续 10～40d，自行缓解。

（二）关节表现

首发症状以急性关节炎多见，典型的关节炎出现在尿道或肠道感染后 1～6 周。呈急性发病。多为单一或少关节炎，非对称性分布，呈现伴有关节周围炎症的腊肠样指（趾）。关节炎一般持续 1～3 个月，个别病例可长达半年以上。主要累及膝及踝等下肢大关节。肩、腕、肘、髋关节及手和足的小关节也可累及。受累关节发热、肿胀、剧痛和触痛。膝关节常有明显肿胀及大量积液，背部不适常放射到臀部和大腿。在卧床休息和不活动时加重。肌腱端病的典型表现是跟腱附着点炎。

（三）泌尿生殖系统表现

典型患者是在性接触或痢疾后 7～14d 发生无菌性尿道炎。男性患者，有尿频和尿道烧灼感。尿道口红肿，可见清亮的黏液样分泌物，也可以出现自发缓解的出血性膀胱炎或前列腺炎。旋涡状龟头炎为阴茎龟头和尿道口无痛的浅表性红斑溃疡，见于20%～40%的男性患者。龟头炎的发生与尿道炎的有无或轻重无关。龟头炎一般在几天或几周痊愈，极少数可持续几个月。女性患者可表现为无症状或症状轻微的膀胱炎和宫颈炎。有少量阴道分泌物或排尿困难。

（四）皮肤黏膜表现

超过 50% 的患者可出现皮肤黏膜症状。溢脓性皮肤角化症为病变皮肤的过度角化，见于 10%～30% 的患者。通常出现于足底和手掌，也可累及指甲周围、阴囊、阴茎、躯干和头皮。开始为红斑基底上清亮的小水疱，然后发展成斑疹、丘疹并形成角化小结节。这种皮损无论从临床表现还是从组织病理上都很难与脓疱性银屑病相鉴别。

（五）眼部症状

1/3 的 ReA 患者可出现结膜炎，通常症状较轻，常常在关节炎发作时出现，可以是单侧或双侧受累，伴有无菌性的分泌物。1～4 周多可自发缓解，但很容易复发。5% 的患者出现急性虹膜炎。

（六）心脏表现

心脏表现可以包括主动脉病变和传导异常。主动脉环和升主动脉是通常受累的部位，少数患者由于主动脉中层病变和主动脉根部扩张最终发生主动脉瓣关闭不全。

（七）其他

蛋白尿、镜下血尿或无菌性脓尿可见于大约 50% 的性传播型 ReA，并且常常是无症状的。肾小球肾炎和 IgA 肾病可见于少数患者，严重的系统性坏死性血管炎、血栓性浅表性静脉炎、紫癜、淀粉样变性、颅神经和周围神经病也是慢性病患者少见的并发症。

二、实验室检查

（一）病原体培养

有尿道炎症状者可作培养；有肠道症状时，大便培养对确定诱发疾病的微生物有帮助。

（二）炎症指标

急性期可有白细胞增高，红细胞沉降率（ESR）增快，C－反应蛋白（CRP）升高。慢性患者可出现轻度正细胞性贫血。补体水平可以增高。

（三）HLA—B27 检测

HLA—B27 阳性与中轴关节病、心脏炎、眼色素膜炎相关，因此，该项榆查对本病的诊断有辅助价值。同其他脊柱关节病一样，患者通常为类风湿因子（RF）阴性，抗核抗体阴性。

三、放射学检查

虽然放射学检查并非诊断的必要条件。但是对于患者的评价仍非常重要。在病程的早期，放射学的表现可以是完正常的或仅显示软组织的肿胀，当关节炎反复发作，约 20% 的患者可以出现放射学异常。最具特征性的受累部位包括小关节、跟骨、踝和膝关节，在中轴部位则包括骶髂关节、脊柱、耻骨联合和胸肋关节等。炎症部位非对称的骨化是具有诊断价值的放射学特征。肌腱附着点特别是在跟腱、足底肌腱和筋膜处可见骨膜反应和骨侵蚀。侵蚀性关节可累及足小关节，有 12% 的患者可出现足畸形。伴独特的边缘和绒毛状周围骨炎，沿着掌指、跖趾和指趾体部出现线形骨周围炎。10% 的患者在疾病早期即出现骶髂关节炎。慢性 ReA 患者最终约有 70% 出现单侧（早期）或双侧（晚期）骶髂关节异常。非对称性椎旁"逗号样"骨化是 ReA 独特的影像学发现，多累下 3 个胸椎和上 3 个腰椎，椎体方形变不常见。

四、诊断标准

ReA 是一种与特定部位感染相关的脊柱关节炎，因此诊断时需注意寻找泌尿生殖道或肠道前驱感染的证据，同时具备脊柱关节病常见的临床表现，如典型的外周关节炎为以下肢为主的非对称性寡关节炎，常有肌腱端炎、眼炎、炎性下腰痛、阳性家族史以及 HLA—B27 阳性等，有以上表现者诊断并不困难，但由于各种表现可在不同时期出现，所以诊断有时需要数月时间。发展为慢性 ReA 患者，其关节炎和（或）皮损的表现类似银屑病关节炎、强直性脊柱炎和白塞病。目前多沿用 1996 年 Kingsley 与 Sieper 提出的 ReA 的分类标准：

（1）外周关节炎：下肢为主的非对称性寡关节炎。

（2）前驱感染的证据：①如果 4 周前有临床典型的腹泻或尿道炎，则实验室证据可有可无；②如果缺乏感染的临床证据，必须有感染的实验室证据。

（3）排除引起单或寡关节炎的其他原因，如其他脊柱关节病、感染性关节炎、莱姆病及链球菌 ReA。

（4）HLA—B27 阳性，ReA 的关节外表现（如结膜炎、虹膜炎、皮肤、心脏与神经系统病变等）或典型脊柱关节病的临床表现（如炎性下腰痛、交替性臀区疼痛、肌腱端炎或虹膜炎）不是 ReA 确诊必须具备的条件。

五、鉴别诊断

ReA 需同多种风湿性疾病，如急性风湿热、痛风性关节炎和脊柱关节病的其他类型（银屑病关节炎、强直性脊柱炎、肠病性关节炎等）相鉴别。但最重要的是排除细菌性关节炎。

（一）细菌性关节炎

细菌性关节炎多为单关节炎，急性发病，常伴有高热、乏力等感染中毒症状。关节局部多有比较明显的红、肿、热、痛的炎症表现，滑液为重度炎性改变，白细胞计数常 $>50 \times 10^9/L$，中性粒细胞多在 0.75 以上。滑液培养可以发现致病菌。

（二）急性风湿热

本病属于广义 ReA 的范畴，患者多为医疗条件较差地区的青少年，发病较急，起病前 2~3 周多有链球菌感染史，临床上常有咽痛、发热和四肢大关节为主的游走性关节炎，关节肿痛消退后不遗留骨侵蚀和关节畸形，患者还常同时伴发皮肤环形红斑、心脏炎，检查外周血白细胞增高，抗链 "0" 升高。

（三）痛风性关节炎

痛风性关节炎多发于中老年男性，最初表现为反复发作的急性关节炎，最常累及足第一跖趾关节和跗骨关节，表现为关节红、肿和剧烈疼痛，多有高嘌呤饮食史，血清中血尿酸水平往往升高，滑液中有尿酸盐结晶。

（四）银屑病关节炎

本病好发于中年人，起病多较缓慢，ReA 主要与其 5 种临床类型中的非对称性少关节炎型相鉴别。此型常累及近端指（趾）间关节、掌指关节、跖趾关节及膝和腕关节等四肢大小关节，少数可以遗留关节残毁。银屑病关节炎患者常有银屑病皮肤和指（趾）甲病变。

（五）强直性脊柱炎

本病好发于青年男性，主要侵犯脊柱，也可以累及外周关节，在病程的某一阶段甚至可以出现类似 ReA 的急性非对称性少关节炎。患者常同时有典型的炎性下腰痛和 X 线证实的骶髂关节炎。

（六）肠病性关节炎

本病除可有类似 ReA 的急性非对称性少关节炎外，还伴有明显的胃肠症状，如反复腹痛、脓血便、里急后重等。纤维结肠镜检查可以明确克罗恩病或溃疡性结肠炎的诊断。

（七）白塞病

本病基本病变为血管炎，全身大小动静脉均可受累，有反复口腔黏膜、生殖器溃疡并伴眼炎。虽可有关节病、关节炎，但通常较轻。本病有较为特异的皮肤损害，如针刺反应、结节红斑等，可有动脉栓塞和静脉血栓形成。

第三节　治　疗

目前尚无特异性或根治性治疗方法。和其他炎性关节病一样，治疗目的在于控制和缓解疼痛，防止关节破坏，保护关节功能。

一、一般治疗

口腔与生殖器黏膜溃疡多能自发缓解，无需治疗。急性关节炎可卧床休息，但应避免固定关节夹板以免引起纤维强直和肌萎缩。当急性炎症症状缓解后，应尽早开始关节功能锻炼。

二、非甾体抗炎药（NSAIDs）

本类药物种类繁多，但疗效大致相当。具体选用因人而异，可减轻关节肿胀和疼痛及增加活动范围，是早期或晚期患者症状治疗的首选。具体用法与不良反应可参考强直性脊柱炎用药。

三、抗生素

抗生素的治疗仍有争议。对于获得性 ReA，短期使用抗生素（氧氟沙星或大环内酯类抗生素）治疗并发的尿道感染可能减少有 ReA 病史患者的关节炎复发的风险，但是对于已有的关节炎本身是否有益尚缺乏证据，另外也不推荐长期抗生素治疗慢性 ReA。而对于肠道型 ReA，抗生素治疗常常是无效的，并不推荐于 ReA 发生之后使用。

四、糖皮质激素

对 NSAIDs 不能缓解症状的个别患者可短期使用糖皮质激素，但口服治疗不能阻止本病的发展，还会因长期治疗带来不良反应。外用糖皮质激素和角质溶解剂对溢脓性皮肤角化症有用。关节内注射糖皮质激素可暂时缓解膝关节和其他关节的肿胀。对足底筋膜或跟腱滑囊引起的疼痛和压痛可局部注射糖皮质激素治疗，使踝关节早日活动以免跟腱变短和纤维强直。必须注意避免直接跟腱内注射，否则会引起跟腱断裂。

五、慢作用抗风湿药

当 NSAIDs 不能控制关节炎，关节症状持续 3 个月以上或存在关节破坏的证据时，可加用慢作用抗风湿药。应用最广泛的是柳氮磺吡啶，对于重症不缓解的 ReA 可试用甲氨蝶呤和硫唑嘌呤等免疫抑制剂。具体用法与不良反应可参考强直性脊柱炎用药。

六、生物制剂

肿瘤坏死因子（TNF）抑制剂已经成功地用于治疗其他类型的脊柱关节病，如强直性脊柱炎、银屑病关节炎等。但对 ReA 尚缺乏随机对照的研究验证其有效性和安全性。一些小样本的开放研究或病例报道表明其可能有效。目前国内此类药物有 2 种：重组人 II 型肿瘤坏死因子受体－抗体融合蛋白和肿瘤坏死因子单克隆抗体。具体用法与不良反应可参考强直性脊柱炎用药。

第六章 银屑病关节炎

第一节 流行病学

银屑病关节炎 (Psoriatic arthritis，PsA) 是一种与银屑病相关的炎性关节病，具有银屑病皮疹并导致关节和周围软组织疼痛、肿、压痛、僵硬和运动障碍，部分患者可有骶髂关节炎和（或）脊柱炎。病程迁延、易复发，晚期可有关节强直，导致残疾。约75%PsA 患者皮疹出现在关节炎之前，同时出现者约 15%。皮疹出现在关节炎后者约10%。该病可发生于任何年龄，高峰年龄为 30~50 岁，无性别差异，但脊柱受累以男性较多。美国的 PsA 患病率为 0.11%，5%~7%的银屑病患者发生关节炎。我国 PsA 患病率约为 1.23%。

银屑病在白种人中的患病率为 1%~2%，在非洲人、美国黑人及日本人则罕见。银屑病关节炎的真正发病率不详。银屑病关节炎患者的男女比例为 1：1.04~1：1.4，平均发病年龄为 32~45 岁。

第二节 病因及发病机制

一、病因

银屑病关节炎的发病机制尚未明确，在皮肤和关节病变的发生上可能有相同机制起作用。遗传、免疫和环境因子被认为是参与发病的重要因素。有研究表明，银屑病关节炎与 HLA-B13、B16、B17、B27、B37、B38、Cw6、DR4 和 DR7 相关。另有证据提示，携带 B7 或 B27 的银屑病患者注定会发生关节炎，及 B27 与银屑病关节炎的背部疾病明显相关。因此，支持银屑病关节炎归属于与 B27 相关的血清阴性脊柱关节炎一类。有证据表明，银屑病关节炎患者体液免疫机制过度活跃，补体系统亦参与发病，T 细胞激活，来自皮肤和滑膜的纤维母细胞增殖反应能力增强，分泌能力增强，增加白介素-1、白介素-6 和血小板来源的生长因子的分泌。某种病毒或细菌感染可能与银屑病及银屑病关节炎的发生或加重相关。同时创伤可能与银屑病关节炎的发病相关。

二、病理生理

银屑病关节炎的基本病变为滑膜炎，通常与类风湿关节炎不易区别。受累的大关节滑膜可见绒毛增生及淋巴细胞浸润。血管损伤为突出特点，包括内皮细胞肿胀、血管壁增厚及炎性细胞浸润。受累的指间关节早期病变为滑膜增厚及肿胀，稍后为纤维性反应、绒毛形成及炎性细胞浸润。过度的纤维组织反应引起关节融合，尤其在近端指间关节及腕关节。远端指间关节的晚期病变为关节破坏、骨吸收及在肌腱附着处的骨质增生。增宽的关节间隙由细胞纤维组织替代，不残留滑膜痕迹。用免疫学方法检查病变滑膜可发现 IgG 和 IgA 沉积。

第三节　临床表现与诊断

一、银屑病关节炎的关节表现

银屑病关节炎是一种累及关节和关节外的系统性炎性疾病。关节炎的发作常是隐匿的，但也可急性发作。多数的银屑病关节炎表现为多关节炎，脊柱关节炎型单独存在仅见于 2%～4% 的患者。而且银屑病关节炎的分型不是永久的，超过 60% 的患者与初发时类型不同。关节炎的本质是炎性的，表现为受累关节的疼痛和肿胀，关节可发红。银屑病关节炎患者的关节压痛要比类风湿关节炎为轻。脊柱关节炎的发生见于 20%～40% 的患者，但极少在银屑病关节炎发病时发现。脊柱关节炎型趋向于累及男性和年纪大的患者，并趋向于疾病晚期出现。脊柱关节炎的临床表现包括骶髂关节炎，常表现为非对称性脊柱疾炎，与强直性脊柱炎相似，伴颈、胸、腰椎疼痛或僵硬。强直性脊柱炎患者有更为严重的脊柱疼痛，表现为骨赘和 4 级骶髂关节炎，而银屑病关节炎的外周关节炎更为常见。

二、银屑病关节炎的其他表现

银屑病关节炎的其他表现包括趾（指）炎、腱鞘滑膜炎和肌腱端炎。趾（指）炎见于 50% 以上的患者，以伴远端、近端和掌指关节或跖趾关节的全趾（指）弥漫肿胀为特点。足跟痛是一种肌腱端炎的表现，可以为严重的和致残性的。银屑病关节炎患者弥漫性上肢肿胀亦有报道。

三、相关的关节外表现

大多数银屑病关节炎患者有典型的银屑病鳞屑型皮肤损害，也有与脓疱型银屑病和红皮病型相关的报道。皮肤损害的严重性与关节炎症程度并无相关。只有 35% 的患者关节疼痛和皮肤损害有关联。15%~20% 的患者关节疼痛先于皮肤表现。指甲损害包括小坑、纵嵴和甲碎裂，是唯一与银屑病关节炎发生明显相关的银屑病皮肤表现。指甲损害见于 90% 的银屑病关节炎患者，仅见于 41% 无关节炎的银屑病患者。眼部受累，如结膜炎或虹膜睫状体炎，见于 7%~33% 的患者。有主动脉关闭不全的银屑病关节炎患者不足 4%，常在病程晚期发生。另有其他少见表现如上肺纤维化和淀粉样变。

四、辅助检查

（一）实验室检查

银屑病关节炎无诊断性实验指标。有 40%~60% 的患者血沉升高，特别是多关节炎型患者，也可反映皮肤病变的严重性。5%~16% 的患者可检测到低滴度类风湿因子，2%~16% 的患者有抗核抗体。也可发现高球蛋白血症、高水平 IgA 和补体活性增强。

（二）影像学检查

影像学表现包括：①手和足小关节的骨性强直、指间关节破坏伴关节间隙增宽、末节指骨基底骨性增生及末节指骨吸收。②兼有近端指骨变尖和远端指骨骨性增生，造成"带帽铅笔"样畸形。③长骨骨干"绒毛状"骨膜炎。④骶髂关节受累多为单侧。⑤伴有骨桥的不典型脊柱炎。

五、诊断依据

银屑病关节炎无公认的诊断或分类标准。目前认为当患者有银屑病而又表现出炎性关节炎即可诊断。许多文献对于银屑病关节炎的诊断参考 Moll 和 Wright 的银屑病关节炎分类标准，即：①至少有一个关节炎并持续 3 个月以上；②至少有银屑病皮损和（或）一个指（趾）甲上有 20 个以上顶针样凹陷的小坑或甲剥离；③血清 IgM 型类风湿因子阴性（滴度<1∶80）。

假如类风湿因子阴性则诊断很容易。如果类风湿因子阳性则需排除银屑病和类风湿关节炎的合并存在。一位银屑病患者仅表现为远端指间关节受累也可能造成诊断的麻烦，因为银屑病也可以和骨关节炎合并存在。在不知患者是否有银屑病的情况下作出银屑病关节炎的诊断则相当困难。这时临床和放射学表现，如关节炎类型、受累关节分布、存在脊柱关节病，可能有助于诊断。因此，关键是细致询问病史和查体，寻找隐蔽的银屑病皮损，特别是在耳内、发际、脐周、肛周和指甲。

以下特点常提示银屑病关节炎：①无原发性骨关节炎的远端指间关节受累；②关节受累不对称；③无类风湿因子和皮下结节；④屈肌腱鞘炎和腊肠指（趾）；⑤银屑病家族史；⑥明显的指甲顶针样小坑；⑦中轴关节 X 线片有以下一项以上表现：骶髂关节炎；韧带骨赘；椎旁骨赘。⑧外周关节 X 线片示无明显骨质疏松的侵蚀性关节炎，特别是远端指间关节的侵蚀性破坏，表现为末端指节基底部的增宽和近端指节远端的溶解（形成特征性的"笔帽征"）。

六、鉴别诊断

（一）骨关节炎

骨关节炎多见于老年人，以远端指间关节、近端指间关节及膝关节受累为多，常以疼痛为主，活动时重，休息可缓解，关节呈骨性隆起，膝关节有骨摩擦感，血沉和C-反应蛋白等炎性指标正常。X线片多为增生性改变，无侵蚀性破坏，无指（趾）甲病变。这些特点有助于与银屑病关节炎的鉴别。

（二）类风湿关节炎

多关节炎型的银屑病关节炎与典型类风湿关节炎较难鉴别，但银屑病关节炎多无晨僵和皮下结节，可有远端指间关节受累，类风湿因子阴性，有银屑病家族史和指甲病变，X线片无骨质疏松却有侵蚀性骨破坏等，有助于与类风湿关节炎的鉴别。

（三）强直性脊柱炎

银屑病关节炎的寡关节炎型和脊柱炎型与强直性脊柱炎之间难以鉴别，甚至当银屑病皮疹未出现或被忽略时，长期被误诊为强直性脊柱炎或某一种脊柱关节炎。此时多关节受累、远端关节受累、腊肠指（趾）、指（趾）甲病变、银屑病家族史、X线片单侧骶髂关节炎和跳跃性椎体骨赘有助于银屑病关节炎的诊断。

（四）反应性关节炎

本病与急性发作非对称性寡关节炎型银屑病关节炎不易区别。反应性关节炎无银屑病皮损和指甲改变，也无末端指节基底部增宽和近端指节远端溶解而形成特征性"笔帽征"，多有前驱感染如尿道炎和腹泻史。

第四节　治　疗

治疗主要用非甾类抗炎药（NSAIDs）和传统的改变病情抗风湿药物（DMARDs）。

一、非甾类抗炎药

非甾类抗炎药有抗炎、止痛和消肿的作用，是一线药物，但只能缓解关节肿痛和僵硬，而不能阻止关节病变进展，也不能改善银屑病皮损，不能使炎症指标改善。其主要副作用包括胃肠副作用和肾脏副作用，表现为胃、十二指肠溃疡引起的上消化道出血，急性肾功能不全，间质性肾炎和肾坏死等。对有相关危险因素的患者应慎用，剂量应个体化。

二、传统抗风湿药

本组药又称为慢作用药。有改善和延缓病情进展的作用。常用的药物有甲氨蝶呤（methotrexate，MTX）、柳氮磺胺吡啶（sulphasalazine，SSZ）、环孢素（cyclosporine，CsA）和来氟米特（leflunomide）等。

（一）甲氨蝶呤

甲氨蝶呤对银屑病患者皮损和关节症状均有效。常用开始剂量为 5mg，每周一次，以后每周增加 2.5mg，至每周 10～25mg，病情控制后，逐渐减量，以每周 5～7.5mg 维持。治疗期间应观察药物对骨髓、肝和肺的影响。甲氨蝶呤治疗银屑病关节炎多数是经验性的，严格设计的随机对照研究并不多。

（二）柳氮磺吡啶

柳氮磺吡啶为治疗银屑病关节炎的二线药物。随机对照研究表明，柳氮磺吡啶每日 2g 治疗银屑病关节炎较安慰剂有效。然而，这种作用效果较小，且有 44% 的患者因副作用而不能耐受，且柳氮磺吡啶对中轴关节病变几乎无效。

（三）环孢素

有研究表明，环孢素对银屑病关节炎银屑病皮损和关节病变均有效，FDA 已通过并将其应用于重症银屑病的治疗。需注意其毒性，尤其是肾毒性和高血压。

（四）来氟米特

来氟米特可抑制非特异性免疫、体液免疫、细胞免疫、淋巴因子分泌，抑制淋巴细胞再生、局部结缔组织增生、局部炎症及关节炎全身反应。有国际多中心、随机、双盲、对照研究证实，来氟米特治疗多关节炎型银屑病关节炎的安全性和有效性，对银屑病关节炎患者关节炎及皮损均有效。

三、生物制剂

随着银屑病关节炎发病机制的深入研究，发现淋巴细胞浸润与大量细胞因子、黏附分子之间的连锁放大效应，在银屑病皮损及关节炎中起着重要作用。有研究表明，肿瘤坏死因子－α 在银屑病及银屑病关节炎的发病中起着关键作用，因此可通过阻断肿瘤坏死因子－α 来治疗银屑病及银屑病关节炎。目前研究较多的用于治疗银屑病关节炎的肿瘤坏死因子－α 抑制剂有依那西普（etanercept）、英夫利西单抗（infliximab）和阿达木单抗（adalimumab）。研究结果显示，用肿瘤坏死因子－α 抑制剂可很好地改善银屑病关节炎患者关节症状、关节功能和生存质量，并显著延缓关节放射学进展，同时可缓解银屑病的其他临床症状，如皮肤损害、肌腱端炎和指炎等，且患者的耐受性较好。目前，依那西普、英夫利西单抗和阿达木单抗已被 FDA 批准用于银屑病关节炎的治疗，同时也是欧洲医药制品评估理事会批准的用于银屑病关节炎治疗的肿瘤坏死因子拮抗剂，也是被大部分学者认可的能够真正阻止关节结构破坏的药物。

四、糖皮质激素

不主张全身使用，一方面对关节炎无效，另一方面可能加重皮损病变。对破坏或残毁的关节应考虑外科矫形手术治疗。

五、外科治疗

对已出现关节畸形和功能障碍者可采用关节成形术或关节置换术。

第七章 痛风性关节炎

第一节 病因和发病机制

痛风性关节炎（gouty arthritis）是由于嘌呤代谢紊乱及（或）尿酸排泄减少致使尿酸沉积在关节囊、滑膜囊、软骨、骨质而引起的关节周围软组织出现慢性关节炎。临床表现为关节明显红肿热痛，局部不能忍受被单覆盖或周围震动，午夜足痛惊醒，痛如刀割或咬噬。

痛风性关节炎是嘌呤代谢障碍、血尿酸增高所致反复发作的关节炎症。人体尿酸是由细胞代谢分解的核酸和其他嘌呤类化合物以及食物中的嘌呤分解而来。尿酸的生成增多和排泄的减少都可使尿酸蓄积而产生高尿酸血症。尿酸盐沉积于关节、关节周围组织和皮下组织，引起关节炎的反复发作，有急性红、肿、剧痛，逐渐产生骨与关节破坏、畸形、关节强直和功能障碍。痛风可有原发性和继发性两类。原发性痛风可与遗传因素有关。继发性痛风可发生于肾功能减退、尿酸排泄减少患者，也可发生于白血病、骨髓瘤以及恶性肿瘤经化疗、放疗后核酸分解增多的患者。

一、发病因素

血液中尿酸长期增高是痛风发生的关键原因。人体尿酸主要来源于两个方面：①人体细胞内蛋白质分解代谢产生的核酸和其他嘌呤类化合物，经一些酶的作用而生成内源性尿酸。②食物中所含的嘌呤类化合物、核酸及核蛋白成分，经过消化与吸收后，经一些酶的作用生成外源性尿酸。

参与上述过程的酶大致可分为两类：促进尿酸合成的酶，主要为 5－磷酸核酸－1－焦磷酸合成酶、腺嘌呤磷酸核苷酸转移酶、磷酸核糖焦磷酸酰胺转移酶和黄嘌呤氧化酶；抑制尿酸合成的酶，主要是次黄嘌呤－鸟嘌呤核苷转移酶。痛风就是由于各种因素导致这些酶的活性异常，例如促进尿酸合成酶的活性增强，抑制尿酸合成酶的活性减弱等，从而导致尿酸生成过多。或者由于各种因素导致肾脏排泄尿酸发生障碍，使尿酸在血液中聚积，产生高尿酸血症。高尿酸血症如长期存在，尿酸将以尿酸盐的形式沉积在关节、皮下组织及肾脏等部位，引起关节炎、皮下痛风结石、肾脏结石或痛风性肾病等一系列临床表现。

本病为外周关节的复发性急性或慢性关节炎，是因高尿酸血症体液中的单钠尿酸盐结晶在关节、肌腱内及其周围沉积所致。

二、发病机制

尿酸分解降低作为导致高尿酸血症的机制已被排除。在核酸和核苷酸的正常转换过程中，部分被降解成游离嘌呤基，主要是次黄嘌呤和鸟嘌呤。合成核苷酸所需要的核酸过剩时，会迅速降解为次黄嘌呤。鸟嘌呤在鸟嘌呤酶作用下脱氨成为黄嘌呤。次黄嘌呤和黄嘌呤经黄嘌呤氧化酶作用被氧化成尿酸。嘌呤核苷酸、腺嘌呤核苷酸、次黄嘌呤核苷酸和鸟嘌呤核苷酸是嘌呤生物合成的末端产物。上述 3 种嘌呤核苷酸可经 2 个途径中的 1 个合成，直接从嘌呤碱合成，如鸟嘌呤转化成鸟嘌呤核苷酸；次黄嘌呤转化成次黄嘌呤核苷酸；腺嘌呤转化成腺嘌呤核苷酸；或者它们可重新合成。嘌呤代谢的首步反应及其反馈抑制的部位是磷酸核糖焦磷酸（PRPP）＋谷氨酰胺＋H_2O 氨基磷酸核糖＋谷氨酸＋焦磷酸（PPI），该反应由磷酸核糖焦磷酸酰胺转移酶（PRPPAT）催化。此反应调节失控和嘌呤合成增加的可能机制是：PRPP、谷氨酰胺浓度增高；酶的量或活性增加；酶对嘌呤核苷的反馈抑制的敏感性降低；对酶活性由协调作用的腺苷酸或鸟苷酸浓度减少，导致对酶的抑制作用降低。在 HPRT 缺乏和 PRPP 合成酶过度活跃时，细胞内 PRPP 浓度明显增高，嘌呤合成增多。在尿酸生成增多的患者，其 PRPP 的转换是加速的。此外，部分高尿酸血症的原因是由次黄嘌呤-鸟嘌呤磷酸核糖转换酶（HGPRT）缺乏所致，当该酶异常时，PRPP 增多，嘌呤合成增加，尿酸生成增多。其他还包括任何导致细胞内腺苷酸分解加速的过程，均会因嘌呤降解加快而尿酸生成增加，引起高尿酸血症。

第二节　临床表现和诊断

一、临床表现

急性痛风性关节炎发病前没有任何先兆。轻度外伤、暴食高嘌呤食物或过度饮酒、手术、疲劳、情绪紧张、内科急症（如感染、血管阻塞）均可诱发痛风急性发作。常在夜间发作的急性单关节或多关节疼痛通常是首发症状。疼痛进行性加重，呈剧痛。体征类似于急性感染，有肿胀、局部发热、红及明显触痛等。局部皮肤紧张、发热、有光泽，外观呈暗红色或紫红色。踇趾的跖趾关节累及最常见（足痛风），足弓、踝关节、膝关节、腕关节和肘关节等也是常见发病部位。全身表现包括发热、心悸、寒战、不适及白细胞增多。

开始几次发作通常只累及一个关节，一般只持续数日，但后来则可同时或相继侵犯多个关节。若未经治疗可持续数周。最后局部症状和体征消退，关节功能恢复。无症状间歇期长短差异很大,随着病情的进展愈来愈短。如果不进行预防,每年会发作数次,出现慢性关节症状,并发生永久性破坏性关节畸形,手足关节经常活动受限。在少数病例,骶髂、胸锁或颈椎等部位关节亦可受累。黏液囊壁与腱鞘内常见尿酸盐沉积。手,足可出现增大的痛风石并排出白垩样尿酸盐结晶碎块。环孢菌素引起的痛风多起病于中央大关节,如髋关节、骶髂关节,同样也可见于手,甚至破坏肾小管。

(一)无症状期

血清尿酸盐浓度随年龄而升高,又有性别差异。这一阶段主要表现为血尿酸持续或波动性增高,从血尿酸增高到症状出现时间可长达数年至数十年,只有在发生关节炎时才称为痛风。

(二)发作期

急性关节炎是原发性痛风最常见的首发症状,好发于下肢关节,以跗趾及第一跖趾关节为多见。初发时为单关节炎症,反复发作则受累关节增多。痛风的发作表明血尿酸浓度长时期过饱和而导致大量尿酸盐在组织中沉积。

(三)间歇期

痛风发作持续数天至数周可自然缓解,不留后遗症而完全恢复,而后出现无症状阶段,称为急性发作间歇期。此后可再发,约60%患者1年内复发,间歇期也有长达10余年者。

(四)痛风石及慢性关节炎期

未经治疗或治疗不佳的患者,尿酸盐结晶沉积在软骨、肌腱、滑囊液和软组织中。痛风石为本期的常见表现,常发生于耳轮、前臂伸侧、跗趾、手指、肘部等处。尿酸盐在关节内沉积增多,炎症反复发作进入慢性阶段而不能完全消失,引起关节骨质侵蚀缺损及周围组织纤维化,使关节发生僵硬畸形,活动受限,随着炎症的反复发作,使病变越来越加重,严重影响关节功能。早期防治高尿酸血症,病者可无本期的表现。

二、诊断标准

关于痛风诊断国内尚无统一标准。一般多采用美国风湿病协会标准,美国 Holmes 标准以及日本修订标准。兹介绍美国风湿病协会关于急性痛风性关节炎的分类标准(1977):

(1)滑囊液中查见特异性尿酸盐结晶。

(2)痛风石经化学方法或偏振光显微镜检查,证实含有尿酸钠结晶。

(3)具备下列临床、实验室和 X 线征象等 12 项中 6 项者。

1)1 次以上的急性关节炎发作。

2)炎症表现在 1d 内达到高峰。

3）单关节炎发作。

4）患病关节皮肤呈暗红色。

5）第一跖关节疼痛或肿胀。

6）单侧发作累及第一跖趾关节。

7）单侧发作累及跗骨关节。

8）有可疑的痛风石。

9）高尿酸血症。

10）X线显示关节非对称性肿胀。

11）X线摄片示骨皮质下囊肿不伴有质侵蚀。

12）关节炎症发作期间关节液微生物培养阴性。

急性关节炎期确诊有困难时，可试用秋水仙碱做诊断性治疗，如为痛风，服秋水仙碱后症状迅速缓解，具诊断意义。

总之，急性痛风根据典型临床表现，实验室检查和治疗反应不难诊断。慢性痛风性关节炎的诊断，需要认真进行鉴别，并应尽可能取得尿酸盐结晶作为依据。

三、实验室检查

实验室检查对于痛风诊断具有重要意义，特别是尿酸盐的发现，是确诊的依据。

（一）血、尿常规和血沉

1. 血常规和血沉检查

急性发作期，外周血白细胞计数升高，通常为（10~20）×10^9/L，很少超过20×10^9/L。中性白细胞相应升高。肾功能下降者，可有轻、中度贫血。血沉增快，通常小于60mm/h。

2. 尿常规检查

病程早期一般无改变。累及肾脏者，可有蛋白尿、血尿、脓尿，偶见管型尿；并发肾结石者，可见明显血尿，亦可见酸性尿石排出。

（二）血尿酸测定

急性发作期绝大多数患者血清尿酸含量升高。一般认为采用尿酸酶法测定，男性416μmol/L（7mg/dl），女性>357μmol/L（6mg/dl），具有诊断价值。若已用排尿酸药或肾上腺皮质激素，则血清尿酸含量可以不高。缓解期间可以正常。有2%~3%患者呈典型痛风发作而血清尿酸含量小于上述水平。有三种解释：①中心体温和外周关节温度梯度差较大；②机体处于应激状态，分泌较多肾上腺皮质激素，促进血清尿酸排泄，而远端关节内尿酸钠含量仍相对较高；③已用排尿酸药或皮质激素治疗的影响。

（三）尿尿酸含量测定

在无嘌呤饮食及未服影响尿酸排泄药物的情况下，正常男性成人24h尿尿酸总量不超过 3.54mmol/（600mg/24h）。原发性痛风患者 90％尿尿酸排出小于 3.54mmol/24h。故尿尿酸排泄正常，不能排除痛风，而尿尿酸大于 750mg/24h，提示尿酸产生过多，尤其是非肾源性继发性痛风，血尿酸升高，尿尿酸亦同时明显升高。

（四）关节腔穿刺检查

急性痛风性关节炎发作时，肿胀关节腔内可有积液，以注射针抽取滑囊液检查，具有极其重要诊断意义。滑囊液的白细胞计数一般在（1～7）×10^9/L，主要为分叶核粒细胞。无论接受治疗与否，绝大多数间歇期的患者进行关节滑囊液检查，仍可见有尿酸钠晶体。

1. 偏振光显微镜检查

将滑液置于玻片上，在细胞内或细胞外可见双折光细针状尿酸钠结晶的缓慢振动图象。用第一级红色补偿棱镜，尿酸盐结晶方向与镜轴平行时呈黄色，垂直时呈蓝色。

2. 普通显微镜检查

尿酸钠结晶呈杆状针状，检出率仅为偏振光显微镜的一半。若在滑液中加肝素后，离心沉淀，取沉淀物镜检，可以提高其检出率。

3. 紫外分光光度计测定

采用紫外分光光度计，对滑囊液或疑为痛风结节的内容物进行定性分析来判定尿酸钠，是痛风最有价值的方法。方法是首先测定待测标本的吸收光谱，然后与已知尿酸钠的吸收光谱比较。若两者相同，则测定物质即为已知化合物。

4. 紫尿酸胺（murexide）试验

对经过普通光学显微镜或偏振光显微镜检查发现有尿酸钠存在的标本，可行本试验以便进一步予以确认，此法简便易行。其原理是尿酸钠加硝酸后加热产生双阿脲，再加入氨溶液即生成呈紫红色的紫尿酸铵。

5. 尿酸盐溶解试验

在有尿酸盐结晶的滑液中，加入尿酸酶保温后，尿酸盐结晶被降解为尿囊素可见结晶消失。

（五）痛风结节内容物检查

对于痛风结节进行活检或穿刺吸取其内容物，或从皮肤溃疡处采取白垩状黏稠物质涂片，按上述方法检查，查到特异性尿酸盐的阳性率极高。

四、影像学表现

（一）X 线表现

早期急性关节炎仅表现为软组织的肿胀，关节显影正常。随着病情的进展，与痛风石邻近的骨质可出现不规则或分叶状的缺损，边缘呈翘状突起；关节软骨缘破坏，关节面不规则。进入慢性关节炎期后可见关节间隙变窄，软骨下骨质有不规则或半圆形的穿凿样缺损，边缘锐利，缺损边缘骨质可有增生反应。此外，利用双能 X 线骨密度测量仪可早期发现受累关节的骨密度改变，并可作为痛风性关节炎诊断与病情观察的评价指标。单纯的尿酸性结石可透过 X 射线，其诊断有赖于静脉肾盂造影。混有钙盐者，行腹部平片检查时可被发现。

（二）CT 与 MRI 表现

沉积在关节内的痛风石，根据其灰化程度的不同在 CT 扫描中表现为灰度不等的斑点状影像。痛风石在 MRI 检查的 T1 和 T2 影像中均呈低到中等密度的块状阴影，静脉注射钆可增强痛风石阴影的密度。两项检查联合进行可对多数关节内痛风石作出准确诊断。

第三节　药物治疗

治疗目的在于：①用抗炎药物终止急性发作；②每天预防性应用秋水仙碱以防止反复急性发作（若发作频繁）；③通过降低体液内尿酸盐浓度，预防单钠尿酸盐结晶进一步沉积和消除已经存在的痛风石。预防性保护措施应针对两个方面，即防止骨、关节软骨侵蚀造成的残疾和防止肾脏损伤。特殊疗法应根据本病所处不同时期及病情轻重选用。应治疗同时存在的高血压、高脂血症及肥胖症。

一、一般处理

蛋白质摄入量限制在 1g/（kg·d）左右。不进高嘌呤食物（动物心、肝、肾，沙丁鱼等），严格戒酒，避免诱发因素。鼓励多饮水，使尿量在 2000ml/d 以上。当尿 H^+ 浓度在 1000nmol/L（pH 值 6.0 以下）时，宜服碱性药物，如碳酸氢钠 1～2g，3 次/天，使尿 H^+ 浓度维持在 630.9～316.3nmol/L（pH 值 6.2～6.5）为宜。若晨尿呈酸性时，晚上加服乙酰唑胺 250mg，可使尿保持碱性，增加尿酸溶解度，防止结石形成。同时，不应使用抑制尿酸排泄的药物，如氢氯噻嗪（双氢克尿噻）、呋塞米、乙胺丁醇、吡嗪酰胺和烟酸等。

二、急性关节炎期的治疗

应绝对卧床休息，抬高患肢，避免受累关节负重，持续至关节疼痛缓解后 72h 左右方可逐渐活动。应尽早应用下列药物控制关节炎，缓解症状。

（一）秋水仙碱

对控制痛风性关节炎具显著性疗效，当为首选。一般于服药后 6～12h 症状减轻，24～48h 约 90％以上的患者可得到缓解。常规剂量为每小时 0.5mg 或每 2 小时给 1mg

口服，直至症状缓解或出现腹泻等胃肠副作用，当用至最大剂量 6mg 而病情尚无改善时，则应停用。静脉注射秋水仙碱能迅速奏效，胃肠副作用少。用法：秋水仙碱 2mg，溶于 10ml 生理盐水，缓慢注射（注射时间不短于 5min），如病情需要，隔 6h 后可再给予 1mg，一般 24h 总剂量应控制在 3mg 以内。但应注意：如果静脉注射时药液外漏，则可引起组织坏死，应严加防范。此外，秋水仙碱除可引起胃肠反应外，尚可导致骨髓抑制、肝细胞损害、脱发、精神抑郁、上行性麻痹、呼吸抑制等。因此，原有骨髓抑制及有肝、肾功能损害患者剂量应减半，并密切观察。血白细胞减少者禁用。

（二）非甾体类抗炎镇痛药

非甾体类抗炎镇痛药对不能耐受秋水仙碱的患者尤为适用。此类药物与秋水仙碱合用可增强止痛效果，但应在餐后服用，以减轻胃肠反应。常用的药物有吲哚美辛、吡罗昔康（炎痛喜康）、萘普生、布洛芬、保泰松和羟布宗等。其中以吲哚美辛应用最广。本类药物一般在开始治疗时给予接近最大剂量，以达最大限度地控制急性症状，然后，在症状缓解时逐渐减量。

（1）吲哚美辛：开始剂量为 50mg，每 6 小时 1 次，症状减轻后逐渐减至 25mg，2～3 次/天。此药可有胃肠刺激、水钠潴留、头晕、皮疹等副作用，有活动性消化性溃疡症者禁用。

（2）布洛芬：常用剂量为 0.2～0.4g，2～3 次/天，通常 2～3 天内可控制症状，该药副作用较小，偶可引起胃肠反应及肝转氨酶升高，应加以注意。

（3）保泰松或羟布宗：初始剂量为 0.2～0.4g，以后每 4～6 小时 0.1g。症状好转后减为 0.1g，3 次/天。该药可引起胃炎及水钠潴留，偶有白细胞及血小板减少。有活动性溃疡病及心功能不全者忌用。

（4）吡罗昔康（炎痛喜康）：作用时间长，20mg/d，一次顿服。偶有胃肠反应。长期用药应注意周围血白细胞数和肝、肾功能。

（5）萘普生：抗炎镇痛作用较强，胃肠反应较轻，口服 0.25g，2～3 次/天。

（三）糖皮质激素

糖皮质激素对急性关节炎的发作具有迅速缓解作用，但停药后容易复发，且长期应用易致糖尿病、高血压等并发症，故不宜长期应用。仅对用秋水仙碱、非甾体类抗炎药治疗无效、不能耐受或有禁忌证者，可考虑短期使用。一般用泼尼松（强的松）片 10mg，3 次/天。症状缓解后逐渐减量，以免复发。

（四）抽吸关节和液，随后注入皮质类固醇酯也可控制痛风急性发作

根据受累关节的大小，注入强的松龙叔丁乙酯 10～50mg。ACTH80u 单剂量肌内注射是一种非常有效地治疗方法，和静脉用秋水仙碱一样，特别适用于术后不能服药的痛风发作的患者。多关节发作时，也可短期应用强的松，如 20～30mg/d。偶尔需联合应用几种药物治疗痛风急性发作。

（五）其他

除特殊疗法外，还需要注意休息，大量摄入液体，防止脱水和减少尿酸盐在肾脏内的沉积。患者宜进软食。为了控制疼痛，有时需要可待因 30～60mg。夹板固定炎症部位也有帮助。降低血清尿酸盐浓度的药物，必须待急性症状完全控制之后应用。

三、间歇及慢性期的治疗

虽经上述治疗但症状仍不宜控制、反复发作者，可用小剂量秋水仙碱维持治疗，方法：0.5～1.0mg/d，在用药过程中应密切注意秋水仙碱对骨髓的可能抑制作用和定期复查肝、肾功能。合理应用具有抑制尿酸合成与促进尿酸排泄的药物，控制高尿酸血症，使血尿酸水平维持在 $360\mu mol/L$（6mg/dl）以下。这两类药物均无抗炎、止痛作用，通常依据患者的肾功能及 24h 尿尿酸排泄量进行选择。如果肾功能正常，24h 尿尿酸排泄量小于 3.75mmol，可选用促进尿酸排泄的药物；如果肾功能减退，24h 尿尿酸排泄量大于 3.75mmol，则应应用抑制尿酸合成的药物。

（一）抑制尿酸合成的药物

抑制尿酸合成的药物主要有别嘌呤醇，为黄嘌呤氧化酶抑制剂，它可抑制黄嘌呤氧化酶，使次黄嘌呤和黄嘌呤不能氧化为尿酸。因而可迅速降低血尿酸浓度，减少痛风石及尿酸性结石的形成。若合用促进尿酸排泄的药物，可加快血尿酸水平的下降，并动员沉积在组织中的尿酸盐，溶解痛风石。常用剂量为 100mg，2～4 次/天。病情需要时可增至 200mg，3 次/天。直至血尿酸浓度降至 $360\mu mol/L$（6mg/dl）后，逐渐减量。用药初期可能会因血尿酸转移性增多而诱发急性关节炎发作，此时可加用秋水仙碱治疗。少数患者使用本药可发生过敏综合征，表现为发热、过敏性皮疹、腹痛、腹泻、白细胞和血小板减少等。应提高警惕，一般经停药和对症治疗均可恢复。个别患者可发生严重的上皮组织中毒性坏死溶解、急性脉管炎、严重的肝，肾功能损害等，甚至大面积的肝坏死，病情危重，应积极抢救治疗。通常副作用多见于肾功能不全者。因此，伴有肾功能损害的患者，使用剂量应酌情减少并密切观察。此外，老年患者使用此药也应谨慎。

（二）促进尿酸排泄的药物

此类药物主要通过抑制肾小管对尿酸的重吸收，增加尿尿酸排泄而降低血尿酸水平。适用于肾功能正常、每天尿酸排泄量不高的患者。对于 24h 尿尿酸排泄量大于 3.57mmol（600mg）或已有尿酸性结石形成者，应用此类药有可能造成尿路梗死或促进尿酸性结石的形成，故不宜使用。为避免用药后因尿中尿酸排泄量急剧增多而引起肾脏损害及肾结石，故应注意从小剂量开始，同时应口服碳酸氢钠 3～6g/d，以碱化尿液；并多饮水，保持尿量在 2000ml/d 以上。某些药物如噻嗪类利尿药、呋塞米、乙胺丁醇、吡嗪酰胺、烟酸等，可抑制尿酸的排泄，应避免同时使用。

（1）丙磺舒（羧苯磺胺）：初始剂量为 0.25g，2 次/天，2 周后逐渐增至 0.5g，

3 次/天。最大剂量不应超过 2g/d。约有 5% 的患者可发生皮疹、发热、胃肠反应等副作用。

（2）磺吡酮（苯磺唑酮）：为保泰松的衍生物。其促进尿酸排泄的作用较丙磺舒强，副作用亦相对较少。与丙磺舒合用具有协同作用。初始剂量一般为 50mg，2 次/天，渐增至 100mg，3 次/天，最大剂量为 600mg/d。该药对胃黏膜有刺激作用，溃疡病患者慎用。

（3）苯溴马隆：具有较强的利尿酸作用。常用剂量为 25～100mg，1 次/天。副作用轻微，少有皮疹、发热和胃肠反应。

（三）辅助疗法

所有痛风患者都需要摄入大量液体，每日至少 3L，尤其是以前患有慢性尿酸结石患者更应如此。服用碳酸氢钠或柠檬酸三钠 5g，每日 3 次，使尿液碱化。临睡前服用乙酰唑胺 50mg，能有效碱化晨尿。注意避免尿液过碱化，因为这可能促进草酸钙结晶沉积。因为药物完全可以有效降低血清尿酸盐浓度，所以通常不需要严格限制饮食中嘌呤含量。在痛风静止期应设法减轻肥胖患者的体重。正常皮肤区域的巨大痛风石可以手术切除，其他的痛风石均应通过适当的降低血尿酸治疗缓慢地解决。为使肾结石崩解，可考虑使用体外超声波碎石术。

第八章 血友病性关节病

第一节 临床表现和诊断

血友病是一组具有家族遗传性，并与性别有关的凝血障碍疾病。由于缺乏第Ⅷ或第Ⅸ因子所起，以X性连锁隐性性状遗传。急性期关节出血伴有其他出血性疾病，用过量的抗凝血药及创伤后，反复关节腔积血，可导致退行性关节病变。

一、血友病的分类

按缺乏因子的不同，分为A型（第Ⅷ因子缺乏）、B型（第Ⅸ因子缺乏）和C型（第Ⅺ因子缺乏）。A和B型为X性染色体隐性遗传，仅男性发病，女性为携带者，有明显的骨与关节出血倾向。C型为常染色体显性遗传，男女均可发病，此型病例少见，出血较轻，罕有骨与关节受累。血友病的出血常累及活动较多和承受重力的膝关节、踝关节、肘关节和髋关节，其中以膝关节最为常见。

二、临床表现

血友病性关节病的病理改变主要由骨关节反复出血所致。根据病理过程本病分为三期.
（1）早期（单纯关节积血）：关节内充盈血液，引起滑膜增厚和关节囊肿胀。
（2）中期（全关节炎期）：关节内反复出血，引起滑膜增厚，进而软骨侵蚀、吸收以及血液干扰软骨营养，均可引起关节间隙狭窄。骨及骨膜下出血可引起软骨下囊肿及血友病假肿。
（3）晚期（修复期）：关节内积血吸收，炎症逐渐消退，轻者关节功能慢慢恢复，重者出现继发性骨性关节病或遗留关节屈曲挛缩畸形。

三、诊断和鉴别诊断

(一) 诊断依据

(1) 母亲家庭中有同样男性出血病史。

(2) 有平时轻微外伤即发生皮下溢血和关节内出血史。

(3) 平时生活中偶有小损伤 (如刺伤, 切割伤)、后出血不易停止。

(4) 关节急性肿大, 常见于膝关节、肘关节或伴有其他内出血。

(5) 后期受累关节可出现关节挛缩、运动障碍、肌萎缩。

(二) 鉴别诊断

此病早期需同其他原因所致的关节肿胀、积液区别;慢性期主要与关节结核、骨性关节炎、类风湿性关节炎等鉴别;另外,血友病性假肿瘤 (骨内出血、骨膜下出血、邻近软组织出血) 尚需与骨肿瘤区分,例如骨转移瘤、骨肉瘤、软骨瘤、骨巨细胞瘤、骨囊肿等。结合患者性别、出血史、家族遗传史、实验室检查和较有特征的 X 线征象,对正确诊断有帮助。

四、辅助检查

(一) X 线表现

血友病性骨关节病好发于承重的大关节,如膝关节、踝关节、肘关节、髋关节等,肩关节、腕关节少有受累。早期改变为滑膜或滑膜下出血并破入关节,即关节积血。X线表现关节囊肿胀、间隙增宽,由于滑膜、关节囊增厚和含铁血黄素沉积而使软组织密度异常增高。关节积血吸收后可恢复正常表现。滑膜和凝血块可发生钙化或合并骨膜下血肿的钙化。由于反复的出血,造成滑膜、关节囊、关节软骨长期受含铁血黄素、纤维素及其他血中化学物质的侵袭,而产生粘连、坏死和破坏。有些部位的破坏深至软骨下,使骨小梁发生坏死,吸收后形成囊变。X 线显示关节间隙狭窄、关节面变平、毛糙或凹凸不平,边缘出现假性骨刺和关节软骨下穿凿样透亮区。常伴有不同程度的骨质稀疏。破坏可波及骺板边缘,因此于干骺、骨干及骨膜等处也可见到。在膝关节的中央部,其软骨长期受出血压迫,出现股骨髁间凹加深、变宽。骨内出血常于骨骺或干骺形成清楚的破坏区,边缘绕有薄层硬化。另外因反复关节出血、刺激,受累骨骺过早出现、联合,且因发育过大、不对称而引发关节的畸形及脱位,此变化在膝关节最明显。病变晚期常继发关节退变甚至强直。

(二) 实验室检查

轻型者红细胞计数、血小板、出血时间、血块收缩及凝血酶原时间正常,部分凝血酶原时间延长。重者凝血时间延长，可长达1~12小时，约90％的患者凝血酶原消耗不良，确诊主要靠第Ⅷ因子化验检查。

第二节　血友病的治疗

一、急性期制动

发现关节出血后，应立即卧床休息。将患肢抬高，置于功能位。局部用冰湿布袋冷敷可以减少出血、疼痛感及炎症反应。

二、补充血容量

关节出血多时，可以补充血容量及凝血因子。

三、药物治疗：

（1）对症处理：①泼尼松，每日80mg，分4次口服，可以减少出血，加速血肿吸收，不宜长期使用。②抑制纤维蛋白溶解药物，氨基己酸2g，每天3或4次口服，凝血酶0.25g，每日2次。有效者可长期使用，肝病、肾病患者慎用。③炔诺酮，1.25mg，每日2次，有效者可长期使用，肝病、肾病患者慎用。

（2）可长期口服花生米和花生米衣治疗。

（3）关节屈曲挛缩者，应采用手法治疗，如按摩及推拿手法及理疗，一般不采用手术治疗。

（4）关节内出血多者，可穿刺抽液，腔内注入泼尼松龙25mg，加压包扎，抬高患肢。

（5）本病一般不主张手术治疗，Mathew等用同位素放射治疗取得了良好的效果。

三、预防

（1）防止轻微损伤，减少剧烈运动。

（2）此类患者不可轻易手术，必须手术者，术前、术中、术后均补充第Ⅷ因子，至伤口愈合为止。

（3）所用药物应全部口服治疗，减少注射。

（4）避免使用刺激胃肠黏膜、损害肝功能和抑制凝血作用的药物。

第九章　神经性关节病

第一节　病　因

神经性关节病是由 Charcot 于 1868 年首先描述指出的发病于关节神经部位的疾病，故也称为 charcot 关节病，即夏科关节病。此类疾病为无痛觉所引起，又有无痛性关节病之称。是一种继发于神经感觉和神经营养障碍的破坏性关节疾病，常见于 40～60 岁，男：女＝3：1。

神经性关节病可发生于中枢神经系统梅毒、脊髓空洞症、糖尿病性神经病、脊髓膜膨出、先天性痛觉缺如等。这时，肩、肘、颈椎、髋、膝、踝、趾等关节由于没有痛觉的保护机制导致关节过度使用、撞击发生破坏。此外，长期应用皮质类固醇（如类风湿性关节炎、系统性红斑狼疮的治疗和器官移植术后时）、止痛药（保太松、消炎痛）的医源性关节破坏发病机理方式相同。颈髓的脊髓空洞症是累及上肢关节常见的神经病性疾患。肩、肘、颈椎和腕为受累的多发部位。

脊髓空洞症伴发上肢关节破坏者约占 25％，除关节病变外尚有单侧或双侧温度觉丧失，因此上肢皮肤可见烫伤疤痕。脊髓梅毒，也叫脊髓痨，常累及膝、髋、踝和腰椎。骨关节改变之外，可见运动性共济失调、下肢深感觉障碍 Arggll－Robertson 瞳孔、血清康瓦氏反应阳性。脊髓膨出，踝和足小关节受累多见。足底有无痛性溃疡，腰骶部见软组织肿块、皮肤凹陷或多毛、下肢肌萎缩感觉消失以及扩约肌功能障碍。糖尿病性神经病可发生足小关节（跗跖、跖趾、趾间等）无痛性肿胀等。

第二节　临床表现和诊断

一、临床表现

神经性关节病关节逐渐肿大、不稳、积液，关节可穿出血样液体。肿胀关节多无疼痛或仅轻微胀痛，关节功能受限不明显。关节疼痛和功能受限与关节肿胀破坏不一致为本病之特点。晚期，关节破坏进一步发展，可导致病理性骨折或病理性关节脱位。

深部痛觉或体位感觉障碍，影响了关节的正常保护性反射，经常导致创伤（尤其是反复发生的小损伤）以及发生在小关节周围的骨折而未发觉。另外，由于反射性血管扩张使骨血流增加，结果导致骨质吸收，可引起骨折，关节损伤及关节修复。二水焦磷酸钙或磷灰石结晶在大关节内沉积，肌肉张力减退，韧带松弛及由于渗出造成的关节囊膨胀等，均可加速本病的进展。

二、诊断

神经性关节病早期表现常与骨关节炎相混淆。一般有些疼痛，渗出明显（常为出血性），关节不全脱位和不稳定等。此期患者有时会出现急性关节脱位。神经源性关节病远比骨关节病进展迅速。从出现神经病变到发生关节病变之间可以有很长一段时间，然而关节病变一旦发生即会迅速发展，在几个月内造成整个关节彻底破坏。

严重的神经源性关节病，可有明显的肥大或破坏性改变，或者两种病变同时存在。疼痛往往缺乏或不太剧烈，不如根据关节破坏程度所预料的那样严重。但是如果病情迅速发展，关节周围出现骨折或有张力较大的血肿时，疼痛剧烈。骨的过度生长和滑膜液大量渗出导致关节肿胀。移位性骨折，关节表面破坏后的脱位，韧带松弛和肌肉张力减退等，可造成关节畸形。骨折与骨的化生将使许多游离体（如软骨或骨的碎片）脱落进入关节，导致关节面粗糙，产生摩擦，常常听到的骨摩擦音往往令周围人更为不快。用手触摸关节时，感觉好像是"装有几块骨头的袋子"。

虽然大多数关节都可受累，但膝关节受累约相当于所有其他关节发病的总和。受累关节的分布情况主要决定于原发病。运动性共济失调时累及膝关节、髋关节，糖尿病时累及足部关节，脊髓空洞症最常累及上肢关节，尤其是肘关节和肩关节。常常为单关节受累，（除足部小关节外）很少超过二个或三个关节，并呈不对称分布。患有相应神经病变的患者同时发生了破坏性严重但却相对无痛的关节病，应该考虑到本病。一般从神经病变发生到出现关节病之间常可隔数年。

并发症有化脓性关节炎和毗邻组织结构受压（如血管，神经或脊髓）。当出现周身不适，发热等用局部体征难以解释的全身症状时，即应抽取滑膜液进行培养。

三、X线检查

X线所见为伴有滑膜渗出的关节膨大和关节面不全脱位。通常能见到骨端硬化，但在晚期破坏性病变中也可能看不到。骨骼畸形，并在邻近皮质的地方有明显的新骨形成。这种新骨形成开始发生在关节囊内，然后常常向上扩展到长骨骨干。软组织偶可出现骨化和钙化现象，然而这种现象可能是暂时的，甚至软组织广泛钙化在随后拍摄的 X 线照片上也可能消失。关节边缘可见到形状不规则的巨大骨赘，脱落后形成大量关节内游离体，此为本病特征性改变。脊柱受累的 X 线表现（即特征性的"鹦鹉嘴"样骨赘），就是在缺乏局部临床症候的情况下也十分常见。

四、治疗

（1）病变关节，上肢避免用力工作，下肢尽量减轻负重。

（2）破坏较重关节（如膝、肘和脊柱部位）可用支架保护。

（3）足部病重且溃疡不愈者可做截肢术。青壮年患者膝关节、踝关节破坏严重者可做关节融合术，不过邻近关节可再发生此病。减少活动和支架保护是多用的有效方法。

第四篇　感染性关节炎

第一章　化脓性关节炎

第一节　病因和发病机制

一、病因学

急性化脓性关节炎的致病菌多为葡萄球菌，其次为链球菌，淋病双球菌、肺炎双球菌则很少见。细菌侵入关节的途径可为血源性，外伤性或由邻近的感染病灶蔓延。血源性感染亦可为急性发热的并发症，如麻疹、猩红热、肺炎等，多见于儿童。外伤性引起者，多属开放性损伤，尤其是伤口没有获得适当处理的情况下容易发生。邻近感染病灶如急性化脓性骨髓炎，可直接蔓延至关节。

二、发病机制

细菌侵入关节后，先有滑膜炎、关节渗液，关节有肿胀及疼痛。病情发展后，积液由浆液性转为浆液纤维蛋白性，最后则为脓性。当关节受累后，病变逐渐侵入软骨及骨质，最后发生关节僵硬。关节化脓后，可穿破关节囊及皮肤流出，形成窦道，或蔓延至邻近骨质，引起化脓性骨髓炎。此外，由于关节囊的松弛及肌肉痉挛，亦可引起病理性脱臼，关节呈畸形，丧失功能。

第二节　临床表现和诊断

一、临床表现

原发化脓性病灶表现可轻可重，甚至全无。一般都有外伤诱发病史。起病急骤，有寒战高热等症状，体温可达 39℃ 以上，甚至出现谵妄与昏迷，小儿惊厥多见。病变关节迅速出现疼痛与功能障碍，浅表的关节，如膝关节、肘关节和踝关节，局部红、肿、热、痛明显，关节常处于半屈曲位，这样使关节腔内的容量最大，而关节囊可以较松弛以减少疼痛；深部的关节，如髋关节，因有厚实的肌肉，局部红、肿、热都不明显，关节往往处于屈曲、外旋、外展位，患者因剧痛往往拒作任何检查；关节腔内积液在膝部最为明显，可见髌上囊明显隆起，浮髌实验可为阳性，张力高时使髌上囊甚为坚实，因疼痛与张力过高时有时难以作浮髌试验。因为关节囊坚厚结实，脓液难以穿透，一旦穿透至软组织内，则蜂窝织炎表现严重，深部脓肿穿破皮肤后会成为瘘管。

化脓性关节炎急性期主要症状为中毒的表现，患者突有寒战高热，全身症状严重，小儿患者则因高热可引起抽搐。如早期适当治疗，全身症状及局部症状逐渐消失，如关节面未被破坏，可恢复关节全部或部分功能。若治疗不及时，脓液穿透关节囊，则蜂窝织炎严重并形成瘘管，此时全身与局部的炎症表现都会迅速缓解，病变转入慢性阶段。

二、诊断依据

诊断主要根据病史，临床症状及体征，疑有血源性化脓性关节炎的患者，应做血液及关节液细菌培养及药物敏感试验。X线检查在早期帮助不大，仅见关节肿胀；稍晚可有骨质脱钙，因软骨及骨质破坏而有关节间隙狭窄；晚期可发生关节骨性或纤维强硬及畸形等，有新骨增生现象，但死骨形成较少。

急性化脓性关节炎应与急性化脓性骨髓炎、风湿性关节炎、结核性关节炎以及类风湿性关节炎相区别。

（一）影像学检查

（1）X线表现：早期只可见关节周围软组织肿胀的阴影，膝部侧位片可见明显的髌上囊肿胀，儿童病例可见关节间隙增宽，出现骨骼改变的第一个征象为骨质疏松，接着因关节软骨破坏而出现关节间隙进行性变窄，软骨下骨质破坏使骨面毛糙。并有虫蚀状骨骼破坏。一旦出现骨质破坏，进展迅速并有骨质增生使病灶周围骨质变为脓白，至后期可出现关节挛缩畸形，关节间隙狭窄，甚至有骨小梁通过成为骨性强直。邻近骨骼出现骨髓炎改变的也不少见。根据全身与局部症状和体征，一般诊断不难，X线表现出现较迟，不能作为诊断依据，关节穿刺和关节液检查对早期诊断很有价值，应做细胞计数，分类、涂片革兰染色找病原菌，抽出物应做细菌培养和药物敏感试验。

（2）CT，MRI及超声检查可及早发现关节腔渗液，较之X线片更为敏感。

（二）实验室检查

（1）化验：周围血象中白细胞计数增高至 $10 \times 10^9/L$ 以上，多量中性多核白细胞，红细胞沉降率增快，关节液外观可为浆液性（清的）、纤维蛋白性（混的）或脓性（黄白色），镜检可见多量脓细胞，或涂片做革兰染色，可见成堆阳性球菌，寒战期抽血培养可检出病原菌。

（2）关节穿刺：关节穿刺和关节液检查是确定诊断和选择治疗方法的重要依据。依病变不同阶段，关节液可为浆液性、黏稠混浊或脓性，白细胞计数若超过 5000/mL，中性多形核白细胞占 90%，即使涂片未找到细菌，或穿刺液培养为阴性，也应高度怀疑化脓性关节炎。若涂片检查可发现大量白细胞、脓细胞和细菌即可确诊，细菌培养可鉴别菌种以便选择敏感的抗生素。

三、鉴别诊断

（1）关节结核：发病比较缓慢，低热盗汗，罕见有高热，局部红肿急性炎症表现不明显。

（2）风湿性关节炎：常为多发性、游走性、对称性关节肿痛，也可有高热，往往伴有心脏病变，关节抽出液澄清，无细菌，愈后不留有关节功能障碍。

（3）类风湿性关节炎：儿童病例亦可有发热，但关节肿痛为多发性，往往可以超过 3 个以上，且呈对称性。部分病例为单关节型，鉴别困难，抽出液作类风湿因子测定，阳性率高。

第三节　治　疗

一、治疗原则

急性化脓性关节炎的治疗必须遵循以下原则：①及早、有效、足量地应用抗生素治疗，以控制、消灭病原菌，杜绝感染源；②受累关节制动；③充分有效脓液引流，降低关节内压力，减少有害因素对软骨的破坏及后遗症；④全身支持治疗，提高机体抵抗力；⑤适时功能练习。

二、抗生素的治疗

（一）早期及时应用抗生素

在感染的微生物确定前即应使用抗生素，根据滑膜液涂片革兰染色和临床特征来初步估计致病菌。若确定为革兰阳性菌，开始时用抗青霉素酶的青霉素；若抗甲氧西林（二甲氧苯青霉素）的金黄色葡萄球菌占优势，用万古霉素；若确定为革兰阴性菌，开始时用氨基糖苷类抗生素和抗假单孢菌青霉素或第三代头孢菌素治疗。一旦确定了细菌，得出抗生素的药敏试验结果后，重新考虑抗生素及剂量。早期应用抗生素不仅可迅速控制感染，还可使病变逆转，减少后遗症。

（二）给药途径

急性期需静脉给药，剂量要足够，疗程 10 天到 2 周，每天分几次给药，每次间隔

6~8 小时。抗生素很容易从血液循环中渗透到关节液内。研究表明，毋须将抗生素直接注入关节腔内，滑膜液中也能产生有效的杀菌浓度，从而减少了注入新的感染因子的危险性，还减少了局部药物浓度过高而产生的化学性滑膜炎的可能性，抗生素与血清蛋白结合并不影响药物渗入关节，也不影响关节外给药的功效。当一种抗生素的渗透性较差时，可用其他更易进入关节腔的抗生素，必要时才考虑关节内局部用药，用法为每天1 或 2 次。氨基糖苷类抗生素的作用在 pH 值为 6.5 时降低，因此为了使局部用药更有效，必须去除能降低 pH 值的脓性渗出物。

（三）制订治疗方案

感染的微生物确定后，必须根据敏感试验的结果制定出确切的治疗方案，可继续用最初的抗生素，也可用更适当的抗生素。在滑膜液和血清中测定药物的抗菌作用，需要强调的是，药物必须达到杀菌作用而非抑菌作用，静脉给药须维持到临床体征和关节炎向正常转化为止。治疗过程中，应反复进行滑膜液的细菌培养，若希望延长抗生素的应用，可放置抗生素的皮下贮存器，注入大的中央静脉如锁骨下静脉来持续给药。感染控制后，可口服抗生素。口服后滑膜液中抗生素浓度的高峰值是血清中浓度峰值的60％~80％。若仅口服给药，须用一系列的滑膜液中抗生素浓度测定来监测，早期口服疗效不可靠，因脓毒血症患者常有恶心、呕吐及胃肠紊乱。抗生素治疗宜持续到症状消失后 2 周。

（四）抗生素引起的血清病是药物治疗的不常见并发症

几乎所有的抗生素作为一种半抗原均能发生这种反应。治疗过程中，关节的发热、潮红及皮疹等症状发展时，必须鉴别是感染的反复还是多发性关节炎的血清病，须仔细检查关节内的细菌，做涂片和细菌培养，并做细胞计数和糖水平测定，必要时，换用不同类的抗生素。

（五）感染后滑膜炎

感染性关节炎的组织损伤可由细菌产生的毒性因子直接引起，也可由宿主对细菌抗原的反应间接所致。抗生素的杀菌作用并不能清除细菌的产物，这些物质可长期存在于关节中，使炎症反应持续存在。Yu. D 和 Kuipers 报道由于志贺菌属、沙门菌属、耶尔森菌属和弯曲杆菌属引起的化脓性关节炎与脊柱关节病（例如强直性脊柱炎、赖特综合征）具有相同的临床模式，所以必须注意对感染后滑膜炎的治疗。治疗时可加用非类固醇抗炎药物，但必须用抗生素治疗数天后才能加用，早期并不提倡应用非特异性抗炎药，因它们有退热作用，为此需严格掌握关节内注射糖皮质激素药物的适应证。培养为阴性，关节内炎症反应持续了几周以及不宜关节切开或做关节镜检查的患者，可考虑关节内注射。抗生素的应用必须持续到滑膜炎症状停止为止。

二、关节制动

受累关节制动后，可减轻疼痛，使炎症易于局限。化脓性髋关节炎，一般采用牵引方法制动，也可使用髋"人"字石膏固定。化脓性膝关节炎，肘关节炎等肢体中远端化脓性关节炎，可用石膏托固定或用支具固定。支具固定的优点是不影响局部处理，也不像石膏那样，易因浸湿折断，需反复更换，关节应制动于功能位。如果发生强直时，关节会强直于功能位置。

三、关节引流

化脓性关节炎的治疗原则之一是迅速、完全、充分地引流脓性渗出物，可减少关节腔的压力和破坏，减少毒血症反应。脓液中的有害介质，对关节软骨破坏迅速，引流的目的就是要去除这些有害物质，减少关节的损害。引流能降低关节内压力、缓解疼痛等症状，也能缓解全身毒血症，有时引流是挽救生命的紧急措施。关节引流主要有穿刺引流、单纯切开引流和持续冲洗负压吸引引流3种。

（一）穿刺引流

局部麻醉下，在关节离皮肤最浅处，用较粗针头（如9号针头）刺入关节，吸除关节液，同时用手轻轻挤压关节周围，使关节液集聚到针头部位，尽可能吸尽所有关节液，再经穿刺针，注入适量生理盐水或林格氏液，用以洗涤关节，抽取注入的液体。如此反复冲洗几次，直到吸出液体转为清亮为止，然后可向关节内注入庆大霉素8万单位。在无手术治疗条件时，可用反复穿刺排脓方法，如果关节炎性破坏较轻，不需要作病灶清除，也可以用穿刺方法，向关节内导入2根尼龙管，经过尼龙管，一根持续滴入生理盐水，一根持续吸除关节液和注入的生理盐水。

（二）手术引流

适应证如下：

（1）幼儿髋关节的化脓性关节炎，需马上切开引流，因为其他关节炎的关节囊附着于股骨骺相同的水平上，形成封条，阻止化脓物质与骨接触，然而髋关节的关节囊附着于股骨颈的基底，失去了保护机制，而且，股骨头的血液供应松松地围绕着股骨颈，增加了细菌的直接侵入机会，并增加了关节内压力。

（2）诊断延误的化脓性关节炎或一些顽固的细菌如葡萄球菌或革兰阴性杆菌引起的感染。

（3）解剖上引流困难的关节以及难以充分引流的关节。

（4）由关节周围的组织蔓延而来的感染。

（5）合并需要手术的骨髓炎。

（6）穿刺引流不足以关节减压，如粘连或小腔形成阻碍了充分的引流，幼儿拒绝反复穿刺等。

一般治疗 4~7 天后仍无改善的依据时需做手术引流，手术应彻底清除脓肿和坏死的滑膜，但不能破坏干骺端的血运，保持引流通畅，使关节软骨免于暴露在有毒物质中，因此术后常用负压吸引。

（三）持续冲洗负压吸引

化脓性关节炎诊断一旦确立，就应做关节持续冲洗和负压吸引手术治疗。对某些较表浅关节，如膝关节，在炎症早期，可经关节镜置入冲洗和负压引流管。在多数情况下，均应切开关节，清除炎性病灶，如切除炎性滑膜、刮除肉芽组织、刮除骨脓腔、去除一切失活组织，然后放置二根尼龙管，置管时，注意二根管的侧孔位置，不要使冲洗吸引液发生"短路"，也要防止发生"死腔"闭合关节切口，持续行关节冲洗负压吸引，其目的是在于清除关节内原有坏死组织和去除产生的有害介质，通过冲洗方法还可去除再产生的炎性分泌物，既能闭合关节，又能维持关节不再受有害分泌物危害，最大限度保护关节，开始冲洗时，冲洗液每天需 6000~10000ml，3 天后，每天 3000~6000ml；每小时需要 1 分钟的快速冲洗，用于防止堵塞和洗除可能存在的小的死腔，冲洗应持续2~3 周。冲洗时要防止渗漏，冲洗液中是否加抗生素，尚有不同意见，保持持续通畅冲洗，一般可获得满意效果。

（四）关节镜下的引流

关节镜能展示关节腔的各种结构，通过关节镜可冲洗其内容物，并在镜下去除纤维化和坏死组织。关节镜下引流比手术创伤小、可重复，而且关节活动度丧失小。关节镜检查和治疗的优点：关节镜能直观展示关节腔内的各种结构，尤其对关节后面部分的显示比关节切开更清楚。可通过关节镜灌注冲洗其内容物，并在镜下去除纤维化和坏死的组织，可以取滑膜液和组织作培养和组织学研究，更重要的是关节活动度的丧失几率比关节切开小得多。创伤小，必要时可重复此手术，因此穿刺引流失败者以及体质太差不能耐受手术的患者，更应考虑关节镜引流，若邻近关节有广泛的骨髓炎，仍需切开引流和清创。

四、全身支持治疗

（1）发病时应注意休息、增加营养、纠正水电解质代谢紊乱，必要时少量多次输血或血清蛋白，提高全身抵抗力，减轻疼痛和控制引起关节炎的原发感染灶也非常重要。化脓性关节炎，尤其是对于婴幼儿和年老体弱患者来说，是一种严重的感染。应注意纠正水电解质紊乱，提供热量，保证营养，改善代谢状况等。当关节手术，持续冲洗或开放引流时，会有较多的血液，蛋白质的丢失，此时应少量多次输血，输入白蛋白，补充维生素，加强支持疗法。

（2）其他的治疗原则：急性化脓期患者应将关节保持轻度或中度屈曲位，从而导致关节屈曲畸形，因此宜将关节维持在功能位。Salter 等研究了家兔葡萄球菌性关节炎关节的活动度，发现感染关节用抗生素治疗和切开引流后，石膏制动组的疗效最差，而持续被动运动的关节X线表现较正常，软骨细胞和基质丧失较少，胶原、硫酸角质素以及总的氨基己糖含量正常。他们认为持续的被动运动可以预防粘连，增加滑膜液渗出，改善软骨营养，加强脓性渗出物的清除，增加对软骨细胞的刺激以合成软骨基质，因此炎症消退时，须努力恢复运动范围，逐步增加肌肉力量，开始时做被动锻炼，以后改为主动锻炼，负重必须在急性炎症的体征消失以后开始。

感染性关节炎包括非淋球菌性关节炎和淋球菌性关节炎，二者的临床表现与诊断手段不同，因此分别予以讨论。

五、康复治疗

化脓性关节炎的治疗过程中，应用牵引、石膏固定或支具固定。维持关节于功能位置，炎症消退后，应尽早进行关节功能锻炼，以减少关节粘连和强直的程度，开始运动几次，运动幅度以略感疼痛为准；此后每天运动次数渐增加，运动幅度渐增加。但是早期功能运动，有时有使炎症复发的风险，剧烈疼痛也限制了患者早日运动的企图，其结果是关节强直，甚至于强直于非功能位，半脱位或脱位状态，留下残疾，对于中老年患者，可实施人工关节置换术，但通常要在炎症完全控制后3~6个月才能实行。

六、饮食指导

（一）减少酸性食物的摄入

正常人的血液呈弱碱性，pH值为7.35至7.45之间，在这个范围内，各组织的生理功能能得到正常发挥。食物的酸碱性不是指食物的味道是酸或是甜，而是指食物在体内新陈代谢的最终产物是酸性或是碱性。米、麦、糖、酒、鱼、肉、禽、蛋及动植物油脂属酸性食物，它们在体内经生物氧化的最终产物是碳酸。某些含硫磷较多的食物，如含蛋氨酸和胱氨酸的蛋白质及磷脂，因在体内会氧化分解成硫酸和磷酸，故也属酸性食物。碱性食物有蔬菜、水果、薯类和海藻（紫菜、海带和海菜等），它们含有丰富的钾、钠、钙、镁等碱金属元素，体内代谢后以离子状态与血液中的碳酸铵根结合，从而增加血液的碱性。

（二）膳食结构要合理

最好以清、淡、素、全为主，如主食以米、面调节占每餐全部饮食总量的1/3，副食蔬菜1/3，水果占1/3的措施才能避免荤食易产酸，加重对局部组织负担与损害。小儿与老年人要根据生理特点与要求，细心地从饮食上向碱性食物调节。

（三）做到"三低"

在饮食中要做到"三低"：低脂肪、低糖、低盐。

（四）补钙

因患者本身长期卧床，限制了户外活动，阳光照射不足，减少了利用光能转化为身体所需要的钙，也因饮食差，从食物中摄取钙质不足，很易造成钙的缺乏，如病人长期缺钙得不到纠正，就会使血钙自稳系统受损，通过各种机制的作用后，以病患部为主出现"钙搬家"的异常反应，临床上一般称为废用性脱钙或骨质疏松。所以饮食中应增加钙的摄入，以喝猪骨汤为最佳。猪的脊骨、肋骨内所含的宏量元素与微量元素，是最接近人体生理要求的自然成分，如所含的钙、磷、铁、镁、铜、锰等是构成人体骨骼所必须的重要成分，利用猪骨作汤饮，以补充慢性骨炎给患者所造成的营养缺乏或失衡，临床实践证实，它对骨组织的增生性修复或修补性修复最佳，它不会造成某一元素在体内的升高，连锁到其他元素又相对不足的弊端。比单纯为患者补充某一元素或几种元素优越得多。

七、预后

如在治疗过程中，未采取有效地预防畸形措施，治愈后常有后遗畸形。严重畸形有明显功能障碍，晚期则有关节畸形、病理性脱位、窦道或关节强直等后遗症。髋关节化脓性关节炎，易发生骨髓炎。关节的红、肿、热、痛以及运动范围的改变均可用来分析治疗的反应。滑膜液中白细胞总数进行性减少以及无细菌发现是预后好的表现，相反，细菌持续生长，白细胞水平稳定或升高，宜重新估价治疗方案，淋球菌和某些球菌，如肺炎球菌或链球菌感染，对抗生素治疗的反应迅速，疗程较短，需 2 周或更少；葡萄球菌和革兰阴性杆菌的感染对治疗的反应慢，疗程需延长到数周。正常关节受到抗生素敏感的细菌感染后，只要及时治疗，关节功能可完全恢复，延误诊断超过 2 周，或者治疗方案不正确，关节可发生慢性炎症的病理改变包括软骨和骨的损害，纤维化增加，关节正常机制被破坏，此时应分析治疗失败的原因，重新估计关节内细菌的情况，停用抗生素后再做滑膜液培养，若有活动性滑膜炎，宜 1～2 周后再次培养，并重新制订治疗方案。

第二章　骨与关节结核

第一节　总　论

一、病因

骨与关节结核是常见病，多继发于肺或肠结核，结核杆菌由原发病灶经血液侵入关节或骨骼。当机体抵抗力较强时，病菌被控制或消灭；机体抵抗力降低时，可繁殖形成病灶，并出现临床症状。一般病程缓慢，偶有急性发作。骨与关节结核是全身性疾病的局部表现，检查时应注意有无呼吸系统、消化系统及淋巴腺等结核。治疗上必须注意全身与局部两方面情况。

骨与关节结核在儿童与青少年发病率最高，但成人也可发生。发生在脊柱的约占50％，负重关节如髋关节、膝关节、踝关节等也较多，上肢如肩关节、肘关节和腕关节较少。

二、病理及分类

骨关节结核的病理和其他结核一样，可分为三期：第一期为渗出期，第二期为繁殖期，第三期为干酪样变性期。以后出现三种情况：①病灶纤维化、钙化或骨化而愈；②病灶被纤维组织包围，长期静止状态；③病灶发展扩大。

根据病变部位和发展情况可分为单纯性骨结核，单纯性滑膜结核和全关节结核。当病变仅局限于骨组织或滑膜组织时，关节软骨尚无损害，如能在此阶段治愈，关节多能保存。单纯性（骨或滑膜）结核进一步发展，均可破坏关节软骨，而使关节的三个组成部分（骨、滑膜、软骨）同时受累，即为全关节结核（图4－2－1）。

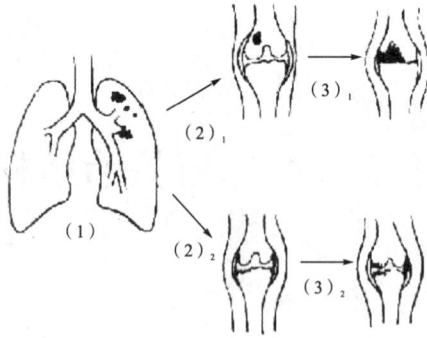

1. 肺内原发病灶　2. ①单纯骨结核　②单纯滑膜结核　3. 全关节结核

图 4—2—1

（一）单纯性骨结核

结核病灶局限于骨组织，多见于脊柱、骨盆、腕骨、跗骨和管状骨两端的松质骨。坚质骨如管状管的骨干，则很少见。发生在松质骨中心部位时，病变特点是骨组织的侵润和坏死，坏死与活骨分离后形成死骨，吸收后形成空洞。发生在松质骨边缘时仅形成局限性骨质缺损。坚质骨结核多自髓腔开始，以局限性溶骨性破坏为主，一般不形成大块死骨。儿童与青少年的骨干结核可有大量的骨膜新骨形成，成人则新生骨很少，而老年人仅见溶骨性改变。

（二）单纯性滑膜结核

多发生于滑膜较多的关节，如膝、髋、踝、肘等关节，病灶在关节滑膜开始，进展缓慢。滑膜感染结核后，其表层充血，水肿，浆液渗出和单核细胞浸润，关节液增多，常呈混浊。以后滑膜由浅红色变为暗红色，表面粗糙，晚期则纤维组织增生而肥厚变硬。如病变逐渐扩散，关节软骨及骨质均受破坏。形成全关节结核。

（三）全关节结核

单纯骨或滑膜型结核进一步发展，除骨与滑膜病变外，关节软骨也发生破坏或被剥离，而发展为全关节结核。关节软骨再生能力很差，一旦破坏，即使病变停止，缺损处也只能被纤维组织修复，失去其原有的光滑面，使关节发生纤维性或骨性强直，从而丧失关节功能，发展成全关节结核后，全身或局部症状均较显著。可有寒性脓肿形成，经组织间隙向他处扩散，有的自行穿破或误被切开，引起继发性感染，窦道经久不愈。

骨与关节结核的破坏与扩散，一般较缓慢，少有新骨增生。骨与关节结核也有其修复过程，即结核性肉芽组织逐渐变为成熟的结缔组织，有的发生骨化，因而关节有纤维强直，少有骨性强直。

对于单纯性骨结核，病灶未侵入关节前即予消除，可防止全关节结核的发生。对于单纯滑膜型结核，早期去除滑膜病灶可防止其发展为全关节结核，并保持关节的一定功能。对于全关节结核，病灶清除和关节融合术可使该关节结核病治愈，保持肢体的一定功能。因此，及时适当的治疗对病理过程常有决定性的影响。

三、临床表现

（一）全身症状

轻重不一，一般为慢性发病过程，多为低热，消瘦等症状，如合并感染，可有高热，伤口流脓等。红细胞沉降率多增速。

（二）局部症状

发展缓慢，早期多为偶然的关节疼痛，逐渐加重并转为经常疼痛，活动时疼痛加重，有压痛，疼痛可放散至其他部位，如髋关节结核疼痛常放散至膝关节。因此，患者主诉膝关节疼痛时应注意检查髋关节。因活动时疼痛而有肌痉挛，致使关节的自动和被动活动受限，持久性肌痉挛可引起关节挛缩或变形，患肢因失用导致肌萎缩。在晚期因骨质破坏，或骨骺生长影响，形成关节畸形、病理脱臼或肢体短缩等。在脊椎结核因骨质破坏椎体塌陷及脓肿、肉芽组织形成，可使脊髓受压而发生截瘫。脊椎结核和其它关节结核常有寒性脓肿，如穿破可合并感染使症状加重，形成窦道伤口长期不愈。

四、诊断

诊断主要从以下几方面进行：

（一）临床症状

根据病史、结核接触史及上述全身和局部症状进行诊断。因病程缓慢，应注意早期确诊。

（二）X 线检查

早期 X 光照片可无明显改变，以后有骨质疏松、关节间隙变窄，以及骨质破坏和寒性脓肿，但少有新骨形成。必要时应与对侧关节对比。

（三）化验检查

红细胞沉降率多增速。在儿童有可疑时可作结核菌素试验，如 48 小时内对 1/1，000 结核菌素皮内试验为阴性，可排除结核感染；如临床诊断明确则可不作，以免皮肤反应过强，也可先用 1/10，000 结核菌素做皮内注射试验。有关节积液时可作穿刺化验，查结核菌；有时需做培养及动物接种，必要时做活体组织检查。

五、鉴别诊断

注意与化脓性关节炎、类风湿关节炎等相区别。化脓性关节炎全身症状严重，常有败血症现象，发病急遽，高热，白血球数增高；局部有急性炎症表现；关节抽液有脓液，显微镜下有脓球、细菌，培养有化脓细菌。类风湿关节炎为多数关节受累，时好时坏，无脓肿形成；关节抽液多为草黄色，无细菌。

六、治疗

（一）全身治疗

全身治疗主要为全身支持疗法及药物疗法。支持疗法包括增进营养、新鲜空气，适当阳光和患者的精神安慰等。药物治疗主要为适当联合使用抗结核药物，如硫酸链霉素、异烟肼和对氨基柳酸钠等，以同时应用两种为好，可增加药效，并可减少细菌的耐药性。其中链霉素抗结核效果较其他二种为好，但应注意其对第 8 颅神经的毒效，如耳鸣、晕眩、走路不稳、平衡失调等，如发生耳聋，常不能恢复，故一有症状应立即改药。注意细菌对链霉素的耐药性，故不宜使用过久或剂量过大。一般每日一克，肌肉注射，分二次给：小儿 15～25 毫克/公斤/日，分二次给。成人一般一次疗程可用 30～40克。如需较长时间使用，可用间隙法，每周 2～3 克，即间日注射 1 克或 3 日注射 1 克。一般宜在病变较活动时或手术前后使用。异烟肼量一般为 100 毫克一日三次，小儿按10～20 毫克/公斤/日，分三次给。一般反应较小，可有兴奋、头痛、异常感觉等，甚至四肢麻木，可用维生素 B_6 防治。对氨基柳酸钠（PAS），用量为 3～4 克，一日三次，小儿 0.2～0.3 克/公斤/日，分三次服，副作用有恶心、呕吐、食欲减退、腹泻、蛋白尿等停药后即好。

（二）局部治疗

应用牵引（主要在髋关节、膝关节）与固定，预防与矫正患肢畸形，保持关节在功能位，需 4～6 个月，如病变主要在滑膜部分，骨质受累较少，应注意争取保留关节的活动功能；用牵引法，保持其关节面分开，以防止其粘连，甚至完全愈合。

（三）手术治疗

在全身支持疗法和抗结核药物的控制下，及时、彻底地进行手术治疗，可以缩短疗程，预防或矫正畸形，减少残废和复发。应很好掌握手术适应症和手术时机。一般患病早期多用非手术法治疗。在儿童如处理不当，往往发展较快，而适当的治疗，如严格控制负重活动，抗结核治疗，支持疗法等，往往能取得较好效果。要注意手术对患儿的负担大，四肢关节手术要注意影响骨骺的生长。

1. 病灶清除术

此手术是直接进入病灶，完全或近乎完全将病变去除干净。实践证明，此手术可达到缩短疗程，提高治愈率的目的。

（1）病灶清除术的适应症：①病灶内有较大或较多死骨，不易自行吸收；②病灶内或其周围有较大脓肿；③有经久不愈的窦道；④单纯滑膜结核经非手术治疗无效；⑤单纯骨结核，有向关节内突破可能时；⑥脊椎结核合并有脊髓压迫症状时。

（2）手术时机：应视患者全身和局部情况而定。①患者必须有耐受手术的能力，无心、肝、肾、肺等重要器官功能严重损害；②局部无急性混合感染；③经过一定时间的抗痨药物准备，最好是在经过 2～4 周抗痨药物治疗，全身症状消失或明显好转，血沉下降时进行手术。

（3）病灶清除术要点：单纯性滑膜结核，经手术去除病变的滑膜，术后牵引和固定一段时间，多能获得治愈并保全一定的关节功能。如病灶仅局限在骨内，可只做病灶清除，去除死骨、结核肉芽组织、脓汁等。在全关节结核，切除病变的滑膜，软骨及骨组织，消除死骨，结核性肉芽组织、脓汁等，有合并感染的还需要切除窦道及邻近疤痕组织。

2. 关节融合术

晚期全关节结核导致关节严重广泛破坏已不能恢复活动功能，用手术方法清除病灶后固定于功能位，有内固定作用，病变得到治愈，关节不痛。

髋、膝、肩、踝等关节的结核，如无合并感染，常在病灶清除后同时纠正畸形，融合关节于功能位。脊椎结核病灶清除后，于二期做后路融合手术。但如脊椎结核骨质破坏较少，无明显死骨，脓肿及窦道者宜在药物治疗下只做脊椎融合术。在肘关节，为要保持关节的活动度，只做病灶清除，关节切除即可。

如有合并感染（如有窦道），不应在清除病灶的同时做关节融合术，以防化脓感染的扩散，应在伤愈一段时间后，再考虑融合术。

3. 寒性脓肿的处理

为了防止自行突破引起合并感染及压迫器官，可采用反复抽吸法，即在局部浸润麻醉下，用较粗针头在较高位置穿入，经过一段正常组织，再穿入脓腔尽量抽吸脓汁，注入 1 克链霉素，封盖伤口，防止因穿刺而导致窦道形成。

较大寒性脓肿需手术治疗，切开脓肿，吸尽脓汁，沿脓腔探至骨关节病灶，清除死骨、肉芽组织、脓肿壁等。注入青霉素、链霉素后缝合伤口，继续按所在的骨关节结核治疗。

4. 纠正畸形

如关节结核愈后骨性强硬，有严重畸形，应考虑截骨术纠正畸形。

5. 截肢

如患部骨关节广泛病变，合并感染，致患部完全失去功能，经慎重考虑后施行截肢。例如足部跟骨、距骨、舟骨等广泛结核破坏合并感染，足部严重畸形，使足完全失去功能，可考虑小腿截肢，配带假肢。在上肢极少考虑截肢。

第二节　脊椎结核

脊椎结核约占骨关节结核总数的一半，其中以儿童和青少年发生为最多。所有脊椎均可受累，但以腰椎为多见，胸椎次之，颈椎较少，骶椎中 S_1 较多，负重损伤为一诱因。

一、病理

脊椎结核病变多发生在椎体，少数在椎板、椎弓、棘突及横突。

（一）中心型或幼年型

小儿椎体周围软骨成份多，中心骨化部分病变发展后可有塌陷早期椎间隙尚在。

（二）边缘型

边缘型又称骨骺型或成人型，发生在较大儿童或成人，起于椎体上缘或下缘的骨骺，病变常迅速破坏椎间软组织，使椎间隙狭窄或消失，上下椎体相连。

（三）前侧型或骨膜下型

前侧型或骨膜下型也在成人发生，位于椎前韧带下，常扩散累及上下邻近脊椎。

（四）附件结核

附件结核如横突、椎板、椎弓根或棘突结核，较少见。

椎体病变因循环障碍及结核感染，有骨质破坏及坏死，有干酪样改变和脓肿形成，椎体因病变和承重而发生塌陷，使脊柱形成弯度，棘突隆起，背部有驼峰畸形，胸椎结核尤为明显。由于椎体塌陷，死骨、肉芽组织和脓肿形成，可使脊髓受压发生截瘫，发生在颈椎及胸椎较多。骨质破坏，寒性脓肿在脊椎前纵韧带下形成，可穿过韧带至脊椎前筋膜间隙，因重力关系可扩散至远离病变的部位。颈椎结核脓肿可出现在颈椎前使咽后壁隆起，可引起吞咽或呼吸困难；在颈部两侧可出现在胸锁乳肌后缘的皮下。胸椎结核常形成椎前和椎旁脓肿，也可出现在后纵隔区或沿肋间向胸壁发展；向椎管发展可引起截瘫。腰椎结核脓肿常至盆腔，形成腰肌脓肿，沿髂腰肌向下蔓延到腹股沟或股内侧，从股骨后达大粗隆，沿阔筋膜张肌和髂胫束至股外侧下部；或向后蔓延到腰三角区。这些脓肿，因为没有急性炎症的表现，称为寒性脓肿。脊椎结核在好转过程中，病变的破坏性产物，如脓肿、死骨等可逐渐被吸收，同时有纤维组织充填修复，最后形成纤维愈合和骨性愈合，病程很长。但通过积极治疗，可使病程大为缩短。

二、临床表现及诊断

除具有一般症状外，尚有以下特点：

（1）早期有贫血，体重减轻，容易疲乏，背（腰）部疼痛及放散痛，疼痛主要在脊椎病变部位，发病初期不重，随病变发展而加剧，休息后可减轻或暂时消失。不同部位的病变还可引起各种转移痛。承重、行走和脊柱活动时疼痛加剧。

（2）肌肉痉挛及运动障碍。脊柱活动受限是机体的一种保护性作用。儿童因熟睡后肌肉松弛，腰部稍动即引起疼痛，出现"夜啼"。颈椎结核患者常用两手托住头部（图

5-3-2）腰椎结核患者腰部僵直如板，拾物时不敢弯腰而屈髋、膝（拾物试验阳性）（图5-3-3），防腰背活动疼痛。

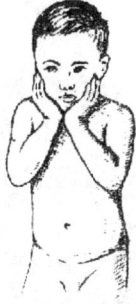

图5-3-2　托头（颈椎结核）　　　　图5-3-3　拾物（腰椎结核）

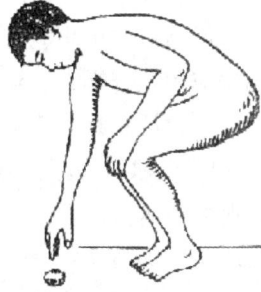

（3）晚期常有背部畸形（图5-3-4）和寒性脓肿（图5-3-5）。脓肿穿破后发生合并感染和窦道。

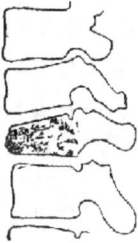

脊椎病变，邻近椎体，椎体及椎间盘破坏

1. 腰大肌脓肿，蔓延至腹股沟及股内侧
2. 腰部脓肿

图5-3-4　驼峰畸形　　　　　　　图5-3-5　寒性脓肿

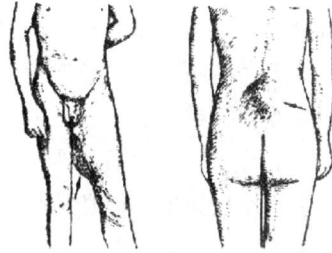

（4）截瘫。未经适当治疗的患者，晚期有脊髓受压，出现部分或完全截瘫。这是危害患者的严重合并症。

（5）X线检查可显示不规则的骨质破坏，椎间隙变窄或消失，椎体塌陷、空洞、死骨和寒性脓肿阴影等征象。

检查时应注意有无其他病灶，如肺结核、生殖泌尿系统结核等。

三、治疗

脊椎结核是全身结核的一部分。为了尽早治愈全身和局部结核，必须充分发挥医护人员和患者的主观能动作用，积极增强患者机体的抵抗力，使矛盾向有利于机体方面转化。应用支持疗法、药物疗法，必要时手术清除病灶、融合脊椎，使患者早日恢复健康。

（一）非手术疗法

（1）卧床使病变脊椎不承重，是防止病变发展、严重畸形和截瘫的必要措施，卧前后石膏床或硬床均可。在病灶活动期必须坚持卧床，否则，病变的椎体在承重（坐、立或行走）情况下，将加速破坏、塌陷，形成严重畸形，甚至发生脊髓受压造成截瘫。在发育较快的儿童，尤其造成严重驼背畸形，并可发生截瘫（在儿童成长后，因脊柱发育受影响和脊髓受压而发生截瘫）。在儿童尤需坚持卧床，常需数年时间。卧床期间可适当进行四肢运动和背部肌肉收缩活动。

（2）加强营养，增强机体抗病能力。

（3）抗痨药物的应用：链霉素、异烟肼和对氨柳酸钠综合应用，效果较好，可减少细菌对药物的耐药性。对活动期患者和手术前后，应给予链霉素（0.5克肌注，2/日，共30～40克）及异烟肼（100毫克，3/日），其它时间，根据情况，可间隙使用链霉素、异烟肼及对氨柳酸钠（3～4克，3/日）；3～6个月。

（4）病变愈后逐步增加活动，要防止脊柱过多承重，以免病情反复。病变愈合的标志是腰背局部疼痛和压痛消失，全身健康良好，体温、脉搏和血沉等正常，X线显示骨愈合良好。

（二）手术疗法

在适当情况下应采用手术疗法，以达到治愈病灶，缩短疗程和恢复机体功能的目的。根据病情选用脊柱融合、病灶清除、脓肿切除或刮除、窦道切除等手术。一般有明显椎体破坏和寒性脓肿或大块死骨，多采用病灶清除（图5-3-6）和脊椎融合术（图5-3-7）；如病灶局限，骨质破坏少，亦可只采用脊椎融合术。对小儿患者手术要慎重，一般以非手术疗法为主，但必须坚持卧床，防止承重走路，必要时采用脊椎融合术及病灶清除术。

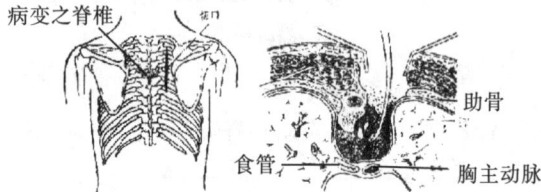

图 4-2-2

1. 手术切口 2. 切除肋骨及横突，显露及清除病灶

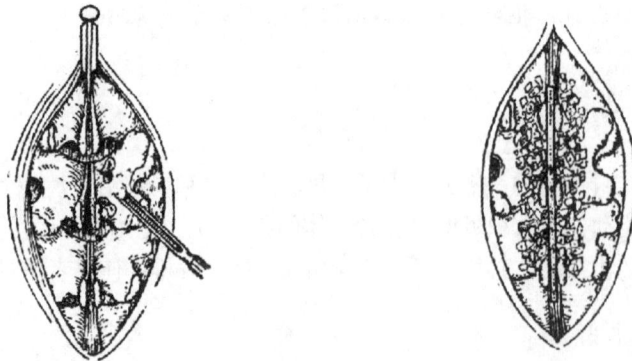

（1）纵行劈开棘突，用小圆凿从椎板外层掀起小骨片，使椎板植骨处呈鱼鳞状

（2）在劈开的棘突间嵌入长条骨块，椎板上植多量碎松质骨

图 4-2-3

（三）合并症的治疗

1. 寒性脓肿的治疗

如脓肿过大，宜先用穿刺法吸出脓汁，注入链霉素，以免脓肿破溃和发生继发性感染以及窦道形成。在适当时机应尽早进行病灶清除术和脓肿切除或刮除。

2. 截瘫的治疗

脊椎结核合并截瘫的约有 10%，应贯彻预防为主的方针，主要措施为脊椎结核活动期坚持不负重，坚持卧床和抗痨药物治疗等。如已发生截瘫，应早期积极治疗，大多可以取得良好的恢复。如失去时机，后果是严重的。如已有部分瘫痪，一般多先行非手术治疗，按截瘫护理，绝对卧床，进行抗结核药物治疗，改善全身情况，争取最好的恢复；如 1~2 个月后不见恢复，应尽早手术解除张力，如截瘫发展很快，甚至完全截瘫，应尽快手术，不宜等待。在颈椎结核合并截瘫，或有寒性脓肿，应早行手术，可在颈部前侧做切口，在胸锁乳突肌前侧与颈总动脉颈内静脉之间（或在颈动脉鞘之前）进入，显露和清除病灶，必要时一次处理两侧。在胸椎手术多采用肋骨横突切除病灶清除术，或行椎前外侧前灶清除减压术（图 5-3-8），待截瘫恢复，一般情况好转后，再做脊椎融合术，使脊椎稳定。

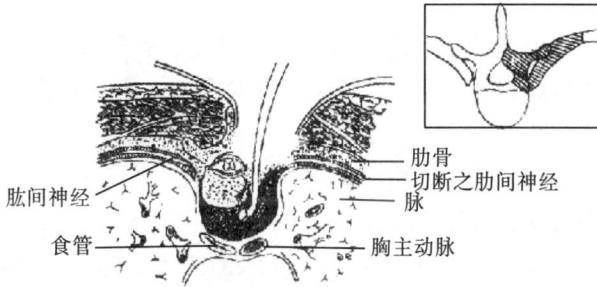

图 4-2-4　胸椎结核合并截瘫，前外侧病灶清除及减压术。

插图示切除肋骨、横突、椎弓及部分椎板

第三节　骶髂关节结核

骶髂关节结核不多见，在儿童很少发生，多发于 15 岁以上青壮年，女性较多。

一、病理

开始多为骨型结核，发生于骶骨或髂骨，然后扩散至关节。大多数有脓肿形成，多数发生在关节后部，有时发生在腹股沟，臀部或会阴部，在盆腔内少见，如骶骨破坏严重，也可在盆腔髂腰肌部位。常因脓肿张力大自行穿破形成窦道。

二、临床表现与诊断

发病一般较脊椎结核缓慢，往往先发现脓肿、疼痛及压痛，又往往因脓肿破溃减压，疼痛减轻而延误诊断。有下背及患侧骶髂部疼痛。也可有"坐骨神经痛"即转移痛至患侧臀部及股外侧。但与腰椎间盘突出症状不同，不放散至小腿及足部，感觉无改变，活动时疼痛加重，如翻身、坐久、上下楼、弯腰、下蹲等，站立时一般身体向健侧倾斜；走路时不敢跨大步。仰卧位常感骶髂部疼痛。

检查时在站立位脊柱前弯、后伸及侧弯均受限，并有局部疼痛，但坐位时活动较好。卧位直腿抬高试验，患侧受限并有局部疼痛。压挤或分离髂骨时患部疼痛，骶髂关节患部有压痛，可有寒性脓肿或窦道。肛指检查有时可摸到局部脓肿及压痛。

X线照片检查对早期诊断很重要，需照骶髂关节正位及斜位（关节的矢状面），可见骨质破坏、死骨及空洞形成等。

鉴别诊断：注意与骶髂劳损，椎间盘突出症，腰椎结核和髋关节炎症等鉴别。

三、治疗

由于无需考虑骶髂关节的活动度，为了缩短疗程，常采用病灶清除术及关节融合术，在病的早期无死骨或脓肿形成，可只做关节融合术（从关节后部），术前宜预制前后石膏床。

如病灶局限于骶骨或盆腔内脓肿，应采用前显露法（图 5-3-9），将腹膜连同输尿管牵向对侧，可见髂总动、静脉及脓肿。脓肿位于血管外侧及髂肌内侧，切开脓肿壁，清除脓汁、肉芽组织、乾酪样物质及死骨等，可见脓肿与骶髂关节相通的病变处，适当扩大显露，进一步清除病灶，刮除脓肿壁肉芽组织，冲洗后，伤口内放入青、链霉素，缝合伤口。注意勿损伤腰丛神经。

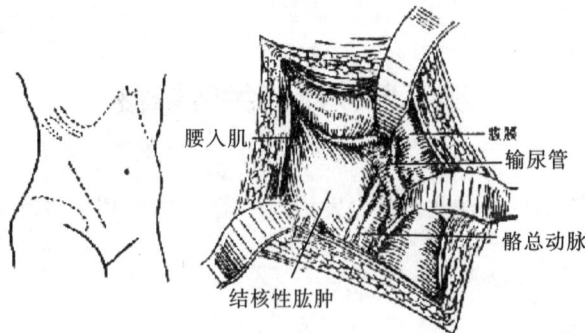

腰大肌　　　　　　　　　腹膜
　　　　　　　　　　　　输尿管

　　　　　　　　　　　　髂总动脉

结核性脓肿

（1）切口　　（2）显露脓肿及病灶

图 4-2-5

如病灶局限于髂骨，脓肿在后部，应采用后显露法（图 5-3-10）显露髂嵴后部、髂后上棘，沿髂骨外板后缘向外下分离臀大肌，至坐骨大切迹稍上，对正骶髂关节病变部位，凿下大小适当长方形的髂骨一块，以显露骶髂关节及病灶，彻底清除脓汁、肉芽组织、乾酪物质及死骨等，冲洗伤口置入青、链霉素。如无窦道，应利用取下骨块或髂骨后部取骨植入一次融合骶髂关节。

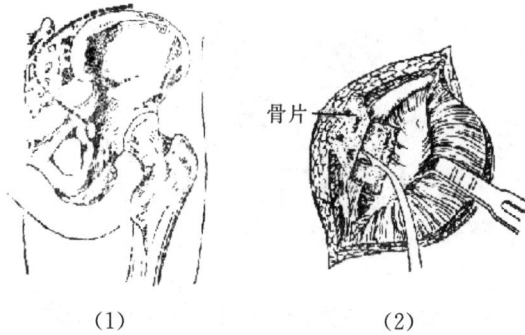

（1）　　　　　　　　　　　　（2）
（1）切口　（2）凿开一带蒂骨瓣向内侧翻开，显露骶髂关节
图 4-2-6

如前后均有脓肿，可分次手术，先处理前部，1～2 个月后处理后部，并做关节融合。

第四节　髋关节结核

髋关节结核占骨关节结核的 20％～30％，多发生于儿童。

一、病理

初起病灶以骨型为多见，滑膜型较少。骨型病灶多起于髋臼或股骨头，逐渐扩大，穿入关节，形成全关节结核。滑膜型病灶，也可扩散破坏关节软骨、股骨头、颈和髋臼，成为全关节结核（图 5-3-11）。病灶常有乾酪样物和寒性脓肿形成，并可向腹股沟区或大粗隆处穿破，引起窦道和合并感染。由于股骨头、髋臼进行性破坏和屈曲、内收痉挛，可使关节发生病理性脱位。病变静止后，有纤维组织增生，使关节形成纤维性强直或骨性强直，常呈内收和屈曲畸形。病变自愈的病程很长，且不可避免地发生广泛破坏和畸形，必须积极地提供转化矛盾的条件，排除不利因素，转化病理过程，使患者早日恢复健康和肢体功能。

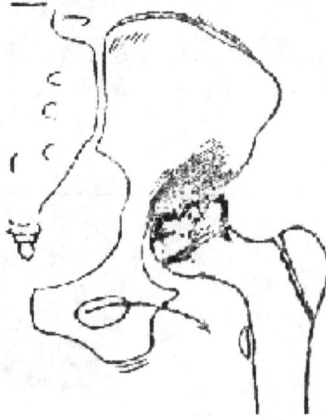

图 4-2-7　髋关节结核，股骨头及髋臼破坏

二、临床表现及诊断

（一）临床表现

（1）疼痛。早期症状为髋部和膝部疼痛（沿闭孔神经向膝部放散），儿童患者主诉常为膝部疼痛，要防止误诊为膝关节病变。检查时病变的髋关节有活动受限和疼痛，疼痛随病变的发展而加重，活动时加重。

（2）肌痉挛。由于疼痛引起的肌肉痉挛，有防止肢体活动的保护作用。儿童常有夜啼，长期痉挛和废用的结果使肌肉萎缩，股四头肌萎缩尤为明显。

（3）畸形。由于肌痉挛的结果，髋关节有屈曲、内收挛缩畸形，托马氏征（Thomas）阳性（图 5-3-12，图 5-3-13），并可引起髋关节半脱位或全脱位，肢体相对变短。在儿童如有骨骺破坏影响生长长度，肢体短缩更明显。由于疼痛，骨质破坏，畸形和肢体变短，患者有不同程度的跛行，甚至不能走路。

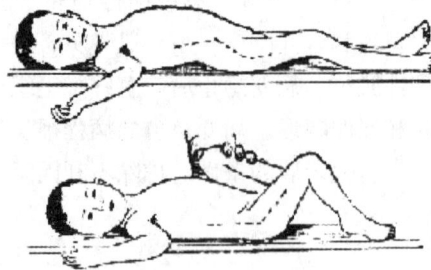

1. 伸腿时明显
2. 屈健腿使腰贴平时明显（托马氏征阳性）

图 4-2-8

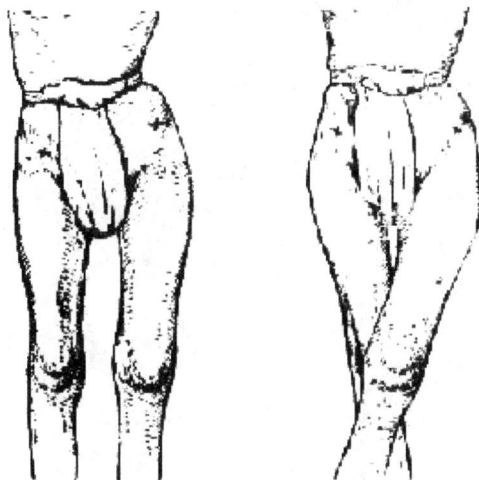

1. 任骨盆倾斜时不明显
2. 将其放正稳定时明显

图 4-2-9

（4）压痛。髋关节前部和外侧有明显压痛。虽感膝关节疼痛，但膝关节检查无异常。

（5）窦道形成。晚期常有窦道形成，大多在大粗隆或股内侧，关节有合并感染。

（6）X线检查。局部早期有股骨头及髋臼骨质疏松，以后因软骨破坏关节间隙变窄，骨质可有不规则破坏（图 3-218），有死骨或空洞，甚至股骨头、颈完全破坏，但少有新骨形成，可有病理脱位。

（二）诊断

诊断要点：要结合病史、全身和局部症状、血沉、照片等情况进行分析。注意与化脓性关节炎和类风湿性关节炎鉴别。类风湿性关节炎常为多关节受累，晚期可有关节僵硬，但无骨质破坏病灶。

三、治疗

（1）对髋关节结核的治疗，首先要着重全身治疗，改善全身情况，增强机体的抵抗力。

（2）在结核病灶活动期和术前、术后，应用抗结核药物。

（3）牵引。可纠正肌肉痉挛引起的关节畸形，用持续皮肤牵引，早期纠正部分或全部屈曲挛缩，用牵引法保持关节面分离，以防粘连。

（4）手术治疗。

1）在全关节结核由于关节病变广泛，非手术疗法很难治愈，且不可避免地要发生关节强硬和畸形，在全身情况改善后，应争取早期手术治疗，不仅可清除病灶，缩短病程，且可纠正畸形，融合固定关节于功能位（图 5-3-14），有利于早期恢复健康和负重行走，术后用髋"人"字石膏固定约 3 个月。

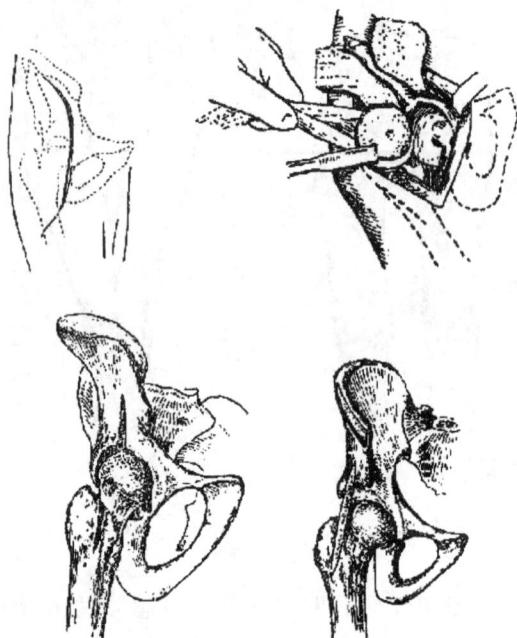

图 4-2-10

2）在滑膜型或早期全关节结核，尤其在儿童患者，如关节面大部完好，在切除滑膜病灶或骨病灶时，注意术中勿使关节脱位，以免影响股骨头循环，不做融合术，术后继续牵引及抗结核药物治疗，在不承重的情况下早期活动，可保全关节部分或大部活动功能。

3）在单纯型骨结核，应手术清除结核病灶，以免病灶穿入关节形成关节结核。

以上手术，术毕均在关节内放链霉素 1 克，如有窦道，同时放青霉素 40 万单位。

第五节　膝关节结核

膝关节结核发病率也较高，仅次于脊椎结核和髋关节结核，约占骨关节结核的 10%。

一、病理

初起时大多为滑膜型，骨型病灶多在胫骨上端或股骨下端，均可扩散为全关节结核（图 5-3-15）。滑膜肥厚充血，颜色稍灰暗，呈半透明状，有的部分显示豆渣或豆腐乳样，可有积液和粘连，肉芽组织蔓至软骨面上，有的可因磨擦力而脱落，露出骨面。如骨骺破坏，可引起肢体短缩畸形。由于膝关节周围缺少肌肉覆盖，肌肉萎缩，肿胀明显，关节呈梭形肿大。脓肿较易穿破形成窦道，病程很长，很难自愈，多需手术治疗。

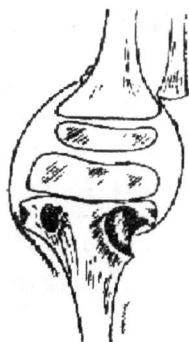

股骨干骺端结核扩散至膝关节　　　　膝关节全关节结核，有骨质破坏，关节间隙消失

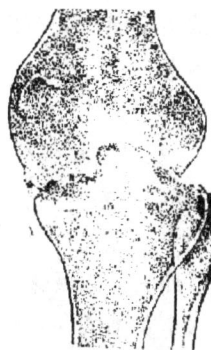

图 4-2-11

二、临床表现及诊断

起病缓慢，早期症状不明显，可有轻度关节肿胀，活动受限，往往发病较长时间后方就诊，常在初诊时就发现全关节结核，病情发展后，肿胀明显，肌肉萎缩，关节间隙狭窄，骨质破坏（图 5-3-16），活动受限，伴有疼痛和压痛。晚期由于疼痛而有肌肉痉挛，导致膝关节屈曲挛缩（图 5-3-17）和内、外翻畸形。常有窦道形成，合并感染。由于疼痛和畸形，患者有跛行，甚至不能走路。

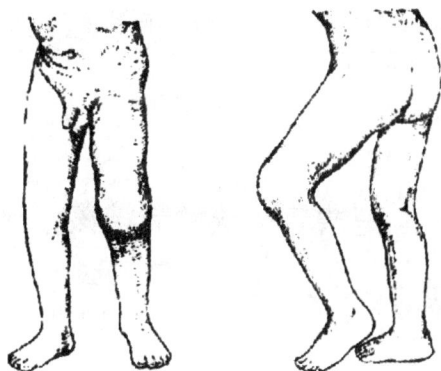

左膝关节结核，关节肿胀及屈曲挛缩

图 4-2-12

诊断应根据临床表现、体温、血沉、X 线检查，必要时及时做活体组织检查，动物接种以确定诊断。注意早期确诊，有时股淋巴结肿大，有结核病变，做活检对诊断膝关节结核有一定意义。应与创伤性，化脓性以及类风湿关节炎相区别。

三、治疗

（1）支持疗法和抗结核药物治疗，改善全身健康情况。

（2）早期卧床及牵引，可迅速减轻症状，用皮肤牵引使关节伸直。

（3）滑膜型结核早期，关节内注射链霉素，每次 1 克，每周 1 或 2 次，约 12 周，如无效，应早期手术。

（4）手术疗法。

1）骨型结核应及早去除病灶，以免向关节扩散。

2）滑膜型结核，如大部分软骨完整，可做病灶清除术，去除病变滑膜、髌上脂肪，软骨面上肉芽，如半月板受累也需切除，术毕完全止血，置患肢于托马氏夹板上，用皮肤牵引，保持关节伸直。以后逐渐活动关节，但休息时要保持伸直，抗结核药物持续半年，在儿童多能保全关节的一定活动度。

3）全关节结核，骨质有明显破坏，应在彻底清除病灶后融合膝关节于功能位（图 5-3-18）。在儿童应融合在膝关节伸直 180°位，注意勿伤骨骺。

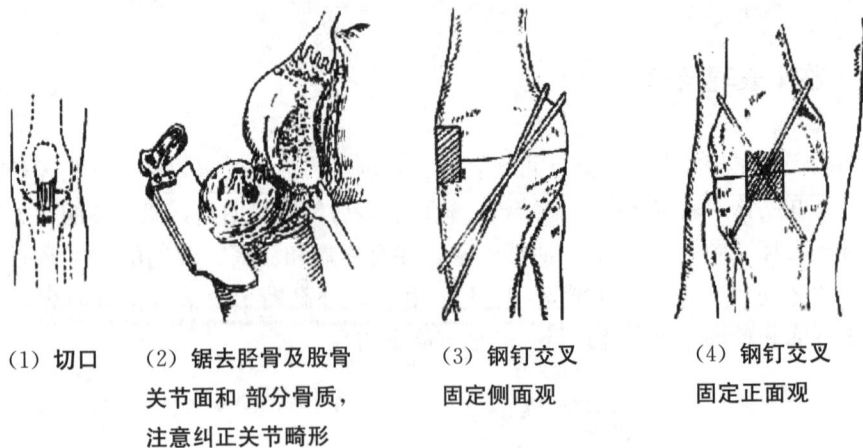

（1）切口　　（2）锯去胫骨及股骨　　（3）钢钉交叉　　（4）钢钉交叉
　　　　　　　　关节面和 部分骨质，　　固定侧面观　　固定正面观
　　　　　　　　注意纠正关节畸形

图 4-2-13　融合术

第六节　踝关节结核

一、病理

骨型较多见，可扩散至滑膜，也可先发生在滑膜，再扩散为全关节结核。局部软组织较少，常穿破合并感染，形成窦道。

二、临床表现及诊断

除全身症状外，局部早期有疼痛及跛行。踝部活动受限，小腿肌肉萎缩，局部有肿胀和压痛。晚期多有马蹄足（跖屈）畸形及窦道形成。

X 线可见邻近骨质萎缩和破坏，关节间隙狭窄，边缘不整齐。必要时可做活体组织检查，以确定诊断。

三、治疗

　　早期轻度病变可用短腿石膏固定和抗结核药物治疗。滑膜型结核可做滑膜切除术。骨型结核宜及早去除病灶，局部植骨。全关节结核应在彻底清除病灶后，融合踝关节于功能位。

第三章　莱姆病

莱姆病（Lyme disease）是一种自然疫源性疾病，其病原体为萎氏包柔螺旋体，传播媒介为硬蜱。症状早期以慢性游走性红斑为主，中期表现神经系统及心脏异常，晚期主要是关节炎。

发病初期多有典型皮肤损害—慢性游走性红斑（ECM），同时伴有头痛、发热、寒战、疲乏不适. 局部淋巴结肿大等症状，后期表现为神经系统、循环系统、运动系统等呈间歇性、交替性出现的各种损害。具有分布广、病程长、病死率较高等特点。如能早期诊断、早期治疗常可痊愈。否则会出现严重并发症。该病多发于气候温和的夏季，患者多在林木茂密地区野外活动时被蜱叮咬而感染，因而，几种嗜血硬蜱是主要传播媒介，一些脊椎动物如鼠、鹿、狗、兔等是其主要宿主。

第一节　流行病学

一、传染源

某些脊椎动物被认为是莱姆病的重要传染源。不同地区传染源的种类有所不同。在北美，白足鼠和白尾鹿被认为是重要传染源，一些宠物和牲畜如狗、马、羊、牛等因与人类生活紧密相连，也引起广泛关注。在欧洲，白尾鹿被认为是重要传染源，狗也与一些地区该病的流行有关。我国已从黑线姬鼠、白腹鼠、社鼠、小家鼠、嗣婧、野兔及病人体内分离出病原体，一些家畜的感染率也很高，但作为传染源的意义如何尚需进一步调查。

二、传播媒介

本病主要是通过节肢动物蜱的叮咬在宿主动物与宿主动物及人之间造成传播的。通过其他途径如母婴垂直传播、直接接触传播和节肢动物为媒介传播少见。一些近缘硬蜱被认为是本病的主要传播媒介。

三、易感人群

不同年龄的人群对本病普遍易感，但其感染率与被蜱咬的概率有关。因此本病的发病对象主要是经常被蜱叮咬的人群，在我国以森林工人、山区居民和野外工作者发病较多。

第二节　发病机制

一般认为，莱姆病由蜱传播的伯氏疏螺旋体引起，组织学检查见皮损中央有真皮及表皮损害，但在周围皮损仅见真皮损害，支持该病与节肢动物蜇刺有关。故可推测螺旋体进入人体的途径是从蜱唾液注入人体皮肤或血流，或通过蜱的排泄物粘附于人体皮肤后进入。孵化 3~32 天后，此种微生物向外游走至皮肤，引起 ECM 损害，通过血液至各内脏器官，引起脑、心、肝等的损害，至其他部位皮肤时，可引起多种多样的继发性皮损。在上述假设中认为本病发病的全过程始终存在着活的病原体并由此致病。但也有人认为，在患者的关节液里存积了病原体、机体产生的相应抗体并与补体结合而形成的免疫复合物。此复合物吸引中性粒细胞，后者释放多种酶，这些酶不仅对复合物起作用，也会引起关节、骨骼和软骨组织的炎性反应。除此之外，还有人认为病原体外膜中的脂多糖刺激巨噬细胞产生白细胞间质素，也可引起某些炎症反应。

第三节　临床表现和诊断

本病是多器官、多系统受累的炎性综合征，且患者可以某一器官或某一系统的反应为主。本病还具有潜伏期长、病程长，早期临床表现和中晚期临床表现可间隔较长时间等特点，因此本病的临床表现复杂，不同患者可以完全不同的临床表现就诊。也因为如此，除目前国际上公认的命名是莱姆病外，还有许多其他命名，如游走性红斑（EM）、慢性游走性红斑（ECM）、慢性萎缩性肌皮炎（ACA）、慢性脑脊髓炎、良性淋巴细胞增生症、慢性游走性红斑性关节炎、少年类风湿性关节炎、莱姆关节炎等。

一、早期临床表现

患者常有全身不适，疲乏、头痛、发热、寒战、项强直、关节疼痛、淋巴结肿大和嗜睡等症状。与流感或流感伤寒型钩端螺旋体病的症状相似，常被误认为感冒。乏力是最常见也是病人感觉最突出的症状，患者体温多呈间歇性低烧，儿童可高烧和呈持续性，皮损近心端的淋巴结可肿大，甚至出现全身淋巴结肿大

（1）原发性 ECM 蜱咬部位出现一红色斑疹或丘疹，一周后（3~32 天）渐渐扩大，

呈环形向四周移行，其中央呈致密红斑或硬结或疱疹或坏死或在消退前由红色变为蓝色。该环周边鲜红，一般不高出或略高出皮肤，有人形象地把这种典型的 ECM 称为"牛眼型皮疹"，大腿、腹股沟、腋下是最为常见的部位。

（2）继发性 ECM 原发性 ECM 发生数天后，约半数人出现继发性 ECM。继发性 ECM 数量可多可少，个别患者竟超过 100 个。继发性 ECM 的皮损与原发性 ECM 类似，但常较小，移行变化不大，缺乏硬结中心。除掌蹠皮肤外，任何部位均能发生，若经有效的抗生素治疗，ECM 常在 4 天左右消退。未经治疗者 ECM 可持续 1 个月左右后消退，但以后仍可复发。冷、热或日光等因素可诱其复发。

二、迟发性临床表现

在早期症状出现数周或数月后可出现运动系统、神经系统、循环系统受损的症状，少数病人还可有消化系统、呼吸系统、泌尿生殖系统受损的症状，这些症状和体征多呈间歇交替性发作，一段时间内可只以一种症状为主。

（1）运动系统症状。关节和肌肉僵硬、疼痛是莱姆病患者的常见症状，肌肉痛可以是多肌群如大腿和上下背部肌肉疼痛，也可以是单一肌肉如腓肠肌、股四头肌疼痛，重者出现痉挛性疼痛，体检时肌肉可有压痛，少数患者出现手部或全身僵硬，极少数患者出现肌萎缩。关节炎是莱姆病的重要表现之一。就诊的莱姆病患者中约 50% 发生关节炎。关节炎的发作是间歇性的，多有较明显的季节性，冬春两季发作者较多，间歇期多为半年左右，但也可长达 10 年。关节炎的持续时间可长可短，短则月余，多则十数年，一般持续 5～10 年，抗风湿治疗效果不佳。受累关节数量不等，可为一个或数个关节同时受损，以双膝多见，也可是单膝和其他关节损害，偶见于指、趾等小关节，多数关节炎呈游走性，移行时间 2～30 天不等。关节炎多表现为自发性关节痛，可以忍受，少数患者发作时疼痛剧烈，妨碍行走。多数患者无关节红肿现象，少数患者可有轻微关节肿胀，但关节积液不明显。

（2）神经系统症状。神经系统的损害以脑膜炎、脑炎、神经根炎、局部颅神经炎最常见，患者因此可出现神经系统各种症状。

（3）循环系统症状。多数人都有程度不同的循环系统症状，最常见的表现为晕厥、头昏、气急、心悸、心动过速或过缓，少数患者出现胸骨下痛。

三、实验室检查

本病可见血沉增快，天门冬氨酸转氨酶、丙氨酸转氨酶和乳酸脱氢酶增高，少数人血常规可有轻度、中度贫血，白细胞数量增多等。其特异性诊断包括血清学检查，如检测特异性抗体 IgG 和 IgM，病原学检查如直接检查和分离培养伯氏疏螺旋体、检测伯氏疏螺旋体独有的 DNA 序列等。

第四节 治疗原则

伯氏疏螺旋体对一些常用抗菌素如青霉素、四环素、红霉素等敏感。使用这物常可收到很好的疗效。

一、早期病例

有人用青霉素 G 治疗，每日 4 次，每次 25 万单位，10 天为一疗程，可明显缩短 ECM 病程（平均 4 天即消失），并可减少关节炎的出现。也有人用大剂量青霉素治疗，每日 640 万单位静脉滴注，直至 ECM 消退。也可用苯氧甲基青霉素治疗每日 4 次，每次 500mg，10～20 天为一疗程。

二、幼儿病例

幼儿则根据体重计算，可按 50mg/kg/日，最低每天不少于 1g 使用。

三、晚发病例

对莱姆病迟发性病例，采用大剂量青霉素治疗，每日 1000～1200 万单位静脉滴注，14 天为一疗程，一般 1～2 个疗程可有较好疗效，有脑膜炎症状和脑炎症状者疗程较长，有面瘫者需辅以针灸或其他康复方法，方可治愈。头孢三嗪：每日 2g 溶于 40ml 生理盐水中于 10～15 分钟内静脉滴注。本药半衰期长。

（陈国华）

第五篇　地方性关节炎

第一章　大骨节病

大骨节病是一种以软骨坏死为主要改变的地方性变形性骨关节病。本病常常多发性、对称性侵犯正在发育的长骨的骺软骨和骺板软骨，导致软骨内成骨障碍、管状骨变短和继发的变形性关节病。大骨节病主要发生生于儿童和少年，临床表现为关节疼痛、增粗变形，肌萎缩，运动障碍。现在本病的国际通用英文名称为 Kashin Beck disease，即 KBD。

第一节　流行病学

一、流行历史

在俄罗斯，通常都主张 1849 年土地测量员 Yurenski 最先发现本病，但也有人提出伊尔库次克医生 Filatov 于 1830 年首先发现在 Zabaikaye 居民中有"畸形性关节炎"的存在。在我国，自 17 世纪以来，某些地方志上已有类似本病的记载。1934 年我国医学界开始有关于本病的报道。

二、病区范围

本病在我国分布于由东北斜向西南的宽带状地域内，包括黑龙江、吉林、辽宁、内蒙古、山西、河北、北京、河南、山东、陕西、甘肃、青海、四川、西藏共 14 个省（直辖市、自治区）的 302 个县。大骨节病主要发生在农村，有患者约 170 多万。

在俄罗斯，本病分布于西伯利亚东南部，有两个病区，大的一个在赤塔州，小的一个在阿穆尔州，和我国黑龙江、内蒙古毗邻。赤塔州病区位于额尔古纳河的支流乌洛夫河流域，因而本病在俄罗斯也叫乌洛夫病（Urov disease）。按赤塔医学院资料，本病的检出率在 1924 年为（31.0±0.4）%，到 1983 年降至（6.3±0.4）%。据我国杨建伯等1991 年对赤塔病区的考察，只在 60 岁以上老人中看到典型大骨病患者，青少年中未查出新发病例。这说明在苏联本病已被控制。

在朝鲜，本病分布在北部山区，即与我国毗连的咸镜北道、咸镜南道、平安北道的一些地方。文献中还提到亚洲、欧洲甚至非洲的一些国家也有本病的散在病例。综上所述，现在资料说明，本病是发生在我国、俄罗斯的西伯利亚东南部和朝鲜西北部的一种有明显地区性地方病。

三、我国大骨节病病区

其位置大体相当于东南温暖湿润地带与西北寒冷干旱地带之间的过渡部位。一般以山区、半山区、丘陵地多见，在山间谷地、河谷、甸子等低洼潮湿地区发病亢重。在西北黄土高原，以沟壑地带发病较多。东北松嫩平原、松辽平原的个别地方亦可找到发病很重的村屯。

本病病区大致与土壤低硒地带一致，与克山病（一种地方性心肌病）病区大部分重叠。

四、灶状分布

本病不仅只出现在特定的地区，而且在同一个病区内不同的居民点病情相差悬殊。有时相距很近的 2 个村屯，1 个患病率很高，1 个很低；有时在成片发病地区内却存在基本无病的"健康岛"；有时在大片非病区出现 1 个"病岛"。这种灶状或片状分布在较长时间内保持相对稳定，有时也可见病区的自然扩大或缩小现象。

五、病区分类

本病常常隐匿起病，缓慢发展，很多病变持续终身，因而不能简单地以患病率来判定某一时期内 1 个病区病情的轻重。近来我国流行病学家提出了"活跃病区"的概念，按病情活跃程度将病区划分为以下 3 类：

（1）活跃病区：特点是儿童中新发病例多，手指 X 线影像以变化迅速、能反映新鲜病变的干骺端改变为多见。

（2）静止病区：特点是儿童中找不到新发病例，手指 X 线影像以变化缓慢、能反映陈旧病变的骨端改变为主。

（3）相对静脉病区：介于以上两者之间，儿童中新发现病例较少，手指 X 线影像骨端改变多于干骺端改变。

六、人群分布

（一）年龄

大骨节病主要累及生长中的儿童和少年，成年人中新发病例很少。儿童一般在 7～8 岁开始发病，重病区的发病可以提前。陕西曾报道 3 个月零 7 天的婴儿 X 线检查有类似本病的干骺端变化。永寿县大骨节病科学考察中在 3 岁儿童病理证实为大骨节病；但检查 140 例病区胎儿，均未发现本病的典型改变。

（二）性别

男女发病率无明显差别。

（三）民族

我国汉、满、回、蒙、朝、藏、达斡达民族，生活在病区的俄罗斯人、日本人均可罹患，看不出有种族易感性。有些调查中看到的民族间的差异，实际上可能只是反映了生活条件方面的差别。例如东北有的病区内汉族居民患病重，朝鲜族轻，可能主要与主食不同有关。患病重的汉族居民以玉米为主食，患病轻的朝鲜族居民主食为大米。朝鲜族居民主食为玉米者，即与汉族居民同样患病。

（四）家庭多发

久居病区的同一家庭内常见 2 个以上的患者。这可能由于在同样生活条件下接触致病因素的机会相等，不能证明有遗传因素参与。

第二节　病因学

大骨节病病因尚未阐明，当前因内外主要有三种病因学说。

一、生物地球化学说

最初由苏联学者提出，认为本病由 1 种或几种元素过多、不足或不平衡所引起。早期曾认为与水、土钙少及锶多、钡多有关。后来又主张因病区水土和主副食中含磷、锰过多而致病。这些都未能在患者体内或实验研究中找到确切根据。

我国科学家发现大骨节病与环境低硒有密切关系：①我国本病病区分布与低硒土壤地带大体上一致；②病区人群血、尿、头发硒含量低于非病区人群，患者体内可查出与低硒相联系的一系列代谢变化；③病区人群头发硒水平上升时，病情下降；④补硒后能降低大骨节病的新发率，促进干骺端病变的修复。

但也有一些重要事实不支持低硒是本病的病因：①有些地区低硒，并不发生大骨节病。有些地方硒并不很低，却有本病发生；②补硒后不能完全控制本病的的新发；③细胞培养表明，软骨细胞生长对硒并无特殊需要；④低硒的动物实验不能造成类似本病的软骨坏死。

目前，比较多的人倾向于低硒只是本病发病的一种条件因素。

二、真菌毒素说

真菌毒素说认为病区粮食被某种镰刀菌污染并产生 T-2 毒。我国学者杨建伯等主要进行这一方面的研究并发现：①能在病区玉米粉和面粉中检出多量镰刀菌代谢产物；②其含量与大骨节病病情之间存在"剂量效应"联系；③用病区谷物分离的镰刀菌染毒饲料喂养雏鸡，可引起雏鸡膝关节骺板软骨带状坏死。

真菌霉素说当前面临的主要问题：①在流行病学上无法解释病区呈近距离灶状分布的问题；②各病区分离出的菌种不尽相同；③有的病区不能分离出镰刀菌，有的非病区却可以分离出镰刀菌；④细胞培养证明，T-2 毒素对软骨细胞并无特异性毒性作用。

三、有机物中毒说

有机物中毒说认为本病由病区饮水被腐殖质（黄腐酸）污染所致。①在永寿县大骨节病科学考察中，测得病区水中黄腐酸酸总量与病区患病率呈正相关；②非病区水中黄腐酸酸含量比病区低；③通过水处理降低病区黄腐酸酸含量及其衍生物对病情控制有效；④应用电子自旋共振技术进行检测，发现病区饮水中有明显的自由基信号。

近年来，有些学者认为低硒、真菌毒素和饮水中有机物 3 者在本病发开门见山上可能有其内在联系。粮食受真菌污染和饮水受有机物污染的共同结果，都产生外耕牛性自由基（半醌自由基），增多的自由基进入人体可损伤软骨细胞，在病区环境缺乏足够的硒的情况下，便引起发病。

这一观点所面临的主要问题是，自由基和过氧化损伤为何只选择性作用于软骨细胞，而对其他组织不带来明显损害。

四、实验动物模型研究

为了探讨病因与发病机制，多年来国内外许多学者都致力于本病实验动物模型的研究。

我国研究者一般都以软骨损害作为判定动物模型的基本形态学指标。但以往用大白鼠或狗所做的实验，在骺板和关节软骨所看到的多是散在性软骨细胞坏死、基质变性、较小的无细胞区等缺乏特征的轻度改变，和对照组相比缺乏质的差别，因而难以判断其价值。近年来比较成功的是在恒河幼猴用病区粮、水所进行的实验。在饲以病区水或粮 6 个月或 18 个月后，大部分猴的关节软骨和骺板软骨深层出现灶状、带状坏死及坏死后的一系列继发变化，基本上重现了大骨节病的病理发展过程和主要病变特征。实验结果提示病区水和粮中都有致病因素存在；这类致病因素对实验动物的致病作用并没有随该病区病情减轻而变弱；单用病区水亦可引起明显软骨坏死，故基本病因不太像是某种微量元素的缺乏。

第三节　病理和发病机制

一、病理改变

（一）软骨的基本病理变化

本病主要累及软骨内成骨的骨骼，特别是四肢骨，表现为透明软骨的变性坏死及伴随的吸收、修复性变化。软骨细胞常见凝固性坏死，细胞核固缩、碎裂、溶解消失后，残留红染的细胞影子。进而残影消失，基质红染，成为灶状、带状的无细胞区。坏死区还可进一步崩解、液化。坏死灶周围存在的软骨细胞常有反应性增生，形成大小不等的软骨细胞团。在邻近骨组织处，坏死部位可发生病理性钙化；初级骨髓的血管和结缔组织侵入坏死病灶出现机化、骨化，最终为骨组织所代替。软骨坏死以累及成熟中的软骨细胞（肥大软骨细胞）为主，呈现近骨性分布。坏死扩大时，也会波及其他层次的软骨细胞。坏死灶常为多发性，大小不一，呈点状、片状或带状。

（二）骺板软骨病变

骺板软骨的坏死主要发生于肥大细胞层，重者可贯穿骺板全层。骺板深层发生坏死后，该部由干骺端来的血管不能侵入，正常的软骨内成骨活动停止，但坏死灶上方存活的增生层软骨细胞还能继续增生、分化，导致骺板的这一局部增厚。在坏死灶的近骨缘常发生退行性钙化，并可沿坏死灶的干骺缘沉积骨质，形成不规则的骨片或横骨梁，表示正常骨化过程停顿。而骺板的其他部分成骨活动仍在继续，因而造成骺板的厚薄不均和骨化线的参差不齐。

当坏死灶贯穿整个骺板时，由骺板和干骺端两个方向进行坏死物的吸收、机化和骨化，终于导致骺板提前骨性闭合，该管状骨的纵向生长早期停止，造成短指（趾）或短肢畸形。骺板软骨病理与 X 线变化的对应关系参见表 6-1-1。

表 6-1-1　骺板病理变化与 X 线所见的相互关系

病理变化	X 线所见
骺板深层点状、小灶状坏死，未影响骺板厚度	骺线正常，显示不出变化
坏死波及骺板软骨最下层，局部临时钙化带消失	干骺端临时钙化带模糊、中断、消失
坏死部位上方骺板软骨局性增厚	干骺端凹陷阴影
坏死灶近骨芥出现病理性钙化	干骺端硬化阴影
坏死灶干骺缘形成横骨梁并向干侧推移	生长障碍线
坏死灶干骺缘多层瘢痕性骨组织	干骺端硬化阴影增厚
坏死贯穿骺板全层，并吸收、机化、骨化	骺线穿缓，早期闭合

由于干骺端血管丰富，骺板软骨坏死后的吸收、机化和骨化发展较为迅速，因而其X线影像在较短时间（数月于1年）内可明显加重或好转愈复。

（三）关节软骨病变

和骺板软骨的坏死灶一样，关节软骨的病变也呈近骨性分布，即首先是深层成熟中的软骨细胞受累。由于此部坏死物质的吸收较为缓慢，坏死存在时间较久，故坏死灶周边部增生垢软骨细胞团往往更引人注目。在较大的坏死灶当坏死物质崩解、液化后，形成裂隙或囊腔。在重力和磨擦等机械作用下，其表层软骨组织每易成片剥落（分离性骨软骨炎），形成关节游离体（关节鼠），而局部关节面则留下大小不等的溃疡。重者病变部关节软骨可全层破坏消失，造成大片骨质裸露。在关节面的边缘部分，与软骨坏死相伴随常有软骨增生反应，导致关节边缘部分增厚，且可骨化而形成骨性边缘增生物，由此而引起患者骨端增大，关节变形和活动受限。后期关节滑膜结缔组织增生、钙化和骨化，更加重了关节粗大。由于关节软骨的变性坏死、崩解剥落和修复增生等过程反复进行，以致晚期病例表现为变形性关节病的改变，但从未见发生骨性关节强直。本病关节软骨病理与X线变化的对应关系参见表6-1-2。

表6-1-2　关节软骨病变与X线所见的相互关系

病理变化	X线所见
关节软骨深层坏死，钙化带及其下方骨质未受破坏	无变化
关节软骨钙化带破坏，下方骨板被侵蚀、吸收	骨性关节面变薄、毛糙、中断
坏死部机化，结缔组织增生，下方骨板受推挤	骨性关节面平直、凹陷
坏死部瘢痕性骨组织形成	硬化影
关节边缘软骨增生、骨化	骨端增大、关节变粗
关节软骨下方松质骨微小骨折，塌陷	关节变形

关节软骨坏死的吸收机化只能板壳的正常缺点口处开始，修复反应相对较弱，病变发展较为缓慢。因此，在X线下关节面（骨端）的病变往往比干骺端的病变显影较晚，修复过程发展缓慢，历经较长时间而变化甚微。

二、软骨损害的发生机制

目前主要有以下三种见解：

（一）硫代谢障碍

大多数学者认为本病软骨损害的生物化学基础是硫代谢障碍。硫酸软骨素（Chs）是软骨基质的重要成分。持这种见解的研究者发现本病患者尿中Chs的排泄量增高，硫酸化程度降低，分子量变小，尿中各种氨基多糖的比例失调。他们认为这些变化提示有硫的利用障碍。体内Chs的硫酸化受肝、肾等器官产生的硫酸化因子（SF）所调控。

他们发现本病儿童患者血清 SF 活力明显低于当地健康对照儿童，后者又低于非病区对照儿童；他们认为硫代谢障碍是 SF 活力降低的结果，本病的致病因素是通过干扰 SF 的生物功能而引起一系列软骨损害的。

（二）细胞的膜缺陷

也有人认为细胞的膜缺陷状态是构成本病发病的生物化学基础。他们发现本病患儿红细胞的膜脂组成中磷脂减少，胆固醇/磷脂的分子比增加；在磷脂中又以磷脂酰胆碱（PC）降低为主，鞘磷脂（SM）变化较小，SM/PC 的分子比升高。这些变化意味着生物膜的老化。上述情况同样也见于本病患儿尸检材料的软骨分析中，他们认为生态环境低温、低硒和食物单调（磷脂摄入不足）的共同作用，导致膜系统脆弱和抗氧化能力降低而发病。

（三）胶原代谢异常

外源性自由基源既可引起软骨细胞坏死，又可导致软骨细胞代谢异常。后者将合成和分泌富含Ⅰ型胶原的异常基质，发生速度快、粒度小、结晶度低的异常矿化，从而引发本病的病理化学过程。用病区粮、水饲养小鼠，发现软骨基质中Ⅰ型胶原增多。Ⅰ型/Ⅱ型之比增加。

上述氨基多糖、胶原和细胞膜系统的变化，都为探讨软骨损害的发生机制提供了有益线索。但对于合理解释病因如何选择性作用于软骨的特定部位和启动一系列特征性改变，还存在较大距离。

第四节　临床表现

一、症状与体征

本病常在不知不觉中起病，患者初期可能自觉缺乏，四肢无力，皮肤感觉异常（如有蚁走感、麻木感等），肌肉酸麻、疼痛等。这些症状常常不衡定、不明显。其主要的、典型的临床表现都与骨软骨损害和关节功能状态密切相关。

（一）早期表现

大骨节病在关节明显变大、出现短指（趾）畸形之前，早期症状、体征多缺乏特异性。根据大量调查和随访观察，以下几种表现值得重视。①关节疼痛：往往为多发性、对称性，常先出现于活动量大的指关节和负重量大的膝、踝关节。患者感觉为胀痛、酸痛或"骨缝痛"。②指末节弯曲：即第 2、3、4 指的末指节向掌心方向弯曲，常大于15？倖。这是本病出现最早的体征，在病区对早期诊断具有一定意义。但非病区少数儿童也可有程度较轻（小于15？倖）的指末节弯曲现象；病区没有指末节弯曲的青少年也可发生本病。指末节弯曲常与手指歪斜并存。歪斜以食指多见，其次是中指、环指。③弓状指：手指向掌侧呈弓状屈曲。④凝状指节增粗：一般发生在中节。

（二）病情发展后的表现

本病病情发进展以后，除关节疼痛等早期表现继续加重外，主要有以下症状体征出现：①关节增粗：最多见的是多发性、对称性指间关节增粗，常先出现在第二、三、四指的第一指间关节。一般右手指关节增粗比左手明显，受机械损伤的关节或妇女带顶针的指关节增粗较重。②关节活动障碍：在手表现为晨起感觉握拳僵硬，握拳不紧，指尖不能接触掌横纹，握住的拳不能迅速伸展。肘关节屈伸受限，呈屈曲挛缩。肩关节受累时病人用手从头后摸不到对侧的耳朵，甚至洗脸洗不着前额。膝关节内翻或外翻，呈罗圈腿或剪刀形腿。由于膝、髋关节屈曲变形，患者蹲下困难，腰部脊柱代偿性前凸，臀部后凸，走路时步幅小，出现摇摆或瘸拐，呈"鸭行步态"，踝关节跖屈和背伸障碍。患者的疼痛和活动障碍常表现为休息后或晨起加重，稍事活动症状减轻。不少患者晨起后，需先扶床沿"遛遛"，然后才能迈步。③关节磨擦音：从细小捻发音到粗糙的磨擦音不等。由于关节面不光滑、关节囊滑膜绒毛的增生、脱落等因素引起。④关节游离体：既可来源于剥落的关节软骨碎片，也可由增生的滑膜绒毛脱落而来，后者多为细小的米粒小体。游离体在关节腔内活动可能被卡住，形成关节绞锁而引起剧痛，随关节活动使游离体松动而得到缓解。⑤骨骼肌萎缩：本病的四会肌肉，特别是小腿和前臂的屈侧肌肉常见萎缩，有时甚至出现在关节有明显改变之前。本病后期由于疼痛和关节活动受限制，更有废用性因素参与，以致萎缩更加严重。⑥短指（趾）畸形：指节发育比常人短，手小形方。或因各指（趾）发育障碍程度不同，其长短失去正常互相间的比例关系。⑦短肢畸形，身材矮小：各管状骨发育障碍程度常不均等。有的患者桡骨早期生长停止，尺骨相对较长，尺骨茎突向下主背侧移位，手向桡侧倾斜，造成马德隆畸形（Madelung's deformity）。发病年龄小而病变重者可形成大骨节病性侏儒，患者肢体与头及躯干不成比例，一般上臂明显短于前臂，小腿明显短于大腿，躯干接近正常人。

二、本病的分期分度

根据病的情轻重，本病可分为早期、Ⅰ度、Ⅱ度和Ⅲ度。根据15年以上大骨节病患者的回顾性调查，早期患者有的可变为正常，有的可演变成Ⅰ度、Ⅱ度甚至Ⅲ度，但7岁以后发病者无1例变为Ⅲ度。早期临床体征有可逆性，Ⅰ度以上患者可保持不变或持续加重。因而对早期患者的治疗极为重要。

由表6-1-3可见，早期与Ⅰ度的主要分界点在于是否确有多个指关节增粗；Ⅰ度与Ⅱ度的主要分界点在于是否有短指畸形；Ⅱ度与Ⅲ度的主要分界点在于是否有短肢畸形、身材矮小。

表 6-1-3 大骨节病分度及其临床表现

症状体征	早期	Ⅰ	Ⅱ	Ⅲ
关节疼痛	+	++	++	++
指关节掌屈	+	+	+	+
关节晨僵	±	+	++	+++
关节增粗	±	+	++	++
关节活动障碍	±	+	++	+++
关节磨擦音	±	+	++	+++
关节游离体	-	-	++	++
短指（趾）畸形	-	-	+	+++
肘关节屈曲	-	+	++	+++
骨骼萎缩	-	+	++	++
短肢畸形，身材矮小	-	-	-	+++
劳动能力下降	-	+	++	+++

注：符号意义，—，无；±，可疑；+，轻度；++，中度；+++，重度。

三、X线分型

因软骨坏死而继发的骨质改变的 X 线影像已见表 6-1-1、表 6-1-2。由于患者发病年龄、受累部位、病变发展阶段不同，X 线有不同表现。苏联与我国学者曾主要依据患部 X 线改变将本病分为以下几型。

（一）干骺型

干骺型以干骺端改变为主，包括临时钙化带变薄、模糊、中断、消失，干骺端出现凹陷、硬化等。干骺型发生于学龄前及学龄儿童，反映骺板软骨坏死后的继发变化，代表大骨节病较早的损害，临床症状多为阴性或非常轻微。干骺型的 X 线变化除很明显的硬化在非病区儿童中较少见外，其他征象均可在非病区儿童中出现。因而在同一地区没有发现Ⅰ度以上典型病例的情况下，不宜仅凭某几点干骺端 X 线改变就诊断为本病。前面谈过的日本发现的所谓大骨节病，就是由于没有充分注意到这一点。

（二）干骺骨骺型

除上述干骺端变化外，骨骺也有变化，如骨骺常呈锥状或其他变形，嵌入凹陷的干骺端等。此型多发生于学龄及青春期，反映骺板软骨的一部分发生全层坏死，其干骺侧和骺核侧同时有生长障碍和骨质变化，局部骺板早期穿通化骨。这是干骺型的进一步发展。

（三）骨端型

骨端型以骨端改变为主，包括骨性关节面模糊不整、变薄、中断、凹陷变形、硬化、甚至碎裂等改变。骨端型多发生于学龄儿童至青春期以后年龄段，反映关节软骨深层坏死继发的骨质改变。骨端的变化发展较慢，合并其他关节损害多。骨端出现变化的诊断意义比干骺端的变化更重要，更具有特异性。

（四）骨关节型

骨关节型见于骺线闭合、骺板软骨消失之后，包括骨关节面的严重破坏、凹凸不平、增生硬化、骨刺形成、骨质碎裂、囊性变、骨端粗大畸形等改变。骨关节型常累及多关节，X线所见类似退行性（增生性）关节病，是本病的晚期表现。

除以上 4 型外，近年还有人增加干骺骨端型、干骺骨骺骨端型等。

尽管这类分型至今仍为放射线学工作者所沿用，但这种按部位的描述性分类既不便于和临床分度结合，又难以反映病变性质，且当有多个关节受累时，每个病变部位表现不一，因素使用这种分型方法有很大的局限性。

第五节　诊断和鉴别诊断

一、实验室诊断

大骨节病除骨软骨损害和骨骼肌萎缩小，其他组织器官迄今尚未证明有何规律性改变。对于软骨坏死及继发的骨质改变，目前还缺乏可靠的、简便易行的实验室检测手段。另外，本病已形成的骨骼病变可延续终身，早年研究者对本病所做的一些实验室检查，其所见空间哪些是本病所固有的，哪些是继发反应或合并其他疾病的结果，也不易分辨。近年来有些检查是为研究发病机制而进行的，对观察群体有其意义，应用于个体价值不大。这里介绍近年来的一些主要研究结果。

（一）与骨、软骨代谢有关的检查

（1）血浆碱性磷酸酶（ALP）活性升高，特别是 X 线有典型改变的大骨节病儿童较病区健康对照和非病区健康对照均有显著增高。在没有明显肝、肾等器官损害的情况下，ALP 主要来自骨骼，反映成肌细胞功能活跃。

（2）尿中羟赖氨酸明显增高，且随 X 线所反映的病情加重而上升。侧同样为胶原分解产物的羟脯氨酸变化却不太规律。有时报告中尿羟脯氨酸在活跃重病区有增高趋势，有的报道则相反。

（3）尿中硫酸软骨素（Chs）的排泄量升高，反映软骨基质的分解增多。Chs 的硫酸化程度降低，用醋酸纤维素薄膜电沪泳法查出患者尿中 Chs 的电泳迁移率明显变大，说明 Chs 的分子量变小。

（4）血液硫酸化因子活力低下（见前文）。

（二）与肌肉代谢有关的检查

由于本病患者骨骼肌萎缩出现较早，故很早就有人测定反映肌肉代谢的一些成分。早年和近年检测的结果大同小异。基本变化是，血中肌酸、肌酐含量减少，尿肌酸含量明显升高，尿肌酐偏低或变化不显著。

（三）红细胞的形成与功能改变

在光镜下，本病患儿血中靶形红细胞出现的频率增多。在扫描电镜下，变形的红细胞（棘状细胞和口状细胞）增多。这些都提示本病的红细胞膜有结构与功能的异常。前面我们已谈过本病患儿红细胞膜的总磷脂量减少，磷脂中各种组分的比例失常，表明红细胞膜的脂质双层结构有一定改变。在功能方面，发现红细胞膜上的 Na^+，K^+-ATP 酶活性有下降趋势，红细胞骨架蛋白之一的肌动蛋白有增加趋势，荧光偏振技术测定结果表明红细胞膜的流动性稍有降低。

（四）血液酶谱

应用生化自动分析仪检测，发现本病患儿血浆中的谷草转氨酶、乳酸脱氢酶、羟丁酸脱氢酶等均较对照组增高。虽然这些变化程度较轻，但在统计学上有显著差异，并在多个病区的检查中能得到重复。这些改变提示本病除骨、软骨受累外，还可能有其他组织细胞轻微的、可逆性的损害。

（五）与机体硒代谢有关的改变

本病患者的血硒、发硒、尿硒、红细胞硒无降低，含硒的血液谷胱甘肽过氧化物酶（CSH-Px）活性下降；与此相一致，血中脂质过氧化物的含量明显高于非病区对照人群。应注意的是，这些变化主要反映了病区人群与非病区人群之间的差异。同样居住在病区的人群，病轻组、病重组、病区健康组之间看不出有何规律性的差别。

（六）免疫功能状况

永寿县大骨节病科学考察的检测表明，患者的免疫球蛋白 IgG、IgA、IgM 均无显著变化。便来自内蒙古的报道称本病病儿的 IgM 明显低于对照组。在永寿县考察中测定病人血清中 9 种抗体（包括抗软骨细胞抗体、抗心肌抗体、抗线粒体抗体、抗骨骼肌抗体等）均为阴性。这提示本病不像是自身免疫性疾病。

二、诊断依据

在大骨节病病区，依据症状和体征从临床上诊断Ⅰ、Ⅱ、Ⅲ度患者并不困难，诊断的难点主要在于早期患者。

在永寿县大骨节病科学考早期诊断的参考指标为：①指末节弯曲；②弓状指；③疑似指节增粗；④踝关节、膝关节疼痛。凡在病区居住 6 个月以上的儿童，上述症状体征有 2 项以上（含 2 项）阳性并且对称性存在者，有诊断意义。如同时有 X 线改变，则可确认为早期。如干骺端 X 线改变与临床所见只有 1 项为阳性者，应作为早期观察对象，观察时间为 6 个月。

永寿县大关节病科学考察规定 X 线诊断本病的原则：①骨端具有任何 1 项 X 线征象；②其他 X 线征象为多发；③单个部位 X 线征象结合临床诊断或加拍其他部位，阳性者诊断，阴性者作为观察对象；④X 线征象不明确而有临床表现者作为观察对象。并规定，在非病区，不能单纯根据 X 线征象诊断大骨节病。

永寿县大关节病科学考察提出的 X 线诊断标准以掌指骨、腕骨、距跟骨和跖趾骨的 X 线照片为准。在 X 线与病理的对照研究基础上，规定了这些部位的基本 X 线征易用共 23 条。可概括为以下 5 种：①钙化带变薄、模糊、中断、消失；②凹陷硬化；③钙化带再现；④骺变形，骺线早期闭合；⑤关节增粗，短指畸形。这里"钙化带"既指骺板软骨深层的临时钙化带，也包括骨骺和腕、跗骨化核周围肥大软骨细胞的钙化带。"钙化带再现"通常指骺板软骨坏死灶上方（骺侧）的软骨细胞继续生长分化，重新出现基质钙化的肥大细胞层，因而 X 线下重新出现一条钙化带。这是一种愈复现象，表示此处软骨不再发生坏死。

三、鉴别诊断

临床上需要与大骨节病鉴别的疾病主要有两类，一类是引起关节粗大、疼痛的疾病，另一类是引起软骨内成骨障碍、短肢畸形、身材矮小的疾病。鉴别时主要应掌握各自疾病的特征，以及大骨节病有地区性等特点。

（一）退行性骨关节病（骨关节炎、增生性关节炎）

其与晚期大骨节病的相同之处是有关节软骨的退行性变和破坏脱落，发生关节疼痛、僵硬、关节粗大、活动受限制。和大骨节病不同之处在于：①多发生于 40 岁以后的成人，青年人少见，几乎不见于儿童；②无短指（趾）、短肢畸形；③关节受累为非对称性；④肌萎缩不明显。

（二）分离性骨软骨炎

分离性骨软骨炎在关节软骨部分分离形成关节游离体、引起关节交锁方面，与大骨节病晚期有相似之点。主要不同之点：①受累部位主要是双膝关节或单一关节（如踝部），手指改变少见；②不影响骺板软骨生长，无短指、短肢畸形；③多有外伤史。

（三）类风湿关节炎

类风湿关节炎在好发生于青少年，开始累及手指小关节，有多发、对称的指关节肿大、疼痛等方面与大骨节病有些类似。明显不同之点：①受累关节周围软组织有肿、热等炎症表现，关节肿胀呈纺锤形；②重症病例关节最终常出现纤维性强直；③无短指（趾）畸形；④类风湿因子（IgM）在 70%～80% 患者中为阳性；⑤20%～25% 患者皮下有类风湿结节。

（四）痛风

痛风虽然也有多关节受累和手、腕、足、踝等部关节肿痛，但以下各点和大骨节病明显有别：①发病年龄大部分在 40 岁以下；②多有家族遗传史；③受累关节有红、肿、热、痛等急性炎症表现，发病急骤，疼痛剧烈；④在关节或其他部位皮下有痛风石，皮肤如溃疡排出白色尿酸盐结晶；⑤关节损害为非对称性；⑥急性期有发热、寒战、白细胞升高等全身反应；⑦给予秋水仙碱治疗，症状迅速缓解。因此容易和大骨节病鉴别。

（五）氟骨症

氟骨症患者晚期亦可发生广泛的关节退行性变，关节边缘骨刺增生，关节活动障碍，步态蹒跚。但与大骨节病不同之处甚多：①发病地区不同，2 种病重叠的地区很少；②发病年龄一般都在成年以后；③多有氟斑牙；④以脊柱及四肢大关节受累为主；⑤骨骼病变以骨硬化为主，伴有骨周软组织的广泛钙化、骨化；⑥椎管变窄，椎间孔变小，造成脊髓和神经根损伤。故不难与大骨节病鉴别。

（六）软骨发育不全

软骨发育不全在短肢畸形、身材矮小方面与大骨节病相鉴别。其主要不同之点：①为先天性，出生后即四肢短小，生长缓慢；②前额明显突出，鼻梁深度凹陷；③X 线全身多处有软骨发育不全畸形；④骨骺增大呈喇叭形，长骨两侧膨大非常明显；⑤关节不痛或很轻。

（七）佝偻病

重症者虽然也影响骨骼生长发育，但多见于婴幼儿；有佝偻病特有的囟门关闭迟、方颅、鸡胸、肋骨串珠等表现；X 线下骺线增厚，呈毛刷样；下肢骨干弯曲而形成"X"型或"O"型腿。这些都和大骨节病明显不同。

（八）克汀病

虽然患者身材矮小，但生后不久即表现出生长发育滞后；有明显智力和性功能障碍；有不同程度的听力和语言障碍；X 线骨龄明显落后，干骺闭合延迟。容易和大骨节病区别。

在我国和国外，还有几种与大骨节病有某些类似的地方性骨关节病。①趴子病：主要流行在四川川西平原的大邑、广汉以及川南丘陵地区的内江、资中、资阳、简阳等市县部分农村；②Mseleni 病：发生在南非及 Zululand 的 Mseleni 及其邻近地区；③Malnad 病（家庭性关节炎）：发生在印度南部 Malnad 地区的 40 多个村落。这 3 个地方病和大骨节病的相似之处较多，例如，多在儿童和青少年时期发病，都发生在贫困农户，引起骨骼生长障碍和关节活动障碍，不成比例地肢体缩短等。和大骨节病不同的是，这 3 种病都主要侵犯四肢大关节，特别是髋关节受累重，而指（趾）小关节则病变轻或不受累。由于这些病的流行地区比较狭小，实际上不存在和大骨节病相鉴别的问题。它们和大骨节或许是"妹妹病"。这 3 种病发生在相距十分遥远的不同国度，却为何如此相似，在病因上是否有共同之处，是很值得探讨的课题。

第六节 治 疗

一、针对可能的病因与发病机制的药物

这类药物适用于早期患者，旨在阻断病情发展，促进病变修复。常用药物如下。

（1）亚硒酸钠和维生素 E 针对患者体内有低硒的改变和膜损伤的表现而采用。一般用亚硒酸钠片口服，每片含亚硒酸钠 1mg，用量通常为 10 岁以下儿童每周服 1 片，10 岁以上儿童每周服 2 片，服用至少 6 个月以上。同时服用维生素 E，每日 10~20mg，能增强效果，永寿大骨节病考察表明，以 X 线下干骺端变化来判断，服药 1 年时疗效达 81.9%，与患者脱离病区到非病区后病变修复过程相近。由于硒的生理适宜用量范围较窄，因此要严格控制剂量，不可滥用。

（2）硫酸软骨素片剂（康得灵） 针对患者有硫酸软骨素代谢障碍而采用。片剂每片 0.12g，每次 5 片，每日 2 次，3 个月为一疗程。

（3）硫酸盐 也是针对硫代谢障碍。常用复方硫酸钠片，每片含无水硫酸钠 0.36g，柠檬酸 0.09g，还有适量淀粉、硬脂酸镁等赋形剂。用量 10 岁以下每日 4 片，10~15 岁每日 5 片，15 岁以上每日 6 片。每日 2 次饭后服用。6~8 个月为一疗程。也可用硫酸镁片，10 岁以下每日 2g，10~15 岁每日 3g，15 岁以上每日 4g。每日 2 次饭后服用。6~8 个月为一疗程。还可口服 1%稀硫酸，每日口服 1 次，每次 5~10mg，加温开水 200ml，饭后服用。

二、针对关节疼痛、活动障碍的药物

这类对症治疗药物甚多，可用于各个时期的患者。常用药物如下。

（1）水杨酸类：可用肠溶型阿司匹林片或其他水杨酸制剂。据报道不仅有止痛作用，还能抑制蛋白质水解酶，促进软骨病变修复。但长期服用应注意其副作用。

（2）中药类：常用的有又乌丸（川乌、草乌等组成）、马钱子丸、上痛活血散、小活络丹等。

三、针灸、理疗

针灸、理疗也是止痛、解痉和改善关节功能的对症疗法。除传统的针灸、拔火罐、按摩之外，还可因地制宜采用泥疗、蜡疗、矿泉浴等疗法，也可使用热电刺激疗法、离

子导入疗法等。离子导入的溶液可用 5% 硫代硫酸钠。

四、手术治疗

对严重关节畸形、关节挛缩或时有关节交锁的Ⅱ、Ⅲ度患者可施行矫形外科手术，剔除关节游离体，清理关节内部，矫正畸形，常能收到良好效果。

第七节　预　防

一、改良水质

针对病区居民饮水矿化度较低、自然污染较重的情况，应努力改良水质。有条件的地方可依据当地水文地质条件打深井，或引水质好的泉水入村。应加强对饮水源的保护，防止污染。水质不良、有机物含量高者可因地制宜修建滤水设施，集中滤过，统一供水。

二、改善粮食质量

针对病区居民食物单调、偏食情况，应提倡应农作物种植多样经和食物多样化。北方有水利条件的病区可以改旱田为水田，把以玉米或小麦为主的主食改为以大米为主。人粮食的收割、运输至贮存贮存，都要及时充分晾晒或烘干，防止粮食霉变。谷物磨粉前后，也应保养充分干燥，以遏制霉菌的繁殖和产生毒素。

三、补硒

这是针对病区土壤、农作物分硒而采取的措施。作为大面积投硒预防，可考虑农作物喷硒。例如在小麦或玉米的扬花期前后，向叶面喷洒亚硒酸钠水溶液 2 或 3 次，每次每亩地喷水剂 10~25mg，内含亚硒酸钠 1g。还可给盆硒土壤施氮、磷、硒复合肥料，相当每亩农田施用含 15g 左右亚硒酸钠的硒肥。初步试验表明，一次施硒后 3 年内均能提高粮食中的硒含量，不必年年施肥。当然这需要对土壤、粮食中的硒含量进行监测，以保证硒肥的合理使用。

大规模补硒可在食盐中加硒。硒盐配制方法是，每吨盐加入亚硒酸钠 15g，搅捧均匀。这和碘盐预防碘缺乏病一样，也是一种简便易行的方法

第二章 地方性氟中毒

第一节 概 述

地方性氟中毒（endemic fluorosis），简称地氟病，是在特定的地理环境中发生的一种地球化学性疾病，它是在自然条件下，人们长期生活在高氟环境中，主要通过饮水、空气或食物等介质，摄入过量的致病因子——氟而导致的全身慢性蓄积性中毒。临床上主要表现为牙齿和骨骼的改变。牙齿损伤的表现称氟斑牙（dental fluorosis），其牙釉质可出现白垩、着色或缺损改变，残留终生，轻则影响美观，重则影响咀嚼及消化功能，危害健康。骨骼损伤的主要临床表现称氟骨症（skeletal fluorosis），腰腿及全身关节可出现麻木、疼痛等，甚至弯腰驼背，发生功能障碍，终至瘫痪。

氟的发现距今已有190多年了。1768年德国化学家Marggraf记述了一种能腐蚀玻璃的酸，这就是氢氟酸。1771年瑞典化学家Scheele研究了这种酸，确认里面存在着一种新元素。1810年英国化学家Davy把这个未分离出来的元素定名为氟。1886年，法国化学家Moissan分离氟的实验终于成功。氟的原子量为18.998，为元素周期表中第9号元素，属第2周期第Ⅶ类主族卤元素。氟是所有元素中负电性最强的一个元素，具有很强的氧化能力。氟的化学性质极为活泼，它能够从化合物中置换出其他卤族元素，常温下很容易和许多金属元素化合，在高温下几乎能与所有元素发生作用。所以，自然界中的氟是以化合物形式而不是以单质形式存在。同时，绝大多数的无机氟化物都能溶于水且有较高的熔点和沸点。因此，氟的化学地理迁移能力极强，广泛存在于岩石、土壤、水、空气和动物体内，易被人体获得。

本病历史已经很悠久，在人类远古祖先生活时代可能已存在。我国著名考古学家贾兰坡等发掘山西阳高县许家窑旧石器时代文化遗址时，已发现在由猿人向早期智人过渡的许家窑人化石上的慢性氟中毒遗迹。该文献记载，在左中门齿冠唇面和犬齿的齿冠基部有明显的黄色小凹坑，认为"这是氟性斑釉齿病症的遗迹"。许家窑遗址地质时代距今在10万年以上，这大概是迄今发现最早的地氟病遗迹。此外，山西襄汾县曾出土10万年前"丁村人"的氟斑牙化石。我国三国时代魏国的嵇康（公元225—264年）在其所著《养生论》中提及"齿居晋而黄"，这可能是涉及氟斑牙与水土关系的最早文字记载。如今的山西省仍是我国地氟病的历史重病区。国外Littleton曾对阿拉伯湾巴林岛公元前250—公元250年间的尸骨与牙进行古生物病理学研究，发现一些标本有氟斑牙和氟骨症的症状。

现代医学认识地氟病大约始于 19 世纪末和 20 世纪初。当时发现在意大利那不勒斯（Naples）附近火山周围居民中有些人牙齿有黄褐色或暗黑色斑点，并出现牙釉质腐蚀、缺损现象，曾因其最初描述者为 Stefano Chiaie 而被称之为"契雅牙"（Chiaie teeth）。1901 年 Eager 报道由意大利那不勒斯一带来美国的移民患此种牙病时，就用"Chiaie teeth"来描述这类"釉质发育不全性"损害。这是氟斑牙在英文文献中的最早记载。1916 年前后，美国牙科医生 MeKay 和 Black 在科罗拉多及其他一些州均发现同样的牙病，他们称之为斑釉齿（mottled teeth），详细描述了其临床表现，并在光学显微镜下观察了斑釉齿磨片的病理改变。他们考虑斑釉齿与那些地区饮用水中的某些元素有关。直到 1931 年前后，由于 Churchill 和 Smith 等人的光谱分析和动物实验观察才证明了氟斑牙与饮水中氟含量之间的因果联系。其后，Dean 等所做的广泛的流行病学调查，还证明斑釉齿的严重程度与饮用水中氟浓度不同密切相关。最早记载氟所致骨骼损害者为丹麦学者 Moller 和 Gudjonsson，他们在 1932 年报道了冰晶石工人骨骼的 X 线所见，并使用了"fluorosis"一词。其后不久，Roholm 结合临床与实验材料，对这类氟骨症作了更深入的研究，并于 1937 年出版了他的经典性专著 Fluorine Intoxication。差不多与工业污染型氟骨症的发现同一时期，Velu 记载了北非的地方性氟骨症。随后 Shortt（1937）、Pandit（1940）等报道了发生在印度的地方性氟骨症的临床和 X 线所见。

地氟病在世界范围内的分布很广，在 50 多个国家和地区都有不同程度的流行，如亚洲的印度、孟加拉、中国、泰国、斯里兰卡等，欧洲的俄罗斯、保加利亚、意大利等，非洲的摩洛哥、阿尔及利亚、肯尼亚、坦桑尼亚等，美洲的美国、加拿大、阿根廷等，以及大洋洲的澳大利亚等。这些国家地氟病均为饮水中含有高氟所致。

在我国，利用现代医学技术开展地氟病流行病学调查始于 20 世纪 30 年代，但调查报告为数极少。新中国成立后，经过多年调查，基本查清了地氟病在我国的分布。本病在我国分布面非常广泛，除上海和海南省外，其他省（直辖市、自治区）均有病区。我国病区类型复杂，不仅有饮水型（the type of drinking water）病区，还有我国独有的燃煤污染型（the type of burning coal pollution）和饮茶型（the type of drinking tea）病区。我国地氟病重病区主要集中在中、西部地区。据 2007 年全国各省关于《全国重点地氟病防治规划（2004—2010 年）》中期评估数据，我国饮水型病区有 1181 个县，10 万多个病区村，病区村人口约 9200 万；我国燃煤污染型病区有 199 个县，约 3.5 万个病区村，病区村人口约 3320 万；另外，我国饮茶型病区还有 316 个县，具有饮砖茶习惯的乡镇 3200 多个，涉及人口 3100 多万。据全国地方病统计报表数据，不包括饮茶型氟中毒病情，全国有 3800 多万氟斑牙和 230 多万氟骨症。可见我国是一个地氟病流行严重的国家。

我国地氟病防治工作与其他的方病相比，起步较晚。我国改水防地氟病的工作是从 20 世纪 60 年代，在吉林省乾安县打成第一眼低氟深井后开始的，随后，天津、宁夏、黑龙江、河北、内蒙古、山西、北京等一些重病区也相继开展了防治地氟病的试点工作。1978 年全面启动，1981 年全面展开，1985 年掀起高潮，发展迅速。进入 21 世纪，我国不少改水工程报废或不能正常供应符合国家标准的低氟水。燃煤污染型病区确认虽然是在 70 年代末，但 80 年代在部分省份就明确了采取改炉改灶降室内空气氟和粮食氟的防治措施。尤其是 1987 年以后，在国务院的关怀和有关部委支持下，由卫生部牵头，会同农业部及有关病区省份，组织哈尔滨医科大学、中国地方病防治研究中心、中国预防医学科学院环工所等有关科研单位，在三峡地区的四川省（现属重庆市）巫山县、黔江县、武隆县和湖北省巴东县、秭归县开展了以改炉改灶为主的大规模防治科研工作，优选出 20 多种优秀炉型灶型在病区推广。这次大规模防治科研试点研究，为燃煤污染型地方性氟中毒的防治和深入研究奠定了基础。

在党和国家高度重视下，经多年努力，我国地氟病防治工作取得较大成绩，氟骨症对病区居民身体健康的影响降低到较低的水平，但防治工作仍然较重。目前，我国饮水型地氟病中、重病区完成改水降氟任务不足 60%；在燃煤污染型病区，完成改炉改灶任务不足 40%；在饮茶型氟中毒病区，还未采取任何防治措施。好在，国家在"十一五"期间给地氟病防治工作投入了大量经费，预测不久的将来，我们国家地氟病的防治措施将会全面落实。

因此，建立我国地氟病可持续性控制机制成为一项从国家到地方的迫切任务。即使全国地氟病都达到了基本控制目标，这个机制仍然必须坚持。这是因为地氟病是一种地球化学性疾病，该种类地方病的发生完全与自然环境中的化学元素过多或过少有关。当人们针对病因链采取预防措施，病情就会减轻或得到控制，一旦松懈，病情就会反弹或加重，这是由于人们无法改变自然环境中化学元素分布状况的缘故。那么，地氟病可持续控制机制应主要包括哪些内容呢？按照我国多年成功地防治地氟病的经验，至少有 4 个方面：一是建立国家级并能够协调政府各部门的防治地氟病领导机构，在地氟病病情严重的省份或地区建立相应的机构；二是保留一支地氟病防治研究专业队伍，并不断充实完善，形成从国家到重点病区的防治网络和信息网络；三是要制定一部我国地氟病防治法规，或涵盖进整个地方病防治法规中；四是保证较充裕的地氟病防治研究工作经费。

总之，地氟病的防治工作任重而道远，需要我们几代人不断努力，去实现彻底控制地氟病、为病区人民造福的宏伟目标。

第二节　流行病学

一、我国地方性氟中毒的地域分布特征

地方性氟中毒在我国分布非常广泛，除上海市和海南省目前尚未见到有关地方性氟中毒的报道外，其他各省份均有病区分布。

（一）饮水型地方性氟中毒

饮水型地方性氟中毒病区分干旱、半干旱浅层潜水高氟地下水地区，深层高氟地下水地区，地热水和温泉高氟地区，及高氟岩石和富氟矿床地区四种类型。

浅层潜水高氟地区主要分布在长白山以西，长江以北的广大区域内，包括东北西部平原、华北平原、西北干旱盆地以及华东、中原、新疆、青海、西藏的部分地区。这些地区连成带状，从黑龙江省西部起，经吉林省的白城地区，辽宁省的朝阳，内蒙古自治区的赤峰，河北的怀来、阳原，山西省的大同、稷山、运城，陕西省的榆林、定边，宁夏回族自治区的盐池、同心、灵武，甘肃省的河西走廊，青海省的柴达木一直延伸到西藏的盐湖等，构成由东北向西北、西南的广大病区带。

深层高氟地下水地区主要分散存在，但也有连接成片的，如渤海湾一带，天津的塘沽、大港，河北的沧州，南至山东的德州，北至辽宁的锦县等。天津市 700 米深的地下水氟含量仍然较高。河南开封、宁夏同心县等个别地方亦有深层高氟地下水存在。

地热水和温泉高氟水地区在我国东北到南方沿海地区几乎都有散在分布。病区范围较散在、局限分布在受温泉影响的地区周围。如辽宁的汤岗子、兴城、熊岳、锦县等，河北的怀来和遵化县，山东的临沂，内蒙古的宁城、敖汉旗，陕西的临潼，新疆的温泉，湖北的英山，广东的丰顺，福建的龙溪，西藏的左贡县等。

富氟岩矿地区主要与含氟量较高的萤石矿、磷灰石矿或冰晶石矿有直接关系。这些岩石和矿床分布地区地下水氟含量较高，我国不少省份都存在这类病区。如辽宁省义县小白庙、浙江省义乌县、武义，河南省洛阳、信阳，内蒙古赤峰，山东烟台，四川的石棉、冕宁，云南的昆明，贵州的贵阳以及新疆的温宿、拜城等地区。

（二）燃煤污染型地方性氟中毒

这种类型的氟中毒是 20 世纪 70 年代后期被确认的我国独有的一种病区类型，主要分布在长江两岸及其以南的边远山区，重病区主要集中在云南、贵州、四川 3 省交界的山区和重庆东部、湘西、鄂西的山区。北方也有散在发生。这类病区形成的主要原因是居民长期使用无排烟道的土炉灶，燃烧高氟煤（每公斤可达几百甚至上千 mg，如贵州织金的煤含氟量是 1590.7mg/kg）取暖、做饭或烘烤玉米、辣椒等主要食物，造成室内空气、粮食和蔬菜氟污染，导致慢性氟中毒的发生。目前发现有此种类型氟中毒流行的省份有：云南、贵州、四川、重庆、湖北、湖南、陕西、江西和广西等省份。

（三）饮茶型地方性氟中毒

这种类型的地方性氟中毒近年来才被引起重视。主要分布在西藏、四川、内蒙、甘肃、宁夏、青海和新疆等省（区）少数民族居住的地区。当地的居民习惯大量饮用砖茶或用砖茶泡成奶茶或酥油茶饮用，由于砖茶通常由老茶叶发酵压制而成，含氟量极高。长期饮用，引起慢性氟中毒。

二、地方性氟中毒的人群分布特征

（一）氟斑牙

由于乳牙和恒牙以及牙齿造釉细胞发育时期不同，故氟斑牙发病有明显的时间（年龄）特征。乳牙的钙化始于胚胎，出生后 11 个月内已完全发育成熟。因此，出生 11 个月以内在高氟环境发育、出生的婴幼儿可发生乳牙氟斑牙，但较恒牙氟斑牙轻得多，仅有白垩样改变。这与婴幼儿的氟摄入量主要来自于母乳，从食物和饮水中摄取的氟量少有关。

恒牙氟斑牙发生在 7~8 周岁以前一直生活在高氟环境的儿童，因体内摄入过多的氟导致牙齿造釉细胞损伤而出现的牙齿钙化障碍、牙釉质或牙本质损伤。恒牙氟斑牙一旦形成，终生不能消退。当恒牙萌出后迁入病区或接触高氟环境的儿童不再发生氟斑牙。

氟斑牙无性别差异，亦无种族差异。

（二）氟骨症

氟骨症主要发生在成年人，16 岁以后特别是 30 岁以后明显增加，患病率随年龄增加而升高。因生活在高氟区的人群随年龄增加，接触高氟环境时间越长，机体内蓄积的氟量增加，故危害重。非病区迁入病区的人群，更易患氟骨症，潜伏期短，3~5 年即可发病，可能与机体适应能力和敏感性有关。

氟骨症一般认为无明显的性别差异，但不少地区有女多于男的现象，特别是重症氟骨症患者多为女性，且以骨质疏松软化型为主，这可能与妇女生育有关。在四川饮茶型氟中毒病区，有男多于女的现象，这与男性饮茶量较大有关，但从全国大规模的人群调查数据来看，男性和女性在 X 线氟骨症检出率方面差别并不明显。

在相同暴露条件下，氟骨症也无种族差异。

三、地方性氟中毒的时间分布特征

地氟病的发生主要与氟对人体的作用机理、机体内蓄积量、生长发育规律、个体易感性及生活习惯等有关，而与季节、年份没有明显关系。不过该病的发生与气候关系密切，饮水型地氟病一直被描述为一种热带气候地方病，虽不准确，寒冷的高水氟地区亦流行该病，但气候炎热高水氟地区，人们饮水量大，摄氟量多，病情重于水氟含量相同的气温较低地区；燃煤型地氟病恰相反，高海拔、气温低的地区，病情重，这与燃煤量多，户外活动少，从空气、食物摄氟量较多有关。

四、地方性氟中毒流行的影响因素

（一）营养条件

除致病因子氟的摄入量外，营养因素对病情起到非常重要的作用，这已获得研究人员共识。大多数调查发现，贫穷地区地氟病患病率高，病情重，而较富裕地区，患病率低，病情较轻，尤其骨软化的报告少见。不过，具体的营养物质，诸如各种蛋白质、维生素和矿物质元素在地氟病发病过程具体环节中起到什么作用，还不十分清楚。最近研究表明，在全部营养物质中，钙对地氟病的拮抗作用是最重要的。

（二）饮水中的化学成分

在实际调查中，常发现在水氟含量相同、营养条件相似地区，其患病率可以相差很大。例如印度旁庶普邦地氟病区的两个村子水氟含量都是 3.3mg/L，其中 Bhiki 村水的总硬度是 136，氟骨症发生率为 45.6%，Rajthal 村水的总硬度是 601，氟骨症发生率仅为 10%。人们对水氟以外的化学成分做过许多分析，包括总硬度、钙、碱度、氯化物、铝、碘、钠和钾、硫酸盐以及硝酸盐等，仅发现水的硬度、钙、镁、碱度与地氟病的病情有关，其中水的硬度、钙和镁都有降低氟的吸收，促进氟从体内排出的作用，而碱度正相反。

（三）生活、饮食习惯

燃煤型和饮茶型氟中毒属于典型的生活习惯病。没有使用无排烟道"土灶"的习惯，就不会发生燃煤型地氟病，即使使用"土灶"，但是如果不使用其烘烤辣椒、玉米，或烘烤的辣椒、玉米不作为自己的主要食物所食用，那么病情也不会很重。没有大量饮用砖茶习惯，便不会发生饮茶型地氟病；即使大量饮用砖茶，病情严重程度也受砖茶的熬煮与饮用方式的影响。

（四）个体差异

一家人或同一病区的人群均生活在同一个高氟环境中，有的病情较重，有的轻微，这可能与个体的敏感性、生理、健康条件有关。在相同病区条件下，儿童及孕妇，营养状况差、免疫力低下者易患病或病情重。

第三节　发病机理

一、氟斑牙发病机理

氟导致氟斑牙发生的机制如下：氟使成釉细胞中毒变性，釉柱形成和釉柱间质的分泌、沉积受到障碍，釉质矿化不良，某些有机成分缺少，形成发育不全的斑釉；釉柱排列紊乱、松散，中间出现空隙，釉柱及其基质中无机物晶体形态、大小及排列均不正常，甚至失去晶体结构，破坏了正常釉面的光学特征，出现白垩样改变；若釉柱间隙内有外源性色素沉着时，牙面即呈不同程度的着色，中毒严重时，成釉细胞坏死，造釉停止，出现釉质缺损。可见，过量氟的危害主要累及发育中的恒牙牙釉质。不同剂量的氟对成釉细胞各个阶段均可产生影响。成釉细胞及釉质形成的成熟阶段早期对氟的作用最为敏感。高氟可影响钙代谢，低钙和过量氟对牙本质和牙骨质的作用也类似，造成釉柱的结构不规则和排列紊乱，前期牙本质带不规则增厚，牙本质出现低矿化区。另外，氟可影响磷灰石成核和晶体生长，增加结晶的稳定性，降低其溶解度。因此，认为氟有预防龋齿的作用。

二、氟骨症发病机理

慢性氟中毒的骨相损伤包括骨硬化、骨软化、骨质疏松、骨周软组织化骨以及软骨和关节的退行性改变。

（一）氟对成骨细胞的作用

成骨细胞（osteoblast，OB）起源间充质细胞或叫间充质干细胞。过量氟引起的骨病变复杂多样，涉及参与骨转换的各种细胞。其中成骨细胞功能活跃是一个发生较早并起主导作用的环节。无论在整体内还是体外培养细胞，过量氟的基本作用是激活成骨系细胞，促进成骨活动。正常骨代谢由循环激素（主要是甲状旁腺激素，PTH）、转录因子、多肽素生长因子和其他信息分子等组成的复杂网络来调控，现有资料表明，过量氟在多方面对这一调控网络产生了干扰。某些酶的激活，如碱性磷酸酶，成骨细胞内 Ca^{2+} 的一过性升高，C-fos、C-jun 及 FGG2、PDGF-BB 的表达增强等，对成骨细胞系的激活可能起重要作用。

（二）氟对破骨细胞的作用

破骨细胞（osteoclast，OC）是一个高度分化的、具有多个核的大细胞（直径 30~100mm）。OC 在骨吸收与骨再建中起启动作用，并在局部微循环中通过分泌酸及溶酶体使骨矿物质溶解及骨胶原降解。在氟骨症发生发展中，OC 功能活跃和破骨性吸收增强起重要作用。破骨性吸收增强和骨转换加速，促进氟骨症向骨质疏松和骨软化的方向发展。在影响氟中毒发生的众多激素中，PTH 对破骨细胞的刺激作用最强。低血钙引起继发性甲状旁腺功能亢进，PTH 分泌增多。超生理剂量的 1,25（OH）2D3 对 OC 也起活化作用，与 PTH 在促进破骨性吸收方面互相协同。在骨组织微环境中 C-fos、骨保护蛋白配体（OPGL 又称破骨细胞分化因子），对破骨细胞的影响甚大，多种激素或细胞因子对 OC 的作用需通过调节 OB 分泌 OPGL、OPG 和巨噬细胞集落刺激因子（M-CSF）发挥其对破骨细胞的作用。氟化物也可通过上调 OB 中 OPGL mRNA 和 M-CSF mRNA 表达水平促进破骨性吸收。

（三）氟对骨、软骨中细胞基质的影响

正常骨组织由骨基质和骨细胞构成。细胞生存的外环境称为细胞外基质（extracellular matrix，ECM）。细胞外基质由 4 种成分组成：胶原蛋白（collagen）、蛋白多糖（proteoglycan）、弹性蛋白（elastin）及结构糖蛋白（structural glycoprotein）。过量氟对骨组织 ECM 的影响是其干扰骨代谢的重要组成部分。骨组织中的 ECM 主要是由成骨系细胞合成和分泌的，转过来又能对细胞功能发挥重要影响。氟中毒时成骨细胞功能活跃，形成未成熟的编织骨，其胶原的结构、排列明显不同于成熟的板层骨，可

能是过量氟致胶原改变的原因之一。同时，过量氟影响 OC 的功能，促进 OC 分泌一些溶酶体酶，主要包括一些酸和基质金属蛋白酶（MMPs）而促进基质的降解，导致骨转换过程加速。

（四）"钙矛盾"疾病学说

地氟病发病机理的"钙矛盾"疾病学说是 20 世纪 90 年代李广生教授提出的，该学说的提出，基于以下几点：

1. 氟中毒患者机体整体缺钙

氟与钙有很强的亲和力，吸收入血的氟可能即刻与钙发生反应形成氟化钙，造成血清 Ca^{2+} 暂时性下降。氟掺入骨盐晶体，提高骨盐结晶度，溶解度降低，致骨钙释入缓慢，从而降低体液中的 Ca^{2+} 浓度。过量氟激活成骨细胞，骨形成增多，增加化骨前沿对 Ca^{2+} 的需求，造成机体相对缺钙，如果摄入过量氟和膳食低钙结合在一起，则机体缺钙就会明显加剧。

2. 氟中毒患者有继发性甲状旁腺功能亢进

氟中毒时，血 Ca^{2+} 浓度下降，刺激甲状旁腺功能亢进，PTH 分泌增多，血清 PTH 上升，使骨转换加速，破骨性吸收加强。

3. 细胞钙离子内流增多

慢性氟中毒时体内普遍存在细胞 Ca^{2+} 内流增多的现象，这可能并非都通过 PTH 升高这一种机制来介导，可能还与细胞内 Ca^{2+} 的排出机制受到抑制以及细胞膜系统对 Ca^{2+} 的转运能力受损有关。由于缺钙和甲状旁腺功能亢进，钙从骨释出后可进入关节软骨而引起软骨变性、坏死、脱失和骨赘生成，进而形成退行性关节病。氟骨症患者骨间膜、韧带、肌腱等骨周软组织的移位钙化、骨化都与细胞 Ca2＋内流有关。

三、慢性氟中毒的非骨相损伤

（一）氟对神经组织的损伤

1. 直接损伤

较一致的认识是，氟是一种原生质毒物，神经组织对氟毒性作用较为敏感，可产生直接的毒害作用。可使脊髓前角外侧神经元发生变性、坏死，终末神经轴突扩张或髓样变，侧索和后索退行性改变。过量氟可抑制和破坏乙酰胆碱酯酶，使乙酰胆碱潴留而引起肌肉紧张和强直。

2. 继发性损伤

氟中毒时脊柱周围韧带骨化会引起广泛的椎管和椎间孔狭窄，对脊髓和神经根产生不同程度的压迫，甚至造成脊髓横断性损害。给氟中毒导致的脊髓压迫患者施行"椎板切除减压术"时，曾发现椎板增厚，骨质坚硬，横韧带骨化，椎板间有骨桥形成，并与骨膜粘连呈半球形，向椎管内突出压迫脊髓。

（二）氟对肾脏的损伤

在氟骨症患者尸检中发现肾脏有轻度慢性间质性肾炎的改变。氟中毒的实验动物可见到肾脏有充血，结缔组织水肿，近曲小管上皮变性等改变。肾脏损伤又可使排氟能力降低，造成机体更多的氟潴留，还会影响维生素 D 在近曲小管的羟化作用，影响钙、磷的再吸收，机体呈钙负平衡，加重氟中毒，构成恶性循环。

（三）氟对甲状旁腺的损伤

慢性氟中毒骨骼中大量氟磷灰石沉积，溶解度低，血中离子钙减少，引起甲状旁腺代偿性增生，功能亢进。大剂量氟化物可引起甲状旁腺萎缩。

（四）氟对机体氧化与抗氧化能力的影响

无论是动物实验还是流行病学调查，均有过量氟可使机体产生过多的活性氧自由基和脂质过氧化物（LPO）的报道。体内的活性氧自由基主要由超氧化物歧化酶（SOD）、谷胱甘肽过氧化物酶（GSH－Px）等所清除，这些酶具有较强的抗氧化作用。慢性氟中毒时机体出现广泛性损伤与 LPO 含量增多有关，氟中毒早期，随 LPO 升高，肝脏 GSH－Px、肾脏 SOD 升高，血中两种抗氧化酶亦升高，其中 GSH－Px 更为明显。此变化是机体保护组织免受脂质过氧化损伤的代偿作用。随氟中毒时间延长和程度加重，此代偿作用不足以有效消除 LPO，导致 GSH－Px、SOD 和 GSH 下降，LPO 堆积。

但氟对机体的氧应激反应并非氟中毒所特有，很多对机体有害的物质，包括射线对机体的损伤作用，都可使机体产生过多的氧自由基和脂质过氧化物，使机体的抗氧化能力降低。

第四节　临床表现

一、氟斑牙的临床表现及诊断

（一）临床表现

牙齿是机体对氟化物最为敏感的器官，氟斑牙是机体牙釉质发育时期摄氟量过多的一种表现。机体外露的这一体征，在一定程度上反映了机体与外环境的关系，现已证实氟斑牙的流行强度和牙釉质的病损程度与机体摄氟量呈明显的剂量—效应关系。因此，人们对氟斑牙这一信息极为关注。利用这一信息来反映个体和/或群体的氟中毒程度，评价预防措施的效果，评估环境氟水平，制定机体摄氟标准、食物氟标准、饮水氟标准及某些含氟污染物排放氟标准等。氟斑牙的临床表现主要有以下几点：

1. 白垩样变

牙齿表面部分或全部釉面失去光泽，出现不透明的白垩样或粗糙似粉笔样的条纹、斑点、斑块，或整个牙面呈白色大理石样改变。

2. 着色

牙齿表面出现点、片状浅黄褐色、黄褐色、深褐色病变，重者呈黄黑色，着色不能被刮除。

3. 釉质缺损

牙釉质破坏、脱落，牙面呈点状甚至地图样凹坑，缺损呈浅蜂窝状，深度仅限于釉质层，严重者釉质大片缺失。

二、地方性氟骨症的临床表现

（一）临床表现

地方性氟骨症（endemic skeletal fluorosis）是指地方性氟中毒病区的居民，因摄入过量氟化物而引起以颈、腰和四肢大关节疼痛，肢体运动功能障碍以及骨和关节 X 线征象异常为主要表现的慢性代谢性骨病。

地方性氟骨症发病缓慢，没有急性起病过程，当地出生并居住者甚至说不出具体的发病时间。外地迁入者对过量氟的敏感性较当地出生者高，迁居病区几年后便可患病，尤其是年轻女性，嫁到高氟区后因妊娠和哺乳消耗大量钙等营养而在一年左右既出现明显症状和体征。

患者的易发年龄多在 20 岁以后，初期仅有一般中毒症状和骨关节疼痛症状，继续发展可出现关节不灵活，运动功能障碍和肢体变形体征，严重患者劳动能力降低或丧失，生活不能自理，甚至卧床不起。

地方性氟骨症临床表现复杂多样，一些表现缺乏特异性。但是，不同程度的骨代谢紊乱和关节病变可在临床上出现相关的症状与体征，其特点与其他骨关节疾病也有所不同，这些症状、体征可作为临床诊断的依据。

1. 临床症状

（1）一般中毒症状。神经系统对氟的敏感性高，因此可引起一系列症状。患者常感头痛、头迷、困倦、乏力、周身酸软、精神萎靡、心悸、嗜睡，感觉异常。这些症状是患者的最初表现。

不论是饮水型、燃煤型或是饮茶型病区的居民，消化道是氟化物主要吸收途径。氟化物随饮水、食物进入消化道而产生刺激作用并造成功能紊乱，另外，饮水中的化学成分如钙、镁含量高也对胃肠系统产生影响。患者表现为胃痛、胃不适、食欲不振、腹胀、腹泻、便秘、消化不良。外地迁入者对高氟更为敏感，上述症状可更早出现且比当地出生者明显。

由于过量氟化物引起了机体钙磷代谢紊乱，因而可有肢体麻木、抽搐症状。在疾病的早期和晚期均可出现，因此这个表现贯穿了疾病过程的始终。早期或中期可因血钙降低而发生，补充钙剂可暂时得到缓解。中、晚期病人除上述原因外，还可因骨增生和韧带钙化、骨化压迫神经所致。

这些症状是过量氟化物引起的非骨相损害表现的一部分，虽不特异，但却是与地方性氟骨症相似的其他骨关节疾病所没有的。

（2）骨关节疼痛症状。骨关节疼痛症状是地方性氟骨症患者出现较早和最突出的临床表现，疼痛症状可遍及全身所有关节，但主要出现在颈、腰部关节和四肢大关节（big joints of the four limbs）。疼痛症状多从腰椎开始，而且出现的频率亦高，几乎所有患者都可出现腰部疼痛，常伴有腰部的僵硬。

地方性氟骨症的疼痛症状为多发性，除腰部外，膝、肘、肩、髋、颈、背、前臂、小腿是最常见的疼痛部位。呈持续性休息痛（rest pain），即在非劳动、持重或运动状态下，关节仍感疼痛。性质多为酸痛、顿痛。在一年的不同时间，可因劳动量的增加而使疼痛症状加重，但不会因劳动量减少或未参加体力劳动而使疼痛症状消失。如仅从事家务的妇女疼痛症状甚至重于从事体力劳动的男性患者，严重的患者即使不做任何劳动，疼痛症状依然存在，甚至很严重。季节变化、气候因素对疼痛无明显影响，这一点与其他骨关节疾病有所不同。

在一名患者身上，其症状也并非一成不变。疾病初期，患者对氟的敏感性高，症状明显，随着对氟的耐受性的增加和痛觉阈的提高，患者敏感性反而降低，疼痛症状可较患病初期有所减轻。疼痛程度与病情轻重程度没有关系，轻度患者疼痛症状可以很明显，一些重度患者，晚期疼痛症状反而减轻，甚至仅留肢体变形和运动功能障碍体征。

在骨关节疼痛的同时可伴有关节晨僵。关节晨僵是关节受到过量氟影响而造成损害的结果，表现为晨起后关节僵硬、不灵活，需扶床或扶墙自行活动后方能减轻。关节晨僵持续的时间主要视关节损害程度的轻重不同而定，短则 5～10min，长则需要 30min 或更长时间才能缓解。

2. 体征

（1）关节活动受限和肢体运动功能障碍。随着在病区居住时间的延长，摄入的氟也随之增加，病情逐渐加重，患者出现关节退行性改变和肌腱、韧带的钙化、骨化，也因此而在临床上出现一系列体征。最先出现的体征为下腰部的僵硬，弯腰时疼痛加重而使患者不敢尽力。随着病情的发展，腰部活动受限越加明显，颈部、上肢、下肢也出现明显的活动受限和肢体运动功能障碍。

关节活动受限和运动功能障碍体征主要表现在 4 个方面：①颈部活动受限，表现为颈部前屈、后伸、左右旋转受限。②上肢活动受限，肘关节活动受限是最常见的肢体运动功能障碍体征，表现为伸曲受限，严重者屈曲固定。肩关节活动度大，氟骨症时上举、外展、旋后都受到限制，臂上举不到180度，日常生活如梳头、洗脸、进食、穿衣受限。肩、肘、腕 3 个关节受损时，屈肘中指不能触及同侧肩峰，经枕后中指不能触及对侧耳廓，经后背中指不能触及对侧肩胛下角。③腰部活动受限，前屈、后伸、左右旋转受限。④下肢活动受限，由于髋关节、膝关节受损，患者行走缓慢，下蹲困难，甚至瘫痪。

（2）肢体变形和关节的纤维性强直。长期或严重的钙磷代谢紊乱使患者出现骨疏松、骨软化和骨转换加速改变。加之肌腱、韧带的钙化、骨化和关节退行性变，患者可出现肢体变形和关节的纤维性强直。在临床上表现为颈部极度前屈，下颌抵胸骨柄，胸廓失去正常形状，肋骨下垂，剑突接近耻骨联合，两肋弓下缘插入髂骨翼内。脊柱前弯或侧弯，从侧面可见患者脊柱明显后凸如弓状、驼背，严重弯腰者可使躯干上部（胸椎）与躯干下部（腰椎）两者形成近乎 90 度角弯曲状。加之颈部的后伸受限，患者看不见前方物体。由于同时并有腰椎韧带的钙化、骨化，因此而致腰椎纤维性强直，脊柱弯曲固定，患者不能仰面平卧。

上肢尺桡骨弯曲变形，多见于骨软化、骨转换加速的儿童或成年地方性氟骨症患者。肘关节退行性改变和关节周围的软组织钙化、骨化使关节屈曲固定、强直，肱骨和尺桡骨间形成钝角弯曲状。骨疏松、骨软化、骨转换加速改变以及髋关节和膝关节周围软组织钙化、骨化使下肢可有各种畸形，如站立时膝部弯曲状，膝内翻畸形（"O"型腿）或膝外翻畸形（"X"型腿），胫骨前弯呈"军刀样腿"。

第五节　地方性氟骨症的 X 线诊断

一、X 线征象

过量氟化物可对骨和关节产生一系列损害，归纳起来可分为骨质硬化、骨质疏松、骨质软化、骨转换、骨周软组织骨化和关节退行性改变。除骨关节疼痛症状、体征外，X 线所见的这些改变从另一个侧面反映了氟化物对机体损害的存在和疾病的状态。目前，X 线所见是公认的诊断氟骨症的可靠方法。

（一）骨质硬化

骨质硬化是最常见的氟骨症 X 线征象。骨质硬化初期表现为骨小梁增粗、密集，继续发展骨小梁融合。融合后的小梁呈砂砾样或颗粒样骨结构，局限性的骨小梁融合可形成密度增高的骨斑。

严重的骨小梁融合可呈粗大条索状，在承重骨如股骨远端、胫骨近端，股骨粗隆间松质骨集中的部位可见明显粗大融合并按生物力学的压力曲线分布的异常骨小梁呈栅栏状。在骨盆骨中，骨小梁可呈普遍细密、融合，或普遍粗密、融合，粗布状骨小梁，粗大稀少骨小梁，粗网状或鱼鳞样骨小梁等。骨小梁的上述改变主要出现在松质骨集中的部位，如骨盆、腰椎、四肢骨的两端。

多数骨小梁融合使骨的密度增高，正常骨纹结构消失，呈象牙质样骨硬化。在长骨，骨皮质增厚，髓腔狭窄。

（二）骨质疏松

骨质疏松在氟骨症时亦属常见，多发生在 50 岁以上者。基本 X 线征象为骨小梁变细、稀疏，骨密度降低，骨皮质变薄，骨髓腔增宽。

氟骨症的骨质疏松可为全身性的单纯性改变，也可在个别骨如骨盆松质骨集中的区域出现疏松区，表现为限局性疏松区骨小梁变细、稀疏，骨密度降低，甚至见不到骨小梁，其邻近骨则可表现为骨小梁粗大、融合，密度增高。在骨盆的髂骨体、股骨远端和胫骨近端数条粗大、融合的骨纹中间骨小梁缺失。脊柱可向前弯曲变形，椎体变扁。

严重的骨质疏松骨小梁消失，骨密度显著降低，骨皮质薄如铅笔勾画样。

氟骨症时的骨质疏松合并有前臂或小腿骨间膜等骨周软组织的骨化，这一点与单纯性骨质疏松有所不同。

（三）骨质软化

骨质软化在外地迁入并多妊娠的女性中多发，20岁以后即可出现。X线表现为骨密度降低，骨皮质变薄，骨小梁稀疏，小梁边缘模糊不清。儿童患者有骺下疏松带，或干骺端毛刷征，严重的骨质软化患者可有假骨折线（Looser氏带），多出现在四肢骨，表现为与骨干长轴相垂直或斜行走行的透亮带，边缘硬化，以对称或多发为特征。

骨变形是骨质软化的常见征象，可出现在腰椎、骨盆和四肢。腰椎变形表现为椎体明显变扁，可有"双框征"，上下椎板内陷呈凹透镜状，脊柱显著向前弯曲。骨盆变形出现的早且易于识别，初期表现为耻骨上举，闭孔增大，骨盆入口扁小，型似"蝴蝶状"。随着病情的进展，髋臼加深，股骨头大部分被包埋其中，小称"Otto氏骨盆"（髋关节内陷综合征）。髂骨翼明显内翻，坐、耻骨进一步上举，骨盆入口极小甚至消失呈"三叶状"。

尺、桡骨可弯曲变形，下肢可出现膝内翻畸形或膝外翻畸形，胫骨前弯呈"军刀样腿"。胫、腓骨松质骨内可出现多条生长障碍痕。

骨质软化的骨小梁和骨密度改变与骨质疏松很相似，但骨质软化多出现多发性的骨变形和假骨折线，这一点与骨质疏松明显不同。

（四）混合改变（骨转换）

混合改变（骨转换）是过量氟化物致更严重骨代谢紊乱的表现。在一名患者的不同骨骼或在一个骨的不同区域，可见骨小梁的增粗与稀疏同在。增粗的骨小梁可呈密集、融合或不规则的粗大索条状，而稀疏的骨小梁不仅数量减少，而且明显变细，甚至消失。骨纹呈模糊、紊乱状，严重者呈破毯样骨小梁，棉絮样骨结构。在松质骨集中的部位如骨盆、腰椎和四肢的骨端骨密度增高（不均匀性密度增高）、硬化，但在骨盆、和四肢又有明显软化变形。

皮质骨松化，出现"皮质条纹征"，这是甲状腺功能亢进造成的骨矿物质严重丢失的表现。皮质骨松化多出现在四肢长骨、指骨，以旋前圆肌附着处骨皮质松化尤为明显。

（五）骨周软组织骨化

骨盆、腰椎、四肢骨周围附有许多软组织，包括骨膜、骨间膜、肌腱、韧带。在氟骨症时，这些软组织可发生钙化、骨化。

最常见的为前臂或小腿骨间膜骨化，初期表现为桡骨嵴增大、边缘硬化、表面粗糙，或呈幼芽破土状、花边状。重者呈玫瑰刺状、大块状、鱼鳍状。小腿的胫腓骨间膜骨化亦常见，严重者呈锯齿状。这些改变具有特征性，在氟骨症的诊断中有重要价值。

前臂的另一重要 X 线征象为旋前圆肌附着等处骨皮增厚、粗糙、层状改变，常与前臂骨间膜骨化并存。

其他易生钙化、骨化的骨周软组织为，骨盆的闭孔膜、髂腰韧带、骶棘韧带、骶结节韧带、骶髂前韧带；腰椎的前纵韧带、后纵韧带、椎旁韧带、棘间韧带、棘上韧带、黄韧带；前臂的骨间膜、旋前圆肌肌腱附着于桡骨处、桡骨圆韧带、肱三头肌腱；小腿的胫腓骨间膜、股四头肌腱、髌韧带、腓骨长肌腱、比目鱼肌腱等。

不同部位的骨周软组织钙化、骨化其形状各异。

（六）关节退行性改变

过量氟化物可致关节软骨的变性、坏死。在中、重度患者，可见到颈、腰部及髋、膝、肘等四肢大关节的退行性改变。

关节退行性改变的基本征象为关节面模糊、关节面硬化、关节面下囊状骨吸收、关节间隙狭窄或不对称、关节边缘骨增生。严重的关节退变可致关节增大、畸形。

关节退行性改变不是氟骨症特有改变，这些征象在其他一些骨关节疾病中也可见到。因此不能仅依据这些征象诊断氟骨症。

二、X 线诊断与分度

（一）轻度

凡有下列征象之一者，可诊断为轻度：

（1）骨小梁结构异常，表现为砂砾样或颗粒样骨结构、骨斑。

（2）骨小梁变细、稀疏、结构紊乱、模糊，或单纯长骨干骺端硬化带并有前臂、小腿骨周软组织轻微骨化。

（3）桡骨嵴增大、边缘硬化、表面粗糙。

（4）前臂或小腿骨间膜钙化呈幼芽破土征。

（二）中度

凡有下列征象之一者，可诊断为中度：

（1）骨小梁结构明显异常，表现为粗密、细密、粗布状骨小梁或骨小梁部分融合。

（2）普遍性骨疏松并有前臂或小腿骨间膜骨化。

（3）四肢骨干骺端骨小梁结构明显紊乱、模糊并旋前圆肌附着处骨皮质松化。

（4）前臂、小腿骨间膜或骨盆等肌腱、韧带附着处明显骨化。

（三）重度

凡有下列征象之一者，可诊断为重度：

（1）多数骨小梁融合呈象牙质样骨质硬化。

（2）明显的骨质疏松或骨质软化并有前臂或小腿骨间膜骨化。

（3）破毯样骨小梁或棉絮样骨结构、皮质骨松化、密度增高伴骨变形。

（4）多个大关节严重退行性改变、畸形并骨周软组织明显骨化；

三、临床诊断分度与 X 线诊断分度的关系

在新修订的《WS 192-2008 地方性氟骨症诊断标准》中，强调可依据临床症状、体征或骨和关节 X 线改变分别进行诊断与分度。

以往的观察结果表明，依据临床方法与 X 线方法对地方性氟骨症总的判定结果基本一致。但是，临床与 X 线两种方法在患病程度的判定上会有不同，如在临床方面已出现明显症状，甚至已有显著的关节活动受限或肢体功能障碍体征者，X 线改变可很轻微；相反，X 线方法判定为氟骨症者临床上可无明显表现，也可是较严重的患者。

另外，X 线检查时所选择的部位不同，诊断结果会有差异。如仅凭借前臂和小腿两个部位 X 线片做诊断时，氟骨症检出率较低，如果增加骨盆 X 线片检出率会提高。依据骨盆、前臂和小腿这 3 个以上部位的诊断结果与临床结果基本一致。

按照 WS 192-2008 地方性氟骨症诊断标准，当临床诊断、分度与 X 线诊断、分度不一致时以 X 线检查结果为准。

第六节　地方性氟骨症的鉴别诊断

地方性氟骨症更多地表现为骨关节疼痛、关节活动受限或肢体功能障碍这些症状、体征，这一特点有时容易与其他一些骨关节疾病混淆，如骨关节炎、风湿性关节炎、类风湿性关节炎、强直性脊柱炎等。但是，由于不同种疾病的致病因子不同，发病机制、损害部位也各不相同，临床表现也有区别。归纳、总结与掌握容易与地方性氟骨症混淆的骨关节疾病的表现、特点以及与其鉴别点对准确诊断氟骨症十分必要。

一、骨关节炎

骨关节炎又称骨关节病，为关节软骨的退行性病变，好发年龄在 50 岁以上。病变主要累及远端指间关节和负重关节（膝、髋）。主要症状为关节局部疼痛，活动和负重时加剧，休息后缓解。常见体征为关节肿胀、触痛、活动时弹响或摩擦音。X 线检查仅见关节间隙狭窄，关节面硬化变形，关节边缘骨赘形成，关节腔内游离体等。

地方性氟骨症有病区居住史，全身多个大关节持续性休息痛，伴有肢体抽搐、麻木

和晨僵。可出现颈、肩、肘、腰、髋、膝等多个关节运动功能障碍。X线检查可见骨质、骨周氟骨症征象。

二、风湿性关节炎

风湿性关节炎多发于青少年，发病前有上呼吸道感染史。病变侵犯多个大关节，表现为对称性、游走性、多发性关节红、肿、灼热、疼痛或压痛，活动受限。与气候变化有明显关系，急性期过后关节不留畸形。常伴发心肌炎，抗链球菌溶血素"O"升高。X线检查骨质和关节无异常所见。

地方性氟骨症发病缓慢，无急性过程，骨和关节疼痛不伴红、肿、灼热和压痛，疼痛部位固定，与气候变化无明显关系，骨和关节X线检查可有氟骨症征象。

三、强直性脊柱炎

强直性脊柱炎是一种原因不明的以进行性脊柱强直为主的慢性非特异性炎性疾病。发病年龄在15~30岁，40岁以后少见。病变主要侵犯骶髂关节，可上行至脊柱，易导致关节骨性强直。早期腰部难以定位的钝痛，剧烈难忍，伴有下腰部僵硬。疼痛晨起尤甚，湿冷环境加重。晚期出现髋关节屈曲挛缩，特征性固定步态。X线检查骶髂关节为最先发病部位，初期软骨下骨缘模糊，虫噬样破坏，限局性侵蚀硬化，继续发展关节间隙狭窄，骶髂关节融合（骨性强直）。病变累及脊柱时，表现为椎骨普遍性骨质疏松，椎小关节间隙模糊变窄，椎体呈方形，晚期椎间盘和椎旁韧带钙化/骨化，竹节状脊柱。

地方性氟骨症多发于30岁以上者，无上述典型发病过程。临床表现以多个大关节疼痛和运动障碍，关节纤维性强直为其特点。X线检查可见骨纹、骨密度异常和前臂、小腿骨间膜等骨周软组织骨化。

四、类风湿性关节炎

类风湿性关节炎是多系统自身免疫性疾病，主要累及指、掌小关节，多呈对称性。临床表现为关节疼痛、僵硬，周围皮肤发热，逐渐红肿，关节增大，功能受限，晨僵明显，多持续1h以上。关节梭形肿胀、遗留关节畸形以及晨僵为突出的特征性表现。X线检查早期关节周围软组织肿胀，关节端骨疏松，可出现关节软骨下囊样改变或关节边缘骨侵蚀，继续发展出现明显的软骨下囊性破坏、关节间隙狭窄、骨性关节面侵蚀破坏、肌萎缩、关节半脱位等畸形。晚期可出现纤维性或骨性强直。

地方性氟骨症以全身多个大关节疼痛和肢体功能障碍为主要表现，关节无红肿和发热，偶有短时晨僵，常伴有肢体抽搐、麻木。X线检查见骨盆等部位骨质硬化、骨质疏松、骨质软化，四肢骨周软组织骨化。

第七节 治 疗

机体摄入过量氟可导致多器官不同程度的中毒性损害，严重的地方性氟中毒患者的症状、体征常常是多系统、多方面的，其治疗也较为复杂。但就大多数地方性氟中毒患者来说，其典型临床病像是以牙齿、骨骼病变为主要特征的，因此本节主要叙述氟斑牙、氟骨症的治疗。

地方性氟骨症目前尚无理想的治疗方法及治疗药物，虽然在多年防治实践中已经总结出了一些治疗方法和药物，但仍处于探索阶段，还需进一步观察和验证。

一、治疗原则

地方性氟骨症的治疗原则是减少氟的摄入，促进氟的排泄，提高膳食营养和对症处理。

（一）减少氟的摄入

通过改水、改灶等防治措施把地方性氟中毒流行介质中的氟化物含量降低到国家标准以内。在未采取防治措施的病区和已采取防治措施但防治措施发生运行障碍或出现损毁的病区，应采用钙、铝、硼等与氟有亲和力的元素，使其在胃肠与氟离子结合，形成难溶性氟化物排出体外，以减少氟的吸收。

（二）促进氟的排泄

体内的氟主要通过肾脏从尿中排出。临床观察表明，蛇纹石（Serpentine）具有动员骨氟、增加尿氟排泄的作用。

（三）提高膳食营养

在氟骨症治疗过程中，适当增加患者的膳食营养，能起到提高患者抵抗力和治疗效果的作用。

（四）对症处理

根据患者出现的不同症状，给予镇静、止痛等药物。

二、治疗药物

下列药物对地方性氟骨症均有治疗效果，其中钙剂、维生素 D、维生素 C 和氢氧化铝两种治疗方法既可单独使用，也可与苁蓉丸、骨苓通痹丸、骨质增生丸其中一种药物同时使用。

（一）钙剂、维生素 D、维生素 C

钙剂、维生素 D、维生素 C 具有调节钙磷代谢、促进钙的吸收作用。葡萄糖酸钙或乳酸钙 0.5～1.0 克，维生素 D 5000 单位，维生素 C 0.1 克，同时口服，每日 3 次，3～6 个月为 1 个疗程。

（二）氢氧化铝片、氢氧化铝凝胶

氢氧化铝片、氢氧化铝凝胶具有减少氟吸收的作用，适用于未采取防治措施的病区，如能配合其他治疗药物，疗效更好。氢氧化铝凝胶 5～10ml，或氢氧化铝片 1～2 克，口服，每日 3 次，3～6 个月为 1 个疗程。服药期间少数患者偶有便秘，停药缓解后，继续用药。

（三）苁蓉丸

苁蓉丸具有舒筋活血、追风散寒的作用。熟地 2.0、生姜 1.5、肉苁蓉 1.0、海桐皮 1.0、川芎 1.0、鹿含草 1.0、鸡血藤 1.5，按上述比例研成细末，炼蜜为丸，每丸 10 克，每次 1 丸，1 日 3 次，3～6 个月为 1 个疗程。

（四）骨苓通痹丸

骨苓通痹丸具有蠲痹通络、化痰去湿、养肝益肾的作用，适用于地方性氟中毒所致的关节疼痛、屈伸不利、肌萎缩、肢体麻木等。处方由麻黄、淫羊藿、羌活、当归、黄芪、骨碎补、白土苓等 12 味中药组成。每丸 0.18 克，每次 22 丸，1 日 3 次。服药两周左右时，患者病情出现加重，继续服药会逐渐缓解。经大量氟骨症患者服用，骨苓通痹丸对地方性氟骨症具有明显的疗效。

（五）骨质增生丸

骨质增生丸具有舒筋活血、补肾壮骨的功效，适用于骨质增生、骨关节功能障碍的患者。处方由当归、川芎、鸡血藤、穿山甲、灵仙、红花等 16 味中药组成。

上述治疗药物剂量与疗程仅供参考，如使用上述药物必须参照国家药典。

三、手术治疗

当氟骨症出现严重的骨关节畸形，影响劳动、生活能力，或发生感觉异常、疼痛加剧、肢体活动受限，甚至大小便失禁和瘫痪等椎间孔、椎管狭窄症时，应考虑骨关节矫形、椎板切除减压、脊柱截骨矫形等外科手术治疗。

四、疗效判定

地方性氟骨症起病隐匿，病程长，疗效显现也较缓慢。用骨 X 线平片观察疗效有一定难度，加之实验室指标不十分敏感，因此，目前氟骨症患者的疗效判定主要以症状、体征、骨关节功能及劳动能力等指标综合判定。

地方性氟骨症的治疗效果可分为临床治愈、显效、有效、无效 4 个等次进行判定。

临床治愈：自觉症状和体征基本消失，功能状态和劳动能力基本恢复。

显效：自觉症状和体征大部分消失，功能状态明显改善，劳动能力明显提高。

有效：自觉症状和体征减轻，功能状态有改善，劳动能力有一定提高。

无效：自觉症状和体征、功能状态和劳动能力与治疗前无区别。

第三章 布鲁菌病

布鲁菌病（brucellosis，布病），也称波状热，是布鲁菌引起的急性或慢性传染病，属自然疫源性疾病，临床上主要表现为病情轻重不一的发热、多汗、关节痛等。布鲁菌病在国内，羊为主要传染源，牧民或兽医接触羊为主要传播途径。皮毛、肉类加工、挤奶等可经皮肤黏膜受染，进食病畜肉、奶及奶制品可经消化道传染。不产生持久免疫，病后再感染者不少见。

第一节 流行病学

本病全球分布，每年上报 WHO 的病例数愈 50 万。地中海地区、亚洲及中南美洲为高发地区。国内多见于内蒙、东北、西北等特区，全国 104 个疫区均达到基本控制标准，但 90 年代以来，散发病例以 30%～50% 的速度增加，个别地区还发生暴发流行。

一、病原学

国际上将布鲁菌分马耳他（羊）、流产（牛）、猪、犬、森林鼠及绵羊附睾等 6 个生物种，19 个生物型，即羊种（3 个生物型）、牛种（8 个生物型，牛 3 型和牛 6 型菌的生物特性是一致的，1982 年国际微生物学会布鲁菌分类学会将其合并为一个生物型称为 3/6 型）、猪种（5 个生物型，原为 4 型，1982 年国际会议上增加第 5 型）、森林鼠种、绵羊附着和犬种各一生物型。我国以羊种菌占绝对优势，其次为牛种菌，猪种菌仅存在于少数地区。近年发现在 23 个省区，犬中的犬种感染率为 7.5%，五省区抽样调查，人群的感染率为 6.1%。

布鲁菌为一不活动、微小的多形球状杆菌，革兰染色阴性，无芽胞形成。该菌对光、热、常用化学消毒剂等均很敏感；日光照射 10～20 分钟、湿热 60℃10～20 分钟、3% 漂白粉澄清液等数分钟即可将其杀灭。布氏杆菌在外界环境的生活力较强，在干燥土壤、皮毛和乳类制品中可生存数周至数月，在水中可生存 5 日至 4 个月。

二、传染源

羊在国内为主要传染源，其次为牛和猪。这些家畜得本病后，早期往往导致流产或死胎，其阴道分泌物特别具传染性，其皮毛、各器官、胎盘、羊水、胎畜、乳汁、尿液也常染菌。病畜乳汁中带菌较多，排菌可达数月至数年之久。

三、传染途径

在国内牧民接生为主要传染途径，兽医为病畜接生也极易感染。此外，剥牛羊皮、剪打羊毛、挤乳、切病毒肉、屠宰病畜、儿童玩羊等均可受染，病菌从接触处的破损皮肤进入人体。实验室工作人员常可由皮肤、黏膜感染细菌。进食染菌的生乳、乳制品和未煮沸病畜肉类时，病菌可自消化道进入体内。此外，病菌也可通过呼吸道黏膜、眼结膜和性器官黏膜而发生感染。易感人群：人群对布鲁菌普遍易感，青壮年男性由于职业关系，其发病率高于女性。国内以特区牧民的感染率最高，多发生于春末夏初或夏秋之间，乃与羊的产羔季节有关。患病后有一定的免疫力，但再感染者并不太少见。

第二节　发病机制和病理改变

一、发病机制

布鲁菌自皮肤或黏膜进入人体后，中性多核粒细胞首先出现，被吞噬的牛型细菌可部分被杀死，但羊型菌不易被杀。存活的布鲁菌随淋巴液到达到局部淋巴结。根据人体的抗病能力和侵入菌的数量及毒力，病菌或在局部被消灭，或在淋巴结中生长繁殖而形成感染灶。当病菌增殖达到相当数量后，即冲破淋巴结屏障而侵入血循环，此时可出现菌血症、毒血症等一系列症状。布鲁菌主要寄生于巨噬细胞内，与其他寄生细胞内细菌所引起的慢性传染病一样，其发病机制以迟发型变态反应为主。布病的发生发展乃甚为复发，一则与菌血症、毒血症、变态反应有关，二则该菌侵犯多个器官，三则抗菌药物与抗体不易进入细胞，所以本病临床表现复杂、疗效不确切。网状内皮系统在急性期呈弥漫增生，在慢性期则可出现由上皮样细胞、巨细胞、浆细胞、淋巴细胞等所组成的肉芽肿，此系组织对细菌产生的变态反应。肝、脾、淋巴结及骨髓中均可有类似病变。在羊型和猪型布氏杆菌病中，特别是在后者中常有化脓性肉芽肿形成。

二、病理改变

血管的增生破坏性病变也为变态反应所致，主要累及肝、脾、脑、肾等的小血管及毛细血管，导致血管内膜炎、血栓性脉管炎、脏器的浆液性炎症与微小坏死等。骨、关节和神经系统的变态反应性炎症主要表现为关节炎、关节强直、脊椎炎、骨髓炎、神经炎、神经根炎等。肺可有出血卡他性肺炎，心脏病变较血管病变少见，有心内膜炎、心肌炎等。肾混浊肿胀，偶见弥漫性肾炎和肾盂肾炎。此外，尚有睾丸炎、附睾炎、子宫内膜炎等。

第三节　临床表现与诊断

一、临床表现

（一）发热

发病多徐缓。发热以波状热型最具特征，亦可呈弛张型或不规则型，每波持续一至数周，间歇数天至 2 周，少则 2 或 3 波，多则十余波。体温下降时伴有大汗及关节痛。

（二）骨与关节表现

（1）布病性脊椎　主要侵犯腰椎，可同时累及 2 或 3 个椎体。骨破坏灶多为 2~5 mm 直径的多发、类圆形低密度灶，周边有明显的增生硬化带。多分布在椎体边缘，少数见于椎体中部，椎小关节亦见类似改变。邻近椎体密度普遍增高。椎体边缘骨膜增生肥厚骨化，形成唇状、堤状骨赘，新生骨赘加上其间的破坏灶构成花边椎之特征性表现。相邻椎体骨赘连结形成椎体侧—侧融合。发生在横突的骨膜炎表现为横突顶部帽状增厚。椎旁一般无软组织肿块或轻软组织肿块。

（2）骶髂关节炎　多双侧受累，但亦有单发者，表现为骶髂关节骨质疏松，小范围骨质破坏，破坏区周围有骨质硬化，可出现关节软骨下弥漫性硬化，以髂骨侧明显，伴关节间隙变窄，或髂骨侧局限性片状破坏灶，周围有硬化，关节间隙模糊、狭窄，最后可产生关节强直。

（3）骨盆受累　常发生在髂前上、下棘之间以致髋臼上缘，骨质呈不规则破坏，似锯齿样改变，髂前上、下棘轮廓模糊，破坏区内缘可见骨质增生硬化，相应部位软组织肿胀。

（4）肩关节受累　主要表现在肱骨头外侧、肩峰和肱骨大结节、喙突的肌腱、滑囊、韧带固定部位，局部骨质结构紊乱且呈表浅的小囊状骨质破坏，边缘骨质增生、硬化，关节面及关节间隙一般正常。

（5）膝关节受累　主要表现在股骨下端内、外上髁及股骨外侧髁，局部骨质呈不规则破坏，使局部凹凸不平，破坏区基底部骨质增生硬化。

（三）其他系统表现

常见肝脾及淋巴结肿大，可有神经痛及睾丸炎等。亚急性期尚可并发各处化脓性病灶，如心内膜炎、脑膜炎等。慢性期可有长期低热、疲惫、失眠、夜汗、肌痛、关节痛、神经痛等症状。

二、诊断依据

流行病学资料及职业对协助诊断本病有重要价值，若同时有本病的一些特殊临床表现，如波状热、睾丸炎等，则诊断可基本成立。血、骨髓、脓液等培养的阳性结果为确诊的依据。

（一）血常规

白细胞计数正常或稍偏低，淋巴细胞相对或绝对增多。血沉在急性期增速，慢性期亦偏高。贫血不清，仅见于严重患者或有延徒性病灶者。

（二）细菌培养

需时较长，4 周后仍无生长方可放弃。骨髓培养的阳性率高于血液，慢性期尤然。急性期羊型患者的血培养阳性率可达 60%～80%。牛型布鲁菌初分离时需 10% 的二氧化碳。从尿液、脑膜炎患者的脑脊液、脓液等中也可分离出病菌，可将标本接种于豚鼠或小白鼠。

（三）免疫学试验

（1）血清凝集试验。试管法乃直接检测脂多糖抗原的抗体，效价≥1∶160 为阳性，但注射需乱菌苗后也可呈阳性，故应检查双份血清，若效价有 4 倍或以上增长，乃提示近期布氏杆菌感染。

（2）酶联免疫吸附试验（ELISA）。该法的阳性率高于凝集试验，且检测 IgM 及 IgG 的敏感性相似。因慢性患者的抗体属 IgG 型，故本法可同时用于急、慢性病人的诊断。近来有采用亲和素酶联试验，较 ELISA 更敏感。

（3）2－巯基乙醇（2－mercaptoethanol，2－ME）试验。本法可检测 IgG，用于鉴别自然感染与菌茵免疫。自然感染达 1 个月后，体内凝集即以 IgG 型为主（初为 IgM 型），该 IgG 对 2－ME 有耐受性；而菌茵免疫后 3 个月内的凝集素均以 IgM 为主，可为 2－ME 所破坏。

（4）补结试验。补结抗体亦属 IgG，病程第 3 周的效介可超过 1∶16。本试验的阳性率高于凝集试验，特异性亦高，但出现时间晚于凝集试验。

（5）抗人球蛋白试验。患者尚可产生一种不完全抗体，后者虽可与抗原结合，但肉眼不可见。当将抗人球蛋白免疫血清加入抗原－不完全抗体复合物中，即出现直接可见的反应。不完全抗体出现早而消失晚，故可用于急、慢性期患者的诊断。鉴于本法操作复杂，只适用凝集试验阴性的可疑患者，效价>1∶80 为阳性。

（6）皮内试验。布鲁菌素皮试乃为一种延迟超敏反应，24～48 小时观察结果。仅有局部红晕而无肿块者为阴性，局部红肿和硬快的直径达 2～6cm 者为阳性。皮试在病程 6 个月内的阳性率很低，慢性期患者几近 100% 呈阳性或强阳性反应。

（7）其他免疫学试验。有反向被动血凝试验、放射免疫、间接免疫荧光试验等，因操作复杂，不适于普遍采用。

（四）其他检查

脑脊液检查适用于脑膜炎患者，脑脊液细胞增多（淋巴细胞为主），蛋白质增高，其余均正常。心电力产可示 P-R 新时期处长、心肌损害、低电压等。骨、关节的 X 线检查可见软组织钙化、骨质修复反应强而破坏性小，椎间盘和椎间隙变窄等。肝功能及脑电图的改变的均属非物异性。

三、鉴别诊断

本病的急性期易与伤寒、副伤寒、风湿病、类风湿关节炎、流行性感冒、其他病毒性呼吸道感染、病毒性肝炎、疟疾、淋巴瘤、系统性红斑狼疮等相混淆。布病的慢性期宜与各种骨和关节疾病、神经官能症等相鉴别。

第四节　治　疗

一、急性感染

（一）一般疗法及对症疗法

患者应卧床休息，注意水、电解质及营养的补充，给予足量 B 族维生素和维生素 C，以及易于消化的饮食。高热者可同时应用解热镇痛剂。肾上腺皮质激素（激素）有助改善血症症状，但必须与抗生素合用，疗程 3~4 天。有认为感染累及中枢神经系统及长期有睾丸肿痛者，均有应用激素的指征。

（二）抗菌治疗。

利福平对本病有效，利福平 600~900mg/d 加多四环素（doxycycline）200mg/d，疗程 6 周，为世界卫生组织推荐的治疗方案。羊、猪型感染者以四环素与链霉素合用为宜，一般采用二个疗程，每次间隔 5~7 天，每一疗程为 3 周。四环素每日剂量为 2g，4 次分服。发热一般于用药后 3~5 日内消退，此时剂量可减为 1.5g。链霉素的每日成人剂量为 1g，分 2 次肌注。单用四环素的复发率为 305，合用时可降至 10％。SMZ 和 TMP 合剂对本病也具一定效果，对四环素过敏者、孕妇等可以采用。疗程宜为 4~6 周，过短易有复发（复发率 4％~50％）。链霉素也需同用，成人剂量每日 1g，分 2 次肌注，疗程 3 周。

二、慢性感染

一般认为四环素与链霉素合用有一定疗程，但四环素的疗程应延长至 6 周以上，链霉素以 4 周为宜。对脓性病灶可予手术引流。

布氏杆菌骨髓炎应予彻底清创，辅以长期抗菌治疗，除四环素及链霉素外，亦可试用氯霉素与庆大霉素联合治疗。脊柱炎或椎间盘感染一般无需外科引流。关节炎患者偶需做滑膜切除术。

布鲁菌心内膜炎宜用四环素治疗，疗程 2~3 个月。链霉素 6 周。四环素亦可与庆大霉素复方 SMZ 联合治愈本病。也可在上述基础上加用利福平。但成功的治疗常需换瓣。

菌菌疗程已沿用 20 余年，静脉注射，首剂为 25 万个菌体，以后依次为 50 万、125 万、250 万、500 万、1000 万、2000 万、5000 万、7500 万、1 亿、1.5 亿。每次注射后引起短暂的发热有效。禁忌证：活动性且肺结核、风湿热、恶性肿瘤、肝肾功能不全及妊娠等。

三、预后

预后良好，患者大多于 3~6 个月内康复，仅 10%~15%病例的病程超过 6 个月。未经抗菌药物治疗的病死率为 2%~3%，主要死亡原因为心肌膜炎、严重中枢系统并发症、全血细胞减少症等。慢性患者可遗传关节病变、肌腱挛缩等而使肢体活动受限。

第六篇　关节炎及其并发症的药物治疗

第一章 关节炎的药物治疗

第一节 基本治疗思路

由于没有根治的方法，目前的治疗着重于减轻疼痛和改善（至少是维持）活动度。考虑到这一点，1998 年美国风湿病学院（ACR）的一篇报告建议对骨关节炎的治疗应根据患者的病情和条件而异。欧洲抗风湿病联盟（EULAR）也基于循证医学的方法建立了关于膝关节炎的临床治疗准则。

骨关节炎的治疗比较保守。对于症状温和的患者，治疗方法可因患者的教育程度不同而不同，如口服非阿片类镇痛药，或物理和职业疗法。附加的手段包括自我控制课程、个性化的社会支持、体育锻炼、减轻体重（如果超重）、支撑，以及生活方式的改变（如变更职业）。参加自我控制课程（如由美国关节炎基金赞助的一些课程）的患者，关节疼痛及生活质量均有改善。

物理治疗课程特别适用于现有治疗不能改善其症状的患者，可以改善肌肉力量和教授更有效地关节护理和保存能量。Fransen 等报道了在物理治疗后，患者的疼痛、功能和整体生活质量均有显著改善。

体育锻炼也是一种行之有效地方法，例如，针对股四头肌的锻炼（可能是由于失用性萎缩，股四头肌萎缩在膝关节炎患者中较常见），已经显示可以缓解疼痛和改善关节功能。Toda 进行了一个非随机化的实验，短期疗效饮食控制加体育锻炼优于单纯饮食控制。Huang 进行的一个非随机化的实验证明辅助应用饮食控制和体育锻炼，疗效优于单纯疼痛治疗。患者能否坚持体育锻炼和控制饮食是这种治疗的主要困难。

对于肥胖患者，减轻体重可以改善健康状况的各个方面，而不仅仅是改善骨关节炎的症状。关节炎饮食运动推广实验（arthritis，diet，and activity promotion trial ADAPT）证明适当的减轻体重和体育锻炼可以全面改善肥胖患者膝关节炎的功能、疼痛和活动度。紧接着，ACR 和 EULAR 等实验也推荐肥胖骨关节炎患者进行减肥和体育锻炼。

楔形鞋底已经作为治疗伴弓形变形的膝关节炎的方法。Kerrigan 等人断言单边楔形鞋底对中央型膝关节炎具有生物机械作用，可以减轻机械作用力。Toda 等人评估应用单边楔形鞋底后的影像学改变时发现鞋底的角度可以影响外翻足矫正的程度。因为矫正鞋的长期效应尚不知道，此种症状缓解可能只是暂时的。

对于非药物治疗不能缓解症状的骨关节炎病例，除非有配伍禁忌，联合用药治疗是必要的，常用的有 NSAIDs 或 COX－2 抑制剂。药物治疗常常作为补充而不是替代非药物治疗。实践证明药物治疗与非药物治疗相结合时对骨关节炎的疼痛治疗是最有效的。

骨关节炎的治疗药物可以大致分为改善症状的药物和改善结构的药物。改善症状的药物可以缓解疼痛，减轻僵硬，改善活动度和提高患者的健康状况。镇痛药（包括阿片类和扑热息痛）、NSAIDs、COX－2 抑制剂、滑液补充剂属于这一类。改善结构的药物仍然在研究探索之中，这类药可以阻断或延缓骨关节炎的病程，和/或促进患病关节的修复过程。对于症状严重且持续恶化的骨关节炎患者外科治疗可能有效，如保留软骨的截骨术和切除软骨的关节成型术。

第二节　药物治疗现状及进展

一、镇痛药（非甾体抗炎药）

副作用少且温和的镇痛药常常首先用于骨关节炎患者的疼痛治疗。EULAR 建议将口服镇痛药扑热息痛作为骨关节炎治疗的首选药。对于有症状且有影象学改变的骨关节炎患者，短期给予镇痛或抗炎剂量的扑热息痛，可以取得与布洛芬同样的效果。一个早期的随机化控制实验显示：扑热息痛 4g/d 与布洛芬 2.5g/d 等效。扑热息痛的胃肠和肾脏副作用比 NSAIDs 的温和，但是有肝毒性（如果患者超量服用或肝功能不良）。ACR 建议骨关节炎患者，扑热息痛的每日剂量不应该超过 4g。单纯扑热息痛与安慰剂对照的试验资料很少。

扑热息痛和 NSAIDS 的疗效比较是几个试验研究的目的，而且一直存在争议。例如，Case 等人实施了一个随机化、双盲安慰剂对照试验，82 例有膝关节弓形变形的骨关节炎病例，分为 3 组，分别给予扑热息痛 1000mg qid，diclofenac 75mg bid，或安慰剂。服药 2~12 周后，在三组中，diclofenac 的疗效较高，有显著性差异（P<0.001）。Pincus 等人的试验也报告了相似的结果。Pincus 等人的试验为随机化、双盲、交叉临床试验，共搜集了 227 例膝或髋关节炎病例，分为 2 组，一组联合给予 diclofenac 75 mg bid 和 misprostol 200mg bid（DM 组），另一组给予扑热息痛 1000mg qid（扑热息痛组），DM 组的疗效显著高于扑热息痛组（P<0.001）。在两种药物治疗期间，174 名患者中，57%认为 diclofenac 和 misprostol 联合应用的效果"较好"或"好得多"。由于 NSAIDS 的疗效更好，所以推荐扑热息痛为一线首选药必然引起争议。

阿片类药物对骨关节炎的疗效已经由 Peloso 等人证实，他们进行了一个为期 4 周的随机、双盲、安慰剂对照试验，选择了 66 例使用含有可待因药物缓解膝或髋关节炎症状的病例。根据 WOMAC 疼痛指数（the western Ontario and mcmaster universities pain index）及依据僵硬程度和功能评分，治疗组显示了明显的改善（P=0.0004）。

二、NSAIDS 和 COX-2 抑制剂

虽然镇痛药和 NSAIDS 都被广泛用于治疗骨关节炎引起的疼痛，但是都不能延缓该病的进程。NSAIDS 通过抑制 COX 的异构体 COX-1 和 COX-2 来降低前列腺素和 asthromboxane 等一些物质的水平。COX-1 在很多组织中表达，其效应包括血小板聚集和胃黏膜保护作用。COX-2 仅在脑部分泌，而在其他组织只能通过炎症诱导其产生。促炎症因子 IL-1β 和 TNF-α 可能会促进 COX-2 的过度表达，因此 COX-2 在炎症反映中更具有代表性。在 Wolfe 等人实行的一项比较扑热息痛和 NSAIDS 的实验中，当综合考虑疗效和副作用时，25% 的患者认为两者无差别，60% 倾向于 NSAIDS，14% 倾向于扑热息痛。Towhee 和 Hochberg 进行了一次 meta 分析，从疗效和副作用两个方面综合评价 NSAIDS 治疗髋关节炎的效应，共选择了 43 份实验资料，其中 39 份评估 NSAIDS，4 份评估镇痛药。分析显示 NSAIDS 的治疗效果由于缺乏标准的症状评估手段和骨关节炎的诊断标准而难以下结论，而且由于 NSAIDS 同时抑制 COX-1 和 COX-2（主要影响胃黏膜和肾动脉），治疗时必须慎重考虑其副作用。

经典的 NSAIDS 已经在英国使用了数年，但是在美国还没有被批准使用。Ottillinger 等人进行了一个双盲、安慰剂对照的、收集 237 例以单侧膝关节炎为主要疾病的患者的剂量研究实验，没有证明经典 NSAIDS—eltenac gel 有疗效。但是，一项大规模的系统的回顾（涉及 86 个随机对照实验共 10160 例患者）认为 NSAIDS 治疗急、慢性疾病的疼痛是有效的，而且局部和系统的副作用低。

Huskisson 等人曾经报告过 NSAIDS 的不良反应。他们进行了一个队列随机双盲实验，共计 812 名膝关节炎患者分为两组，分别服用吲哚美辛（吲哚美辛组）和安慰剂（对照组），观察关节间隙狭窄的变化，结果发现与对照组比较吲哚美辛组关节间隙狭窄明显加重。用 tiaprofenic acid 治疗的患者也有相似的倾向。这些实验提出这样一个问题——是否应该使用 NSAIDS？因为 NSAIDS 虽然可以缓解疼痛而增加活动度，但同时也会加速软骨的破坏。Van Kuijk 等人进行了一项研究，比较罗非昔布、双氯芬胺酸和安慰剂对膝或髋关节炎关节间隙狭窄的影响，治疗一年后，治疗前后 X 光片比较显示三组均有关节间隙狭窄，三组比较无显著性差异。

作用于 COX-2 的新药已经证明比 NSAIDS 有更好的耐受性。VIGOR（Vioxx gastrointestinal Outcome Research）、CLASS（Celecoxib Long-term Arthritis Safety Study）、ADVANTAGE（Assessment of Difference between Vioxx And Naproxen To Ascertain Gastrointestinal Tolerability and Effectiveness）、SUCCESS（Successive Celecoxib Efficacy and Safety Studies）四项大规模研究调查了 39000 例骨关节炎或风湿性关节炎患者，来检验罗非昔布和赛来昔布的胃肠安全性。这些研究的结果显示，即使超治疗剂量服用罗非昔布或塞来昔布，其胃肠副作用也比 NSAIDS（如布洛芬、萘普生和双氯酚酸钠）低得多。McKenna 等人进行的一项随机化对照实验显示，塞来昔布 200mg/d 与双氯酚酸钠同样有效，而且有更高的安全性和耐受性。Day 等人实施的另一个为期 6 周的、随机双盲安慰剂对照实验，样本为 809 例骨关节炎患者，目的为比较罗

非昔布（12.5mg/d 或 25mg/d）和布洛芬（2.4g/d）的有效性和耐受性。结果显示两者疗效相当，但是罗非昔布有更好的耐受性。

Geba 等人为了评估比较罗非昔布 12.5mg/d 或 25mg/d、塞来昔布 200mg/d、扑热息痛 4000mg/d 几种方法的疗效，实施了一个为期 6 周的双盲随机临床实验，样本为 382 例骨关节炎患者，在治疗的 6 周内每天依据标准的评估方法（如 WOMAC）进行疗效评价。结果显示，塞来昔布和罗非昔布的疗效优于扑热息痛，而且具有良好的耐受性。

最近，Gibofsky 等人也进行了一项为期 6 周的随机双盲安慰剂对照实验，样本为 475 例骨关节炎患者，目的是比较罗非昔布（25mg/d）和塞来昔布（200mg/d）的疗效，分别于实验开始时、3 周后、6 周后对病情进行评估。结果显示，两药的疗效无显著差别，但是都好于安慰剂，两种治疗都有很好的耐受性，两组中因副作用而退出实验的人数比例相似。

COX-2 抑制剂的心血管方面的副作用越来越引起人们的重视，目前只有塞来昔布和 valdecoxib 在美国被 FDA 批准上市，etoricoxib 在英国被批准上市。2004 年 9 月，Merck 公司将罗非昔布从市场上收回，因为在一项名为 APPROVE 的用罗非昔布来预防腺瘤样息肉的实验（用罗非昔布 25mg/d 治疗曾患直肠息肉患者预防复发，始于 2000 年，共治疗分析了 2600 例患者）中发现服用罗非昔布的患者的血栓形成的发病率比安慰剂组高 3.9 倍，而且都发生在服用罗非昔布 18 个月后。目前有关塞来昔布和 valdecoxib 的心血管副作用也在进行之中。

三、皮质类固醇类药物

因为大多数骨关节炎患者都是一个或几个关节受累，所以用局部治疗来避免不必要的全身作用在逻辑上是合理的。所以皮质类固醇类药物特别是去炎舒松、甲强龙和氢化泼尼松在过去的 50 年一直用于治疗改善骨关节炎的症状。由于是关节内给药，特别适用于伴关节渗出的局部炎症。关节穿刺或腔内注射的适应症为结晶引起的关节病、haemarthrosis、无法解释的关节渗出、无法解释的单关节炎、大量关节渗出。禁忌证为败血症、无法触及的关节、joint prosthesis、临近骨髓炎、覆盖软组织感染。大量的渗出会再次发生，又需要再次注射皮质类固醇。虽然现已确信注射皮质类固醇是相对安全的，但是人们仍担心它的可能的副作用，包括长期的关节损害和感染的危险。

皮质类固醇类药物通过抑制炎症免疫反应链的几个方面来发挥抗炎作用的：如抑制免疫细胞的游走，阻断巨噬细胞向淋巴细胞的表达，抑制炎症免役效应细胞的激活和分化，增加 apoptosis of immature and 活化的 T 淋巴细胞，抑制炎症细胞因子的产生。骨关节炎患者的糖皮质激素受体数量减少，使机体对循环糖皮质激素的反应性下降，从而导致后来的关节破坏和软骨的退化（继发于 MMP 等一些酶的激活），这就为对控制炎症反应的治疗方法的研究提供了理论基础。

虽然腔内注射皮质醇对于治疗骨关节炎是有效的，它的长期效应和安全性现在还不清楚。注射后渗出的发生可能与穿刺注射不准确有关。Gaffney 等人做了一项调查，发现 29％的膝关节注射没有注入关节腔内。1970 年，Balch 等人对 65 例 4 至 15 年内关节腔内注射过皮质醇的患者进行 X 线分析，没有发现关节破坏。而且 Dieppe 等人报告腔内注射过皮质醇相对于安慰剂能够大大缓解疼痛。较近时期，Raynauld 等人进行了一个随机双盲实验，69 例膝骨关节炎患者分为两组，分别腔内注射皮质醇（确炎舒松 40mg/3 个月）或盐水，于第一年和第二年进行 X 光片分析评估，发现皮质醇组有症状改善的趋势，特别是注射一年以后，而且 X 线分析关节间隙狭窄情况，两组间无差异，这也许可以作为腔内注射皮质醇长期安全性的依据。法国人进行了一个为期 6 个月随机化多中心对照控制实验，98 名膝关节炎患者分为 3 组，分别给予皮质醇（cortivazol 3.75mg 用盐水稀释为 15 ml）腔内注射、安慰剂腔内注射、两药联合灌洗，发现相对于安慰剂组，皮质醇组和灌洗组均有明显的疼痛减轻，但无功能改善。一般疼痛缓解的持续时间为腔内注射皮质醇 4 周，关节灌洗 24 周。

由于腔内注射皮质醇治疗骨关节炎的长期作用仍然不清楚，此种方法只可以短期应用于那些非药物疗法和其他药物疗法（如镇痛药、NSAIDs 和 COX-2 抑制剂）效果不佳的患者。

四、滑液补充剂

关节腔内注射透明质酸治疗骨关节炎越来越被人们所接受。最初透明质酸被 Balazs 和 Denlinger 记载是在 1960 年代静脉内注射用于治疗赛马的创伤性关节炎。透明质酸是软骨和连接组织的主要成分，是由许多二糖联结成的一条长链多聚糖。透明质酸使关节滑液具有黏滞弹性，而且有营养因子的作用。人类的一个膝关节中有 4~8mg 透明质酸。其治疗的理论依据是人们发现骨关节炎病人的关节滑液中的浓度下降而多聚糖的链的长度变短。

外源性的透明质酸在关节腔内的停留时间很短，可能是由于关节滑液持续不断的更新的结果。透明质酸的半衰期从 17 小时到 1.5 天不等，虽然需要更长的时间起效，但是效果持续的时间短于皮质醇。

透明质酸是从鸡胸骨中提炼或生物化学方法合成出来的。它被分为炎性片段和非炎性片段。非炎性片段用化学方法铰链在一起，目的是增加其在关节腔内的滞留时间，提高黏滞弹性，增强对自由基团的抗反应性。

各种透明质酸腔内注射的治疗方法的有效性和耐受性在以下几个临床实验中得到验证。Dougados 等人将腔内注射低分子量（500~700kDa）透明质酸与安慰剂比较，Leardini 和 Jones 等人均将其与腔内注射皮质醇比较。并非所有这些实验的结果都是一致的，但是在这三个实验中，发现腔内注射透明质酸可以使疼痛缓解 10 周到 6 个月，而且有良好的耐受性，其副作用包括局部红斑、关节疼痛、肿胀、瘙痒、肌痉挛、感染以及少数患者会有急性滑膜炎和颗粒渗出（pseudogout）。

Maheu 回顾了比较注射高分子量的透明质酸和注射皮质醇的 5 个实验（均为期一年），一个实验显示透明质酸有更好的疗效，三个实验显示两者疗效相等，剩下一个实验一开始使用两者联合腔内注射，发现可以延长透明质酸的疗效。Altman 和

Moskowitz 等人进行了一个随机化双盲多中心实验比较透明质酸，NSAID（萘普生）和安慰剂治疗膝关节炎的疗效。其中一组原发性骨关节炎的患者用腔内注射透明质酸五周。治疗后 26 周统计，47.6％的透明质酸组患者完全或几乎无痛感，而萘普生组仅有 36.9％，安慰剂组为 33.1％。即使用其他评分方法如 WOMAC，透明质酸的疗效也比其他两组高的多。

Raynauld 等人进行了一个随机化多中心的实验，目的是研究 hylan G-F 20（美国生产的一种透明质酸）的临床治疗效果，样本为 255 名膝关节炎患者。结果显示 hylan G-F 20 的疗效用各种方法评价均大大好于安慰剂，包括 WOMAC 疼痛评分、僵硬和物理运动标准等。

Felson 是怀疑透明质酸疗效的学者之一，他回顾分析三个大规模的随机化安慰剂对照实验，结果显示透明质酸无明显的疗效。

Lo 等人对 22 个关节内注射透明质酸的实验进行了全面的 meta 分析，发现透明质酸相对于关节内注射安慰剂仅有很小的疗效。用 Cochrane Q-检验发现这些研究有明显的异质性（$P<0.001$）；当其中三个分析高分子量透明质酸的实验被剔除后，异质性变的不明显，普尔效应下降。这个 meta 分析提出了出版偏倚，通过不对称漏斗散点图和阳性的 Eger 检验提示有关透明质酸疗效的报道被夸大了。

总之，腔内注射透明质酸制剂适应于非药物治疗和口服药物治疗无效的患者。在美国仅有两种透明质酸产品——透明质酸钠（意大利的 Hyalgan 和日本的 Supartz）和 hylan G-F 20 被批准用于治疗膝关节炎相关的疼痛。三种药物都有很好的耐受性。

五、对症而起效缓慢的药物

应用此类药物治疗的特点是起效慢（6～8 周），但症状改善持续时间长（可持续到停药后两个月）。此类化合物主要是 nutraceuticals（强化食物或有益健康的营养补充剂）类，包括葡萄糖胺（或氨基葡萄糖）、硫酸软骨素、ASU（avocado/ soybean unsaponifiable）和 diacerein。其中，葡萄糖胺和硫酸软骨素以及小剂量的 ASU 近来引起人们很大的关注和争论。使用葡萄糖胺和硫酸软骨素的理由是他们可以使机体储备软骨细胞外矩阵结构的原材料和防止进一步的软骨降解。近来估计这些成分有助于弥补食物中含硫氨基酸的不足，含硫氨基酸是构成软骨细胞外矩阵结构分子的必需的原料。而 ASU 可以在细胞外刺激软骨细胞合成。Diacerein，一种纯化的含蒽醌结构的化合物，则具有 IL-1 抑制剂的作用。

（一）葡萄糖胺和硫酸软骨素

软骨主要由胶原和弹性组织形成矩阵排列和黏多糖（GAG）及蛋白聚糖形成的网络框架构成，这种结构约占软骨体积的 98％，软骨细胞仅占 2％。黏多糖（GAG）及蛋白聚糖都是持续循环降解，消失，再补充的。黏多糖以 keratan sulfate、dermatan sulfate、heparan sulfate、硫酸软骨素和透明质酸的形式存在于软骨中。葡萄糖胺存在于人类的各种组织参与合成黏多糖，蛋白聚糖和透明质葡萄糖胺和硫酸软骨素实际含量和标识含量的差别，发现差距很大（实际含量为标识含量的 0～115％）。其详细机制还不清楚。葡萄糖胺的结构是一个葡萄糖的第二个碳原子上的羟基被一个氨基取代。硫酸软骨素，是由重复无分枝的糖链联接到蛋白聚糖上而构成的一种黏多糖，存在于许多组织中，是软骨、皮肤、韧带和肌腱的主要成分。

商品制剂的葡萄糖胺和硫酸软骨素作为补充营养的非处方药，由于 FDA 未加以规范，很容易买到。其安全性和有效性也因各个生产商的配方不同而不同。

Richy 等人回顾性研究了葡萄糖胺和硫酸软骨素治疗膝骨关节炎的结构性和症状改善的疗效，从 500 个已出版的实验报告中筛选了 15 个做 meta 分析，均为随机双盲平行分组安慰剂对照实验，治疗至少 4 周，均采用公认的评分标准（如 VAS 疼痛评分和 WOMAC、Lesquene 指数、关节间隙狭窄等），共计 1775 名患者中（1020 名用葡萄糖胺治疗，755 名用硫酸软骨素治疗）。X 线分析关节间隙狭窄发现服用葡萄糖有明显的结构上的改善（$P < 0.0010$），而且与安慰剂比较，葡萄糖胺和硫酸软骨素均可以明显改善症状。总之，葡萄糖胺可以有症状和结构的改善，而硫酸软骨素只有症状上的改善。两者都有很好的耐受性，副作用很少。

McAlindon 进行了另一个 meta 分析，研究了 15 个随机双盲安慰剂对照实验，每个实验至少治疗 4 周，评估葡萄糖胺和硫酸软骨素治疗骨关节炎的效果，发现总的效果是明显的，但是如果只用高质量的大规模实验分析则效应减弱。疼痛和功能改善的效应尺度是一致的。大多数实验都是由生产商赞助或主持的，漏斗散点图分析显示有出版偏倚。非同质性检验不明显。

Towhee 等人也进行了一个 meta 分析，研究了 16 个实验也肯定了葡萄糖胺的疗效，而且显示葡萄糖胺的耐受性很好，在 1000 名服用葡萄糖胺的患者中只有 14 名因为毒性反应而退出实验。Leeb 和 Florent 等人也分别做了不同的 meta 分析，都证实了葡萄糖胺和硫酸软骨素治疗骨关节炎的有效性。

（二）ASU（avocado/ soybean unsaponifiable）

另一个提及的营养性药物是 ASU。ASU 在细胞外可以抑制炎症因子 IL-1、IL-6、IL-8 和 MMPs，可以在细胞外刺激软骨细胞合成胶原。最近一个研究显示 ASU 可以刺激 aggrecan 的产生，减少 MMP-3 的产生和刺激 TIMP 的产生。

Ernst 四个研究 ASU 治疗膝或髋关节炎的临床疗效的随机双盲安慰剂对照实验，ASU 的剂量为 300mg/d，有一个实验为 600mg/d，其中 3 个实验显示 ASU 可以改善骨关节炎的症状，虽然唯一的一个长期实验的结果是阴性的。

（三）Diacerein

Dougados 等人研究了 IL-1β 抑制剂对髋关节炎关节间隙狭窄的影响，进行了一个为期 3 年的随机双盲安慰剂对照实验。患者分别给予 diacerein50mg bid 或安慰剂，269 名患者中，diacerein 组较安慰剂组关节狭窄明显减轻（$P = 0.042$）。关节间隙狭窄的发生率分别为 50％和 60％。但是 diacerein 组患者无明显的症状改善，而且 25％由于副作用而退出实验（大多数是暂时性的胃肠道习惯改变）。

Pelletier 等人实施一个为期 16 周的随机双盲平行分组安慰剂对照实验，484 例膝骨关节炎病例，分为 4 组分别服用 diacerein 50mg/d、100mg/d、150mg/d 和安慰剂。用运动时 VAS 疼痛评分来评估治疗结果，发现治疗组的疗效均好于对照组，其中 100mg/d 的疗效最好（与对照组比较），各治疗组之间无显著性差异。

（四）秋水仙碱

秋水仙碱是一种植物性生物碱，最初是用来治疗急性痛风的，因为可以与微管蛋白相结合而产生抑制作用，可以减少细胞的分裂和粒细胞的游走。其用于治疗骨关节炎的理由是在骨关节炎的病因学机制中提示焦磷酸钙的脱水结晶参与发病。Das 等人进行了一个随机控制实验，39 个骨关节炎患者分为两组，均给予皮质醇腔内注射，但分别给予秋水仙碱 0.5mg bid 或安慰剂 bid，为期 5 个月，在 16 周和 20 周时进行 VAS 评分，发现秋水仙碱组的疗效明显高于对照组。秋水仙碱可能对结晶体诱发的骨关节炎是有效的，尽管仍需要进一步的评估。

六、开发中的药物

改善疾病的骨关节炎药物（DMOADs）是指主要目的不是缓解症状而是通过改变组织和细胞的结构和/或功能来预防和/或逆转骨关节炎的药物。DMOADs 包括营养素（如葡萄糖胺和硫酸软骨素）和营养补充药、激素、破骨细胞抑制剂、生长因子、酶抑制剂、细胞因子和 NO。基因疗法也属于这个范畴。

七、正在临床实验的治疗方法

（一）茶多酚（Epigallocatechin gallate）

绿茶是一种已经使用上千年的饮料和草药，它的未经发酵的叶子中含有 camellia sinensis。它的治疗作用是由于含有多酚，大部分是茶多酚（Epigallocatechin gallate）。大量的研究证明绿茶的多酚具有抗炎和抗氧化作用。这些特点使其成为心血管疾病、神经退化和癌症研究的主要药物，只是在最近才开始研究其在骨关节炎病中的治疗作用。IL-1B 和 NO 是强力的分解因子并且参与骨关节炎的病理生理学过程，现已有证据表明茶多酚可以抑制 IL-1B 和 NO 的作用。

现在有两种机制可以来解释绿茶的治疗作用：抗炎和软骨保护作用。Katiyar，Mukhtar 和 Haqqi 等人的研究表明绿茶中的多酚类化合物可以减少骨关节炎大鼠模型的炎症反应。Singh 等人在体外用茶多酚（Epigallocatechin gallate）和 IL-1B 处理人类软骨细胞，发现其产生的 NO 明显少于单独用 IL-1B 刺激的软骨细胞（$P < 0.005$）。

Adcocks 等人也研究了绿茶酚的软骨保护作用。他将牛鼻软骨、metacarpophalangeal 软骨、人类正常软骨、人骨关节炎软骨、人风湿性关节炎软骨与不同的茶多酚配方以及对照物一起培养，观察蛋白多糖和修复型胶原的破坏情况。发现茶多酚（特别是含有五倍子酸酯的茶多酚）在微摩尔水平时即可抑制蛋白多糖和修复型胶原的降解. 现在关于绿茶治疗骨关节炎的人体实验是需要的。

（二）生姜提取物

生姜的治疗应用可以追溯至 2500 年前的 Ayurvedic 文化和中国文化，以 Alpinia galanga 和 Zingiber officinale（两种生姜）为代表。在药理学上，生姜是几种化合物的混合体，包括 gingeroles、β-胡萝卜素、辣椒素、咖啡因、姜黄色素和水杨酸盐。虽然有证据表明生姜有抗炎作用，但是机制不清楚。

目前已经进行了多项生姜的治疗效果的临床实验。Bliddal 等人在一个双盲双哑交叉实验中比较了生姜提取物 170mg tid、布洛芬 400mg tid 和安慰剂三者的疗效，三种治疗的交叉是随机的，而且间隔一周，每种药物治疗 3 周，共治疗了 75 名膝或髋骨关节炎患者。最后 VAS 疼痛评分和 Lesquene 指数评分的结果显示，生姜提取物的疗效强于安慰剂而弱于布洛芬。

Altman 和 Marcussen 进行了一个大规模随机双盲平行分组安慰剂对照，为期 6 周的实验，观察两种生姜联合应用治疗膝骨关节炎的疗效和安全性。261 名患者分为两组，分别服用生姜提取物 255mg bid 或安慰剂 bid。采用基本的评价方法如患者战立时膝关节疼痛减少比例，发现治疗组的疗效明显高于对照组。

生姜提取物有良好的耐受性，最常见的不适为胃肠功能紊乱。但是必须注意到这些实验都是由生产商主持进行的。进一步的大规模长期性的实验以及提取物中潜在的药理成分的阐明都是必需的。

八、潜在的治疗方法

（一）二磷酸化合物

二磷酸化合物一直被用作防腐剂或纺织品、化肥、制油工业的添加剂，也曾一度被用来治疗骨化性肌炎。二磷酸化合物通过直接抑制破骨细胞或增加细胞 apoptosis 或通过影响细胞的代谢活动而发挥作用。它的卓越的抑制骨重吸收的特点使其成为骨保护因子。二磷酸化合物可以在软骨下水平发挥作用，而正是在那里患病关节的骨矿物质密度减低总量也减少，与骨质舒松症相似的骨翻转增多。

Spector 等人最近的一项研究，观察二磷酸 risedronic 酸对骨关节炎的结构性改善作用。这是一个随机对照为期一年的实验，共 285 名患者分为 3 组，分别服用安慰剂、risedronic acid 5mg/d 或 risedronic acid15mg/d，实验结束后测量关节间隙，发现 15 mg/d 组与对照组的间隙分别为 0.06mm 和 0.012mm，提示 risedronic acid 有 50% 的保护作用，虽然这种差异在统计学上不明显。还有一些实验证明二磷酸化合物可以减少妇女绝经期和皮质醇诱导的骨关节炎的骨质丢失和破坏。

（二）激素替代疗法

在过去的 30 年，激素替代疗法一直是减轻雌激素缺乏对绝经后妇女影响的首选治疗。流行病学研究显示绝经后妇女患骨质疏松症和骨关节炎的机率都增加。因此雌激素可能在骨关节炎的病理机制中发挥了一定的作用。有一项研究提示雌激素在软骨下骨水平发挥作用。

张等人实施了一项研究发现骨矿物质密度高的妇女患骨关节炎的概率小。

Nevitt 等人在一个为期 4 年的随机双盲安慰剂对照实验中对绝经期妇女进行了观察性研究，用 WOMAC 评估，结果显示激素替代疗法的治疗组与对照组的骨基线特征无差异，而且症状无改善。

至今还没有关于激素替代疗法对骨关节炎结构性影响的随机化前瞻性对照实验。而且应用激素替代疗法治疗骨关节炎敝大于利，因此不推荐用于骨关节炎患者。

九、实验室阶段的治疗方法

（一）生长因子

作为对损伤的反应，软骨细胞合成大分子物质来修复受损组织。以胰岛素样生长因子-1（IGF-1）、IGF-1 结合蛋白、TGF-β 为代表的生长因子促进这个修复过程。Caldwell 等人进行了一个小型的双盲安慰剂对照实验，观察重组人类胰岛素样生长因子-1（rhIGF-1）对严重骨关节炎的治疗效果，共 17 例患者，12 例给予关节腔内注射 rhIGF-1，5 例腔内注射生理盐水。结果两组间疼痛和活动度比较无差异。由于昂贵的价格以及没有合适的传递系统，目前还没有关于生长因子的广泛的临床实验。

（二）矩阵 Metalloproteinase 抑制剂（MMPs）

MMPs 是一组依赖于锌的蛋白水解酶，可以在中性 pH 值环境里降解软骨的矩阵大分子。MMPs 可以分为四类：胶原酶类、白明胶酶类、stromelysins、膜型 MMPs。现已分离出 28 种 MMPs，关节固有细胞和侵入关节的细胞都可以分泌，在软骨形成和修复的过程中发挥重要的作用。MMPs 的活动被一系列生长因子和细胞因子在几个水平上调节控制。分泌后 MMPs（是一种酶原）由蛋白水解去除一段多肽后激活，一旦激活后，对细胞外矩阵的调节就是这些天然抑制剂如 TIMPs 的功能。有证据显示一旦 MMPs 的调节功能受损，将成为骨关节炎病理学过程的基础。

如何抑制 MMP 的合成和活性一直是近几十年研究的重点。很多早期的 MMP 抑制剂的研究都与癌症的治疗有关。用 MMP 抑制剂治疗骨关节炎的临床实验常常因为遇到关节痛、肌肉痛、肌腱炎等副作用而不得不终止。

四环素类抗生素（包括强力霉素和二甲胺四环素）被发现有抑制 MMP 的作用。四环素类是蛋白螯合因子可以对抗重金属离子，因而可以减少依赖锌离子的 MMP 的活性。微摩尔浓度的四环素即可有效抑制胶原酶的活性。各种四环素类药都可以减轻骨关节炎动物模型的病情。强力霉素是美国 FDA 第一个批准用作 MMP 抑制剂的药物。近来有人推测正是由于强力霉素可以抑制 MMP，所以才被用于治疗骨关节炎。NIH 主持实施了一个大规模随机化双盲安慰剂对照多中心实验，目的是评估强力霉素治疗骨关节炎的疗效和安全性，以关节间隙狭窄情况为观察指标。初步报告已在 2003 年的 ACR 年会上发表。共计 431 例有 X 线改变的单侧膝骨关节炎病人，分为两组，分别给予强力霉素 100mg bid 和安慰剂，为期 30 个月，治疗组与对照组比较，关节间隙狭窄可减少 33％，而对侧的狭窄无明显差异。这些未发表的实验数据提示抑制 MMP 可以有效地减少已有骨关节炎的恶化。

（三）细胞因子

即使骨关节炎不被认为是炎症性疾病，炎症反应的介质也已经被证明可以增加软骨的破坏。最近的研究显示，促炎症反应细胞因子 IL-1 和 TNF-α（作用稍次于 IL-1）在骨关节炎病程中发挥重要的作用。两者都具有促软骨细胞分解的作用，减少蛋白聚糖胶原的合成和增加 aggrecan 的释放，还可能会诱导软骨细胞和分泌滑液的细胞生成另外一些炎症介质，如 IL-8、IL-6、NO 和 PGE2。

IL-1β 是一种前体蛋白，必须经过剪切后才具有活性。其剪切酶是 IL-1β 转化酶（ICE）或 caspase-1。ICE 的细胞外实验显示它的抑制可以有效地减少骨关节炎患者软骨和滑液中的 IL-1β 含量。

Rudolphi 等人研究了 pralnacasan（一种口服的 ICE 抑制剂）在两组大鼠模型（分别为胶原酶诱导的雌性和雄性大鼠）中对骨关节炎骨节损害的疗效，发现 pralnacasan 治疗可以减少 13％～22％的骨关节炎损害。

最近，Goupille 等人验证了关节腔内注射 IL-1 受体拮抗剂（IL-1Ra）治疗疼痛性膝骨关节炎的有效性。IL-1Ra 的剂量为 0.01mg（相当于安慰剂）和 150mg，共 14 名患者（全部是 VAS 评分大于 300 毫米而没有渗出的患者），一名患者服用 0.01mg，其他的服用 150mg，一个月后，150mg 组的症状较 0.01mg 组有明显的改善。

（四）一氧化氮（NO）

NO 是软骨细胞在炎症反应中生成的主要分解代谢因子。可诱导的 NO 合成酶（iNOS）是刺激 NO 合成的酶之一，过量的 NO 和它的伴随产物（反应性氧花物 ROS）可能与骨关节炎的发病机制有关。①NO 和 ROS 可以诱导软骨气泡样变（apoptosis）。②它们可以激活和促进 MMP 的合成。③它们可以抑制胶原和蛋白聚糖的合成。④它们可以诱导生成与其他自由基（如过氧化氢）结合的位点，增加易感性和易受损性。⑤NO 能够增强 COX-2 的活性而加重骨关节炎的症状。因此减少过量生成的 NO 可以减轻骨关节炎的症状和延缓疾病的进展。细胞外实验显示 iNOS 抑制剂可以减少气泡样变的软骨细胞数量和 MMP 及 IL-1B 的生成量。

在 Pelletier 等人进行的狗（经处理成为 Pond-Nuki 前十字韧带型骨关节炎模型）的动物实验中，给予 iNOS 抑制剂 N-iminoeththl-l-lysine，发现治疗组的软骨破坏和骨赘形成明显减少。Van den Berg 等人进一步证明 iNOS 敲除的大鼠对实验诱导的骨关节炎具有免疫力，软骨破坏和骨赘形成均减少。

（五）基因疗法

一开始可以将一段基因转入到特定的细胞位点的技术被用于治疗遗传性疾病时，这种技术就具有治疗普通疾病的潜力了。现在研究的重点是用可以合成保护软骨细胞外矩阵的物质的基因来治疗骨关节炎。

因为骨关节炎只是一种局限性疾病——还未发现其有软骨以外的影响—最好应用局部治疗。滑膜和软骨是基因治疗潜在的部位，滑膜基因疗法比软骨基因疗法进展的更快。几种基因载体，包括病毒和非病毒型的，均已被成功的应用。大多数病毒载体都会引起炎症反应，而腺病毒和 lentivirus 还没有进行临床应用。编码 IL-1Ra 和 IGF-1 的基因也一直是研究的目标。

基因治疗对软骨的作用是双重的：直接影响软骨的修复，间接在基因水平上调节软骨的自我维修和养护能力。大多数软骨基因疗法采用 ex vivo 的手段，利用软骨细胞和软骨肉瘤细胞。然而，这种移植细胞只有暂时性的作用，而且在转基因表达之前就已经调亡了。在基因水平上强化软骨细胞和它的祖细胞可以提高移植的存活率，因此移植细胞可以看作治疗性生物分子不竭的源泉。目前已经进行了两个基因治疗的一期临床实验。两个都是用 IL-1Ra 治疗风湿性关节炎。两个实验都是用逆转录病毒来转染自体同源的滑膜细胞，这些细胞被注入患病掌指关节，观察一段时间后用外科硅胶替代。两个实验都显示 IL-1Ra 转基因可以较好的表达而无严重的不良反应。

十、总结

经过近几十年的发展，骨关节炎的治疗已由对症治疗发展到可能的对因治疗。但是后者的完全实现仍然需要更多的深入的研究。已经应用的疗法还需要进一步的研究和改善，而对因治疗仍只是襁褓中的婴儿。随着人口的老龄化，骨关节炎将成为未来威胁人类健康的主要问题，所以对症治疗和对因治疗的完善都变的十分迫切。

第三节　骨关节炎用药目的及用药原则

一、风湿病及其药物治疗

风湿病（rheumatic diseases）包括因多种不同病因累及骨骼肌、关节的疾病，故又称肌骨骼系统病。这些疾病除有局部肌肉、关节的急、慢性疼痛或（和）相应的症状外，往往有累及其他多个系统的症状。其病因有炎症、自身免疫、代谢或感染后反应异常等。它们的发病机制各异，以致各病的症状组合重叠但又各不相同。

治疗风湿性疾病时，因对其病因不明或不能去除病因，因此治疗上常采取对症的及控制疾病进展的两类药物。前者主要针对关节痛或肿、腰或脊柱痛、高热等采取对症治疗；后者则诱导疾病进入缓解状态，并保持关节、器官、组织的功能。

（一）常见的风湿病及其药物治疗

1. 关节痛和关节炎及其药物治疗

关节痛（arthralgia）和关节炎（arthritis）时关节是最常累及的组织，受累后的症状为疼痛，有的伴有肿胀。关节痛是许多自身免疫性风湿病（又名结缔组织病）共有症状，也是一个致人不安的症状，有必要探索其原发病而予以治疗，同时必需给予镇痛药对症治疗。在病因（如外伤）或原发病未能控制时亦应给以镇痛药治疗。

2. 类风湿关节炎及其药物治疗

类风湿关节炎（rheumatoid arthritis RA）累及多个关节的慢性炎症性自身免疫病。其主要症状为对称性的小关节晨僵、肿痛、功能障碍，部分患者伴有低热、乏力、血管炎等。本病应在早期就进行合理治疗，否则必致骨破坏、关节畸形和功能丧失。

3. 用药目的和原则

（1）尽早应用抗风湿药以控制关节炎症，避免出现不可修复的骨破坏，防止关节畸形和功能障碍。诊断有困难的关节炎尽早转到有条件的医疗单位就诊。

（2）常用于治疗 RA 的非生物性改变病情抗风湿药（DMARDs）有甲氨蝶呤（MTX）、来氟米特（LEF）、柳氮磺吡啶（SSZ）、羟氯喹或氯喹（HCQ 或 CQ）、雷公藤多苷。生物性 DMARDs 有 TNF 拮抗剂、利妥昔单抗。

（3）DMARDs 的选择和用法是依据于患者的病程、病情活动度、影响预后的指标来决定。DMARDs 可以联合或单独应用，宜尽早使用。并定期根据疾病活动度的变化来调整药物。

（4）非甾体抗炎药（NSAIDs），糖皮质激素是控制关节肿痛症状为主。为对症或过渡期治疗的药物。

（5）这三类抗风湿药物各有不良反应，尤其是长期服用者，故宜定期（1~3 个月）监测血常规、肝肾功能等有关项目，以保证服药安全性。

4. 治疗类风湿关节炎的药物

（1）免疫抑制剂亦称疾病缓解抗风湿药，这类药物可以阻止 RA 的病情发展，但无根治作用。它们减轻 RA 的症状，有的有停止骨破坏的作用。

（2）非甾体抗炎药（NSAIDs）用于减轻关节炎患者的关节痛肿症状，起效较快，改善其生活质量。但不能控制病情进展，故需与免疫抑制剂同时应用。

（3）糖皮质激素抗炎力强，可迅速控制关节肿痛症状。在某些关节炎患者可能起 DMARD 样作用。应用不当时有较大不良反应。

（4）TNF 拮抗剂（tumor necrosis factor antagonist）是抑制 TNF（致炎性细胞因子）的靶向生物制剂。它对炎性关节症状、炎症指标的控制有较好作用。它亦有一定阻止骨破坏进展甚至修复作用。然而它不根治 RA。目前它被列为生物性 DMARD 类。

二、系统性红斑狼疮及其药物治疗

系统性红斑狼疮（systemic lupus erythematosus，SLE）是自身免疫介导的，以免疫性炎症反应为突出表现的弥漫性结缔组织病。

SLE 特征性的皮肤黏膜损害是蝶形红斑、光敏感、脱发、盘状红斑和口鼻黏膜溃疡等。SLE 常出现对称性多关节疼痛、肿胀，通常不引起骨质破坏。50%～70%的 SLE 出现狼疮性肾炎（lupus nephritis，LN），临床表现为蛋白尿、尿红细胞增多，晚期肾功能不全，它对预后影响大。此外，还有神经精神狼疮（neuropsychiatric lupus NPSLE）或侵害呼吸系统、心脏、肠系膜等。

早期诊断和早期治疗，避免或延缓不可逆的组织脏器的病理损害。糖皮质激素和免疫抑制药物是治疗 SLE 的主要药物，选择时需权衡治疗的风险与效益之比，制订具体的治疗方案。

轻型的 SLE，虽有狼疮活动而无明显内脏损害者，治疗药物包括非甾体类抗炎药（NSAIDs）和抗疟药。抗疟药对减少病情的活动、减少激素的副作用方面效果肯定。据病情可加用糖皮质激素。必要时考虑使用硫唑嘌呤、甲氨蝶呤等免疫抑制剂。

重型 SLE 的治疗分为诱导缓解和巩固治疗两个阶段，诱导缓解目的在于迅速控制病情，阻止或逆转内脏损害，力求疾病迅速缓解。根据病情选用日≥1mg/kg 剂量的糖皮质激素及免疫抑制剂如环磷酰胺并用。病情好转后再调整药物。维持治疗的目的是保持疾病的稳定，防止复燃。维持期糖皮质激素量减为一日≤10mg，免疫抑制剂也可调整剂量和类别。

难治性狼疮可以选用 B 细胞清除生物制剂、利妥昔单抗（抗 CD20 抗体）治疗。

三、强直性脊柱炎及其药物治疗

强直性脊柱炎（ankylosing spondylitis，AS）是一种慢性炎症性疾病，主要侵犯脊柱和骶髂关节，临床上主要表现为炎性腰背痛或僵硬，部分患者可有外周关节炎、肌腱端炎、眼炎等表现。该病主要累及青壮年，疾病晚期出现脊柱强直、畸形和功能受限。有明显的家族聚集倾向，与 HLA－B27 强相关。确切病因不清楚。

AS 的治疗包括教育、休息、适度的体能锻炼、非甾体类抗炎药和物理治疗。与 RA 相比，在改善病情药物中，目前只有柳氮磺吡啶被证实对有外周关节受累的 AS 患者有一定的疗效，对中轴脊柱病变则效果不明显。目前显示，肿瘤坏死因子拮抗剂对 AS 和其他脊柱关节病有效，然而它不具有改善 AS 骨韧带结构性病变的作用。

用药目的和原则：

（1）早期应用足量 NSAID 能够有效改善患者脊柱或外周关节疾病的疼痛和僵硬感，常用的 NSAIDs 包括传统的非选择和选择性 COX－2 抑制剂。

（2）传统 DMARDs 疗效不肯定，且长期服用有不良作用，故不推荐使用。柳氮磺吡啶可能对 AS 外周关节炎有一定疗效。

（3）病情不能控制者，可应用生物制剂（TNF 拮抗剂）治疗。

（4）部分外周关节炎患者，可考虑关节腔内注射糖皮质激素。

四、银屑病关节炎及其药物治疗

银屑病关节炎（psoriatic arthritis，PsA）：银屑病中有 10％～30％患者的关节可以受累，所受累的关节部位有远端指（趾）间关节、脊柱、骶髂关节等，轻重不一，部分患者可出现难以控制的甚至残毁型的关节炎，导致严重残疾。

用药目的和原则：

（1）NSAIDs 改善银屑病关节炎的关节及脊柱症状。

（2）DMARDs 控制银屑病的关节炎和皮疹，阻止病情进展。包括甲氨蝶呤、来氟米特，两者可联合应用。

（3）对常规 DMARDs 疗效不佳的患者，可考虑应用生物制剂、TNF 拮抗剂。

（4）外周关节炎严重的患者，可考虑局部关节腔注射糖皮质激素治疗。不建议系统性用糖皮质激素治疗，因为停药可引起严重复发。

五、多发性肌炎和皮肌炎及其药物治疗

多发性肌炎（polymyositis）、皮肌炎（dematomyositis）均属非化脓性炎性肌病，有的尚伴有特征性皮肤改变的自身免疫病。它们都以对称性的近端肌无力、血清肌酶升高、肌电图出现肌源性损害（炎症和坏死）为其临床特征，常可累及肺脏。多发性肌炎指无皮肤损害的肌炎，伴有 Gottron 型皮疹的肌炎则称皮肌炎。

用药目的和原则：

（1）诊断明确后，尽早开始药物治疗。急性期以糖皮质激素作为首选用药。对病情反复及重症患者应及时联合应用免疫抑制剂。

（2）大剂量静脉注射免疫球蛋白静脉滴注或血浆置换对部分重症患者有改善效果，但不能替代糖皮质激素或免疫抑制剂。

（3）合并恶性肿瘤患者在切除肿瘤后，肌炎症状可自然缓解。

（4）监测药物不良反应，定期检查血常规、肝肾功能等指标，及时调整药物。

六、干燥综合征及其药物治疗

干燥综合征（Sjogren's syndrome）是主要累及外分泌腺体，亦可累及其他组织的系统性自身免疫病。异常的免疫反应造成了干燥综合征患者泪腺和唾液腺的破坏和功能异常，出现眼干、口干等症状。许多患者的异常免疫反应还累及血液以及肝、肾、肺等重要器官，造成血细胞减少、小胆管炎、肾小管酸中毒、肺间质病变，病情严重者可危及生命。大约 5％的患者可最终发展成为淋巴瘤。

用药目的和原则：

（1）对症治疗缓解口、眼干燥的症状。采用代替疗法，多用人工制成替代眼泪的滴眼药。保持口腔卫生。

（2）针对泪腺和唾液腺功能下降可予以胆碱能受体激动剂，增强分泌外分泌腺的功能，刺激唾液和泪液分泌。

（3）对本病造成的肾小管酸中毒应予补钾、纠正酸中毒治疗，病情严重者应予糖皮质激素和免疫抑制剂。

（4）根据不同临床特点制订相应治疗方案，肺、血液、肝、神经等受累时采用糖皮质激素及免疫抑制治疗。

（5）羟氯喹可缓慢降低本病高球蛋白血症，也可改善唾涎腺、泪腺功能。

七、系统性硬化症及其药物治疗

系统性硬化症（systemic sclerosis）是以皮肤组织间质和血管纤维化为基本病理改变的自身免疫病。疾病早期出现皮肤肿胀性反应，随后出现显著的皮肤的肿胀、硬化（失去弹性），继以萎缩。组织间质的纤维化也发生在心、肺、肾、胃肠等，造成其功能障碍。系统性硬化病变的严重程度和进展速度变化较大，对治疗的反应一般较差，器官受累者预后很差。

用药目的和原则：

（1）积极减少雷诺现象发作，采用保暖、血管扩张剂。控制肺动脉高压、肺间质纤维化等脏器损伤的进展。

（2）根据不同临床特点制订相应的治疗方案。出现肾皮质危象要尽早使用血管紧张素转换酶抑制剂降压，改善肾功能。对于继发的肺间质纤维化可使用糖皮质激素和免疫抑制剂，可能控制部分患者的病情进展。

八、韦格纳肉芽肿及其药物治疗

韦格纳肉芽肿（Wegener's granulomatosis，WG）是以毛细血管、微小动静脉受累为主的系统性坏死性肉芽肿性血管炎。其典型临床特征为三联征，即上呼吸道、下呼吸道（肺）及肾脏病变。在不应用糖皮质激素和免疫抑制剂的患者平均存活期为5个月，其82%的患者在1年内死亡；应用糖皮质激素和环磷酰胺联合治疗可明显地改善本病的预后。

用药目的和原则：

（1）其治疗又可分为诱导缓解、维持缓解以及控制复发。

（2）基本治疗药物是糖皮质激素和静脉滴注环磷酰胺。

（3）只少数局限型的患者没有严重的内脏损害，可以仅使用小至中等剂量的糖皮质激素和/或氨甲蝶呤。

九、风湿热及其药物治疗

风湿热（rheumatic fever）是上呼吸道 A 组乙型溶血性链球菌感染后引起的一种免疫性疾病，可累及关节、心脏、皮肤、神经系统、血管等。心肌炎的反复发作可导致风湿性心脏病。本病多见于青少年。前驱症状表现为发热、咽痛、颌下淋巴结肿大等上呼吸道感染表现，2～6 周后出现典型表现如游走性多发性大关节炎、心肌炎、皮下结节、环形红斑、舞蹈病。

治疗目的及原则：

（1）消灭链球菌，去除病灶，并预防链球菌感染，以免风湿热的进展和复发。诊断后肌肉注射青霉素或口服青霉素或红霉素（对青霉素过敏者）10 天。为预防链球菌感染则每 4 周肌肉注射苄星青霉素或口服磺胺嘧啶或其他链球菌敏感的抗生素 1 周左右。

（2）抗炎治疗：口服阿司匹林，一日 3g～6g，分 3 次服用；儿童一日 50mg～100mg/kg，分次服用；疗程为 2～4 周，以后递减。

（3）活动性心肌炎需用糖皮质激素治疗。

十、骨性关节炎及其药物治疗

骨性关节炎（osteoarthritis，OA）是最常见的关节病，好发于中年以后的慢性关节炎，其患病率随年龄增大而增加，多累及负重关节如膝、髋、颈、腰椎以及手的小关节。本病起病缓慢，症状逐渐加重，主要表现为关节痛、晨僵（短暂），肿胀，受累关节骨性肥大、骨擦音及功能障碍，急性发作时可出现关节腔积液，重症患者出现关节畸形。

用药目的和原则：

（1）非药物治疗与药物治疗并重，前者包括减轻体重、物理治疗和增强关节和肌力的需氧锻炼等。

（2）使用最小有效量的 NSAIDs 控制患者症状。外用止痛药及关节腔内注射糖皮质激素或透明质酸均是据病情选择的治疗方法。

（3）软骨保护剂可降低基质金属蛋白酶、胶原酶等活性作用，既可抗炎止痛，又可保护关节软骨，延缓 OA 病情发展。现有氨基葡萄糖、双醋瑞因等。

第四节　非甾体抗炎药

非甾体抗炎药（NSAIDs）是一大类化学结构式各异，但有共同的药理作用的药物。它们具有抗炎作用，对急性和慢性疼痛有良好的镇痛以及解热作用，临床应用广泛，是炎性关节病、软组织风湿的常用药。

一、NSAIDs 应用时的注意事项

（1）NSAIDs 只起改善镇痛、抗炎症状的作用，并不治疗原发病，因此在用 NSAID 同时须治疗原发病。

（2）NSAIDs 最常见的不良反应为胃肠不良反应，严重者出现胃肠溃疡、出血甚至穿孔。不同化学结构的 NSAID 胃肠严重不良反应有差异。选择性 COX-2 抑制剂的胃肠严重不良反应发生率低于传统（非选择性）NSAID。

（3）所有 NSAIDs 均可导致血压升高、钠潴留、水肿等。对服用者应进行相关检测。

（4）所有 NSAIDs 在长期连续服用后都可能出现发生率不高但严重的心血管栓塞事件与剂量及疗程呈正相关。

（5）NSAIDs 与小剂量阿司匹林（保护心脏）同时服用会增加胃肠出血概率，必须用 NSAIDs 者应加服质子泵抑制剂（PPI）或米索前列醇，或选用对乙酰氨基酚。

（6）布洛芬不宜与服用小剂量阿司匹林者同用，因通过相互作用会降低阿司匹林的心脏保护作用。其他传统 NSAIDs 也可能有此现象。选择性 NSAIDs 不影响阿司匹林的抗凝作用。

（7）不宜同时服用一种以上的 NSAIDs，因会增加其不良反应。

（8）结合患者具体情况选用 NSAIDs，如年龄，并存病如心梗史、消化性溃疡史、出血史、高血压、肝肾功能、心血管病危险因子等。还要注意到即使同一 NSAIDs，它对不同患者有不同疗效反应和不良反应。选药要个体化。

（9）任一 NSAIDs 均应服用最低有效剂量，因为低剂量的安全性高。

二、布洛芬（Ibuprofen）

【适应证】

缓解各种慢性关节炎的关节肿痛症状，治疗各种软组织风湿性疼痛如肩痛、腱鞘炎、滑囊炎、肌痛及运动后损伤性疼痛等，急性疼痛如手术后、创伤后、劳损后、原发性痛经、牙痛、头痛等，有解热作用。

【注意事项】

（1）对阿司匹林或其他非甾体抗炎药过敏者对本品可有交叉过敏反应。

（2）本品可能增加胃肠出血的风险并导致水钠潴留。

（3）轻度肾功能不全者可使用最小有效剂量并密切监测肾功能和水钠潴留情况。

（4）孕妇及哺乳期妇女尽量避免使用。

（5）避免本品与小剂量阿司匹林同用以防后者减效。

（6）有消化道溃疡病史、支气管哮喘、心功能不全、高血压、血友病或其他出血性疾病、有骨髓功能减退病史的患者慎用。长期用药时应定期检查血常规及肝肾功能。

（7）长期用药时应定期检查血常规及肝肾功能。

【禁忌证】

（1）活动性消化性溃疡。

（2）对阿司匹林或其他非甾体抗炎药过敏者。

（3）服用此类药物诱发哮喘、鼻炎或荨麻疹患者。

（4）严重肝病患者及中重度肾功能不全者。

【不良反应】

消化道症状包括消化不良、胃烧灼感、胃痛、恶心、呕吐。少见的为胃溃疡和消化道出血，以及头痛、嗜睡、晕眩、耳鸣、皮疹、支气管哮喘发作、肝酶升高、血压升高、白细胞计数减少、水肿等。罕见的为肾功能不全。

【用法与用量】

布洛芬片（胶囊）：成人，①抗风湿：一次 0.4g～0.6g，一日 3 或 4 次，类风湿关节炎比骨关节炎用量大些。②缓解轻中度疼痛：一次 0.2～0.4g，每 4～6 小时一次。一日最大剂量为 2.4g。缓释剂型一次 0.3g，一日 2 次。软膏：次一日 3 次，外用。

儿童用量，一次按体重 5～10mg/kg，一日 3 次。口服。儿童日最大剂量为 2.0g。

【制剂与规格】

布洛芬片剂：①0.1g；②0.2g。布洛芬胶囊：①0.1g；②0.2g。布洛芬缓释胶囊：0.3g。布洛芬口服液：10ml，0.1g。布洛芬混悬液：100ml，2g。布洛芬滴剂：15ml，600mg。

布洛芬软膏：每支 20g。

三、洛索洛芬（Loxoprofen）

【适应证】

（1）类风湿性关节炎、骨性关节炎、腰痛症、肩关节周围炎、颈肩腕综合征等疾病的消炎和镇痛。

（2）手术后，外伤后及拔牙后的镇痛和消炎。

（3）急性上呼吸道炎（包括伴有急性支气管炎的急性上呼吸道炎）下述疾患的解热和镇痛。

【注意事项】

（1）妊娠期妇女用药应权衡利弊。

（2）哺乳期妇女用药时停止哺乳。

（3）以下情况慎用：有消化性溃疡既往史患者、血液异常或有其既往史患者、肝损害或有其既往史患者、肾损害或有其既往史患者、心功能异常患者、有过敏症既往史患者、支气管哮喘患者、高龄者。

（4）长期用药时，应定期查尿常规、血常规及肝功能，若出现异常应减量或停止用药。

（5）用于急性疾病时，应考虑急性炎症、疼痛及发热程度给药。原则上避免长期使用同一药物。

（6）伴有高热的高龄者或合并消耗性疾病的患者，密切观察病情。

（7）用于感染引起的炎症时，应合用适当抗菌药，慎重给药。

（8）避免与其他 NSAIDs 合用。

（9）有长期使用非甾体抗炎药可导致女性暂时性不育的报道。

【禁忌证】

有消化性溃疡、严重血液学异常和肝肾功能损害、心功能不全者，对本品成分有过敏反应、阿司匹林哮喘者，妊娠晚期妇女。

【不良反应】

（1）严重不良反应：休克、溶血性贫血、皮肤黏膜眼综合征、急性肾衰竭、肾病综合征、间质性肺炎、消化道出血、肝功能障碍、黄疸、哮喘发作。

（2）其他不良反应：皮疹、瘙痒感、荨麻疹、腹痛胃部不适感、食欲减退、恶心及呕吐、腹泻、便秘、胃灼热、口内炎、消化不良、嗜睡、头痛、贫血白细胞计数减少、血小板减少、嗜酸粒细胞增加、肝酶升高、水肿、心悸、面部潮红。

【用法和剂量】

口服：不宜空腹服药用于〔适应证〕（1）或（2）时，成人一次 60mg，一日 3 次。出现症状时，可 1 次口服 60~120mg，应随年龄及症状适宜增减或遵医嘱。用于〔适应证〕（3）时，成人一次顿服 60mg，应随年龄及症状适宜增减。但原则上一日 2 次，一日最大剂量不超过 180mg，或遵医嘱。

【制剂与规格】

洛索洛芬钠片：60mg。洛索洛芬钠胶囊：60mg。

四、萘普生（Naproxen）

【适应证】

对类风湿关节炎、骨关节炎、强直性脊柱炎、急性痛风性关节炎、肌腱炎、腱鞘炎等的肿胀、疼痛、活动受限均有缓解症状作用，亦可用于缓解肌肉骨骼扭伤、挫伤、损伤以及痛经等所致疼痛。

【注意事项】

（1）对阿司匹林或其他非甾体抗炎药过敏者对本品可有交叉过敏反应。

（2）本品有增加胃肠出血的风险并导致水钠潴留。

（3）轻度肾功能不全者可使用最小有效剂量并密切监测肾功能和水钠潴留情况。

（4）孕妇及哺乳期妇女尽量避免使用。

（5）有凝血机制或血小板功能障碍、哮喘、心功能不全或高血压者慎用。长期用药应定期进行肝肾功能、血常规、血压及眼科检查。

【禁忌证】

对本品或同类药品过敏者、活动性消化性溃疡患者、严重肝肾功能不全者。

【不良反应】

（1）常见胃烧灼感、消化不良、胃痛或不适、恶心及呕吐，严重者有胃肠出血甚至穿孔。

（2）久服者有血压升高、头晕、嗜睡、头痛等。

（3）少见视力模糊或视觉障碍、听力减退、腹泻、口腔刺激或痛感、心慌及多汗、下肢水肿、肾脏损害（过敏性肾炎、肾病、肾乳头坏死及肾衰竭等）、荨麻疹、过敏性皮疹、精神抑郁、肌肉无力、粒细胞减少及肝功能损害等。

【用法与用量】

成人口服：①抗风湿，一次 0.25g～0.5g，一日 2 次，必要时每 6～8 小时 1 次。一日最大剂量为 1.5g。缓释剂型一次 0.5g，一日 1 次。②止痛，普通片，首次 0.5 g，必要时重复，以后一次 0.25 g，每 6～8 小时 1 次。疗程不超过 10 天。

成人直肠给药：一次 0.25g，睡前肛内塞入。

儿童：抗风湿，一日 10mg/kg，分两次口服，一日最大剂量 750mg。

【制剂与规格】

萘普生片：0.1g；0.125g；0.25g。萘普生胶囊：0.25g。萘普生缓释胶囊：0.5g。

萘普生注射液：2ml：0.1g；2ml：0.2g。

萘普生栓剂：0.25g。

五、双氯芬酸（Diclofenac）

【适应证】

用于各种急慢性关节炎和软组织风湿所致的疼痛，以及创伤后、术后的急性疼痛、牙痛、头痛等。对成年人和儿童的发热有解热作用。双氯芬酸钾起效迅速，可用于痛经及拔牙后止痛用。

【注意事项】

（1）本品可增加胃肠出血的风险并导致水钠潴留，血压上升。

（2）轻度肾功能不全者可使用最小有效剂量并密切监测肾功能和水钠潴留情况。

（3）本品有使肝酶升高倾向，故使用期间宜监测肝功能。

（4）孕妇及哺乳期妇女尽量避免使用。

（5）胃肠道溃疡史者避免使用。有心功能不全病史、肝肾功能损害者和老年患者及服用利尿剂或任何原因细胞外液丢失的患者慎用。

（6）有眩晕史或其他中枢神经疾病史的患者服用本品期间应禁止驾车或操纵机器。

（7）长期用药应定期进行肝肾功能、血常规、血压监测。

【禁忌证】对本品或同类药品有过敏史、活动性消化性溃疡患者、中重度心血管病变者禁用。

【不良反应】

常见上腹部疼痛以及恶心、呕吐、腹泻、腹部痉挛、消化不良、腹部胀气、厌食。少见头痛、头晕、眩晕、皮疹、血清 AST 及 ALT 升高、血压升高。罕见过敏反应以及水肿、胃肠溃疡、出血、穿孔和出血性腹泻。

【用法与用量】

肠溶片：成人，①关节炎 一次 25～50mg，一日 3 次。②急性疼痛：首次 50 mg，以后 25～50 mg，每 6～8 小时 1 次。

缓释胶囊：成人，关节炎，一次 75mg～100mg，一日 1 或 2 次。一日最大剂量为 150mg。

小儿常用量：肠溶片，一日 0.5～2 mg/kg，一日最大量为 3 mg/kg，分 3 次服。

栓剂直肠给药：成人，一次 50mg，一日 50～100mg。肛门塞入。

乳胶剂：外用，一日 3 次。

【制剂与规格】

双氯芬酸钠肠溶片：25mg；50 mg。双氯芬酸钠缓释胶囊：50 mg；100mg。

双氯芬酸钠二乙胺盐乳胶剂：20g。

双氯芬酸钠栓剂：50mg；100mg。

六、吲哚美辛（Indometacin）

【适应证】

用于缓解轻、中、重度风湿病的炎症疼痛以及急性骨骼肌肉损伤、急性痛风性关节炎、痛经等的疼痛，亦用于高热的对症解热。

【注意事项】

（1）消化性溃疡、溃疡性结肠炎及其他上消化道疾病病史者慎用。

（2）癫痫、帕金森病和精神病患者，使用后可使病情加重。

（3）本品能导致水钠潴留，心功能不全及高血压患者应慎用。

（4）本品经肝脏代谢，肾脏排泄，对肝肾均有一定毒性，肝肾功能不全时应慎用。

（5）本品可使出血时间延长，加重出血倾向，故血友病及其他出血性疾病患者应慎用。

（6）本品对造血系统有抑制作用，再生障碍性贫血、粒细胞减少等患者慎用。

（7）长期用药注意定期检查血压、肝肾功能和血常规，并定期做眼科检查。

（8）有直肠炎和出血，应避免直肠给药。

（9）老年人易发生毒性反应，应慎用。

【禁忌证】

对阿司匹林及其他非甾体抗炎药过敏者、上消化道出血或活动性消化性溃疡及溃疡性结肠炎的患者、孕妇和哺乳期妇女、有血管性水肿和支气管哮喘者。

【不良反应】

常见消化不良、腹泻，严重者有上消化道出血和溃疡；神经系统不良反应有头痛、头晕、焦虑和失眠等；少见血压升高、困倦、意识模糊、失眠、惊厥、精神行为障碍、抑郁、晕厥；影响血三系：白细胞计数或血小板减少，甚至再生障碍性贫血；血尿、水肿、肾功能不全；各型皮疹过敏反应、哮喘、休克；偶有肠道狭窄；直肠用药有可能导致直肠激惹和出血。

【用法与用量】

（1）成人口服：①抗风湿，首次剂量一次25~50 mg，一日2或3次，饭时或餐后立即服，一日最大量不超过150 mg。关节炎患者如有持续性夜间疼痛或晨起时关节发作，可在睡前给予本品栓剂50~100mg，塞入肛门。②抗痛风：首次剂量一次25~50mg，继之25mg，一日3次，直到疼痛缓解，可停药。③痛经：一次25mg，一日3次。④退热：口服一次12.5~25mg，一日不超过3次。

（2）成人直肠给药：一日50~100mg，睡前塞入肛门内。

（3）口服与直肠联合用药：一日最大剂量150~200mg。

【制剂与规格】

吲哚美辛胶囊：25mg。吲哚美辛缓释胶囊：30mg。吲哚美辛控释胶囊：25mg；75mg。

吲哚美辛栓剂：25 mg；50 mg；100 mg。吲哚美辛乳膏：1%。

七、美洛昔康（Meloxicam）

【适应证】

用于慢性关节病，包括缓解急慢性脊柱关节病、类风湿关节炎、骨性关节炎等的疼痛、肿胀及软组织炎性、创伤性疼痛、手术后疼痛。

【注意事项】

本品出现胃肠溃疡和出血风险略低于其他传统NSAIDs。服用时宜从最小有效剂量开始。有消化性溃疡史者慎用。服药者定期检查其肝肾功能，尤其是65岁以上老年患者。

【禁忌证】

妊娠及哺乳妇女，对本品过敏者，使用阿司匹林或其他非甾体类抗炎药物后出现哮喘、鼻腔息肉、血管水肿或荨麻疹者，活动性消化性溃疡或消化性溃疡出血者，严重肝功能不全者，非透析性严重肾功能不全者，胃肠出血、脑出血或其他出血和严重心衰者均禁用。

【不良反应】

常见贫血、轻微头晕、头痛、消化不良、恶心、呕吐、腹痛、便秘、胀气、腹泻、瘙痒、皮疹，肝药酶短暂升高，停药即消失。少见白细胞计数减少、血小板减少、粒细胞缺乏、眩晕、耳鸣、嗜睡、心悸、胃肠道出血、消化性溃疡、食管炎、口炎、短暂肝肾功能轻度异常、荨麻疹。罕见过敏样反应、哮喘发作、胃炎、结肠炎、消化性溃疡、穿孔或胃肠出血、肝炎、Steven-Johnson综合征和中毒性表皮坏死松解症、血管性水肿、多形红斑和感光过敏及肾衰竭等。

【用法与用量】

口服：骨性关节炎，一日7.5mg，一次服用，一日最大剂量为15mg；强直性脊柱炎和类风湿关节炎，一日15mg，分2次服用，也可减量至一日7.5mg。成人一日最大剂量为15mg，老年人一日7.5mg。

直肠给药：骨性关节炎 7.5mg～15mg，睡前肛内塞入；类风湿关节炎和强直性脊柱炎 15mg 或 7.5mg，睡前肛内塞入。老年人 7.5mg，睡前肛内塞入。

15 岁以下儿童不推荐使用。

【制剂与规格】

美洛昔康片：7.5mg。

美洛昔康栓：15mg。

八、氯诺昔康 （Lornoxicam）

【适应证】

用于急性轻度至中度疼痛和由某些类型的风湿性疾病引起的关节疼痛和炎症。

【注意事项】

以下情况慎用：肝肾功能受损者、有胃肠出血或十二指肠溃疡病史者、凝血障碍者、老年人以及哮喘患者。

【禁忌证】

已知对非甾体类抗炎药（如阿司匹林）过敏者、由水杨酸诱发的支气管哮喘者、急性胃肠出血或急性胃肠溃疡者、严重心功能不全者、严重肝功能不全者、血小板计数明显减低者、妊娠和哺乳期病人、年龄小于 18 岁者。

【不良反应】

常见头晕、头痛、胃肠功能障碍（如胃痛、腹泻、消化不良、恶心和呕吐）。

【用法和剂量】

（1）急性轻度或中度疼痛：一日 8～16mg。如需反复用药，一日最大剂量为 16mg。

（2）风湿性疾病引起的关节疼痛和炎症：一日剂量为 12～16mg。

【制剂与规格】

氯诺昔康片：8mg。

九、萘丁美酮 （Nabumetone）

【适应证】

用于骨性关节炎、类风湿关节炎、强直性脊柱炎的关节肿痛和脊柱痛的对症治疗，亦用于软组织风湿病、运动性软组织损伤及手术后、外伤后等止痛。

【注意事项】

（1）对阿司匹林过敏者对本品可能有相似反应。

（2）具有消化性溃疡病史的患者使用后，应对其症状进行定期检查。

（3）肾功能损害的患者，应考虑减少剂量或禁用。

（4）有心力衰竭、水肿或高血压的患者应慎用本品。

（5）在餐中服用本品可使吸收率增加，应在餐后或晚间服用。服用本品的剂量一日超过 2g 时腹泻发生率增加。

（6）老年人用本品应该维持最低有效剂量。

【禁忌证】

活动性消化性溃疡或出血、严重肝功能异常、对本品及其他非甾体类药物过敏者禁用，孕妇和哺乳期妇女禁用。

【不良反应】

（1）较常见：①胃肠不良反应，如恶心、呕吐、消化不良、腹痛、腹泻、便秘、胃肠胀气、便隐血试验阳性、胃炎、口干和口腔炎、上消化道出血；②神经系统不良反应，如头痛、头晕、疲劳、耳鸣、多汗、失眠、多梦、嗜睡和紧张；③皮肤不良反应，如皮疹、瘙痒及皮肤水肿。

（2）少见：黄疸、食欲增加或减退、吞咽困难、肠胃炎、肝功能异常、大便隐血阳性、肝功能衰竭、衰弱、兴奋、焦虑、多疑、抑郁、震颤和眩晕、大疱性皮疹、荨麻疹、光敏感、风疹、中毒性表皮坏死松解症、多形性红斑、Stevens－Johnson 综合征、血管炎、体重增加、呼吸困难、过敏性肺炎、蛋白尿、氮质血症、高尿酸血症、肾病综合征、阴道出血、血管神经性水肿；

（3）罕见：胆红素尿、十二指肠炎、嗳气、胆结石、舌炎、胰腺炎和直肠出血、噩梦、味觉异常、脱发、心绞痛、心律失常、高血压、心肌梗死、心悸、晕厥、血栓性静脉炎、哮喘和咳嗽、排尿困难、血尿、阳痿和肾结石、发热、寒战、贫血、白细胞计数减少、粒细胞减少症、血糖升高、低钾血症和体重减轻。

【用法与用量】

成人：口服，每晚 1g，一次服用。一日最大量为 2 g，分 2 次服。老年人每晚0.5g，一次服用。儿童不推荐使用。

【制剂与规格】

萘丁美酮片：0.25g；0.5g；0.75 g。萘丁美酮胶囊：0.25g。

十、塞来昔布（Celecoxib）

【适应证】

缓解骨关节炎、类风湿关节炎、强直性脊柱炎的肿痛症状，也用于缓解手术前后、软组织创伤等的急性疼痛。

【注意事项】

（1）本品属非甾类抗炎药中选择性 COX－2 抑制剂类。它导致胃肠黏膜损伤而引起消化性溃疡和出血的风险较其他传统非甾体抗炎药少，适用于有消化性溃疡、肠道溃疡、胃肠出血病史者。

（2）本品有引起心血管栓塞事件的风险，且与剂量及疗程（1 年以上连续服用）相关。有心血管风险者慎用。

（3）本品的心血管栓塞事件的风险与其他传统 NSAIDs 相似。

（4）本品长期服用可引起血压升高、钠潴留、水肿等。故长期服用宜监测血压、血常规、肝肾功能。

（5）本品化学结构中一个芳基为苯磺酰胺，故与磺胺类药有交叉过敏反应，因此在使用本品前要询问患者是否对磺胺类药过敏。

（6）有支气管哮喘病史、过敏性鼻炎、荨麻疹病史者慎用。

（7）有中度肝肾损害者，本品剂量应减低并且慎用。

（8）服用本品时不能停服因防治心血管疾病所需服用的小剂量阿司匹林，但两者同服会增加胃肠不良反应。

【禁忌证】

对磺胺过敏者、对阿司匹林或其他非甾体类抗炎药物过敏或诱发哮喘者及对本品过敏者、有心肌梗死史或脑卒中史者、严重心功能不全者及重度肝功能损害、孕妇及哺乳期妇女均禁用本品。

【不良反应】

（1）常见胃肠胀气、腹痛、腹泻、消化不良、咽炎、鼻窦炎；由于水钠潴留，可出现下肢水肿、头痛、头晕、嗜睡、失眠。

（2）少见口炎、便秘、心悸、疲乏、四肢麻木、肌痉挛、血压升高。

（3）偶见 ALT、AST 升高。

（4）罕见味觉异常、脱发。

（5）非常罕见癫痫恶化。

【用法与用量】

口服：（1）骨关节炎，一日 200mg，1 次服用，如有必要，可增加剂量。最大剂量：一次 200mg，一日 2 次，儿童不推荐使用。

（2）类风湿关节炎及强直性脊柱炎，可增加到一次 200mg，一日 1 或 2 次，儿童不推荐使用。

（3）镇痛，成人一次 400 mg，一日 1 次，疗程不超过 7 天。

【制剂与规格】

塞来昔布胶囊：100 mg；200 mg。

十一、对乙酰氨基酚（Paracetamol）

【适应证】

用于中重度发热；缓解轻度至中度疼痛，如头痛、肌痛、关节痛等；为轻中度骨性关节炎的首选药物。

【注意事项】

（1）对阿司匹林过敏者，一般对本品不发生过敏反应，但有报告在因阿司匹林过敏发生哮喘的患者中，少数（<5%）可于服用本品后发生轻度支气管痉挛性反应。

（2）肝病者尽量避免长期使用。

（3）肾功能不全者长期大量使用本品有增加肾脏毒性的危险，故建议减量使用。

（4）孕妇及哺乳期慎用。

（5）3 岁以下儿童因其肝肾功能发育不全慎用。

（6）长期大剂量用药应定期进行肝肾功能和血常规检查。

（7）不宜大量或长期用药，以防引起造血系统和肝肾功能损害。

【禁忌证】

严重肝肾功能不全患者及对本品过敏者禁用。

【不良反应】

常规剂量下的不良反应很少，少见恶心、呕吐、出汗、腹痛、皮肤苍白等；罕见过敏性皮炎（皮疹、皮肤瘙痒等）、粒细胞缺乏、血小板减少、高铁血红蛋白血症、贫血、肝肾功能损害和胃肠出血等。

【用法与用量】

（1）退热镇痛：口服。①成人：一次 0.3～0.6g，一日 3 或 4 次；一日量不超过 2 g，退热疗程一般不超过 3 天，镇痛不宜超过 10 天。②儿童：按体重一次 10～15mg/kg，每 4～6 小时 1 次。或按体表面积一天 1.5 g/m²，分次服，每 4～6 小时 1 次。12 岁以下的小儿每 24 小时不超过 5 次量。解热用药一般不超过 3 天，镇痛遵医嘱。

（2）骨性关节炎：成人常用量，口服缓释片，一次 0.65～1.3 g，每 8 小时 1 次。一日最大量不超过 4 g，疗程按医嘱。

【制剂与规格】

对乙酰氨基酚片：0.1 g；0.3g；0.5 g。对乙酰氨基酚控释片：0.65g。对乙酰氨基酚混悬液：15ml：1.5 g。

第五节　糖皮质激素

一、概述

糖皮质激素（glucocorticoids 或 corticosteroids，以下简称激素）：具有强大的抗炎作用和一定的免疫抑制作用，是治疗许多自身免疫病的基础药。临床用药强调个体化，即其剂量、用药方法、疗程取决于疾病种类、病情活动性和严重性和个体的情况及其并存的其他病。在治疗过程中应同时或适时加用其他免疫抑制剂，以便更快地诱导病情缓解和巩固疗效，并避免长期使用较大剂量激素以导致的严重的副作用。在用法上差异甚大，如在系统性红斑狼疮（SLE）活动期或有重要器官累及，乃至出现狼疮危象或其他重症结缔组织病（如系统性血管炎、炎性肌病等），都可以使用大剂量激素冲击治疗。必要时与免疫抑制剂联合应用，一可加速起效，二可改善预后，三可减少部分激素剂量。凡病情稳定后宜用最小维持量，以泼尼松为标准，一日不超过 7.5mg。

糖皮质激素根据其在人体内排出时限，分为短、中、长效不同的制剂。如无特殊，在结缔组织病中多采用短、中效制剂，即泼尼松、泼尼松龙、甲泼尼龙（口服及静滴）、可的松，只有在局部用药（如关节腔内注射、蛛网膜下腔注射）时可考虑长效激素。

糖皮质激素虽有良好的治疗弥漫性结缔组织病作用，但其不良反应亦众多。长期服用会出现库欣综合征的面部表现，血压及血糖升高，对细菌、真菌、病毒易感，促使结核复发，股骨头坏死，儿童生长发育受抑等。因此在使用前要有足够指征并筛查患者情况，必要时先对症治疗，如控制感染、降压、降糖药。应用激素过程中要密切随诊可能出现不良反应。不良反应多与剂量平行，故据病情宜采用最低的有效治疗量。

糖皮质激素用于全身或局部用于过敏性及自身免疫性炎症性疾病，如泼尼松或泼尼松龙用于系统性红斑狼疮、多肌炎/皮肌炎、血管炎、类风湿关节炎、严重支气管哮喘、肾病综合征、血小板减少性紫癜等系统性自身免疫病。

局部注射地塞米松或倍他米松有抗炎和缓解疼痛的作用，用于各类慢性关节炎、急性扭伤、肩周炎、腱鞘炎、滑囊炎、慢性腰腿痛。

二、泼尼松龙

泼尼松龙用于过敏性、自身免疫性炎症性疾病，成人开始按病情轻重，口服一日量 15～40mg，需要时可达 60mg，或一日 0.5～1mg/kg，发热患者分三次服，体温正常者一日晨起一次顿服。病情稳定后应逐渐减量，维持量 5～10mg，视病情而定。肌注或关节腔注射：一日 10～40mg，必要时可加量。

三、泼尼松

泼尼松见泼尼松龙的相关内容。

四、氢化可的松

SLE 及系统性血管炎急性期或不宜口服药者：静脉滴注，一日 300mg，疗程 3～5 日，根据病情减药量或改口服。SLE 脑病：鞘内注射，一次 1ml（25mg），一周 1 次，3 次为一疗程。骨性关节炎：关节腔内注射，一次 2ml。

六、甲泼尼龙

静脉冲击疗法：用于严重自身免疫性炎症性疾病和（或）对常规治疗无反应的疾病，如系统性红斑狼疮。一日 1g，静脉滴注，将 1g 甲泼尼龙粉针剂加入 5％葡萄糖注射液 200～500ml，连用 1、2、3 日。因大剂量可引起心律失常，因此仅限在医院内使用本治疗方法，以便及时处理。一次给药应至少 120 分钟，如果治疗 2～3 周后病情无好转，或因病情需要，本治疗方案可重复。

静脉给药：初始剂量从 40mg 到 500mg 不等，依临床疾病而变化。静脉用药数天后，必须逐步减量或改为口服给药。

口服给药：不同疾病甲泼尼龙片的初始剂量可每天 4mg 到 48mg 之间调整。用法同泼尼松龙。

七、曲安奈德

关节腔、囊内、腱鞘内注射剂量依据于病情严重程度和病灶部位大小，成人小面积给药 10mg，大面积给药 40mg 即可有效减轻症状。用药次数视症状缓解情况而定。

八、地塞米松

静脉滴注一次 2~20mg；静脉滴注时，应以 5％葡萄糖注射液稀释，可 2~6 小时重复给药，至病情稳定。大剂量连续给药一般不超 72 小时。不宜长期应用。鞘内注射一次 5mg，间隔 1~3 周注射一次；关节腔内注射一般一次 0.8~4mg，按关节腔大小而定。

口服，成人开始剂量为一次 0.75~3mg，一日 2~4 次。维持量一日 0.75~1.5 mg，视病情而定。

九、复方倍他米松注射液

（每 ml 含倍他米松磷酸酯二钠 2mg、二丙酸倍他米松 5mg）

肌内注射：全身给药时，开始为 1~2ml，必要时可重复给药，剂量及注射次数视病情和患者反应而定。关节内注射：局部注射剂量为 0.25~2.0ml（视关节大小或注射部位而定）。大关节（膝、髋、肩）用 1~2ml，中关节（（肘、腕、踝）用 0.5~1ml，小关节（足、手、胸）用 0.25~0.5ml。

第六节　免疫抑制药物

一、概述

免疫抑制药（immunosuppressive drugs）的结构相异，但具共同特性：即可以抑制免疫反应过程中的某一成分，利用其抑制淋巴细胞的生成及增殖以达到免疫抑制作用，从而阻断免疫反应的进展，以达到治疗效果。

在 20 世纪由于器官移植治疗的开展，为抑制不同器官移植后的排异反应，在采用抗排异的治疗方案中免疫抑制药是主体。几十年来相继出现了多种免疫抑制药，如环孢素、麦考酚吗乙酯、他克莫司、雷公藤多苷等，预计将有更多新药出现。免疫抑制剂亦成为治疗自身免疫病不可少的药物。以类风湿关节炎（自身免疫病之一）为例，免疫抑制药不仅可以改善其临床症状，尚能延缓其软骨、骨的破坏，减少关节的致残并保持其功能。在类风湿关节炎的治疗指南中称本类药物为缓解病情的抗风湿药。其应用原则是：尽早用、联合用（即一个以上的 DMARDs 同时用），根据病情轻重选用不同的

DMARD组合。在其他多系统的自身免疫病，如系统性红斑狼疮、皮肌炎/多肌炎、血管炎等，免疫抑制剂是除糖皮质激素外的关键药物，它们改善患者的预后，延长其生存期。

现用于各风湿病的免疫抑制剂只有少数是已经为国家批准的。这是因为它们中不少是市场上的"老药"，原是为抗肿瘤或抗移植反应的，它们经风湿界医药人员大量实践和总结，调整其剂量和用法，其中许多在国外已被当局批准用于各个风湿病的治疗。

较突出的有甲氨蝶呤（methotrexate，MTX）不仅被欧美国家批准用于类风湿关节炎的治疗，并在我国类风湿关节炎的诊治指南中成为首选的治疗药物。

环磷酰胺（cyclophosphamide，CTX）在系统性红斑狼疮的指南中是治疗重症系统性红斑狼疮、狼疮肾炎、狼疮脑病、血管炎的关键性药物。

另有一些 DMARD 类药在风湿病中扩大了国家批准的适应证；如羟氯喹用于系统性红斑狼疮、干燥综合征、类风湿关节炎的治疗（批准适应证为盘状红斑狼疮）。柳氮磺吡啶用于强直性脊柱炎的周围关节病（批准适应证为类风湿关节炎）。循证医学证明这些药物在治疗相应的风湿病是合理且有效的，安全性是可以接受的。从疗效和经济观点来讲，它们是值得继续应用的。虽然生物制剂如 TNF 拮抗药已进入 DMARD 的行列，它们的疗效很被认可，安全性不比传统 DMARDs 差，可惜价格昂贵。因此我国风湿病患者仍将依赖于上述传统 DMARDs。本类药物有不少的不良作用，轻者为胃肠不适、脱发，重者有感染、肝肾功能损害、骨髓抑制、停经、胎儿致畸等。不良作用与剂量及疗程相关。需在医师的指导下服用，定期随诊监测相关指标，根据个体情况调整药物剂量及种类。

二、甲氨蝶呤（Methotrexate）

【适应证】

用于类风湿关节炎、银屑病及银屑病关节炎、强直性脊柱炎的周围关节炎。

【注意事项】

（1）本品是治疗类风湿关节炎的标准药，有大量临床资料证明它对类风湿关节炎的有效性和安全性。

（2）治疗银屑病关节炎（包括银屑病皮损）有疗效。

（3）低剂量，一周 7.5～15mg，未见有明显细胞毒作用。

（4）接受本品治疗过程中可出现肝酶上升，若肝酶上升到正常值 3 倍，需停药。至停药后 4 周内肝酶可恢复。

（5）中重度肾功能不全者慎用。

（6）长期服用出现感染的机会增多。

（7）本品可导致周围血白细胞计数和（或）血小板减少，轻者停药恢复，严重者骨髓受抑。

（8）因其对胎儿有致畸作用故应停药 3 月以上方可考虑生育。

（9）服用本品者禁酒，初始时每月查血常规及肝肾功能，逐渐过渡到每 3 月检测一次。

【用法与用量】

（1）类风湿关节炎：口服，一周 1 次，7.5～15mg，最高剂量一周 1 次 25mg。胃肠症状严重者可皮下注射。与其他免疫抑制剂合用时一周量可减。

（2）银屑病关节炎：口服，一周 1 次，15～20mg。

（3）强直性脊柱炎的周围关节炎：口服，一周 1 次，7.5～10mg。

【制剂与规格】

甲氨蝶呤片剂：2.5mg。注射用甲氨蝶呤粉针剂：5mg。

二、环磷酰胺（Cyclophosphamide）

【适应证】

用于活动性系统性红斑狼疮、狼疮肾炎、精神神经性狼疮、系统性血管炎。

【注意事项】

（1）下列情况慎用：周围血白细胞计数和（或）血小板低下、骨髓抑制、感染尚未控制、肝肾功能损害、痛风病史、泌尿道结石史、放化疗病史。

（2）本品的代谢产物对泌尿系统有刺激性，为预防肾及膀胱毒性，应鼓励患者用药后大量饮水，必要时静脉补液，也可给予尿路保护剂美司钠。

（3）用药期间定期监测血尿常规、肝肾功能和血清尿酸水平。

（4）环磷酰胺水溶液仅能稳定 2～3 小时，需现用现配。

（5）一次静脉滴注前需查血常规。白细胞计数<3.0×10^9/L 或血小板<50.0×10^9/L 者停用。

【禁忌证】

白细胞计数和（或）血小板低下者、肝肾功能中重度损害者、对本品过敏者禁用。妊娠妇女（本品有致突变、致畸作用，可造成胎儿死亡或先天畸形）与哺乳妇女（本品可由乳汁排出）禁用。

【不良反应】

（1）心血管系统：本品常规剂量不产生心脏毒性，大剂量（120～240mg/kg）可能引起出血性心肌坏死（包括病灶部位出血、冠状血管炎等），甚至在停药后 2 周仍可出现心力衰竭。

（2）胃肠：可有食欲减退、恶心、呕吐，停药后 2～3 日可消失。也可见口腔炎。

（3）肝脏：可造成肝脏损害，因本品的主要代谢物丙烯醛具肝毒性，引起肝细胞坏死、肝小叶中心充血，并伴 AST 及 ALT 升高。

（4）泌尿生殖系统：大剂量给药时，本品的代谢产物丙烯醛可以引起肾出血、膀胱纤维化及出血性膀胱炎、肾盂积水、膀胱尿道反流。用于白血病或淋巴瘤治疗时，易发生高尿酸血症及尿酸性肾病。此外，本品可引起生殖毒性，如停经或精子缺乏。

（5）呼吸系统：偶有肺纤维化，个别报道有肺炎。

（6）皮肤：可有皮肤及指甲色素沉着、黏膜溃疡、荨麻疹、脱发、药物性皮炎，偶见指甲脱落。

（7）可有视物模糊。

（8）长期使用本品可致继发性肿瘤。

（9）本品对骨髓抑制的严重程度与使用剂量相关。白细胞计数多于给药后 10～14 日达最低值，停药后 21 日左右恢复正常，血小板减少比其他烷化剂少见。

（10）代谢/内分泌系统：大剂量给药（50mg/kg）并同时给予大量液体时，可产生水中毒。

（11）其他：用药后偶见发热、过敏反应。

【用法与用量】

成人常用量。活动性系统性红斑狼疮、狼疮肾炎：

（1）静脉注射，按体表面积一次 500～1000mg/m²，每 3～4 周 1 次；或静脉注射一次 200mg，隔日 1 次，疗程约 6 个月，以后每 3 个月 1 次。（2）口服，一日 100mg，一次服，维持期量减半。疗程遵医嘱。

系统性血管炎活动期：静脉注射，一次 200mg，一日或隔日一次。疗程遵医嘱。

儿童常用量：口服，一日 1～3mg/kg。

【制剂与规格】

环磷酰胺片：50mg。复方环磷酰胺片：环磷酰胺，50mg；人参茎叶总皂苷，50mg。注射用环磷酰胺粉针剂：0.1g；0.2g；0.5g。

三、硫唑嘌呤（Azathioprine）

【适应证】

用于系统性红斑狼疮、皮肌炎、系统性血管炎及其他自身免疫性结缔组织病及难治性特发性血小板减少性紫癜。

【注意事项】

（1）周围全血细胞计数检查以监测骨髓抑制征象，监测频率在最初服用时，需每 4 周 1 次，之后可减少至每 3 个月 1 次。大剂量用药和肝肾功能损伤患者可增加监测频率，出现出血现象、感染、肝功能损伤时应立即减量或停药。

（2）原有肝肾功能不全患者或老年人降低用药剂量。

（3）准备妊娠的妇女及哺乳期妇女不宜使用。

（4）发生非霍奇金淋巴瘤、皮肤癌、肉瘤和原位子宫颈癌的危险性增加。

【禁忌证】

对硫唑嘌呤和巯嘌呤过敏者，妊娠或准备妊娠的妇女及哺乳期妇女。

【不良反应】

（1）生殖系统：对精子、卵子亦有一定的损伤，使用时应注意。

（2）消化系统：厌食、恶心、呕吐等常见，偶可致胰腺炎，肝脏毒性亦较常见，用药后，患者可见肝中心及小叶静脉消失，出现黄疸、肝肿大、腹痛、腹膜腔积液（腹水）、肝性脑病、胆汁淤积、AST 及 ALT 升高、肝实质细胞坏死、肝细胞纤维化、肝硬化等。

（3）血液：可出现白细胞计数及血小板减少、巨红细胞血症、贫血。大剂量及用药过久时可有严重骨髓抑制，甚至出现再生障碍性贫血。

（4）其他：可继发感染、脱发、黏膜溃疡、腹膜出血、视网膜出血、肺水肿等。另外，长期用药可增加风湿病患者发生肿瘤的危险性。

【用法与用量】

口服：用于自身免疫性疾病：

（1）成人常用量一次 100mg，一日 1 次。病情缓解后一次 50mg，一日 1 次。

（2）小儿常用量，一次按体重 1～3mg/kg，一日 1 次。用于难治性特发性血小板减少性紫癜：一日 1～3mg/kg，1 次或分次服用，有效后酌减。

【制剂与规格】

硫唑嘌呤片：50mg；100mg。

四、来氟米特（Leflunomide）

【适应证】

用于类风湿关节炎，减缓骨质破坏，减轻症状和体征。

【注意事项】

（1）本品可抑制骨髓，可出现周围血白细胞计数减少，停药后可恢复。

（2）本品可导致 AST 及 ALT 升高，停药后可恢复。

（3）本品可引起胃肠反应，与药物剂量相关。

（4）本品有致畸作用。

（5）应用本品期间不宜使用免疫活疫苗。

（6）拟生育者必须停药 3 个月以上。

（7）免疫缺陷、未控制感染、活动性胃肠疾病、肾功能不全、骨髓发育不良者不宜用本品。高血压患者在用药过程中应监测血压。

（8）用药期间检测肝功能、血常规，每 1～3 个月一次

【禁忌证】

对本品过敏者、妊娠及哺乳期妇女、拟在近期内生育者、肝肾功能重度不全者禁用。

【不良反应】

（1）胃肠：消化不良、恶心、呕吐、腹泻，腹泻严重者宜停药。

（2）肝酶升高：AST 及 ALT 升高达正常值 3 倍者宜停药，低于 3 倍则减量。

（3）血白细胞计数下降至 $3.0\times10^9/L$ 时宜停药，$3.0\sim3.5\times10^9/L$ 则减量。

（4）其他：脱发、乏力、血压升高、头晕、皮疹、瘙痒、呼吸道感染。

【用法与剂量】

口服：

（1）成人常用量，一日 20～50mg，一次口服，连续 3 天后，维持量一日 10～

20mg，一次口服。（2）儿童常用量：国内产品尚未建立。国外产品如下：体重<20kg：10mg，隔日一次；20~40kg：10mg，一日一次；>40kg：同成人量。

【制剂与规格】

来氟米特片：10mg。

五、雷公藤多苷（Tripterygium Wilfordii Glycosides）

【适应证】

用于类风湿关节炎、银屑病关节炎、系统性红斑狼疮、肾病综合征。

【注重事项】

（1）本品影响生育功能，对男女均有影响，故服此药时应避孕。拟生育者必须停药3个月以上。

（2）对各种风湿性疾病，应用本品必须在医师指导下进行。

（3）老年患者应适当减量，儿童慎用。

（4）在用本品过程中应定期监测血常规和肝肾功能，必要时停药。

【禁忌证】

孕妇及哺乳妇女以及严重心血管疾病、肝肾和造血系统病变和功能障碍者。

【不良反应】

（1）生殖系统：本品可致女性月经减少，停经。对高龄妇女可致绝经。对男性可致精子活力降低，数量减少，停药后部分人群可恢复正常。

（2）消化系统：可引起恶心、呕吐、腹痛、腹泻、食欲减退等症状，一般能耐受。

（3）皮肤黏膜：发生皮肤黏膜反应较多见，可出现皮肤变薄、色素沉着、皮疹、口腔溃疡、痤疮、指甲变薄。

（4）血液系统：有骨髓抑制作用，可引起白细胞计数及血小板减少，但少见。

（5）其他：偶引起心悸、胸闷、心律失常、AST 及 ALT 升高、肾肌酐清除率下降。少部分患者可引起头晕、头痛、失眠、脱发等。

【用法与用量】

口服：成人正常量一日 60mg，分 3 次餐后口服。控制症状后减量。维持量一日20~30mg，分次口服。

【制剂与规格】

雷公藤多苷片：10mg。

六、白芍总苷（Total Glucosides of Paeony）

【适应证】

用于类风湿关节炎。

【注意事项】

少数患者服药初期出现大便性状改变，可小剂量开始，一次 0.2g，一日 2 次，一周后加到常规量。

【禁忌证】

对白芍及其相关成分过敏者禁用。

【不良反应】

偶有软便，大便次数增多，不需处理，可自行消失。其他可少见腹胀、腹痛、食欲减退、恶心和头晕等。

【用法与用量】

口服：

（1）成人一次 0.6g，一日 2~3 次，餐后用水冲服，或遵医嘱。4 周为一疗程，连服 2~3 个疗程效更佳。建议首期 3 个月，一次 0.6g，一日 3 次，起效后一次 0.6g，一日 2 次，维持。

（2）儿童推荐用量，一日按体重 30mg/kg，分 2 次早晚服。

【制剂与规格】

白芍总苷胶囊：0.3g（含芍药苷不少于 104mg）。

七、羟氯喹（Hydroxychloroquine）

【适应证】

用于盘状红斑狼疮、系统性红斑狼疮伴皮损和（或）关节病变、类风湿关节炎、干燥综合征。

【注意事项】

（1）长期应用可致视网膜黄斑病变，发生率很低，氯喹服用者较羟氯喹更多见。因此在连续服用一年者应作眼底及视野筛查，视网膜病变与超剂量服用有关。

（2）本品引起葡萄糖-6-磷酸脱氢酶（G6PD）缺乏者溶血性贫血。

（3）羟氯喹有降低血糖作用，有助于糖尿病控制。

（4）吸烟可影响抗疟药的疗效。

【禁忌证】

（1）对任何 4-氨基喹啉化合物治疗有视网膜或视野改变的患者禁用。

（2）已知对 4-氨基喹啉化合物过敏的患者和银屑病患者禁用。

（3）孕妇及哺乳期妇女禁用。

【不良反应】

（1）口服可能出现较轻消化道反应，包括食欲减退、恶心、呕吐、腹痛、腹泻，停药或不停药均可自行消失。

（2）久服后可能出现眼黄斑水肿、萎缩、异常色素沉着。眼底镜检可见视力减退，影响视力，发生率约为 0.1%。其他罕见眼底反应有视神经乳头萎缩及视网膜小动脉变细。

（3）氯喹影响听力，妊娠妇女大量服用可造成儿童先天性耳聋、智力迟钝、四肢缺陷等。

（4）氯喹偶可导致心律失常。

（5）其他如血细胞减少、皮炎、皮肤色素沉着、脱发、药物性精神异常均较罕见。

【用法与用量】

口服：用于治疗红斑狼疮或类风湿性关节炎。

（1）成人：①氯喹，开始一次 0.25g，一日 1 或 2 次或一日 3.5~4mg/kg，一次服用。经过 2~3 周后可改为一日 1 次，一次 0.25g，长期维持。②羟氯喹，一日 0.2~0.4g，分 1 或 2 次服用，或一日≤6mg/kg 分次服。疗程持续数周或数月。长期维持治疗一日 0.2g。

（2）儿童口服：①氯喹按体重，一日 5~10mg/kg，一次或分次服用。②羟氯喹，一日 5~7 mg/kg，分次服用。

【制剂与规格】

磷酸氯喹片：0.25g。硫酸羟氯喹片：0.1g。

八、柳氮磺吡啶

柳氮磺吡啶用于类风湿关节炎、强直性脊柱炎的外周关节病、银屑病关节炎。

口服：（1）成人起始量一日 500mg，分 2 次口服，一周递增至一日 1.5~3.0g，分 2 或 3 次服用。

（2）儿童一次 7.5~10mg/kg，一日 4 次。初始剂量一日 10mg/kg；逐渐递增至一日规定量。一日最大量为 2g，分次服。

九、环孢素

环孢素常与糖皮质激素等免疫抑制剂合用，以治疗难治性或重症自身免疫性结缔组织病、类风湿关节炎等。口服：用于自身免疫病，初始剂量为一日 3~5mg/kg，分 2 次口服，出现明显疗效后缓慢减至一日 2~3mg/kg，疗程 3~6 个月以上。

十、麦考酚吗乙酯

麦考酚吗乙酯用于难治性狼疮肾炎、不能耐受其他免疫抑制剂或有严重器官损害的（弥漫性）结缔组织病。口服：

（1）用于狼疮肾炎，成人一次 1 g，一日 2 次。一日 2 g 比一日 3 g 的安全性明显高。对有严重慢性肾功能损害的患者（肾小球滤过率小于 25 ml/min），应避免超过一次 1 g，一日 2 次的剂量。

（2）结缔组织病：成人一次 0.75~1g，一日 2 次。维持量，一次 0.25~0.5 g，一日 2 次，空腹服用。

十一、青霉胺（Penicillamine）

【适应证】

用于系统性硬化患者的皮肤肿胀和硬化、类风湿关节炎

【注意事项】

（1）对青霉素过敏者，也可能对本品交叉过敏。

（2）本品对肝肾及血液系统均有不良影响，宜密切观察。

（3）65 岁以上的老年人用药后易出现血液系统毒性反应。

（4）药物对妊娠的影响：本品可影响胚胎发育，动物实验发现可致胎仔骨骼畸形和腭裂等，孕妇应禁用。药物对哺乳的影响 尚不明确本品是否可分泌入人类乳汁，建议哺乳妇女服药期间停止哺乳。

（5）用药前后及用药时应当检查或监测：① 在开始服药的 6 个月内，应每 2 周检查一次血尿常规，以后每月检查 1 次。② 治疗期间应每 1～2 个月检查肝肾功能 1 次。以便早期发现中毒性肝病和胆汁潴留及肾损伤。

【不良反应】

（1）过敏反应：可出现全身瘙痒、皮疹、荨麻疹、发热、关节疼痛和淋巴结肿大等过敏反应。重者可发生狼疮样红斑和剥脱性皮炎。

（2）消化系统：可有恶心、呕吐、食欲减退、腹痛、腹泻、味觉减退、口腔溃疡、舌炎、牙龈炎及溃疡病复发等。少数患者出现肝功能异常（AST 及 ALT 升高）。

（3）泌尿生殖系统：部分患者出现蛋白尿，少数患者可出现肾病综合征。

（4）血液系统：可致骨髓抑制，主要表现为血小板和白细胞计数减少、粒细胞缺乏，严重者可出现再生障碍性贫血，也可见嗜酸性粒细胞增多、溶血性贫血。

（5）神经系统：可有眼睑下垂、斜视、动眼神经麻痹等。少数患者在用药初期可出现周围神经病变。长期服用可引起视神经炎。

（6）内分泌代谢系统：本品可与多种金属形成和复合物，可能导致铜、铁、锌或其他微量元素的缺乏。

（7）呼吸系统：可能加重或诱发哮喘发作。

【用法与剂量】

口服：初始剂量一次 0.125g，一日 1 次，逐渐加至一日 0.75～1g，分 3 次服。常规维持量为 0.25g。

【制剂与规格】

青霉胺片：125mg；250mg。青霉胺胶囊：125mg；250mg。

十二、金诺芬片（Auranofin）

【适应证】

用于类风湿关节炎，控制活动性，保持病情稳定。

【注意事项】

（1）本品起效慢，疗效判断定需在服药后至少3个月。

（2）本品作用不强，现较少单独用于治疗类风湿关节炎，必要时与另一缓解病情的抗风湿药并用。

（3）本品在治疗前和疗程中定期（1～3个月）监测血尿常规及肝肾功能。

【禁忌证】

对金有过敏反应、坏死性小肠结肠炎、肺纤维化、剥脱性皮炎、骨髓再生障碍、进行性肾病、严重肝病和其他血液系统疾病患者，孕妇及哺乳期妇女。

【不良反应】

（1）常见腹泻、稀便，偶见有腹痛、恶心或其他胃肠不适，通常较轻微短暂，无需停药。必要时可用对症治疗。

（2）其他常见皮疹、瘙痒，严重的皮疹需停药。偶见口腔炎、结膜炎、肾病综合征。

（3）有资料显示，少数患者在用药期间可出现白细胞计数和血小板数下降、紫癜、纯红细胞性再生障碍性贫血、肝肾功能异常。

【用法和用量】

口服：一日6mg，一日1次或分2次餐后服用。或初始剂量一次3mg，一日1次，二周后增至一日6mg，分2次服，服用6个月后，如餐后疗效不显著，剂量可增加至9mg，分3次服用；一日9mg连服3个月，效果仍不显著者应停药，病情稳定者维持剂量为一日3～6mg。

【制剂与规格】

金诺芬片：3mg。

十三、沙利度胺（Thalidomide）

【适应证】

用于强直性脊柱炎、皮肤黏膜血管炎。

【注意事项】

（1）原用于治疗麻风病和血液系统肿瘤，目前小范围材料证明对强直性脊柱炎有控制病情的作用。

（2）本品致畸作用强，用药期间应该严格采取有效避孕措施以防止胎儿畸形。

（3）一旦出现手足末端麻木和（或）感觉异常，应立即停药。

（4）驾驶员和机器操纵者慎用。

【禁忌证】

对本品过敏者、孕妇及哺乳期妇女、儿童。

【不良反应】

口鼻黏膜干燥、头晕、倦怠、嗜睡、恶心、腹痛、便秘、面部水肿、面部红斑、过敏反应及多发性周围神经炎、深静脉血栓。

【用法与用量】

口服：睡前一次 50mg，一周递增至一日 150mg，分 2 或 3 次服用或睡前服。

【制剂与规格】

沙利度胺片：25mg；50 mg。

第七节 生物制剂

一、概述

抗风湿病的生物制剂（biologic agents）始于 1998 年，它是一种针对并干扰疾病机制中某单一成分的靶向治疗。肿瘤坏死因子（TNF α）拮抗剂控制 RA 炎症反应，阻制其疾病发展过程，对强直性脊柱炎、银屑病关节炎亦有效。它属 DMARD 类药物。TNF α拮抗剂的安全性主要在它使小部分原有陈旧结核灶者复发或发生新的结核病，亦增加病人对其他病原体的易感性，尤其是原有慢性感染性疾病者，如支气管扩张。对活动性乙型病毒肝炎患者的肝损害有加重之势并激活该病毒，因此对上述患者在应用前及应用过程中必须采取预防措施和严密观察。

TNF α拮抗剂共有三类：①英夫利昔单抗（infliximab），一种人鼠嵌合的 TNF 单抗；②依那西普（etanercept），是全人可溶性受体融合蛋白；③阿达木单抗（adalimumab），是重组 TNF α单抗。三者的疗效和安全性基本相似。利妥昔单抗（rituximab）是抑制 B 淋巴细胞的靶向生物制剂，原用于 B 淋巴细胞肿瘤，目前主要用于难治性或危重的系统性红斑狼疮或血管炎，或 TNF 拮抗剂无效的 RA。

二、依那西普（Etanercept）

【适应证】

用于活动性类风湿关节炎、银屑病及银屑病关节炎、幼年特发性关节炎、活动性强直性脊柱炎。

【注意事项】

（1）本品有诱发感染，患者有反复发作的感染史，尤其是老年者，使用本品时应慎重。

（2）在使用过程中患者出现感染，应及时停药并密切观察。

（3）在使用过程中，应注意过敏反应的发生，包括血管性水肿、荨麻疹以及其他严重反应，根据其情况给予抗过敏药或停药。

（4）使用本品期间不可接种活疫苗。

（5）本品曾导致充血性心力衰竭的患者病情恶化，因此，重度心力衰竭患者不宜使用本品。

（6）治疗前要接受结核感染筛查（皮肤试验、胸透），对有结核感染或感染可疑者应首先抗结核治疗 3 个月，再考虑用本品治疗。

（7）治疗前要筛查乙型及丙型病毒感染，有活动性者不宜应用本品。

（8）在治疗类风湿关节炎时宜与甲氨蝶呤联合应用以提高疗效。

【禁忌证】

感染、活动性结核病患者以及对本品或制剂中成分过敏者禁用。孕妇及哺乳期妇女禁用。

【不良反应】

常见注射部位局部反应，包括轻至中度红斑、瘙痒、疼痛和肿胀等，注射部位反应通常发生在开始治疗的第一个月内，在随后的治疗中发生频率降低。注射部位反应平均持续 3～5 天。在临床试验中出现的其他不良反应包括头痛、眩晕、皮疹、咳嗽、腹痛、白细胞计数减少、中性粒细胞减少、鼻炎、发热、关节酸痛、肌肉酸痛、困倦、面部肿胀、面部过敏、肝功能异常、肾结石、肺纤维化等。

【用法与用量】

皮下注射。成人推荐剂量：一次 25mg，一周 2 次，注射部位可为大腿、腹部和上臂。儿童推荐剂量：一周 $400\mu g/kg$，最大剂量为 50mg，分次皮下注射。

【制剂与规格】

注射用依那西普：12.5mg。

三、英夫利西单抗（Infliximab）

【适应证】

用于活动性类风湿关节炎、活动性强直性脊柱炎、银屑病及银屑病关节炎。

【注意事项】

（1）感染：接受本品的患者对各种感染，尤其分枝杆菌感染包括结核病菌较为易感，宜密切注意。已有感染者不宜应用。

（2）在使用本品前，作结核菌皮肤试验及胸片的筛查试验。有陈旧性结核病复发或新感染的患者应首先抗结核治疗 2～3 个月。对结核病既往病史且不能确定已接受足够治疗疗程的患者必要时进行抗结核病治疗。

（3）充血性心力衰竭者不宜使用本品。

（4）输液反应/过敏反应：本品的过敏反应可在不同的时间内发生，多数出现在输液过程中或输液后 2 小时内，症状包括荨麻疹、呼吸困难和/或支气管痉挛（罕见）、喉头水肿、咽部水肿和低血压。为减少输液反应的发生，应将输液速度放慢，或预防性使用对乙酰氨基酚或糖皮质激素。

（5）使用本品会促使自身抗体的形成，罕见的有狼疮样综合征。若出现宜停药。

（6）神经系统：本品及其他 TNFα 抑制剂有罕见的中枢神经系统脱髓鞘病例。罕见视神经炎和癫痫发作的病例，出现上述症状不宜使用。

（7）使用本品的乙肝及丙肝病毒慢性携带者有出现肝炎病毒的情况。有活动性肝炎者不宜使用。

（8）所有 TNFα抑制剂与淋巴瘤的相关性尚在观察中，目前尚无定论。

（9）用本品治疗类风湿关节炎时需与甲氨蝶呤联合应用，以提高疗效，减少不良反应。

【禁忌证】

已知对鼠源蛋白或本品其他成分过敏的患者，患有中、重度心力衰竭（纽约心脏学会标准Ⅲ/Ⅳ级）的患者，有严重感染、活动性结核病患者，妊娠期及哺乳妇女。

【不良反应】

（1）输液反应：输液中和输液结束后的 2 小时内，约有 3%出现发热或寒战等非特异性症状，低于 1%出现瘙痒或荨麻疹，罕见过敏性休克。所有发生上述反应的患者均全部恢复。

（2）感染：本品增加机会性感染或感染加重的风险，并可促使潜伏性结核病复发或播散。

（3）使乙型或丙型病毒肝炎复活动。

（4）可能增加淋巴瘤的发生概率。

（5）可加重中、重度（纽约心脏学会Ⅲ/Ⅳ）心力衰竭者的心功能不全。

【用法与用量】

静脉滴注。（1）类风湿关节炎：首次 3mg/kg，加入氯化钠注射液 200ml，第 2 周和第 6 周及以后每隔 8 周各给予一次相同剂量。疗效不理想者，可考虑将本品剂量调整至 10mg/kg，或将用药间隔调整为 4 周或 6 周。

（2）强直性脊柱炎：静脉滴注，首次 5mg/kg，加入氯化钠注射液 200 ml，然后第 2 周和第 6 周及以后每隔 6 周各给予一次相同剂量。

【制剂与规格】

注射用英夫利西单抗：100mg。

四、利妥昔单抗（Rituximab）

【适应证】

用于难治性系统性红斑狼疮、经 TNFα拮抗剂治疗无效的类风湿关节炎

【注意事项】

（1）置于无菌无致热源的含 0.9%氯化钠注射液或 5%葡萄糖注射液的输液袋中，稀释到利妥昔单抗的浓度为 1mg/ml。轻柔的颠倒注射袋使溶液混合并避免产生泡沫。由于本品不含抗微生物的防腐剂或抑菌制剂，必须检查无菌技术。静脉使用前应观察注射液有无微粒或变色。

（2）一次滴注利妥昔单抗开始前 30 到 60 分钟前应预先使用镇痛剂（如对乙酰氨基酚）、抗组胺药（如苯海拉明）或糖皮质激素。

（3）对出现严重反应的患者，特别是有严重呼吸困难、支气管痉挛和低氧血症的患者应立即停止滴注，并迅速进行抢救治疗。

【禁忌证】

已知对本品的任何组份和鼠蛋白过敏的患者。

【不良反应】

（1）输液相关不良反应主要包括轻微的流感样反应、发热、畏寒和寒战，其他症状有脸部潮红、血管性水肿、荨麻疹/皮疹、头痛、咽喉刺激、鼻炎、恶心、呕吐，约10％的病例有低血压和支气管痉挛。偶尔会出现原有的心脏疾病如心绞痛和心力衰竭的加重。偶可出现呼吸衰竭和急性肾衰竭等多器官功能衰竭。

（2）血液学不良反应包括严重的血小板减少症（1.3％）、严重的中性粒细胞减少症（1.9％）和严重的贫血（1.0％）。

（3）感染机会增多，包括严重的细菌感染、病毒感染和真菌感染。

（4）心脏不良反应有心律失常、体位性低血压，滴注期间有心绞痛和心肌梗死病史的患者中出现了心肌梗死。

（5）消化系统不良反应有腹泻、消化不良和厌食症。

（6）神经系统不良反应有头昏、焦虑、感觉异常、感觉过敏、易激惹、失眠和脱髓鞘病变。

【用法与用量】

静脉滴注：成人推荐量，① 按体表面积 375mg/m^2，一周静脉滴注 1 次，在 22 天内使用 4 次。② 1000mg 静脉滴注，2 周后重复。

初次滴注推荐起始滴注速度为 50mg/小时；最初 60 分钟过后，可每 30 分钟增加 50mg/小时，直至最大速度 400mg/小时。利妥昔单抗滴注的开始速度可为 100mg/小时，每 30 分钟增加 100mg/小时，直至最大速度 400mg/小时。

【制剂与规格】

利妥昔单抗注射液：10ml：100mg；50ml：500mg。

第八节　软骨保护剂

本类药物能降低软骨基质中的金属蛋白酶、胶原酶等的活性，有保护软骨的作用，延缓骨关节病的发展。

一、玻璃酸钠（Sodium Hyaluronan）

【适应证】

用于骨关节炎、膝关节炎、肩周炎、髋及踝关节炎。

【注意事项】

（1）本品为软骨保护剂。使用时要严格按照无菌操作以避免继发感染。

（2）本品勿与其他药物混杂以免产生不良反应。

（3）注射前行 X 线片协助诊断，以抽取关节液为鉴别诊断方法。

（4）有关节积液患者在注入前应先将积液抽出，再缓慢注入本品。

（5）勿将药物注入滑模和韧带内，以防增加疼痛，勿过深刺入以免损伤关节软骨。不得将药物注射到血管中。

（6）注射后嘱患者屈伸膝骨关节 10 次，使药物充分分布于软骨和滑膜表面，然后走动，嘱患者当日莫过量。

【禁忌证】

对本品过敏者。

【不良反应】

（1）个别患者注射部位可出现疼痛、肿胀、发热等症状，少数情况下出现非感染性关节腔积液，一般 2~3 日内可自行消失，若症状持续不退，需应用抗生素治疗并停止用药，进行必要的处理。

（2）过敏反应，罕见有皮疹、荨麻疹、瘙痒等症状发生，一旦发生这些症状应立即停药并争取适当措施。

【用法与用量】

用于膝关节骨关节炎时，膝关节腔内注射，用于肩周炎时，肩关节腔或肩峰—滑囊内注射。一次 2ml，关节腔内注射，一周 1 次，3 周或 5 周为一疗程。因产品不同而疗程有差异。

【制剂与规格】

玻璃酸钠注射液：2ml：20mg；2.5ml：25mg。

二、氨基葡萄糖（Glucosamine）

【适应证】

用于原发性和继发性各部位的骨性关节炎。

【注意事项】

有严重肝肾功能不全者慎用。妊娠初期 3 个月内妇女应避免使用。

【禁忌证】

对本品过敏者。

【不良反应】

少见为轻度的胃肠不适，如恶心、便秘、腹胀和腹泻；偶见轻度嗜睡；罕见过敏反应，包括皮疹、瘙痒和皮肤红斑。

【用法与用量】

口服：一次 0.25~0.5 g（硫酸氨基葡萄糖），一日 3 次，最好在进食时服用。持续服用 4~12 周或根据需要延长。每年可重复治疗 2~3 个疗程。

【制剂与规格】

硫酸氨基葡萄糖胶囊：0.25g。盐酸氨基葡萄糖胶囊：0.24g。

三、双醋瑞因（**Diacerein**）

【适应证】

用于骨性关节炎。

【注意事项】

（1）严重肾功能不全者应减小剂量。

（2）有腹泻史者慎用。

（3）孕妇及哺乳期不推荐使用。

（4）餐后服用可以提高吸收率。服用 2～4 周后开始显效，建议显效前与其他止痛药或非甾体抗炎药联合应用。若连续治疗 3 个月后停药，疗效至少可持续 1 个月（后续效应）。

（5）15 岁以下儿童避免使用。

【禁忌证】

对本品过敏者。

【不良反应】

常见轻度腹泻，多数情况下会随着继续治疗或减小剂量而自动消失。少见的为上腹疼痛、恶心、呕吐。

【用法与用量】

口服：一次 50mg，一日 1 或 2 次，餐后服用。疗程不应短于 3 个月。

【制剂与规格】

双醋瑞因胶囊：50mg。

后 记

　　本书的内容覆盖了临床上常见关节炎的解剖学基础、病理生理学基础、流行病学、临床诊断和治疗，以及近年来比较前沿的科研进展，是比较全面而深刻的一本关节炎案头参考书。由于内容浩繁，编撰工作量巨大，在编写过程中有幸得到了骨科学、影像学、地方病学多位专家的大力支持。

　　本书的成功出版主要归功于多位临床一线专家的辛劳付出。其中，甘肃省人民医院舍炜医生负责编写了第三篇第一、二章的全部内容，撰写字数约 14.4 万字；甘肃省人民医院姜海峰同志负责编写了第二篇的全部内容，撰写字数约 7.2 万字；甘肃省镇原县第一人民医院贾生理医生负责编写了第三篇的第五章，以及第六篇的全部内容，撰写字数约 7.04 万字；甘肃省镇原县第一人民医院石海峰医生负责编写了第三篇的第六章、第七章、第八章以及第四篇的全部内容，撰写字数约 7.54 万字；甘肃省民勤县人民医院赵军医生负责编写了第一篇以及第三篇第三章全部内容，撰写字数约为 13.08 万字；甘肃省陇南市第一人民医院李博鑫医生负责编写了第五篇以及第三篇第四章全部内容，撰写字数约 7.36 万字。

　　非常感谢以上各位医生朋友在临床工作的百忙中能够拨冗编撰，校对，勘正此书；同时对各位在编撰过程中表现出的认真严谨，一丝不苟的治学精神致以崇高的敬意。

编 者

2018 年 8 月